# Atlas de DOENÇAS da VULVA

# Atlas de DOENÇAS da VULVA

## Segunda Edição

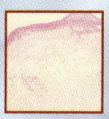 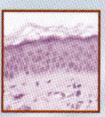 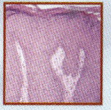 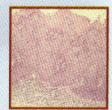 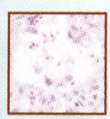

### EDWARD J. WILKINSON, MD, FACOG, FCAP
*Professor and Vice Chairman*
*Department of Pathology*
*University of Florida*
*College of Medicine*
*Gainesville, Florida*

### I. KEITH STONE, MD, FACOG
*Professor*
*Department of Obstetrics and Gynecology*
*University of Florida*
*College of Medicine*
*Gainesville, Florida*

*Revisão Técnica*
### GUTEMBERG ALMEIDA
*Doutorado em Ciências (Medicina) pela UFRJ*
*Professor Adjunto da Faculdade de Medicina da UFRJ*
*Professor Permanente da Pós-Graduação em Ciências Cirúrgicas da Faculdade de Medicina da UFRJ*
*Diretor da Divisão Médica do Instituto de Ginecologia da UFRJ*
*Diretor da Divisão de Ensino e Pesquisa do Instituto de Ginecologia da UFRJ*
*Chefe do Ambulatório de Patologia Vulvar do Instituto de Ginecologia da UFRJ*
*Tesoureiro da Associação Brasileira de Genitoscopia – Capítulo Rio de Janeiro*
*Fellow da International Society for the Study of Vulvovaginal Disease (ISSVD)*

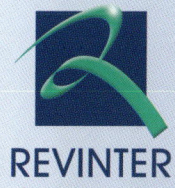

REVINTER

*Atlas de Doenças da Vulva, Segunda Edição*
Copyright © 2011 by Livraria e Editora Revinter Ltda.

ISBN 978-85-372-0381-1

Todos os direitos reservados.
É expressamente proibida a reprodução
deste livro, no seu todo ou em parte,
por quaisquer meios, sem o consentimento
por escrito da Editora.

**TRADUÇÃO:**

EDMAR DOS SANTOS MATOS (Caps. 1, 2 e 13)
*Tradutor, RJ*

ROBERTO MADRUGA (Caps. 3 e 6)
*Mestrando da Pós-Graduação em Ciências Cirúrgicas da UFRJ*

GUTEMBERG ALMEIDA (Caderno zero, Caps. 4, 9 e 10)
*Doutorado em Ciências (Medicina) pela UFRJ*
*Professor Adjunto da Faculdade de Medicina da UFRJ*
*Professor Permanente da Pós-Graduação em Ciências Cirúrgicas da Faculdade de Medicina da UFRJ*
*Diretor da Divisão Médica do Instituto de Ginecologia da UFRJ*
*Diretor da Divisão de Ensino e Pesquisa do Instituto de Ginecologia da UFRJ*
*Chefe do Ambulatório de Patologia Vulvar do Instituto de Ginecologia da UFRJ*
*Tesoureiro da Associação Brasileira de Genitoscopia – Capítulo Rio de Janeiro*
Fellow *da International Society for the Study of Vulvovaginal Disease (ISSVD)*

ADRIANA CORRÊA DE CARVALHO (Cap. 5)
*Doutorado em Dermatologia pela UFRJ*
*Médica-Dermatologista do Instituto de Ginecologia da UFRJ*

RENATA FONSECA (Cap. 7)
*Mestrado em Ginecologia pela UFRJ*

JORGE SAINZ (Cap. 7)
*Mestrando da Pós-Graduação em Ciências Cirúrgicas da UFRJ*

ISABEL DO VAL (Cap. 8)
*Doutorado em Ciências (Medicina) pela UFRJ*
*Professora Adjunta da Faculdade de Medicina da UFF*
*Professora da Pós-Graduação em Ciências Médicas da Faculdade de Medicina da UFF*
*Chefe do Ambulatório de Patologia do Trato Genital Inferior do Hospital Universitário Antonio Pedro da UFF*
*Coordenadora do Internato em Ginecologia da Faculdade de Medicina da UFF*
*Presidente da Associação Brasileira de Genitoscopia – Capítulo Rio de Janeiro*
Fellow *da International Society for the Study of Vulvovaginal Disease (ISSVD)*

YARA FURTADO DE MELLO (Cap. 11)
*Mestrado em Ginecologia pela UFRJ*
*Doutoranda da Pós-Graduação em Ciências Cirúrgicas da UFRJ*
*Professora-Assistente da Faculdade de Medicina da UNIRIO*
*Secretária Geral da Associação Brasileira de Genitoscopia – Capítulo Rio de Janeiro*

SUSANA AIDÉ (Cap. 12)
*Doutorado em Ginecologia pela UFRJ*
*Professora Adjunta da Faculdade de Medicina da UFF*

**REVISÃO TÉCNICA:**

GUTEMBERG ALMEIDA
*Doutorado em Ciências (Medicina) pela UFRJ*
*Professor Adjunto da Faculdade de Medicina da UFRJ*
*Professor Permanente da Pós-Graduação em Ciências Cirúrgicas da Faculdade de Medicina da UFRJ*
*Diretor da Divisão Médica do Instituto de Ginecologia da UFRJ*
*Diretor da Divisão de Ensino e Pesquisa do Instituto de Ginecologia da UFRJ*
*Chefe do Ambulatório de Patologia Vulvar do Instituto de Ginecologia da UFRJ*
*Tesoureiro da Associação Brasileira de Genitoscopia – Capítulo Rio de Janeiro*
Fellow *da International Society for the Study of Vulvovaginal Disease (ISSVD)*

---

**Nota:** A medicina é uma ciência em constante evolução. À medida que novas pesquisas e experiências ampliam os nossos conhecimentos, são necessárias mudanças no tratamento clínico e medicamentoso. Os autores e o editor fizeram verificações junto a fontes que, se acredita, sejam confiáveis, em seus esforços para proporcionar informações acuradas e, em geral, de acordo com os padrões aceitos no momento da publicação. No entanto, em vista da possibilidade de erro humano ou mudanças nas ciências médicas, nem os autores e o editor, nem qualquer outra parte envolvida na preparação ou publicação deste livro garantem que as instruções aqui contidas são, em todos os aspectos, precisas ou completas, e rejeitam toda a responsabilidade por qualquer erro ou omissão ou pelos resultados obtidos com o uso das prescrições aqui expressas. Incentivamos os leitores a confirmar as nossas indicações com outras fontes. Por exemplo e em particular, recomendamos que verifiquem as bulas em cada medicamento que planejam administrar para terem a certeza de que as informações contidas nesta obra são precisas e de que não tenham sido feitas mudanças na dose recomendada ou nas contraindicações à administração. Esta recomendação é de particular importância em conjunto com medicações novas ou usadas com pouca frequência.

---

A Lippincott Williams & Wilkins/Wolters Kluwer Health não teve participação na tradução desta obra.

---

Título original:
*Atlas of Vulvar Disease, Second Edition*
Copyright © by LIPPINCOTT WILLIAMS & WILKINS, a WOLTERS KLUWER business.

Livraria e Editora REVINTER Ltda.
Rua do Matoso, 170 – Tijuca
20270-135 – Rio de Janeiro – RJ
Tel.: (21) 2563-9700 – Fax: (21) 2563-9701
livraria@revinter.com.br – www.revinter.com.br

# Dedicatória

*Este livro é dedicado a médicos, enfermeiros e todos os profissionais da saúde comprometidos em cuidar das mulheres.*

# Agradecimentos

Os autores agradecem aos seus colegas que auxiliaram no diagnóstico e no tratamento, nas referidas biópsias, e aos pacientes examinados neste trabalho. Agradecemos, também, ao nosso falecido colega Dr. Eduard G. Friedrich, Jr., que inaugurou a University of Florida Vulva Clinic. Agradecemos aos nossos colegas da International Society pelo Estudo da Doença Vulvovaginal, que tem contribuído significativamente para nossa compreensão das doenças da vulva. Agradecemos ainda o apoio secretarial de Karen Hyde, Debra Hope, Heather Hunter e a Robin Foss, PA, e Andrew M. Fletcher, MD, pelo apoio com as fotografias.

# Prefácio

Este *Atlas* foi escrito como um guia para diagnóstico, tratamento e conduta nas doenças vulvares, e tem como intuito o uso em clínica ou consultório. Neste trabalho, há um espectro de doenças vulvares e dermatoses que temos observado, diagnosticado, tratado e conduzido em nossa clínica de doenças vulvares. Fotos coloridas estão incluídas, bem como a correspondente histopatologia, quando aplicável. Como a correlação clinicopatológica é essencial para o diagnóstico e o tratamento apropriados, são apresentados tanto os achados clínicos quanto os histopatológicos, para auxiliar o clínico e o patologista no diagnóstico e na interpretação. Os casos selecionados são representativos e refletem um amplo espectro de doenças clínicas que envolvem a vulva. Por que um *Atlas* de doenças vulvares quando há tantos bons textos dermatológicos cobrindo as dermatoses e as neoplasias da pele? Como o leitor observará nas fotos aqui incluídas, a apresentação das dermatoses, doenças inflamatórias e neoplasias podem ser muito difíceis de interpretar na vulva. As razões para isto estão parcialmente relacionadas com a falta de documentação dos distúrbios vulvares nos textos dermatológicos, bem como ao fato de que a vulva tem epitélio ceratinizado e não ceratinizado, pele com pelo e pele glabra e uma variedade de glândulas especializadas, e está imediatamente próxima da uretra e do ânus. Para abordar estas questões, foi incluído um capítulo sobre *Anatomia da Vulva*.

Neste *Atlas*, foram incluídos guias clínicos e dois índices, nos quais o leitor poderá procurar doenças específicas por título em um; e, no outro, o guia é a apresentação clínica. Isto se destina a auxiliar no diagnóstico e na classificação. Desenhos da vulva são fornecidos para identificar a anatomia e documentar a localização das lesões vulvares observadas. Incluiu-se uma ficha clínica representativa com diagramas de vulva anexos para fornecer um guia para os leitores desenvolverem suas próprias fichas de trabalho. Foi incluída, também, uma lista de definições de termos dermatológicos relevantes usados neste trabalho.

A terapia específica é discutida em cada parte, além de se apresentarem fotos clínicas coloridas documentando a aparência e a histopatologia aplicável. Quando existirem numerosas opções terapêuticas, elas serão apresentadas como opções terapêuticas progressivas, para servir de guia para o desenvolvimento de um plano terapêutico para a paciente. Como muitas doenças da vulva requerem uma conduta a longo prazo, opções terapêuticas progressivas podem oferecer alternativas quando uma determinada abordagem falhar ou não for mais eficaz. Tabelas de classificação das doenças vulvares, bem como das doenças sexualmente transmissíveis e das doenças vesicobolhosas da vulva, destinam-se a auxiliar no diagnóstico diferencial.

# Sumário

Agradecimentos .................................................................. vii
Prefácio .......................................................................... ix
Índice – Referência Cruzada ..................................................... xiii

## Capítulo 1 Introdução às Doenças da Vulva ................................. 1
Anatomia da vulva .............................................................. 1

## Capítulo 2 Cistos ................................................................ 9
Cisto e abscesso de Bartholin ................................................. 9
Cisto ceratinoso/cisto de inclusão epidérmica ............................... 13
Cistos no ducto de Skene ...................................................... 16
Cistos mucosos vestibulares ................................................... 19

## Capítulo 3 Máculas ............................................................. 23
Líquen plano .................................................................... 23
Líquen escleroso ............................................................... 28
Lentigo simples ................................................................ 34
Melanose vulvar (mácula melanótica) ......................................... 36
Vestibulite ..................................................................... 37
Vitiligo ........................................................................ 41

## Capítulo 4 Papilas ............................................................. 43
Papilomatose vestibular escamosa ............................................ 43

## Capítulo 5 Pápulas ............................................................ 45
Angioceratoma .................................................................. 45
Molusco contagioso ............................................................ 48
Nevos ........................................................................... 51
Melanoma maligno .............................................................. 57
Granuloma piogênico (hemangioma capilar lobular, granuloma telangectásico) . 62
Ceratose seborreica ........................................................... 64
Trato sinusal (fístula anal) ................................................. 66

## Capítulo 6 Placas .............................................................. 69
Candidíase ..................................................................... 69
Eczema (dermatite atópica) ................................................... 72
Líquen simples crônico e hiperplasia de células escamosas ................. 74
Doença de Paget ............................................................... 79
Vulvite plasmocitária (vulvite circunscrita de células plasmáticas) ...... 86
Psoríase ....................................................................... 88
Seborreia ...................................................................... 92
Neoplasia intraepitelial vulvar .............................................. 94

## Capítulo 7 Tumores ............................................................ 105
Pólipo fibroepitelial (acrocórdone) ......................................... 105
Endometriose .................................................................. 107
Tumor de célula granular ..................................................... 109

    Hemangioma .................................................. 112
    Hidradenoma papilar e hidradenoma papilífero ................... 114
    Leiomioma .................................................... 116
    Lipoma ....................................................... 118

### Capítulo 8 Úlceras ............................................ 121
    Síndrome de imunodeficiência adquirida ........................ 122
    Doença de Behçet (síndrome) .................................. 125
    Cancroide .................................................... 129
    Úlcera de decúbito ........................................... 131
    Infecção por herpesvírus ...................................... 132
    Hidradenite supurativa ........................................ 138
    Linfogranuloma venéreo ....................................... 142
    Penfigoide ................................................... 144
    Carcinoma escamoso de vulva .................................. 149
    Carcinoma de células escamosas estádio IA ..................... 158
    Sífilis ....................................................... 160
    Lúpus eritematoso sistêmico ................................... 164
    Doença de Crohn vulvar ....................................... 166

### Capítulo 9 Verrugas ........................................... 171
    Condiloma acuminado ......................................... 171
    Carcinoma verrucoso .......................................... 178

### Capítulo 10 Vesículas ......................................... 181
    Linfangioma circunscrito ....................................... 182

### Capítulo 11 Pediatria .......................................... 185
    Coalescência e aglutinação .................................... 185
    Condiloma acuminado em crianças ............................. 187
    Hímen (imperfurado, cribriforme) ............................... 189
    Lentigo simples e melanose vulvar (mácula melanocítica) ........ 191
    Líquen escleroso ............................................. 192
    Lábios menores redundantes .................................. 193

### Capítulo 12 Trauma ........................................... 195
    Coalescências ................................................ 195
    Fístula anoperineal ........................................... 196
    Ferida por bala .............................................. 198
    Tecido de granulação ........................................ 199
    Hematoma ................................................... 201
    Picadas e mordidas de insetos ................................ 203
    Tatuagens – pediátricas e adultas ............................. 205

### Capítulo 13 Outras Doenças e Tumores da Vulva ............... 207

### Glossário .................................................... 213

### Referências Bibliográficas .................................... 215

### Índice Remissivo ............................................ 235

# Índice – Referência Cruzada

**Classificação Histológica das Doenças da Vulva**

**Coalescências** . . . . . . . . . . . . . . . . . . . . Capítulo 11

**Anatomia** . . . . . . . . . . . . . . . . . . . . . . . . . Capítulo 1
   Vulva e Períneo . . . . . . . . . . . . . . . . . Figura 1.1.A
   Anatomia da Vulva e Períneo . . . . . . . . Figura 1.1.B
   Linha de Hart e Vestíbulo Vulvar . . . . . Figura 1.2

**Cistos**
   Cisto de Bartholin/Abscesso . . . . . . . . . Capítulo 2
   Cisto Ceratinoso (cisto de inclusão epidérmica) . . . . . . . . . . . . . . . . . . . . . Capítulo 2
   Mucoso; Cisto Vestibular . . . . . . . . . . . Capítulo 2
   Cistos do Ducto de Skene . . . . . . . . . . Capítulo 2
   Outras Doenças e Tumores da Vulva . . . Capítulo 13

**Fístula** . . . . . . . . . . . . . . . . . . . . . . . . . . . Capítulo 5, 12

**Glossário** . . . . . . . . . . . . . . . . . . . . . . . . . Capítulo 14

**Patologias Epiteliais Não Neoplásicas**
   Líquen Plano . . . . . . . . . . . . . . . . . . . Capítulo 3
   Líquen Escleroso . . . . . . . . . . . . . . . . . Capítulo 3, 11
   Líquen Simples Crônico/Hiperplasia de Célula Escamosa . . . . . Capítulo 6
   Outras Doenças e Tumores da Vulva . . . Capítulo 13

**Patologias Inflamatórias (Não Infecciosas)**
   Doença de Behçet . . . . . . . . . . . . . . . . Capítulo 8
   Doença de Crohn . . . . . . . . . . . . . . . . Capítulo 8
   Eczema/Dermatite Atópica . . . . . . . . . Capítulo 6
   Hidradenite Supurativa . . . . . . . . . . . . Capítulo 8
   Mordidas de Insetos . . . . . . . . . . . . . . Capítulo 12
   Penfigoide . . . . . . . . . . . . . . . . . . . . . . Capítulo 8
   Vulvite de Células Plasmáticas/Vulvite de Célula Plasmática Circunscrita . . . . . . Capítulo 6
   Psoríase . . . . . . . . . . . . . . . . . . . . . . . . Capítulo 6
   Seborreia . . . . . . . . . . . . . . . . . . . . . . . Capítulo 6
   Lúpus Eritematoso Sistêmico . . . . . . . . Capítulo 8
   Vestibulite . . . . . . . . . . . . . . . . . . . . . . Capítulo 3
   Outras Doenças e Tumores da Vulva . . . Capítulo 13
   Diagnóstico Diferencial de Vesículas, Doenças Vesiculares Bolhosas e Doenças da Vulva Bolhosas-Símile . . . . . . . . . . Tabela 10.1

**Patologias Inflamatórias (Infecções)**
   AIDS . . . . . . . . . . . . . . . . . . . . . . . . . . Capítulo 8
   Candidíase . . . . . . . . . . . . . . . . . . . . . Capítulo 6
   Cancroide . . . . . . . . . . . . . . . . . . . . . . Capítulo 8
   Condiloma Acuminado . . . . . . . . . . . . Capítulo 9, 11
   Infecção pelo Herpesvírus . . . . . . . . . . . Capítulo 8
   Linfogranuloma Venéreo . . . . . . . . . . . Capítulo 8
   Molusco Contagioso . . . . . . . . . . . . . . Capítulo 5
   Trato Sinusal . . . . . . . . . . . . . . . . . . . . Capítulo 5
   Sífilis . . . . . . . . . . . . . . . . . . . . . . . . . . Capítulo 8
   Doenças Infecciosas da Vulva . . . . . . . . Tabela 10.1

**Tumores Epiteliais**
   Pólipo Fibroepitelial/Acrocórdone . . . . . Capítulo 7
   Condiloma Acuminado . . . . . . . . . . . . Capítulo 9, 11
   Hidradenoma Papilífero . . . . . . . . . . . . Capítulo 7
   Ceratose Seborreica . . . . . . . . . . . . . . . Capítulo 5
   Papilomatose Vestibular Escamosa . . . . Capítulo 4
   Carcinoma de Célula Escamosa . . . . . . . Capítulo 6
   Carcinoma de Célula Escamosa Estádio IA . . . . . . . . . . . . . . . . . . . . . Capítulo 6
   Carcinoma Verrucoso . . . . . . . . . . . . . . Capítulo 9
   Carcinoma de Célula Escamosa; Tipos Histopatológicos . . . . . . . . . . . Tabela 8.2
   Estadiamento do Carcinoma da Vulva . . . Tabela 8.3
   Informações Recomendadas a Serem incluídas no Laudo Final de Patologia sobre Carcinoma da Vulva . . Tabela 8.4
   Fatores Relacionados com Recorrência Tumoral e Baixa Sobrevivência . . . . . . Tabela 8.5
      Medida de Tumor com Invasão Profunda . . . . . . . . . . . . . . . . . . . . Figura 8.35
      Medida da Espessura do Tumor . . . . Figura 8.35.A
      Medida da Espessura do Tumor Ulcerado . . . . . . . . . . . . . Figura 8.35.B
   Outras Doenças e Tumores da Vulva . . . Capítulo 13

**Neoplasia Intraepitelial**
   Melanoma *in situ* . . . . . . . . . . . . . . . . . Capítulo 5
   Doença de Paget . . . . . . . . . . . . . . . . . Capítulo 6
   Classificação Etiológica da Doença Vulvar de Paget . . . . . . . . . . . . . . . . . Tabela 6.1
   Neoplasia Intraepitelial da Vulva . . . . . . Capítulo 6
   Classificação da Neoplasia Intraepitelial da Vulva . . . . . . . . . . . Tabela 6.2

**Nevos e Lesões Melanocíticos**
   Nevos . . . . . . . . . . . . . . . . . . . . . . . . . Capítulo 5
   Melanoma . . . . . . . . . . . . . . . . . . . . . . Capítulo 5

**Tumor Neuroectodérmico**
   Veja outras Doenças da Vulva . . . . . . . . Capítulo 13

**Tumores não epiteliais**
   Angioceratoma . . . . . . . . . . . . . . . . . . Capítulo 5
   Endometriose . . . . . . . . . . . . . . . . . . . Capítulo 7

Tumor de Célula Granular . . . . . . . . . . . Capítulo 7
Hemangioma, Cavernoso . . . . . . . . . . . . Capítulo 7
Leiomioma . . . . . . . . . . . . . . . . . . . . . Capítulo 7
Lipoma . . . . . . . . . . . . . . . . . . . . . . . . Capítulo 7
Melanoma . . . . . . . . . . . . . . . . . . . . . .
Granuloma Piogênico/Hemangioma
   Capilar Lobular/Granuloma
   Telangiectásico . . . . . . . . . . . . . . . . . Capítulo 5
Outras Doenças e Tumores da Vulva . . . . Capítulo 13

**Doenças Pigmentares**
Albinismo, Ver: Vitiligo . . . . . . . . . . . . . Capítulo 3
Lentigo Simples . . . . . . . . . . . . . . . . . . Capítulo 3, 11
Melanose . . . . . . . . . . . . . . . . . . . . . . . Capítulo 3, 11
Hipopigmentação
   Pós-Inflamatória . . . . . . . . . . . . . . . . veja Vitiligo, Capítulo 3
Tatuagens . . . . . . . . . . . . . . . . . . . . . . Capítulo 12
Vitiligo . . . . . . . . . . . . . . . . . . . . . . . . Capítulo 3

**Outras Doenças e Tumores da Vulva** . . . Capítulo 13

*Atlas de*
# DOENÇAS *da* VULVA

# 1 Introdução às Doenças da Vulva

**ANATOMIA DA VULVA** (Figuras 1.1 a 1.7, Formulário de Consulta Vulvovaginal)

**Figura 1.1. A:** Vulva e períneo. **B:** Anatomia da vulva e do períneo. (De Wilkinson EJ, Hardt NS. Vulva. In: Mills SE, ed. *Histology for Pathologists.* New York: Lippincott, Williams & Wilkins; 2007:983-998, com permissão.)

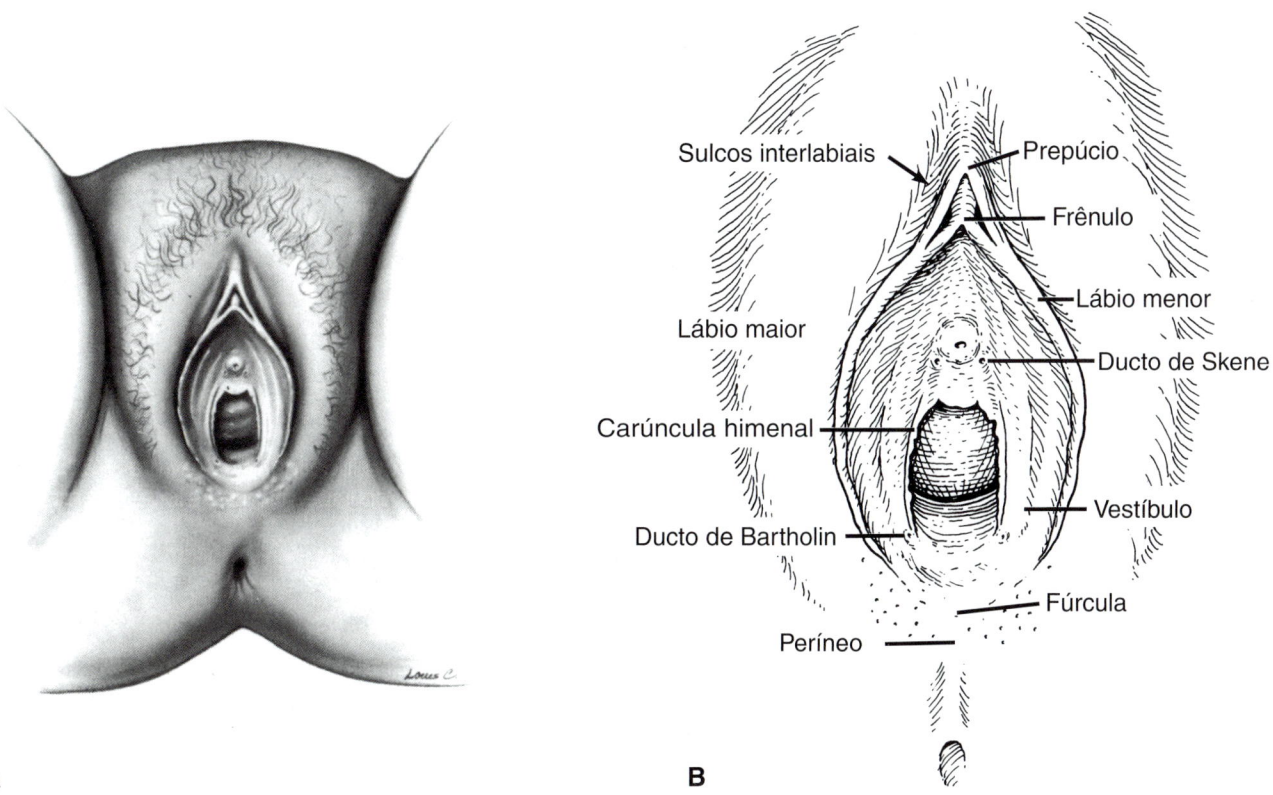

A

B

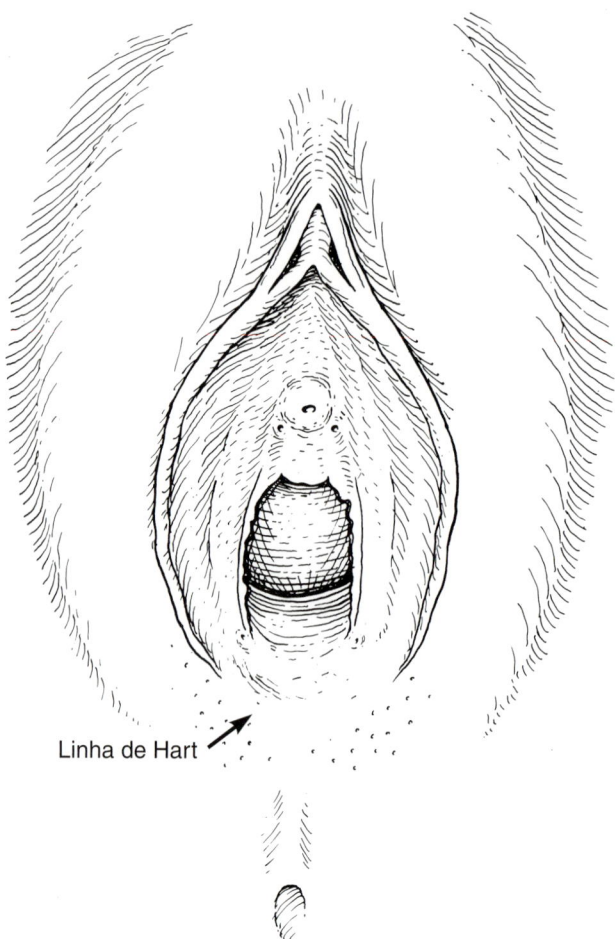

**Figura 1.2.** A linha de Hart define os limites exteriores do vestíbulo da vulva. (De Wilkinson EJ, Hardt NS. Vulva. In: Mills SE, ed. *Histology for Pathologists*. New York: Lippincott, Williams & Wilkins; 2007:983-998, com permissão.)

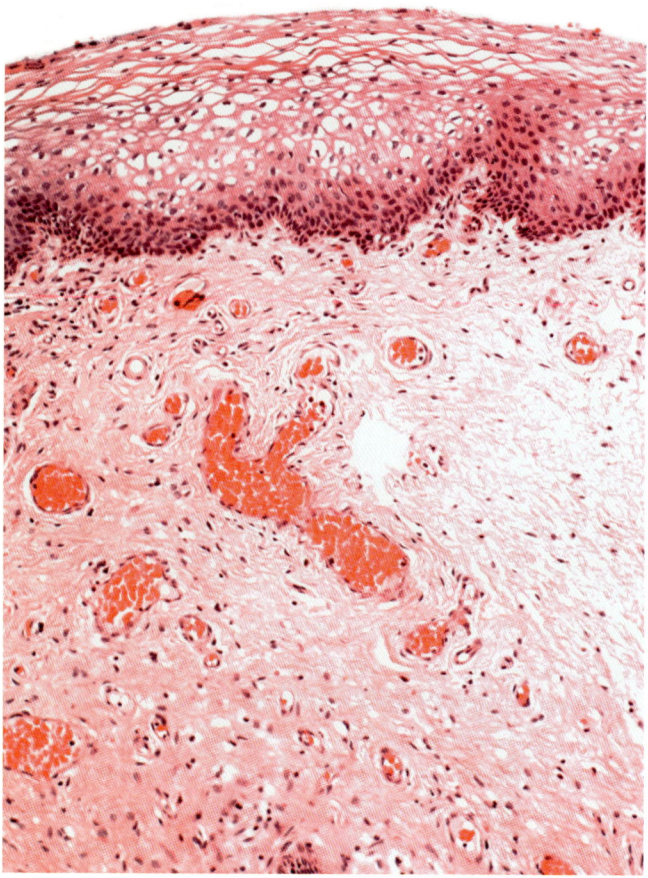

**Figura 1.3.** Vestíbulo vulvar, mulher pós-menopausada. O epitélio é estreito e não ceratinizado e tem suave espongiose. O tecido subepitelial contém muitos vasos pequenos e é rico em colágeno.

O conhecimento da anatomia externa normal da vulva é de grande relevância na identificação das alterações patológicas e na orientação do patologista na busca de um diagnóstico diferencial apropriado mediante uma biópsia. O epitélio da vulva é altamente variável, assim como os tipos de tecidos subcutâneos e apêndices cutâneos acompanhantes, quando presentes. A chave dos locais anatômicos principais da vulva está ilustrada na Figura 1.1A.

## DEFINIÇÃO

A vulva é composta de vestíbulo, clitóris, lábios menores, lábios maiores e monte púbico. O vestíbulo é a porção que se estende da superfície externa do hímen ao freio do clitóris anteriormente, à fúrcula posteriormente e lateralmente à linha de Hart, onde o epitélio escamoso não ceratinizado do vestíbulo encontra o epitélio ceratinizado dos lábios menores mais lateral (Fig. 1.1A). Este epitélio escamoso não ceratinizado estratificado tem a espessura de aproximadamente 1 mm. No vestíbulo são encontrados o orifício da uretra, a abertura dos ductos de Skene e das glândulas de Bartholin e o introito vaginal.

### MONTE PÚBICO

Essa porção da vulva é uma proeminência carnosa arredondada localizada sobre a sínfise púbica. O epitélio do monte é composto de epitélio escamoso estratificado com pelos. A pele do monte é semelhante à dos lábios maiores, com unidades pilossebáceas distribuídas por toda sua superfície. A profundidade dos folículos pilosos pode atingir até 2,72 mm. O tecido subjacente do monte é formado primariamente por tecido adiposo.

### VESTÍBULO DA VULVA

O vestíbulo é a porção da vulva que se estende da superfície externa do hímen ao freio do clitóris anteriormente, à fúrcula posteriormente e à linha de Hart lateralmente. O vestíbulo é por isso recoberto pela junção do epitélio escamoso não ceratinizado das junções vestibulares com o epitélio

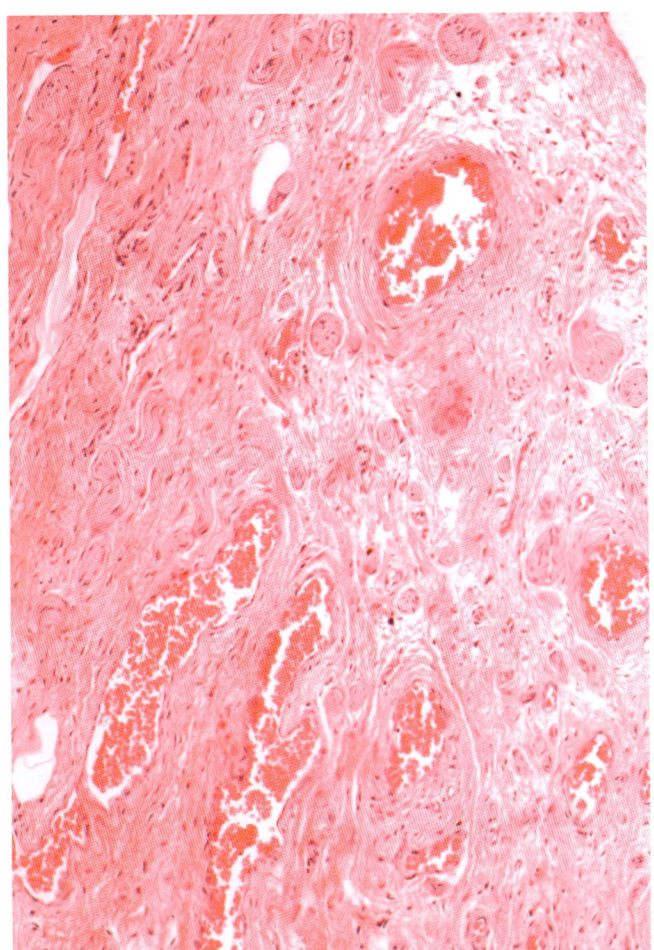

**Figura 1.4.** Tecido erétil, clitóris. Vasos musculares proeminentes revestidos por tecido fibroso.

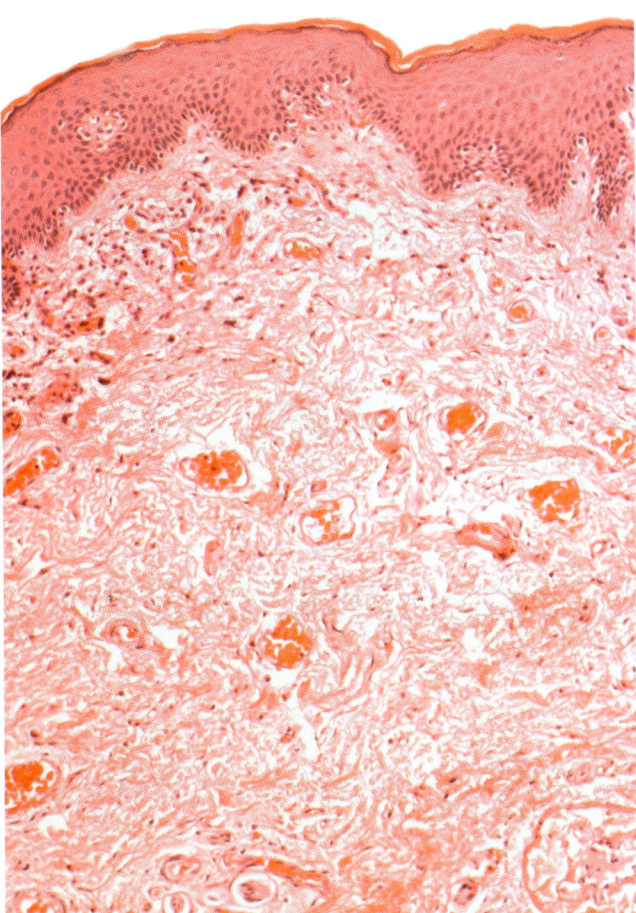

**Figura 1.5.** Lábio menor. O epitélio é finamente ceratinizado. Não há apêndices cutâneos. A derme subjacente é altamente vascular e rica em colágeno.

ceratinizado dessas áreas periféricas, como o epitélio ceratinizado com papilas aparentes da parte mais lateral dos lábios menores (Fig. 1.1B).

O epitélio escamoso não ceratinizado estratificado forma uma mucosa com espessura de aproximadamente 1 mm (Fig. 1.2). A mucosa escamosa não ceratinizada do vestíbulo é glicogenada nas mulheres em idade reprodutiva ou sob influência estrogênica e assemelha-se à mucosa vaginal.

As estruturas internas do vestíbulo vulvar incluem o orifício uretral, os orifícios dos ductos de Skene, o introito vaginal, os orifícios dos ductos de Bartholin e a linha vestibular, que é observada em aproximadamente 1/4 dos lactentes recém-nascidos do sexo feminino e está localizada na porção posterior do vestíbulo. Esta é uma listra branca ou um ponto situado precisamente no meio do vestíbulo posterior, que se estende até próximo à comissura posterior.

## CLITÓRIS

O clitóris é homólogo ao corpo cavernoso do pênis masculino. O clitóris consiste de 2 cruras e 1 glande. As cruras são compostas de tecido erétil envolto por uma túnica albugínea (Fig. 1.4). O clitóris está bilateralmente ligado aos lábios menores através do freio e tem o comprimento de 16 ± 1,4 mm, com 3,4 ± 1,0 mm de diâmetro transverso e 5,1 + 1,4 mm de diâmetro longitudinal em mulheres adultas (Fig. 1.1B). Apesar de a altura e o peso não influenciarem no tamanho, mulheres que já pariram tendem a ter medidas maiores (Verkauf *et al.*, 1992).

O epitélio do clitóris é uma mucosa escamosa sem glândulas, pregas ou papila dérmica. O clitóris é rico em receptores sensórios, como os lábios menores e maiores.

## LÁBIOS MENORES

Os lábios menores são separados lateralmente dos lábios maiores pelos sulcos interlabiais (Fig. 1.1B). Os lábios menores são homólogos ao corpo esponjoso peniano. Eles têm aproximadamente 5 cm de comprimento e 0,5 cm de espessura; entretanto, a espessura pode variar consideravelmente. Anteriormente, os lábios menores dividem-se para se fundirem abaixo do clitóris, como o frênulo, e acima do clitóris para formar o prepúcio (Fig. 1.1B).

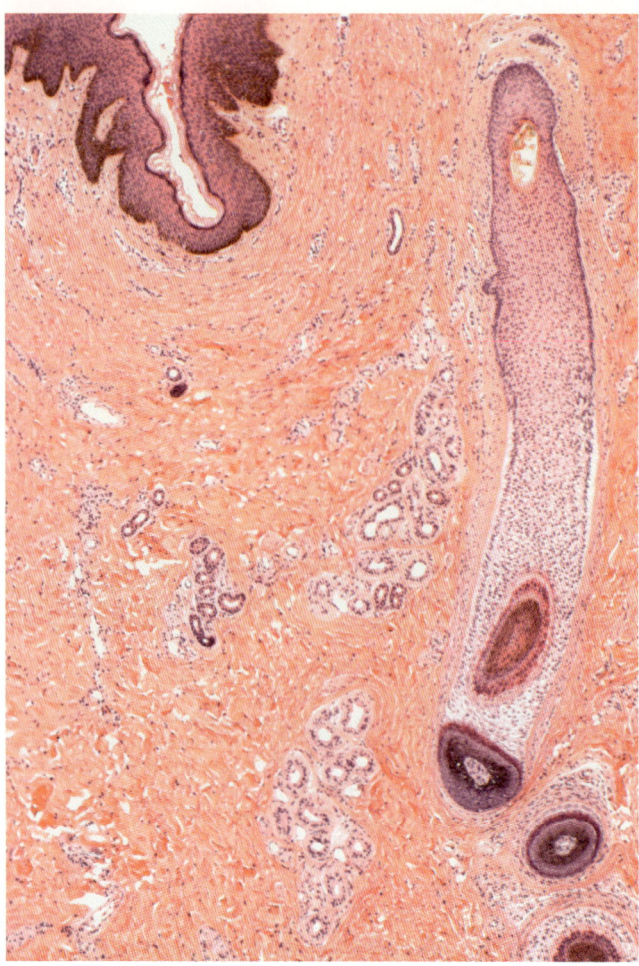

**Figura 1.6.** Lábio maior com epitélio escamoso ceratinizado, glândulas apócrinas e folículos pilosos associados.

O epitélio dos lábios menores é escamoso e estratificado. Eles não são ceratinizados sobre a superfície vestibular, mas o são levemente sobre a superfície lateral na linha de Hart (Fig. 1.5). Na maioria das mulheres, os lábios menores não possuem apêndices cutâneos; quando possuem, eles estão geralmente localizados nas porções mais laterais dos lábios.

TECIDOS SUBJACENTES

Apesar de os lábios menores serem compostos de tecido erétil sustentado por tecido elástico e de serem altamente vascularizados, eles necessitam de tecido adiposo. Os bulbos vestibulares são profundos nos lábios menores e compostos de tecido erétil sustentado pelos músculos bulbocavernosos.

LÁBIOS MAIORES

Medialmente, os lábios maiores são circundados pelos sulcos interlabiais, lábios menores e vestíbulo vulvar. Lateralmente, eles são circundados pelas pregas gluteoinguinais, e imergem nelas, as quais separam os lábios maiores das coxas (Fig. 1.1). O aumento no tamanho dos lábios maiores

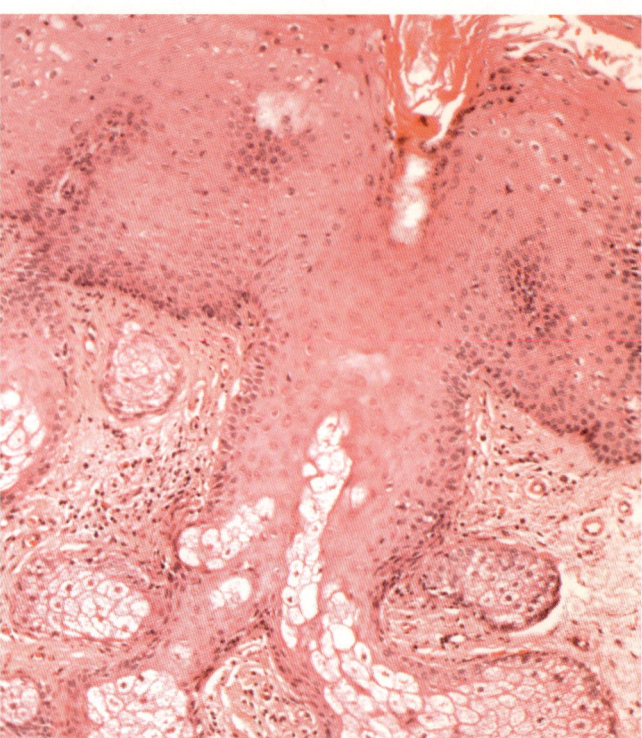

**Figura 1.7.** Lábio maior, aspecto médio. Glândulas sebáceas, abertas diretamente para a superfície.

com a puberdade está predominantemente associado ao crescimento da gordura subcutânea nessa região. Anteriormente, os lábios maiores fundem-se com o monte púbico e posteriormente, com o corpo perineal.

Os lábios maiores são cobertos por epitélio escamoso estratificado, cuja superfície apresenta pelos nas laterais e nas porções do meio da superfície labial e não possui pelos nas superfícies mediais (Fig. 1.6). Essas mechas de pelos estão associadas às glândulas sebáceas e às glândulas sudoríparas apócrinas nas unidades pilossebáceas. Medialmente, as glândulas sebáceas introjetam-se diretamente no epitélio, independentes dos fios capilares (Fig. 1.7). Essas glândulas sebáceas sobre a face medial dos lábios maiores podem ser vistas clinicamente como grânulos de Fordyce. Na face inferomedial dos lábios maiores, as glândulas sebáceas estão dispersas do meio até a linha de Hart, assim como o epitélio ceratinizado. Essa junção marca o limite posterolateral do vestíbulo.

As glândulas apócrinas dos lábios maiores, prepúcio, vestíbulo posterior e corpo perineal, assim como outras glândulas apócrinas, são ativadas durante o período da menarca, estimuladas pelos hormônios sexuais. As glândulas sudoríparas écrinas (merócrina) estão primariamente associadas à função de regulação de calor durante toda a vida. As glândulas sebáceas dos lábios maiores medem até 2,03 mm de profundidade. Folículos pilosos medem até 2,38 mm de profundidade. No monte púbico, a profundidade dos folículos pilosos pode chegar a 2,72 mm. O epitélio normal das

## Formulário de Consulta Clínica da Vulva

Nome do Paciente: _____ Matrícula: _____

Nome: _____ Data: _____ Idade: _____

Altura: _____ Peso: _____ Raça: ☐ Branca ☐ Negra ☐ Asiática ☐ Hispânica Outra _____

Estado Civil: ☐ Casado ☐ Solteira ☐ Viúva ☐ Divorciada   Parto: ☐ Termo ☐ Prematuro ☐ Anormal ☐ Vivo

LMP: _____ Contracepção: _____

Higiene menstrual: ☐ N/A ☐ Tampões ☐ Absorventes ☐ Ambos ☐ Desodorante   Frequência de coito: _____

Ocupação: _____ Esportes/exercícios: _____

### Doença atual:

Principais sintomas: _____

_____ Duração: _____

Alterado por: ☐ Relação ☐ Menstruação ☐ Roupas ☐ Posição/atividade ☐ Dieta ☐ Outra _____

Doença similar na família/parceiro: _____ Em outras partes do corpo: _____

Tratamento recente: _____

### História relevante: _____

Cirúrgica: _____ Psiquiátrica: _____

Médica: _____ Medicação: _____

Viagem internacional: _____

Lesão espinal, cirurgia ou sintomas: _____

Reposição de estrogênio: _____ Alergias: _____ Diabetes: Família _____ Própria _____

Vaginite anterior: _____ HPV: _____ HSV: _____ Outra STD: _____

Tecido das roupas íntimas: _____ Produtos de lavanderia atualmente utilizados: _____ Incontinência: _____

Higiene vulvar: _____ Ducha higiênica: _____

Banheira quente/balneário: _____ Cateterismo? _____

### Descrição dos achados: _____

**Vulva:** _____

**Foto em anexo**

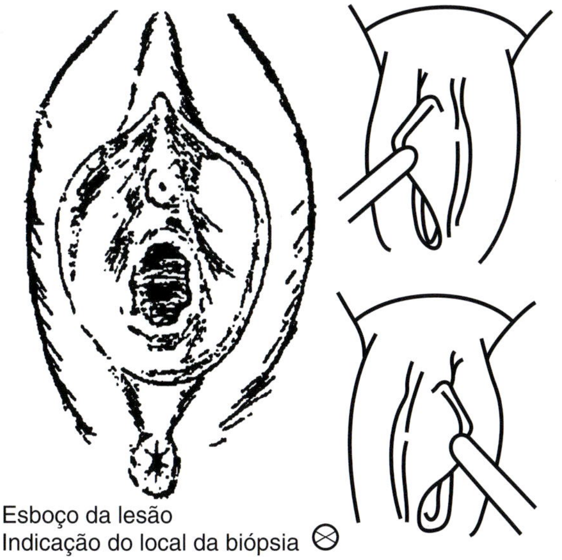

Esboço da lesão
Indicação do local da biópsia ⊗

**Vagina:** Células: ☐ Alvo ☐ Leucócitos

pH: _____ Flora: _____

Secreção: _____

Mucosa: _____

Colo do útero: _____

Toque bimanual: _____

Impressão inicial: _____

_____

_____

Conduta: _____

_____

_____

_____

_____, MD

Diretor/atendente: _____

**Figura 1.8.** Formulário de consulta clínica da vulva.

regiões da vulva sem pelos e sem glândulas é de aproximadamente 1 mm de espessura.

### URETRA
O epitélio do vestíbulo funde-se com o epitélio transicional no canal uretral, nos orifícios dos ductos das glândulas parauretrais (Skene), nas glândulas vestibulares maiores (Bartholin) e nas glândulas vestibulares menores.

### GLÂNDULAS DE SKENE
As glândulas de Skene são homólogas à glândula da próstata do corpo masculino e abrem-se para a superfície da mucosa externa do vestíbulo, em ambos os lados do canal da uretra e ao longo dos face posterolateral da uretra (Fig. 1.1B). Os ductos das glândulas de Skene estão forrados pelo epitélio transicional com o epitélio colunar mucossecretor pseudoestratificado.

### GLÂNDULAS DE BARTHOLIN
As glândulas vestibulares maiores de Bartholin são bilaterais e tubuloalveolares ramificadas, com ácinos compostos de epitélio colunar simples mucossecretor (Fig. 2.5). Os ductos de Bartholin saem externamente ao anel himenal posterior e lateralmente no vestíbulo. O ducto de Bartholin mede aproximadamente 2,5 cm de comprimento, tem 3 tipos de revestimentos epiteliais determinados pela localização no ducto. O ducto proximal, perto dos ácinos, tem um epitélio mucossecretor; mais distal, o ducto tem um epitélio transicional. Próximo e na junção com o epitélio vestibular da vulva, há um epitélio mucoso escamoso.

### GLÂNDULAS VESTIBULARES MENORES
Estas glândulas tubulares simples, superficiais e pequenas têm ácinos forrados pelos epitélios mucossecretor e colunar simples. Elas se situam na parte interior, de 1 a 2,5 mm da submucosa superficial e da junção com o epitélio vestibular até alcançarem a superfície mucosa (Fig. 3.25). Metaplasia escamosa pode ocorrer dentro dessas glândulas e os processos metaplásicos podem substituir completamente o epitélio mucoso, resultando na formação de uma fissura vestibular. Essas glândulas menores são altamente variáveis, mas podem ser encontradas em todo o vestíbulo de algumas mulheres. Elas podem disseminar-se do freio, em ambos os lados do meato uretral, em torno da base externa do anel himenal, até a fúrcula.

### GLÂNDULAS SUDORÍPARAS ANOGENITAIS ESPECIALIZADAS
As glândulas sudoríparas anogenitais especializadas (como as glândulas mamárias) estão localizadas nos sulcos interlabiais vulvares, nas faces mediais dos lábios maiores e, em menor número, no períneo e no ânus. Essas glândulas têm ductos espirais e longos que se abrem para a superfície epitelial. O epitélio secretor tem um epitélio colunar simples com tubos apicais e mioepitélios abaixo do epitélio glandular, semelhante ao epitélio ductal da mama. Essas glândulas dão origem à maioria dos hidradenomas papilíferos vulvares e não são mais consideradas tecido mamário ectópico.

### TECIDOS SUBJACENTES
No interior dos lábios maiores na sua parte anterior, adjacente e externa ao canal inguinal, é encontrada uma camada profunda de músculo liso (músculo cremaster) que se une superiormente ao ligamento redondo. O peritônio apreendido dentro do ligamento redondo (processo vaginal) pode resultar em um cisto do canal de Nuck, resultando em aumento do lábio. Esses cistos podem assemelhar-se a uma hérnia inguinal.

O colágeno da derme vulvar possui muitos fibroblastos que, durante a gravidez, sofrem diferenciação miofibroplásicas. Acredita-se que a habilidade contrátil desses miofibroblastos é responsável pelo rápido retorno da vulva e da vagina ao estado normal no período pós-parto.

### CARACTERÍSTICAS GERAIS
A patologia vulvar totaliza menos de 5% do motivo que leva mulheres jovens às clínicas ginecológicas. Aproximadamente 75% das reclamações relacionadas com a vulva referem-se a condições que necessitam de tratamento progressivo e que em muitos casos são incuráveis. Um experiente ginecologista pode encontrar 38% de suas novas pacientes com queixas desde dispareunia secundária a sintomas de vestibulite. Vinte por cento das pacientes têm doenças associadas a papilomavírus humano (HPV), condiloma e neoplasia intraepitelial vulvar (NIV). Sete por cento das pacientes podem relatar prurido crônico relacionado com o líquen escleroso. Vulvite inespecífica pode totalizar 6% do motivo das consultas. Líquen plano pode ser diagnosticado em 4% das pacientes. Vulvodinia essencial totalizará 4% da razão das novas consultas. Esses 6 diagnósticos totalizarão aproximadamente 75% das patologias que levam mulheres jovens a se consultarem com o ginecologista e serão responsáveis pela maioria das consultas de revisão, pois essas patologias exigem decisões de tratamento a longo prazo. As demais patologias vulvares irão abranger várias afecções dermatológicas que podem ser infecciosas, inflamatórias ou neoplásicas.

### APRESENTAÇÃO CLÍNICA
A queixa mais comum da maioria das pacientes, constatada em avaliações em clínicas de ginecologia, é referente à dor, como as observadas em casos de vestibulite, líquen plano e vulvodinia essencial. A segunda mais frequente é o prurido, observado especialmente em líquen escleroso e vulvite inespecífica. As pacientes podem ainda relatar casos de massas palpáveis sobre a vulva (em condições associadas a HPV, como NIV e condiloma acuminado). A vasta maioria das referências de consultas com o ginecologista é de doenças mal compreendidas ou resistentes a tratamento cirúrgico e farmacológico. Uma avaliação completa é mais

bem efetuada por meio do uso de um formulário de consulta (Fig. 1.8).

A classificação será fundamentada na apresentação clínica visual das doenças da vulva. Lesões serão distinguidas primeiramente por seus contornos de superfície. *Manchas* são lesões planas, que não demonstram elevação acima da pele contígua. *Pápulas* são lesões elevadas, bem definidas, com matriz sólida. *Placa* é uma área da pele relativamente lisa e elevada. *Verruga* é uma lesão elevada com aparência córnea. *Úlcera* é um defeito depressivo na pele normal que resulta de destruição ou perda da derme ou epiderme. *Tumor* é um crescimento de tecido na pele ou tecido subcuticular. Uma vez que a arquitetura básica da lesão da vulva foi definida, as lesões podem mais adiante ser caracterizadas por suas cores. Em geral, esses dois parâmetros, arquitetura e cor, apenas serão suficientes para indicar um diagnóstico e iniciar o tratamento.

Certas entidades exigirão diagnósticos histológicos para iniciar o tratamento e descartar a malignidade. O uso da histologia tem grande importância na avaliação das lesões hiperpigmentadas. É difícil clinicamente diferenciar os diagnósticos de lesões melanóticas. Elas podem variar em importância do lentigo simples, insignificante, ao nevo displásico, mais ominoso, e, potencialmente, ao melanoma fatal. Apenas os patologistas podem definir os diagnósticos após revisarem uma biópsia excisional realizada por um médico.

Biópsias de tecidos vulvares devem ser executadas sob condições estéreis e após a preparação adequada da pele com uma solução antisséptica. Infiltração local com 1% de lidocaína garante anestesia adequada. Ocasionalmente, lesões inflamadas e sensíveis podem beneficiar-se com *spray* de benzocaína tópica 20% (Hurricaine) antes da infiltração com lidocaína. Embora a biópsia com o *punch* de Keyes possa ser usada em lesões vulvares, o bisturi de lâmina nº 15 permitirá a remoção de um espécime representativo muito maior e na maioria dos casos permitirá biópsia excisional completa para a avaliação histológica. A profundidade da incisão pode ser mais facilmente controlada com o bisturi do que com o *punch* de Keyes. Hematomas vulvares podem resultar de biópsias com o *punch* de Keyes muito amolado, quando pressionado profundamente no tecido subcuticular. A sutura do local da biópsia é facilmente finalizada com fio de categute cromado. Apesar de demorado, material de sutura absorvível como Polyglactina 910 pode ser usado, os nós desse material frequentemente se tornam um incômodo e as pacientes retornam para solicitar sua remoção. A pele da vulva é relativamente flácida e raramente exige descolamento para o fechamento de excisões.

Biópsias excisionais realizadas em tecidos planos que ficam sob tensão no fechamento ou em risco de cura demorada podem exigir o uso de material de sutura permanente por 10 dias para a aproximação estéril. *Nylon* monofilamento (5-0) pode ser usado em uma sutura com pontos separados. Deve-se tomar cuidado ao excisar lesões melanóticas grandes. Se a suspeita clínica para uma lesão grande for de melanoma, uma biópsia incisional representativa da região do melanoma deve ser efetuada. Se o diagnóstico do melanoma for confirmado e a paciente for uma candidata à excisão, este procedimento deve ser efetuado na sala de operação. Lá, margens cirúrgicas mais apropriadas podem ser obtidas para garantir a inclusão de todo o melanoma no espécime histológico. De modo semelhante, uma paciente com doença de Paget pode ter uma biópsia representativa realizada em ambulatório. No entanto, ela deve ser tratada com excisão terapêutica em uma sala de cirurgia para se assegurar a remoção de todo o tecido acometido.

Em alguns casos, o tecido também deve ser enviado para estudo imuno-histológico. Isso pode ser extremamente útil ao se avaliar uma paciente com diagnóstico presuntivo de pênfigo.

O tecido removido para histologia de rotina pode ser dividido. Uma porção pode ser colocada em solução de Michel para enviar para imuno-histologia e a outra, em fixador padrão, como formalina 10% tamponada.

## ESTUDOS COMPLEMENTARES

Os estudos complementares são de particular importância para a avaliação de pacientes que apresentam úlcera. É difícil discernir, em bases puramente clínicas, a etiologia da ulceração vulvar. O diagnóstico diferencial inclui afecções que requerem avaliação laboratorial extra, que pode abranger culturas para herpes, microscopia de campo escuro para treponema, estudos sorológicos para sífilis (pesquisa laboratorial de doença venérea [VDRL] ou reagina rápida de plasma [RPR]), estudos sorológicos para HIV e linfogranuloma venéreo (clamídia), e culturas para *Haemophilus ducreyi*. Certas doenças ulcerativas requerem a avaliação histológica para descartar carcinoma ou vasculite de síndrome de Behçet.

A citologia cervical deve ser realizada rotineiramente nas pacientes, sobretudo naquelas que têm evidência de NIV. Esta doença multifocal com frequência acomete o colo do útero e a vulva concomitantemente. O mesmo ocorre com o condiloma acuminado. A paciente com condiloma vulvar quase sempre terá doenças vaginal e cervical, e qualquer abordagem terapêutica deve considerar a avaliação clínica mais apropriada da vagina e do colo do útero, antes do tratamento ser iniciado.

Toque bimanual deve ser incluído na avaliação de rotina. Muitas doenças que afetam a vulva ocorrem em mulheres idosas e o exame retovaginal pode demonstrar a patologia que pode estar contribuindo para a afecção vulvar ou que pode ser um problema clínico à parte, tal como carcinoma do cólon.

Para certas doenças da vulva, é necessária uma extensão da avaliação para descartar o carcinoma em outros locais extravaginais. A doença primária que determina tal avaliação é a doença de Paget. Avaliação apropriada das mamas, do cólon e do sistema urológico deve ser realizada antes do início do tratamento.

## DIAGNÓSTICO DIFERENCIAL

Muitas afecções vulvares (e afecções cutâneas em geral) podem ser confundidas entre si no aspecto clínico. Mesmo após uma avaliação complementar e histológica nessas áreas, frequentemente o diagnóstico permanece impreciso. Em certas afecções, isto pode ser discutível, se não há possibilidade de malignidade e se o sintoma for tratado igualmente, apesar do diagnóstico (p. ex., o prurido do líquen simples crônico e o prurido da seborreia são ambos controlados com corticoides tópicos).

## COMPORTAMENTO CLÍNICO E TRATAMENTO

Muitas afecções vulvares são recalcitrantes e difíceis de serem tratadas. Elas requerem comunicação frequente e de longo prazo entre a paciente e o médico. A paciente deve estar ciente de que muitas afecções dermatológicas não podem ser curadas e que o propósito principal é o controle dos sintomas, proporcionando uma melhora na qualidade de vida. Às vezes, isto exigirá tratamentos que a paciente pode considerar como não apropriados (p. ex., terapia antidepressiva tricíclica para vulvodinia essencial). O médico terá de estar ciente de que poderá ser necessário dedicar várias horas atenuando a ansiedade da paciente e explicando ao seu esposo porque um antidepressivo está sendo prescrito para aliviar a dor. Afecções com prurido vulvar são em geral facilmente tratadas. Se a condição primária é infecciosa e causada por cândida, a patologia subjacente pode ser facilmente curada. Isso não ocorre em pacientes que sofrem de prurido devido ao líquen escleroso. A patologia subjacente é uma afecção permanente e não pode ser curada. No entanto, o prurido é facilmente controlado por meio de terapia com corticoide tópico. O prurido também pode ser aliviado, em alguns casos, com anti-histamínicos orais como a hidroxizina (Atarax), mas tais preparados não possuem propriedades anti-inflamatórias e não têm efeito sobre a condição primária. Outra condição associada ao potencial progressivo para recidiva é a infecção com HPV (condiloma acuminado e NIV). A paciente deverá receber orientações detalhadas sobre a necessidade de acompanhamento de longa duração. Ela deve compreender que, após a terapia, pode readquirir o vírus ou este pode subsistir em pele normal, recidivando posteriormente. Repetidas ablações a *laser* podem ser necessárias e a adição de 5-fluorouracil a 5% (5-FU) e/ou interferon pode ser necessária para controlar a doença. O médico nunca deve garantir à paciente que o HPV foi erradicado da vulva. Essa atitude, com muita frequência, leva a complicações profissionais, caso a doença recidive algumas semanas ou meses após um dispendioso tratamento com ablação a *laser*.

## OPÇÕES TERAPÊUTICAS PROGRESSIVAS

Várias opções de terapias são constantemente disponibilizadas ao médico que trata as doenças da vulva. Em raras circunstâncias, lesões podem ser observadas sem intervenção terapêutica. O cisto sebáceo clássico observado na região pilossebácea da vulva não requer tratamento, a menos que esteja relacionado com os sintomas. Outras lesões da vulva necessitam de excisão logo que constatadas. Tumores sólidos e lesões melanóticas da vulva devem ser removidos para controlar a malignidade.

Outras afecções, como o condiloma acuminado, podem ter uma variedade de opções terapêuticas, começando com as menos invasivas e as mais econômicas. Doença focal pode ser controlada em ambulatório com dessecantes tópicos de baixo custo. No entanto, doença difusa exigirá ablação a *laser* de alto custo e o uso tópico de 5-FU a 5% ou de interferons injetáveis.

As abordagens terapêuticas podem ser elaboradas de acordo com a extensão da doença e com a capacidade de a paciente aderir às recomendações terapêuticas. Os efeitos colaterais devem ser minimizados e as recomendações, rigorosamente colocadas.

# 2 Cistos

| | |
|---|---|
| CISTO (do grego *kistis:* bolsa, bexiga): cavidade forrada por epitélio, contendo um líquido ou material semissólido. | |
| *Localização* | *Diagnóstico presumido* |
| Vestíbulo | Cisto/abscesso de Bartholin |
| Periuretra | Cisto do ducto de Skene |
| Lábio menor | Cisto mucoso |
| Lábio maior | Cisto de inclusão epidérmica |

**Figura 2.1.** Cisto algoritmo.

## CISTO E ABSCESSO DE BARTHOLIN (Figuras 2.2 a 2.5)

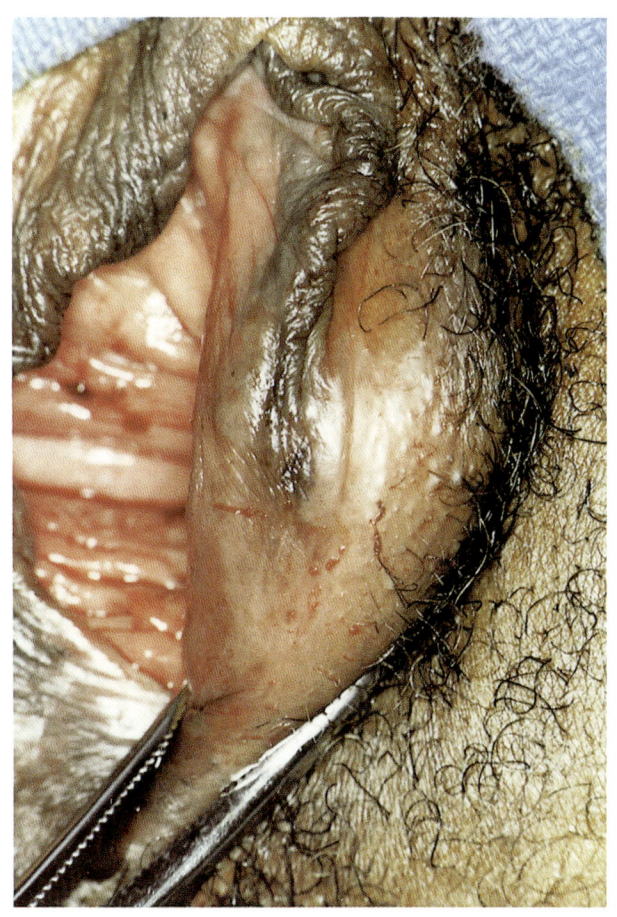

**Figura 2.2.** Glândula de Bartholin persistente com enduração que requer excisão em sala de cirurgia. Estudo histológico revelou que o cisto era benigno.

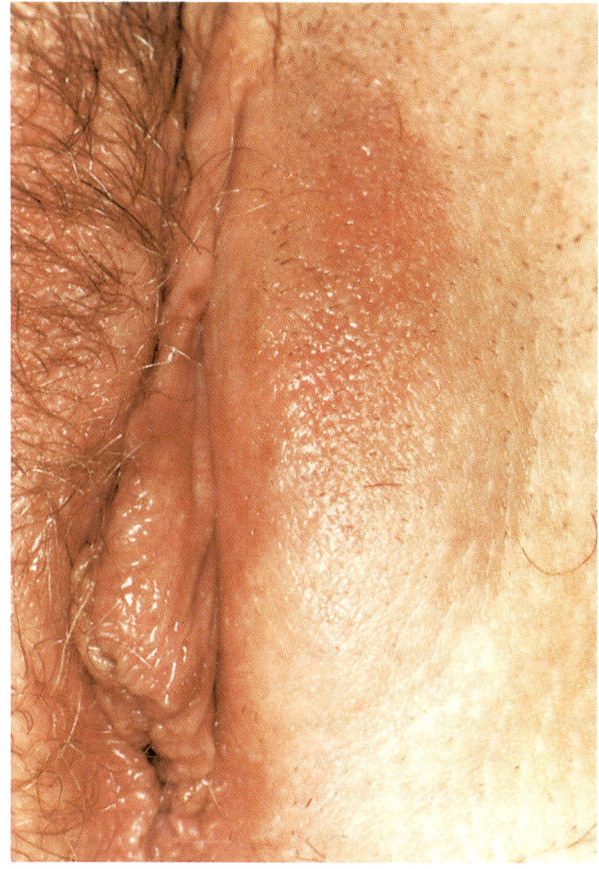

**Figura 2.3.** Cisto de Bartholin dissecando anteriormente à extremidade esquerda do lábio maior originalmente considerado um cisto do canal de Nuck.

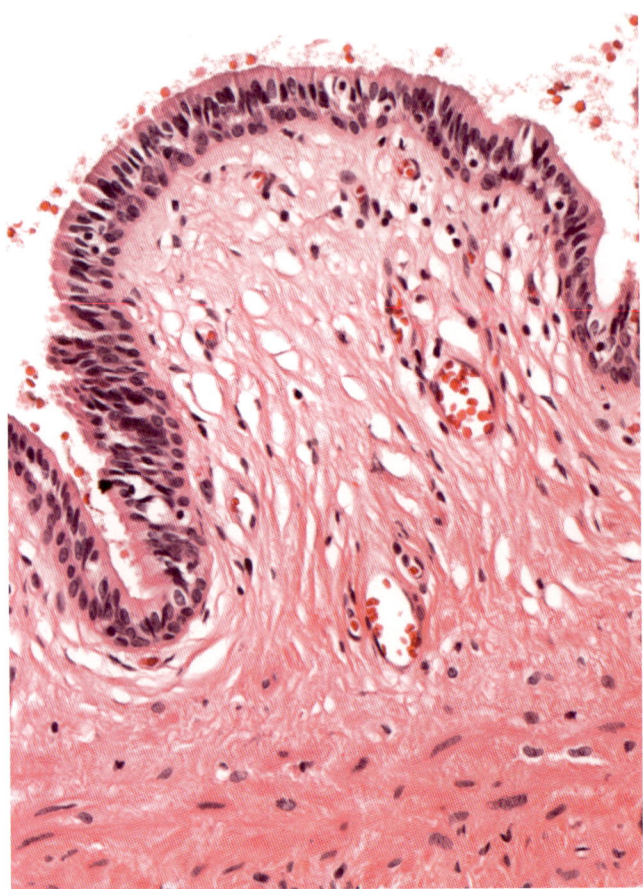

**Figura 2-4.** Cisto no ducto de Bartholin. Um epitélio colunar é visto forrando este cisto.

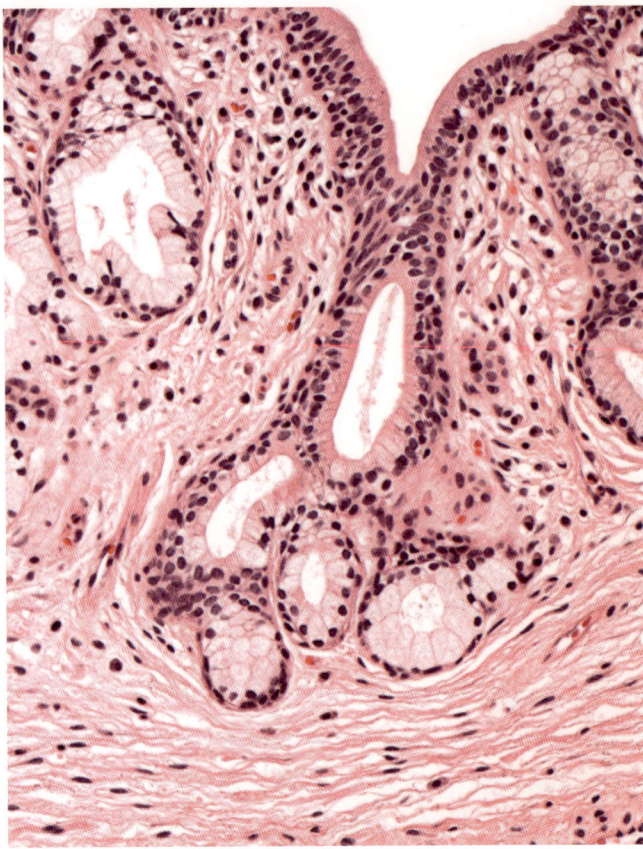

**Figura 2-5.** Glândula de Bartholin e ducto dilatado contíguo. O ducto dilatado contém secreção mucoide condensada. As glândulas são forradas por um epitélio colunar mucossecretor, alto. Uma área de transição do epitélio secretório para o epitélio do ducto é evidente.

## DEFINIÇÃO

O ducto de Bartholin mede aproximadamente 2,5 cm de comprimento. A obstrução do sistema ductal da glândula de Bartholin resulta na dilatação do ducto e na formação de um ou mais cistos. Uma glândula infectada e obstruída pode formar um abscesso. A formação de cistos e abscessos na glândula de Bartholin será responsável pela maioria dos cistos vulvares sintomáticos observados na prática ginecológica.

## APRESENTAÇÃO CLÍNICA

Um cisto de Bartholin pode criar uma sensação de pressão no introito. O cisto assintomático comum mede de 1 a 2 cm de diâmetro. No entanto, os cistos em geral são muito maiores. O local usual é no introito posterolateral na região do orifício do ducto no vestíbulo. Cistos maiores irão crescer medialmente, obstruindo o orifício do introito. Em alguns casos, os cistos irão dissecar anteriormente no corpo dos lábios maiores e lateralmente na gordura subcutânea lateral ao introito. A paciente mais gravemente sintomática apresentará evidência de uma infecção na glândula de Bartholin. Esta infecção evoluirá para a formação de um abscesso. Isso de modo algum é um pré-requisito para que um cisto de Bartholin esteja presente antes que um abscesso se desenvolva. Obstrução aguda do ducto de Bartholin pode resultar em rápido desenvolvimento de um abscesso em 2 a 5 dias. Com base na gravidade da infecção e do microrganismo infectante, a paciente pode parecer séptica. Apesar de a *Neisseria gonorrhoeae* historicamente ter sido associada à formação de abscesso na glândula de Bartholin, outros microrganismos são mais comumente isolados, especialmente anaeróbios. Microrganismos que produzem exotoxinas podem causar choque tóxico.

## DIAGNÓSTICO

O diagnóstico de um cisto de Bartholin é facilmente realizado em exame físico. A estrutura cística protuberante clássica no introito posterolateral é sempre invariavelmente um cisto de Bartholin.

## ACHADOS MICROSCÓPICOS

O cisto de Bartholin origina-se primariamente a partir da obstrução do ducto de Bartholin distal. A secreção no ducto dilatado é clara, mucoide, translucente, livre de bactéria e essencialmente acelular. Isso representa secreção de sialomucina das glândulas de Bartholin. A secreção cora com mucina e com ácido periódico de Schiff antes e depois da digestão por diástase e azul de Alcian em pH 2,5. Essas são as mesmas características de coloração encontradas no citoplasma do epitélio secretório da glândula de Bartholin.

Os cistos de Bartholin são revestidos por epitélio tipo ductal de Bartholin, que é geralmente achatado e transicional ou epitélio escamoso (Fig. 2.4). O epitélio do cisto é normalmente encontrado em posição adjacente ao epitélio glandular normal de Bartholin (Fig. 2.5). O estroma adjacente é geralmente normal, mas a inflamação pode ser observada no estroma adjacente. Em alguns casos, alterações mucocele-símile podem ser constatadas, nas quais há secreção no estroma, tendo dissecado neste por ruptura e derrame do cisto. Histiócitos espumosos também podem ser observados. Em tais casos, os tecidos da glândula de Bartholin adjacentes são nodulares e possuem pequenos cistos.

## DIAGNÓSTICO DIFERENCIAL

Cistos vestibulares menores são muito menores e bastante superficiais na abertura do óstio, exatamente na posição inferoexterna ao hímen, e estão confinados no vestíbulo vulvar. O cisto de Bartholin está muito mais profundamente localizado e é normalmente maior. Ele fica abaixo dos lábios menores. A formação de abscesso na glândula de Bartholin é suspeita quando a massa localizada classicamente está mole. Com frequência, o abscesso bem-desenvolvido terá uma aparência protuberante com superfície epitelial fina subjacente ao abscesso, sinal de um abscesso apontando. Há normalmente enduração ao redor da glândula. O abscesso pode dissecar nos lábios maiores, especialmente se o abscesso é multilocular.

De especial importância, em uma paciente com massa de Bartholin, é o potencial para carcinoma associado da glândula de Bartholin. A apresentação clássica é aquela de uma massa nodular e irregular na região da glândula de Bartholin em uma mulher na pós-menopausa. Em raras ocasiões, tem sido observado carcinoma na glândula de Bartholin em mulheres mais jovens. Este diagnóstico deve ser considerado em todas as pacientes com nodularidade, irregularidade ou enduração persistente.

Lipomas podem apresentar-se no óstio, entretanto, são geralmente observados nos lábios maiores e são, com frequência, lobulados ou em forma de salsicha. Angiomixomas são tumores subcutâneos de tecidos moles de baixo grau que podem mimetizar clinicamente um cisto de Bartholin, porém quando a drenagem é realizada, nota-se que não são cistos. A biópsia da massa é diagnóstica.

## TRATAMENTO

O cisto de Bartholin liso e assintomático não requer intervenção. Cistos sintomáticos e abscessos necessitam de drenagem. O procedimento mais eficaz e prático é a drenagem do cisto ou do abscesso por colocação de um cateter Word. O cateter Word contém um pequeno balão inflável no qual 2 a 3 cc de solução podem ser injetados para permitir a retenção do cateter na cavidade do abscesso ou cisto de Bartholin. Se o cisto for menor que o balão, não será possível usar o cateter. O cisto ou abscesso deve estar facilmente acessível ou apontando no óstio. É extremamente difícil colocar um cateter Word em um abscesso ou cisto de Bartholin profundamente localizado, sobretudo quando seu tamanho é reduzido. Após aplicar a anestesia local sobre a região da abertura da glândula normal no óstio, um bisturi nº 11 é usado para fazer uma incisão perfurante na cavidade de Bartholin. Esta incisão não deve ser extensa ou larga, porque o balão deve ser retido na cavidade. Se o conteúdo da cavidade parece infectado, culturas para patógenos apropriadas devem ser realizadas, principalmente para *N. gonorrhoeae*. Não é custo-efetivo realizar cultura para anaeróbios. Se há evidência de enduração e inflamação periglandulares, deve-se considerar a iniciação de terapia antibiótica oral com um antibiótico de amplo espectro. Sinais de sepse requerem início de terapia intravenosa com cobertura de microrganismos *Staphylococcus* coagulase positivo. Cobertura antibiótica também deve ser direcionada contra *N. gonorrhoeae* até que as culturas retornem. Se um abscesso é suspeito, mas não está totalmente formado e não está apontado, a paciente deve ser tratada com frequentes banhos de assento e antibióticos orais até que a cavidade do abscesso esteja flutuante e visível. Não é necessário hospitalizar a paciente para essa terapia, a menos que ela seja incapaz de ingerir antibióticos orais ou, obviamente, pareça séptica. É importante enfatizar que a incisão usada para drenar um cisto ou abscesso deve ser posicionada exatamente na região inferior ao anel do hímen, no introito, na região da glândula normal. Não é apropriado realizar essa incisão na genitália externa. A aplicação de uma incisão no exterior da genitália pode ser raramente necessária quando um abscesso está apontando nessa região e a ruptura é iminente.

Uma alternativa à drenagem de um cisto de Bartholin com um cateter Word é a marsupialização do cisto. Isso pode ser efetuado em consultório com anestesia adequada; no entanto, com frequência, anestesia mais substancial é necessária e realizar o procedimento em sala cirúrgica seria mais apropriado. A pele vestibular subjacente ao cisto de Bartholin é incisada em um formato de cruz. O cisto é penetrado e seu conteúdo é drenado. Um esforço é feito para assegurar que o cisto seja unilocular. Os vértices da incisão cruciforme da pele são excisadas e o epitélio do cisto é suturado até o limite da pele vestibular com pontos interrompidos. Isso cria um orifício que irá curar e permitir a drenagem continuada do cisto de Bartholin. Uma abordagem alternativa é a criação a *laser* de um trato no cisto de

Bartholin. Entretanto, essa não é uma abordagem universalmente disponível ou, frequentemente, aplicada. A marsupialização de uma glândula infectada não deve ser efetuada. A aplicação do cateter Word é o tratamento preferido para um abscesso. O cateter deve ser deixado no local por 4 a 6 semanas para permitir a epitelização do trato. Pacientes com achados sugestivos da possibilidade de carcinoma devem ser submetidas a biópsias excisionais. A massa deve ser removida e submetida a exames histopatológicos. Se a patologia demonstrar carcinoma, uma cirurgia mais radical será necessária para se definir a extensão da doença.

Raramente será necessária a excisão de um cisto de Bartholin profundamente localizado que seja sintomático e facilmente abordável com um cateter Word. A vascularização na região periglandular pode ser significativa, especialmente se houver inflamação de longa duração. A dessecação será cansativa, e hemostasia meticulosa será necessária. A formação de hematoma pós-operatório ou infecção podem ocorrer. Cicatrização crônica, talvez antes e, certamente, depois da cirurgia, pode levar a dispareunia de longo prazo. A paciente deve ser informada dessas possibilidades.

## OPÇÕES TERAPÊUTICAS PROGRESSIVAS

As opções terapêuticas progressivas são as seguintes:

1. Observe, sem intervenção, o cisto de Bartholin liso e assintomático.
2. Insira um cateter Word, sob anestesia local apropriada, para cisto de Bartholin sintomático ou para abscesso de Bartholin apontando no introito. Deixe o cateter *in situ* por 4 a 6 semanas para epitelização do trato de Bartholin. O cateter Word deve ser inserido na face posterior do introito, exatamente inferior ao anel himenal, na localização normal do orifício do ducto de Bartholin.
3. Marsupialize os cistos sintomáticos se um cateter Word não estiver disponível ou tenha fracassado anteriormente em manter um trato epitelial.
4. Excise os cistos de Bartholin sintomáticos e que falharam na resposta à inserção do cateter Word ou marsupialização.
5. Excise, persistentemente, todas as massas irregulares na região da glândula de Bartholin, especialmente em mulheres na perimenopausa e na pós-menopausa, para descartar o controle do carcinoma.

## CISTO CERATINOSO/CISTO DE INCLUSÃO EPIDÉRMICA (Figuras 2.6 a 2.11)

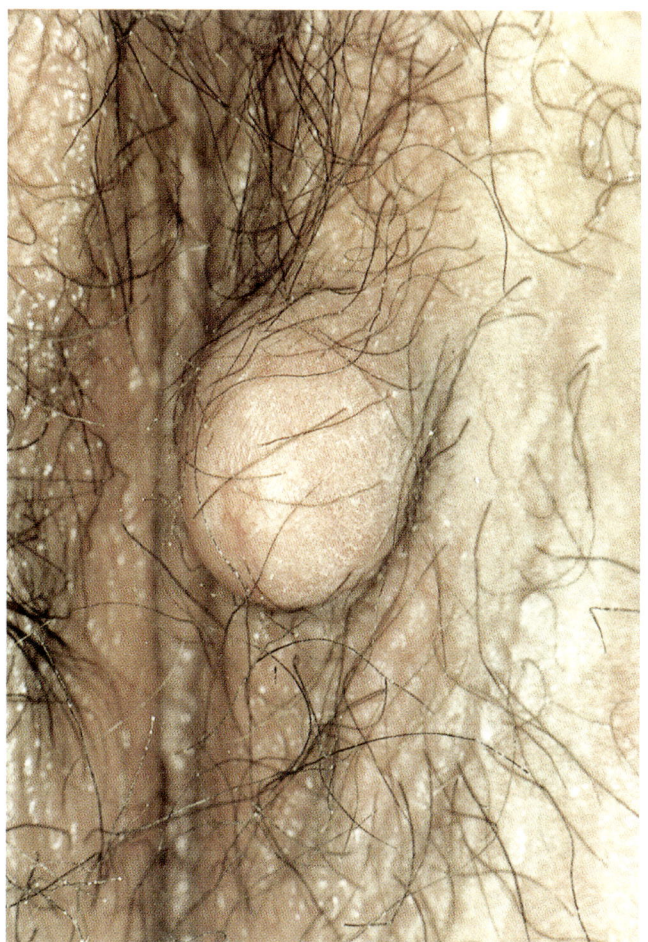

**Figura 2.6.** Cisto de inclusão epidérmica excisado em ambulatório.

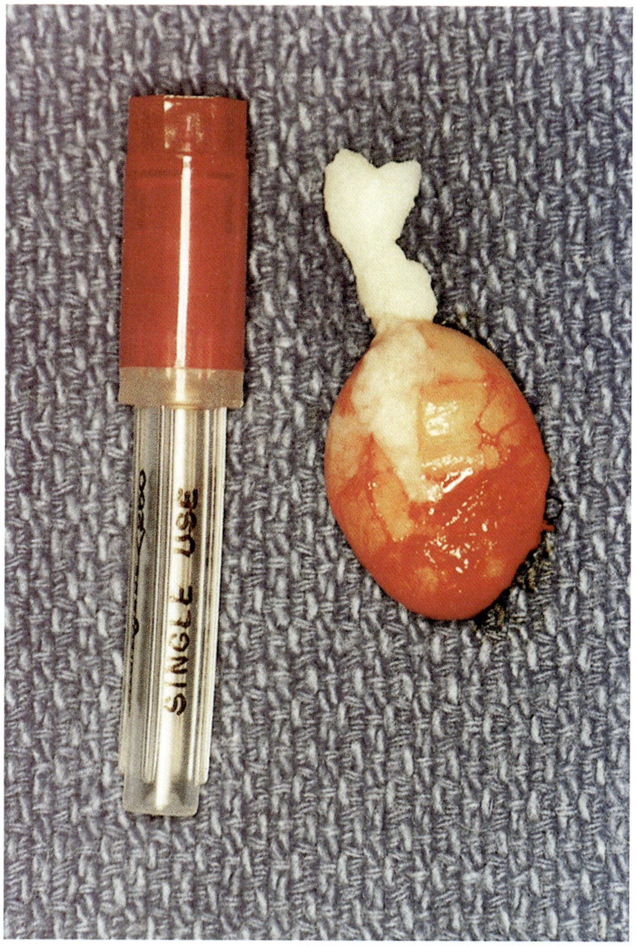

**Figura 2.7.** Cisto de inclusão epidérmica excisado. Note o material de aparência sebácea.

### DEFINIÇÃO

Um cisto de inclusão epidérmica é uma estrutura cística, revestida com epitélio escamoso estratificado e, comumente, encontrada nas peles perineal e vulvar. A etiologia é desconhecida, mas pode ser secundária ao trauma, com o aprisionamento subsequente da epiderme no tecido dérmico. Alternativamente, cistos de inclusão epidérmica podem ser uma consequência do desenvolvimento do aprisionamento da epiderme na derme ou nas glândulas e da obstrução dos ductos pilossebáceos. Cistos de inclusão epidérmicos são uma reconhecida complicação da circuncisão feminina.

### APRESENTAÇÃO CLÍNICA

Muito comumente, pacientes com cistos de inclusão epidérmicos reclamam de nódulo palpável na pele vulvar. Em raras ocasiões, uma paciente pode apresentar um cisto de inclusão infectado e queixar-se de intensa dor na região ou de uma secreção oleosa mal cheirosa ou uma drenagem semelhante a queijo. Normalmente, o cisto de inclusão epidérmico não infectado é assintomático. Uma excessivamente rara complicação é o desenvolvimento de carcinoma de células escamosas em tais cistos.

O exame da vulva com cistos de inclusão epidérmica demonstrará múltiplos nódulos na pele dos lábios maiores. Esses serão móveis e indolores. Com frequência, resulta em extravasamento de conteúdo ceratinoso do cisto de inclusão, que pode ser mal cheiroso.

### DIAGNÓSTICO

O diagnóstico de um cisto de inclusão epidérmica pode geralmente ser feito por observação e palpação. Esses cistos são normalmente firmes, situados no epitélio e não fixados ao tecido subjacente. A confirmação do diagnóstico pode ser obtida através da excisão do cisto e da submissão a exames histopatológicos.

CAPÍTULO 2: Cistos

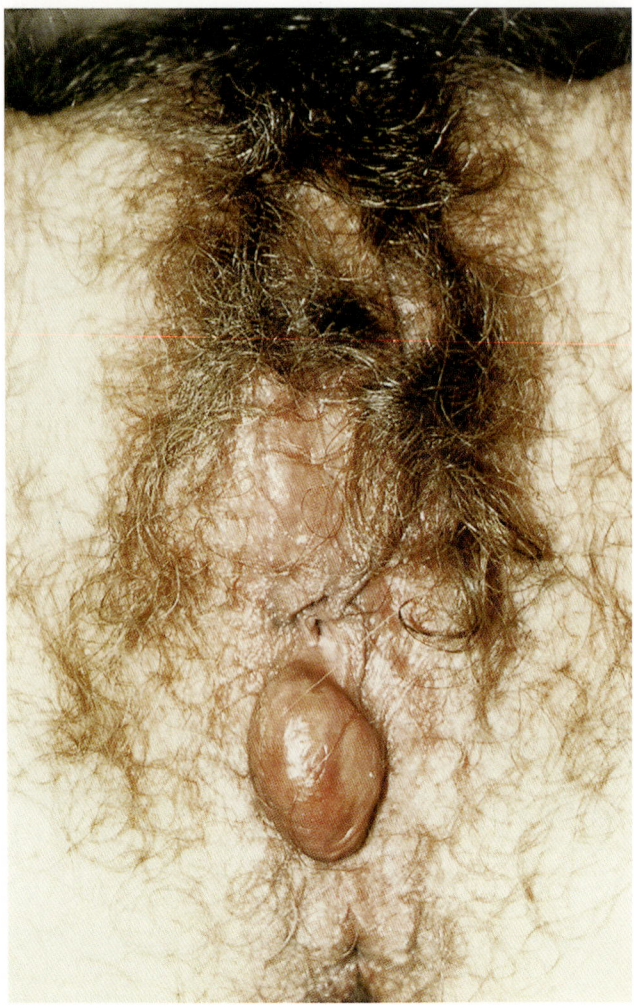

**Figura 2.8.** Cisto de inclusão epidérmica em uma episiotomia.

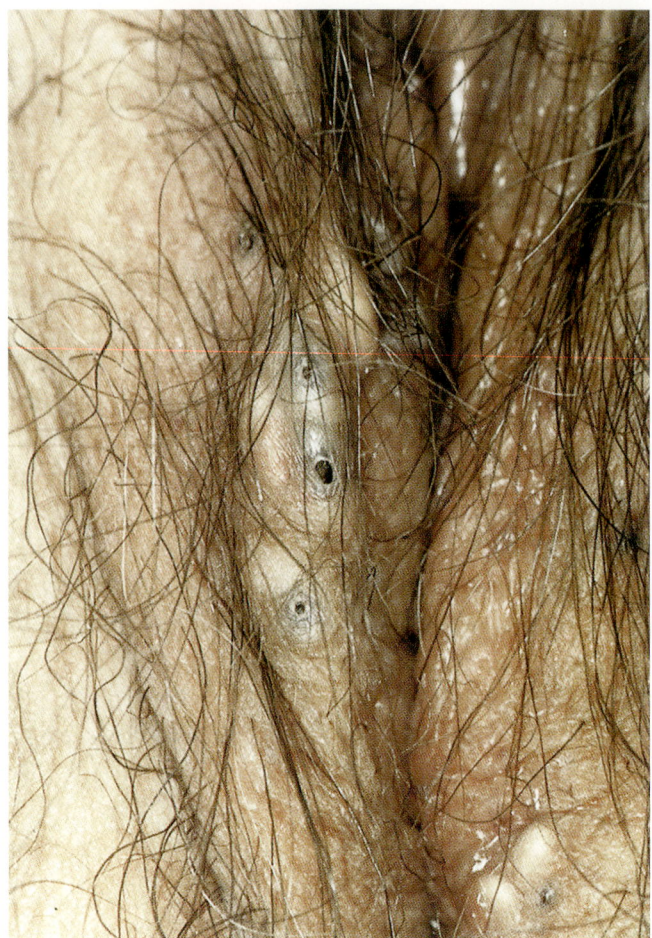

**Figura 2.9.** Cistos de inclusão epidérmica múltipla com rolhas de ceratina.

## ACHADOS MICROSCÓPICOS

Cistos de inclusão epidérmica/cistos ceratinosos são caracterizados por um revestimento epitelial escamoso estratificado. Fragmentos ceratinosos estão presentes no interior do cisto, o que dá a estes cistos conteúdo ou drenagem com aspectos de queijo e resulta na má interpretação como cistos sebáceos. Elementos de glândulas sebáceas não estão presentes no cisto, mas podem imediatamente ser encontrados na derme adjacente. Cistos ceratinosos podem ser subclassificados de acordo com o tipo de ceratina presente.

## TRATAMENTO

Em geral, cistos de inclusão epidérmica não requerem terapia. A paciente pode ser tranquilizada de que esses cistos são benignos e que alterações malignas são extremamente raras. Após discutir sobre essa questão com a paciente, a terapia é apropriada, caso a remoção seja preferida, quando o cisto é assintomático ou está inflamado. O tratamento é a excisão. No entanto, se a inflamação está presente, são necessárias 2 semanas de penicilina oral (ou outro antibiótico apropriado, se a paciente é alérgica à penicilina), antes da excisão. A excisão pode ser efetuada em uma clínica. A drenagem do cisto não será terapêutica. O epitélio escamoso estratificado continuará a descamar na parede cística, e o cisto recidivará. O cisto deve ser excisado. Cistos solitários ou contíguos múltiplos podem ser excisados após a administração de anestesia local com lidocaína. A pele sobrejacente ao cisto ou cistos é incisada e uma pequena pinça hemostática é útil para segurar a parede do cisto e extraí-la da derme. Lesões pequenas e isoladas não necessitam de sutura. Entretanto, cistos contíguos múltiplos exigindo uma excisão extensa ou um cisto solitário isolado grande exigindo uma excisão grande requerem colocação de suturas para a síntese da pele.

Raramente, um cisto de inclusão epidérmica infectado requer a abordagem usual para uma cavidade de abscesso. Compressas quentes podem aumentar o lóculo e antibióticos orais controlarão a infecção localizada. Antibióticos devem ser mantidos até que a enduração e o eritema locais tenham diminuído. Excisão deve ser evitada em caso de infecção.

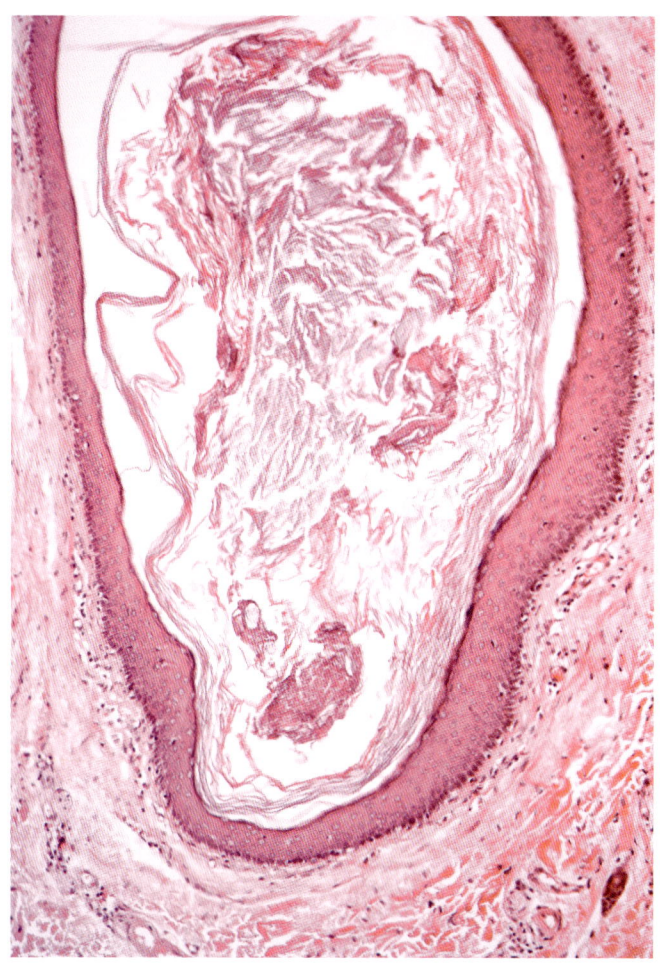

**Figura 2.10.** Cisto de inclusão epidérmica. Células epiteliais escamosas esfoliadas estão presentes dentro da luz do cisto. O cisto é forrado por epitélio escamoso estratificado. Tecido fibrovascular circunda este cisto e está nos limites normais.

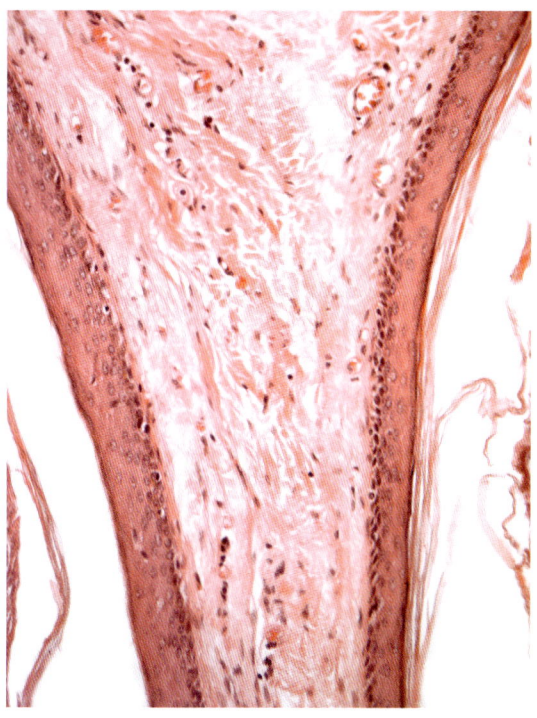

**Figura 2.11.** Alta magnificação demonstra o epitélio escamoso estratificado forrando os 2 cistos.

## OPÇÕES TERAPÊUTICAS PROGRESSIVAS

As opções terapêuticas são as seguintes:

1. Tranquilize a paciente de que o cisto de inclusão epidérmica é raramente um problema e que pode ser tratado sem remoção.
2. Com base nos sintomas ou na preferência da paciente, a excisão do cisto pode ser realizada sob anestesia local.
3. A presença de inflamação requer terapia antibiótica e impede excisão até que a mesma tenha cessado.

## CISTOS NO DUCTO DE SKENE (Figuras 2.12 a 2.14)

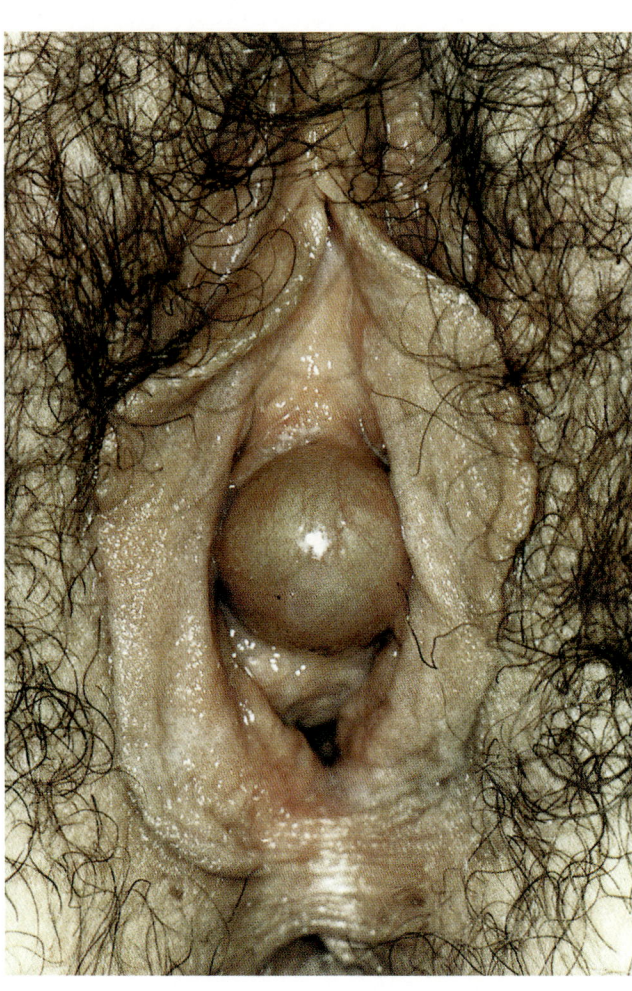

**Figura 2.12.** Cisto no ducto de Skene (cisto periuretral).

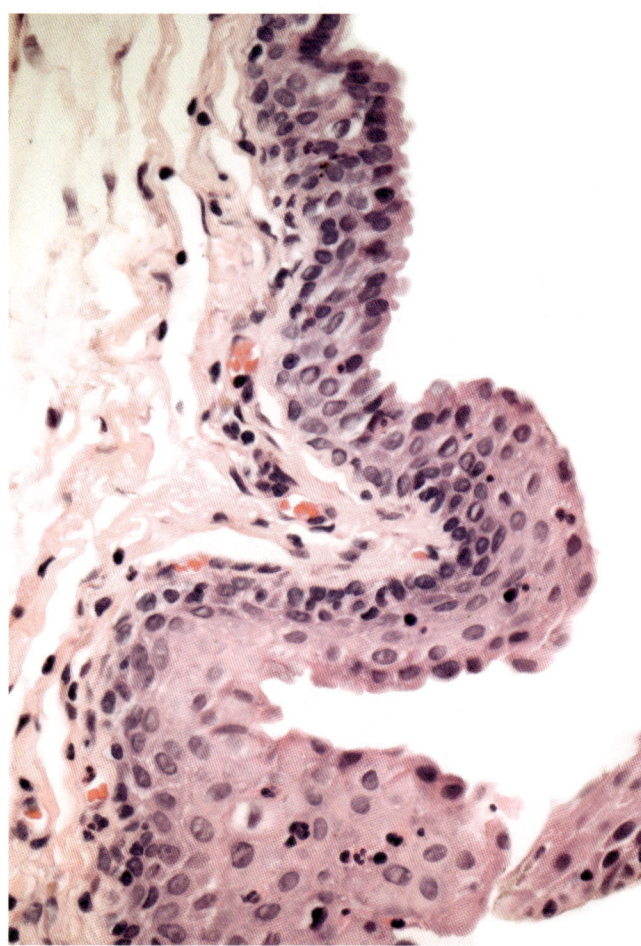

**Figura 2.13.** Cisto periuretral. O epitélio do cisto é o da uretra distal e é epitélio escamoso não ceratinizado que é contíguo à forração do epitélio de transição.

### DEFINIÇÃO

Cistos no ducto de Skene são dilatações císticas das glândulas de Skene localizadas em posição adjacente ao canal uretral no vestíbulo da vulva.

### CARACTERÍSTICAS GERAIS

Cistos periuretrais podem ser encontrados ao longo de toda a extensão da uretra lateral e posterior. Entretanto, aqueles cistos que acometem a uretra distal são geralmente visíveis como cistos periuretrais no vestíbulo. A origem deles pode ser uma consequência de hipoplasia congênita no ducto de Skene, ou estreitamento adquirido ou obstrução do ducto, comumente como resultado de uma inflamação.

### APRESENTAÇÃO CLÍNICA

Os orifícios dos ductos de Skene são geralmente visíveis como uma única e pequena abertura, bilateral e adjacente

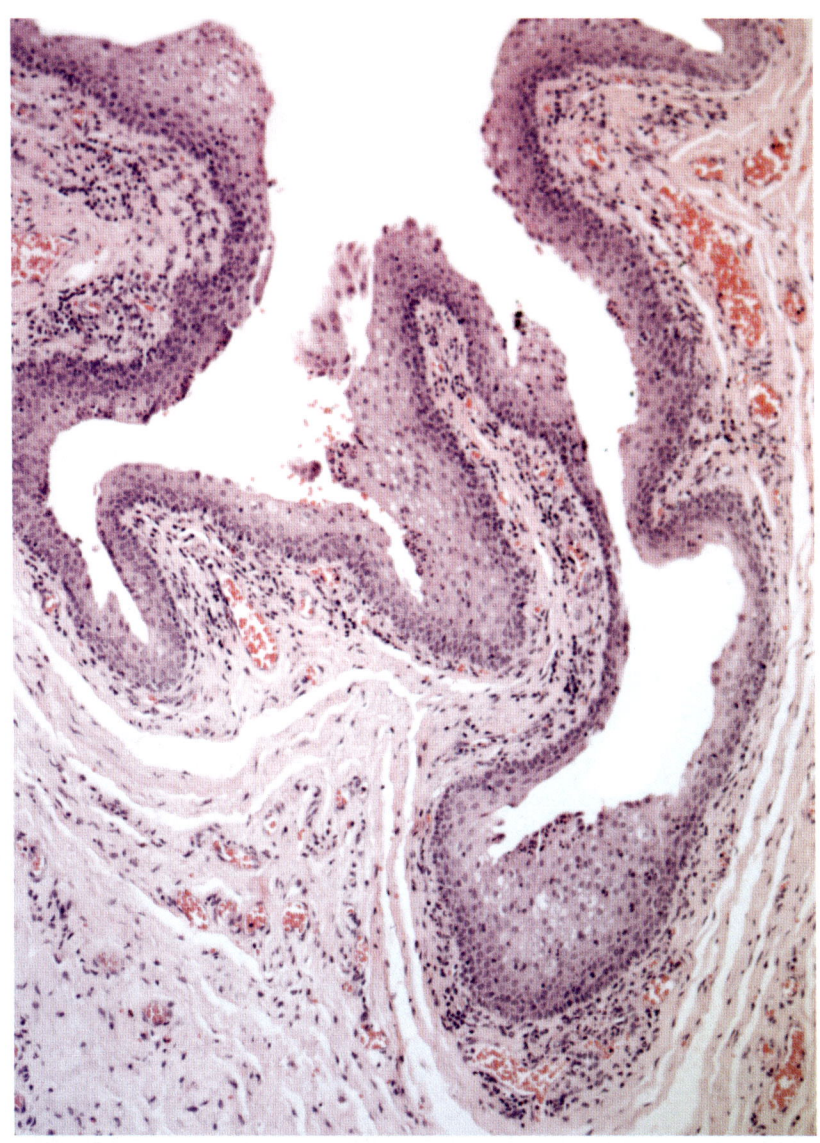

**Figura 2.14.** Cisto periuretral com inflamação crônica. Um infiltrado inflamatório crônico subepitelial está presente.

ao canal uretral (Fig. 1.1B). Embora os cistos no ducto de Skene sejam relativamente incomuns, eles são observados normalmente durante exames vaginais de rotina. Todavia, uma paciente ocasional pode ter queixas específicas, na maioria das vezes referentes a disúria ou alterações no jato urinário. Grande parte dos cistos no ducto de Skene é pequena e raramente interfere na micção. No entanto, um ducto de Skene dilatado e grande pode resultar em desvio urinário e uma queixa de jato espalhado e lateral da urina. Com a dilatação contínua do cisto, a obstrução urinária pode ser uma consequência. O diagnóstico é obtido ao se visualizar um cisto vestibular que está em posição inferior ou lateral ao canal da uretra. Pouca sensibilidade pode ser observada à palpação, embora os cistos geralmente sejam indolores. Uma massa periuretral dolorosa sugere infecção secundária, que é uma complicação rara dos cistos no ducto de Skene. O cisto assintomático exigirá avaliação extra.

A paciente com sintomas necessitará de maior atenção antes da terapia.

## ACHADOS MICROSCÓPICOS

Os ductos das glândulas periuretrais de Skene são revestidos por um epitélio de transição e as glândulas por um epitélio mucossecretor colunar. Cistos periuretrais podem ser classificados em 4 tipos distintos com base em seu revestimento epitelial. Aqueles que surgem a partir das glândulas de Skene têm um epitélio colunar mucossecretor que se cora com a coloração de mucina e pode estar associado ao epitélio escamoso dentro do cisto, apesar de se originar de metaplasia escamosa. Esses cistos têm sido também descritos como cistos de Muller, por causa da similaridade do revestimento do epitélio colunar ao epitélio endocervical (Das, 1981). Esses cistos são microscopicamente indistinguíveis dos cistos mucosos do vestíbulo da vulva.

Cistos uroteliais surgem do ducto de Skene e são revestidos por epitélio de transição, embora em alguns casos próximo ao canal da uretra possa haver um revestimento de epitélio escamoso. Esses cistos são geralmente encontrados em neonatos e são raros em adultos. Cistos mesonéfricos podem ocorrer adjacentes à uretra e são reconhecidos por seu revestimento epitelial colunar baixo, que não se cora com mucina. Esses cistos também têm uma camada muscular lisa reconhecível abaixo do epitélio. Cistos ceratinosos (inclusão epitelial) podem ocorrer adjacentes à uretra e acredita-se que eles se originam do epitélio aprisionado secundário ao trauma ou a procedimentos cirúrgicos, embora possam surgir de cistos mucosos ou cistos uroteliais, como anteriormente descrito.

## DIAGNÓSTICO DIFERENCIAL

A consideração primária é a diferenciação do cisto no ducto de Skene de um divertículo uretral. Os divertículos uretrais não estão associados a espalhado de urina ou desvio do jato urinário. Pacientes se queixam mais frequentemente de corrimento após a micção e recorrentes casos de cistite quando o colo diverticular se origina da uretra proximal. Os divertículos uretrais podem ser infectados e apresentarem-se com massa dolorosa. A compressão de um divertículo infectado resulta em extravasamento de material purulento pela uretra distal. A compressão de um ducto de um cisto de Skene não resulta em extravasamento de fluido. Os orifícios dos ductos de Skene abrem-se imediatamente exteriores ao canal da uretra. Se o diagnóstico é incerto, uretroscopia pode ser efetuada; entretanto, muitos cistos diverticulares têm esse pequeno orifício que a uretroscopia é incapaz de diferenciar a abertura. Em tais casos, uretrografia com balão de dupla pressão será necessária para determinar a localização do colo diverticular.

## COMPORTAMENTO CLÍNICO E TRATAMENTO

O cisto no ducto de Skene pequeno e assintomático não requer outra terapia além de observação. Cistos grandes ou em expansão requerem excisão. Com uma paciente cooperativa isso pode ser feito em consultório; caso contrário, anestesia geral ou regional será necessária. Um cateter de Foley uretral pode ser inserido após a aplicação de 2% de gel lidocaína na uretra. Isso diminuirá o risco de lesão uretral. A área de cirurgia é anestesiada com lidocaína e o epitélio subjacente do cisto é então excisado. A parede do cisto é removida e o epitélio, reaproximado. O cateter é removido e a capacidade de a paciente urinar é confirmada. Deve-se ter cautela ao excisar para não penetrar a uretra e criar uma uretra dilatada ou uma fístula na uretra distal, que resultará em jato urinário espalhado inaceitável. Um cisto no ducto de Skene infectado deve ser drenado em vez de excisado. A excisão pode ser efetuada mais tarde, caso o cisto persista. A remoção de um divertículo uretral é mais apropriadamente realizada em sala de cirurgia.

Em recém-nascidos ou lactentes com cisto no ducto de Skene grande o bastante para ser motivo de preocupação (possível obstrução urinária), um esforço para se drenar o cisto deve ser feito através de aspiração por agulha. Se o cisto recidivar, considerar a remoção operatória sob anestesia.

## OPÇÕES TERAPÊUTICAS PROGRESSIVAS

As opções terapêuticas progressivas são as seguintes:

1. Tranquilizar e observar, caso seja assintomático e pequeno.
2. Excisão, se expansivo, grande ou caso seja sintomático.

## CISTOS MUCOSOS VESTIBULARES (Figuras 2.15 a 2.18)

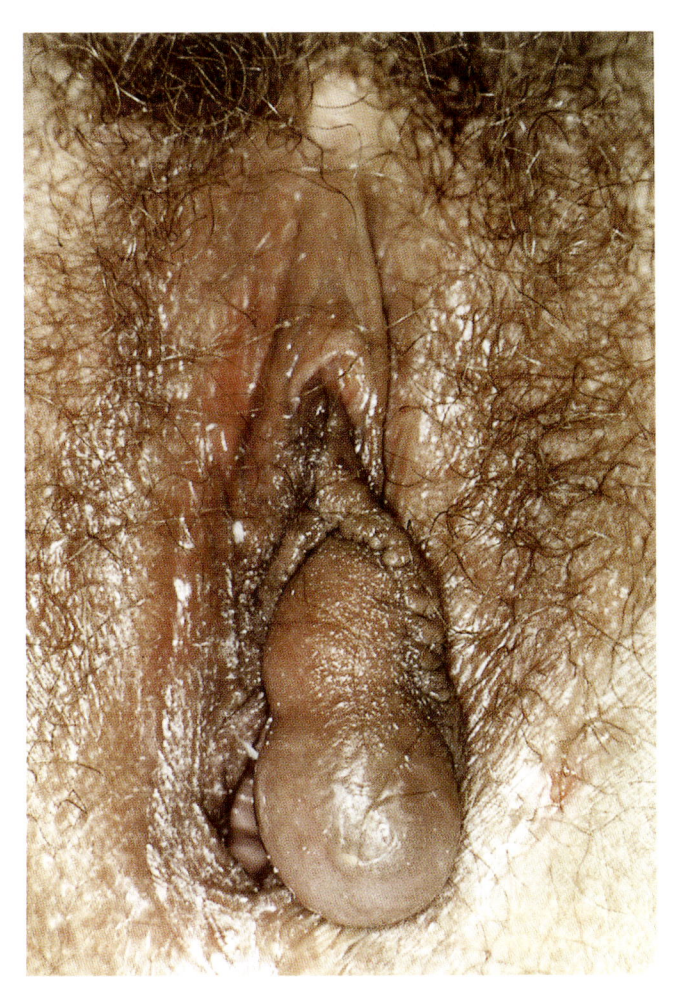

**Figura 2.15.** Cisto vestibular bilobulado localizado primariamente sobre a face medial do lábio menor.

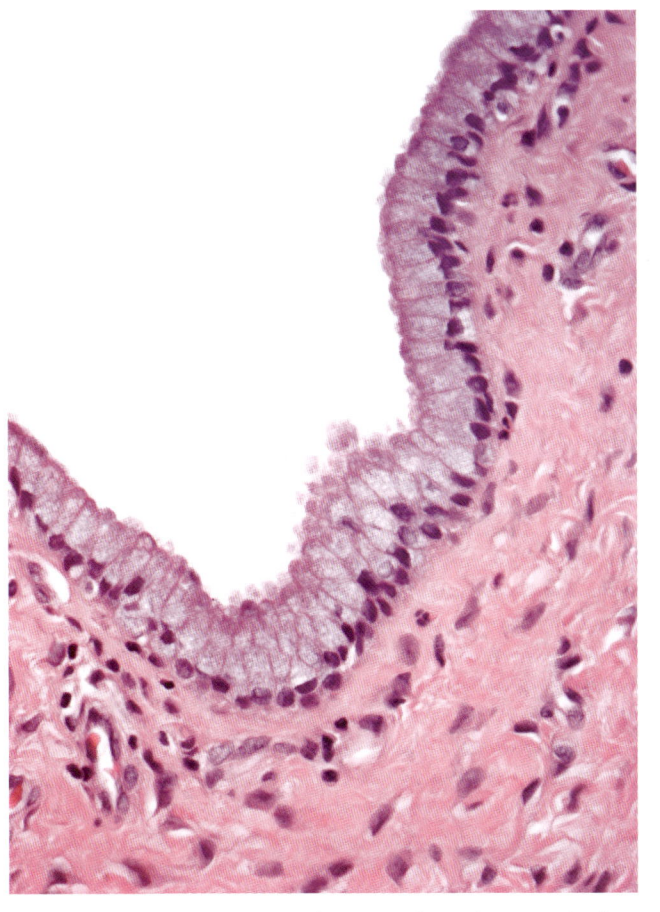

**Figura 2.16.** Cisto mucoso. O cisto é forrado por epitélio colunar mucossecretor. O tecido circundante é do vestíbulo vulvar e está dentro dos limites normais.

### DEFINIÇÃO

Cistos mucosos vestibulares são cistos simples encontrados dentro do vestíbulo vulvar, que são revestidos por epitélio colunar mucossecretor.

### CARACTERÍSTICAS GERAIS

Cistos mucosos vestibulares são dilatações císticas das glândulas vestibulares menores localizadas no introito, imediatamente inferiores ao hímen ou resíduos do hímen. Esses cistos são incomuns, mas podem ser vistos em neonatas e adultas. Eles podem ser uma consequência da atresia congênita das aberturas do ducto das glândulas ou resultar da obstrução destas.

### APRESENTAÇÃO CLÍNICA

Cistos mucosos vestibulares são quase invariavelmente assintomáticos e descobertos através de autoexame ou durante exame pélvico de rotina. A paciente que apalpa o cisto geralmente está preocupada com uma malignidade. Apesar de o cisto poder inflamar, isso é extremamente raro. Um cisto grande que invada o canal da uretra pode interferir no ato urinário e causar preocupação. Cistos mucosos vestibulares são geralmente descobertos pela paciente bem antes de eles resultarem nessa dificuldade.

O diagnóstico do cisto vestibular é facilmente realizado por exame. Os cistos são superficiais e têm superfície lisa. Há uma aparência translucente na superfície do cisto.

CAPÍTULO 2: Cistos

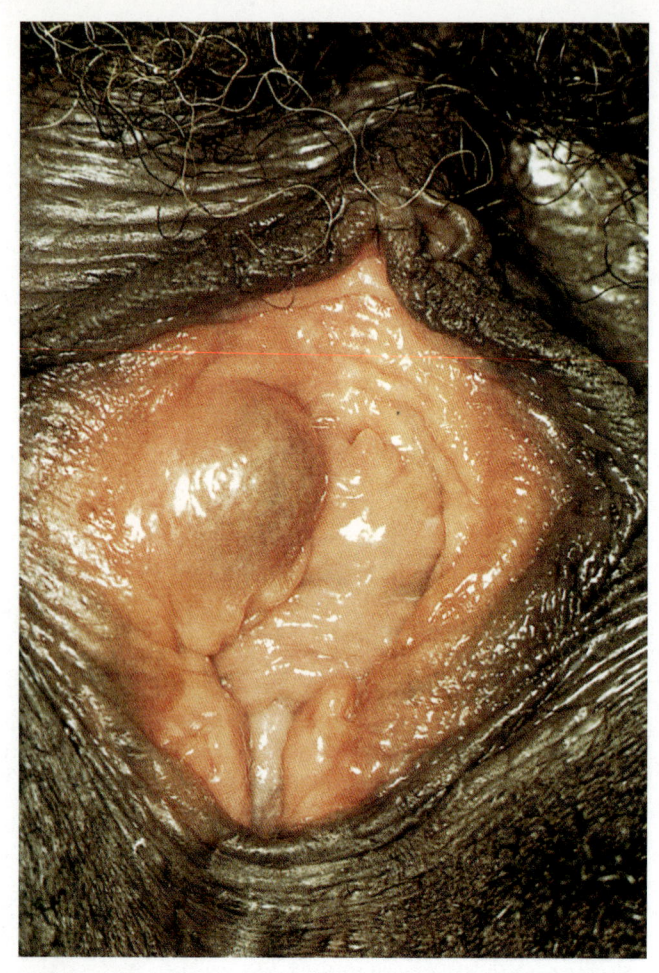

**Figura 2.17.** Cisto móvel liso, presente há 5 meses no óstio.

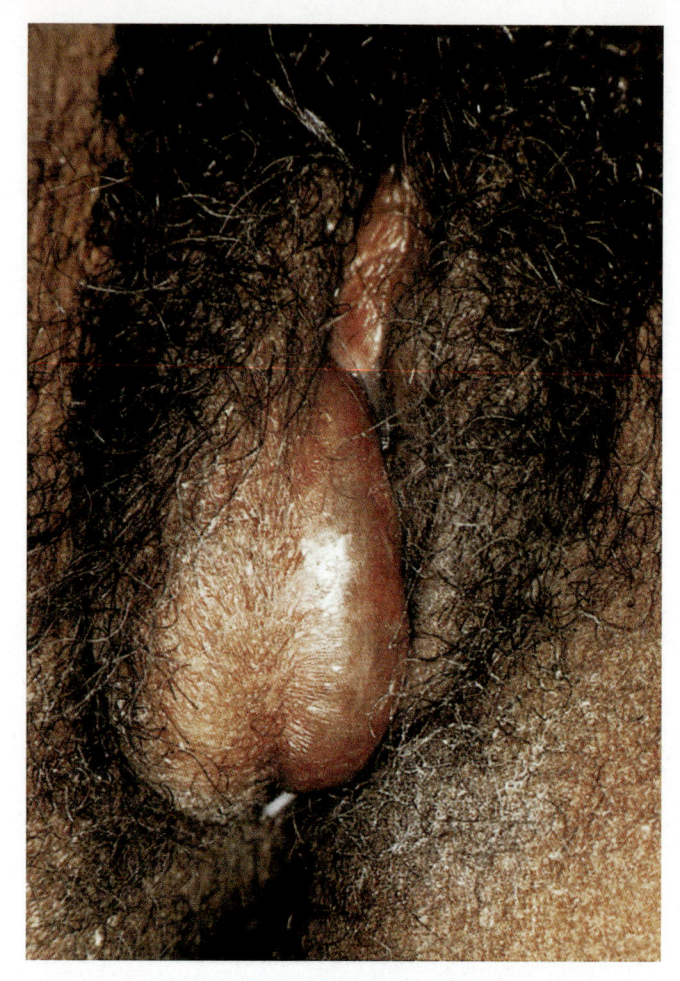

**Figura 2.18.** Cisto vulvar agudo, considerado como edema traumático e tratado sintomaticamente sem resolução. O cisto continha material mucoide típico.

Os cistos são móveis e indolores. Ao se tratar de um cisto vestibular anterior que atinge a uretra, é possível confundi-lo com um cisto no ducto de Skene.

### PRINCIPAIS ACHADOS

Cistos mucosos têm geralmente menos de 2 cm de diâmetro e podem ser únicos ou múltiplos. Eles têm, tipicamente, uma aparência azul-cinza, parecem estar logo abaixo do epitélio e são moles à palpação. Ao corte, quando fixado em formalina, contêm um material mucoico gelatinoso e claro.

### ACHADOS MICROSCÓPICOS

O cisto mucoso tem um revestimento epitelial colunar mucossecretor simples que não está associado à camada muscular lisa circunjacente ou inflamação. Epitélio tipo metaplásico escamoso pode ser visto adjacente ao epitélio colunar em alguns casos, e a substituição completa do epitélio colunar pelo epitélio escamoso resulta na formação de uma fenda vestibular. Uma fenda vestibular é caracterizada por estrutura semelhante à de uma glândula com revestimento epitelial e de aspecto dobrado para dentro. O epitélio não é ceratinizado e é contíguo ao epitélio escamoso estratificado do vestíbulo.

O epitélio mucossecretor cora-se com corante de mucicarmin e tricromo; a actina do músculo liso não demonstra a presença de músculo liso em torno do cisto.

### DIAGNÓSTICO DIFERENCIAL

A diferenciação clínica nessa região estaria entre um cisto vestibular e um cisto no ducto de Skene. O cisto vestibular está mais lateralmente localizado; apesar disso, pode ser difícil diferenciar de um cisto no ducto de Skene ou cisto vestibular grande. A diferenciação seria discutível porque a terapia seria a mesma. Um cisto vestibular posterior pode ser confundido com um cisto no ducto de Bartholin, apesar de os cistos no ducto de Bartholin estarem mais profundamente localizados. Um cisto vestibular é distinguido de um cisto ceratinoso por sua continuidade com o epitélio subjacente e pela ausência de ceratina ou fragmentos de ceratina dentro do cisto.

## TRATAMENTO

Nenhuma terapia é necessária para um cisto vestibular assintomático. A paciente pode ser tranquilizada de que o cisto raramente gera problemas; entretanto, com base na preferência da paciente, os cistos podem ser facilmente removidos em ambiente clínico após anestesia local apropriada. Não há necessidade de excisar um cisto vestibular observado em um neonato, a menos que haja interferência na micção, caso em que a drenagem pode ser efetuada por aspiração com agulha. Normalmente, deve-se deixar que o cisto se resolva espontaneamente sem intervenções.

## OPÇÕES TERAPÊUTICAS PROGRESSIVAS

As opções terapêuticas progressivas são as seguintes:

1. Tranquilizar e observar.
2. Excisão, caso seja sintomático.

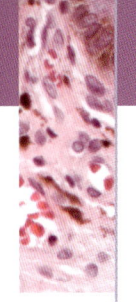

# 3 Máculas

MÁCULA (do latim *maculates:* mancha): uma porção descolorida da pele, não elevada, sobre o tecido circunjacente.

| Cor | Diagnóstico presumido |
|---|---|
| Vermelha | Líquen plano |
| | Vestibulite |
| Escura | Lentigo simples |
| | Melanose vulvar |
| Hipocrômica | Líquen escleroso |
| | Vitiligo |

**Figura 3.1.** Algoritmo da mácula.

## LÍQUEN PLANO (Figuras 3.2 a 3.9)

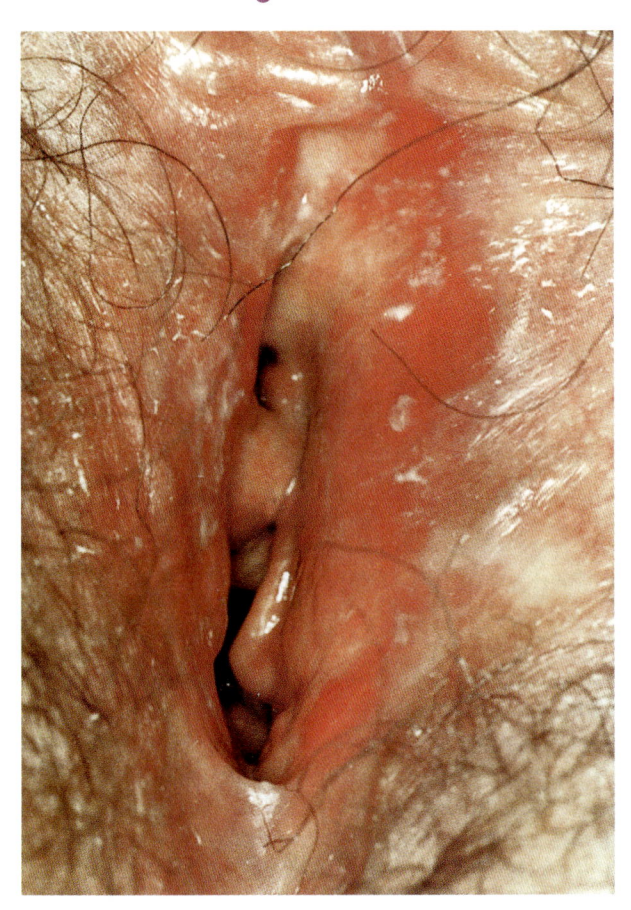

**Figura 3.2.** Vestíbulo eritematoso com padrão reticular em uma paciente com queixa de queimação e sangramento ocasional. A biópsia era consistente com líquen plano e a paciente foi tratada com pomada Valisone a 0,1%.

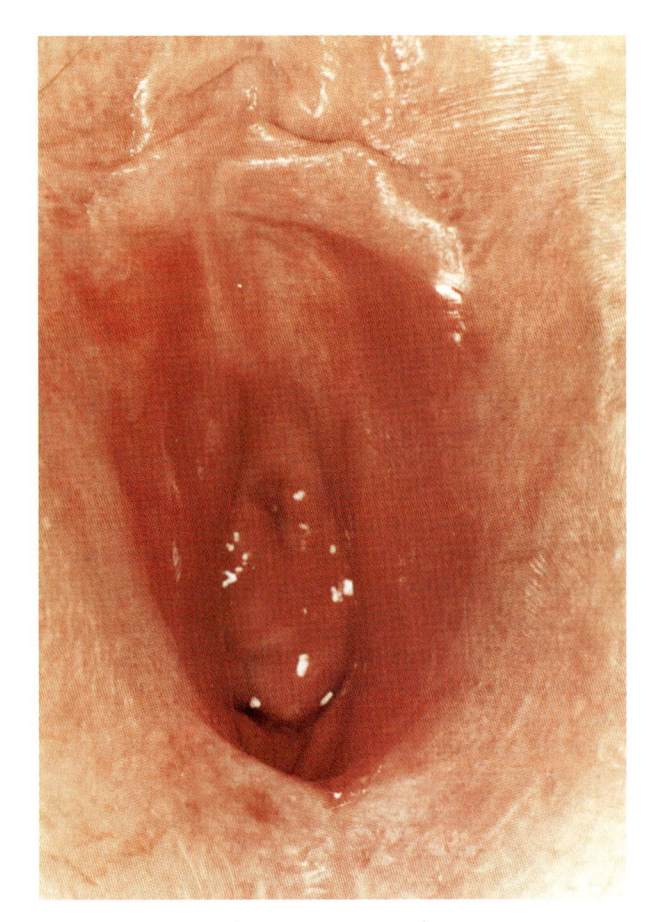

**Figura 3.3.** Líquen plano em uma paciente com dispareunia por 8 meses. O manejo da oclusão vaginal aguda acometeu dilatadores vaginais (velas) e esteroides tópicos (Corte-Dome supositórios).

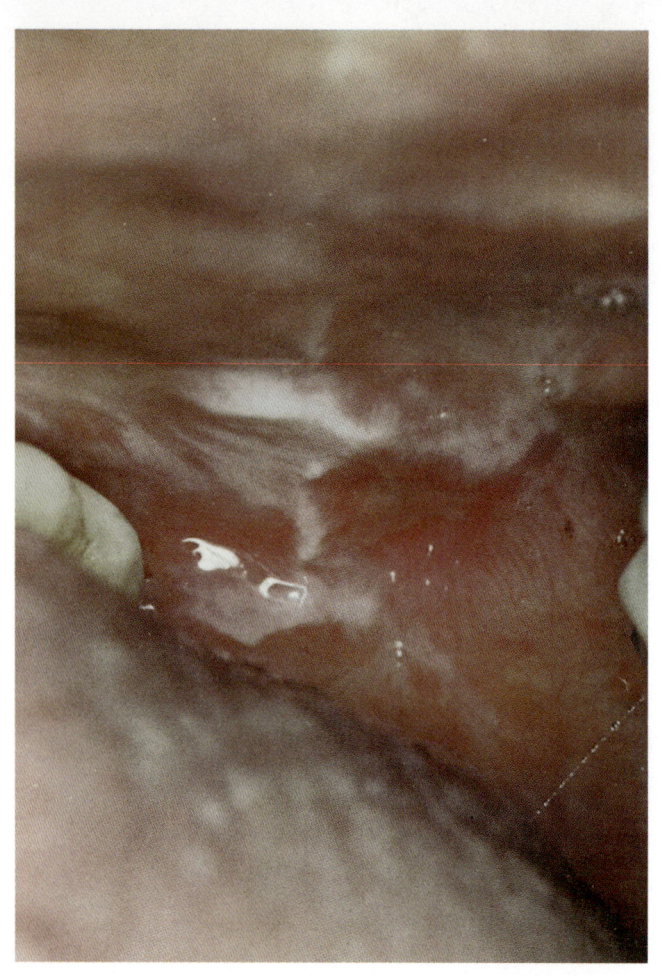

**Figura 3.4.** Lesão reticular em mucosa jugal em uma paciente com líquen plano vulvovaginal.

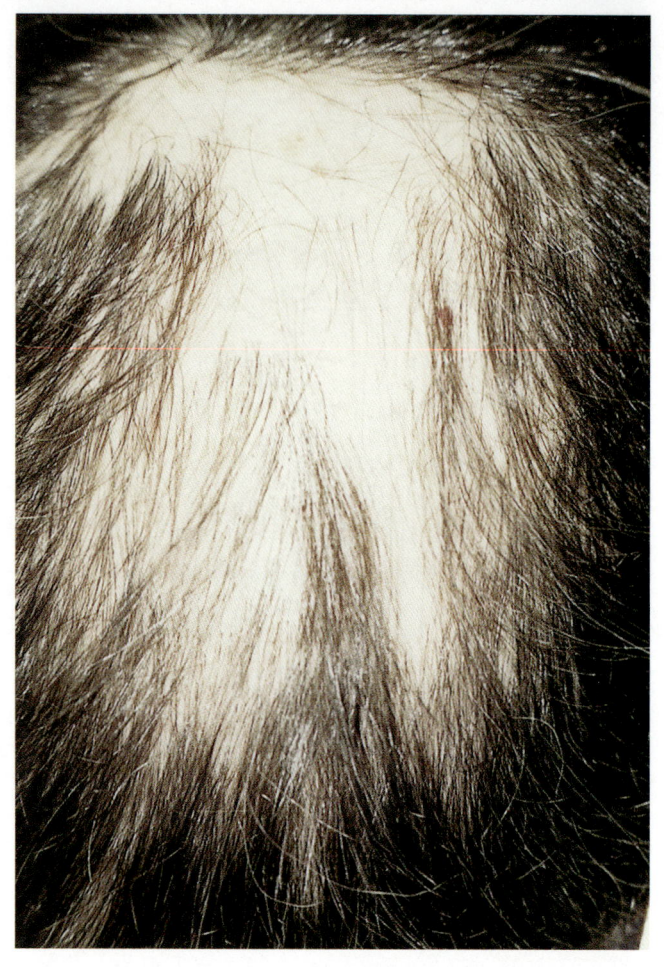

**Figura 3.5.** Alopecia em uma paciente com líquen plano oral e vulvovaginal.

## DEFINIÇÃO

Líquen plano é uma doença inflamatória de causa desconhecida que pode acometer superfícies cutâneas e mucosas.

## CARACTERÍSTICAS GERAIS

É incomum ver uma paciente com líquen plano na prática ginecológica. Mais frequentemente, estas pacientes procuram um dermatologista para avaliar suas lesões cutâneas papulares, ou cirurgiões bucomaxilares e dentistas para avaliar suas lesões orais descamativas e ulcerativas.

## APRESENTAÇÃO CLÍNICA

Com o acometimento da vagina, a paciente pode queixar-se de dispareunia e uma sensação de que a profundidade vaginal está diminuindo. Pode haver secreção vaginal (corrimento), às vezes sanguinolenta. Questionar se a paciente apresenta esses sintomas, se apresenta também lesões cutâneas ou orais, é informativo. O exame físico revela a presença de lesões orais mesmo na ausência de sintomas. As pacientes podem queixar-se de queda capilar. Também existe história de lesões papulares em superfícies cutâneas (calcanhares, face dorsal das mãos, e superfícies flexoras dos punhos e antebraços). Estas podem ser pruriginosas.

Embora o líquen plano seja uma doença incomum, deve ser considerado no diagnóstico diferencial da vaginite descamativa. Tipicamente, acomete o vestíbulo e a vagina. O vestíbulo pode demonstrar um padrão reticular conhecido como estrias de Wickham. A vagina pode estar acentuadamente eritematosa, e uma secreção serossanguinolenta apresenta-se. Com o progredir da doença, as paredes da vagina podem aderir uma à outra e a cavidade vaginal pode

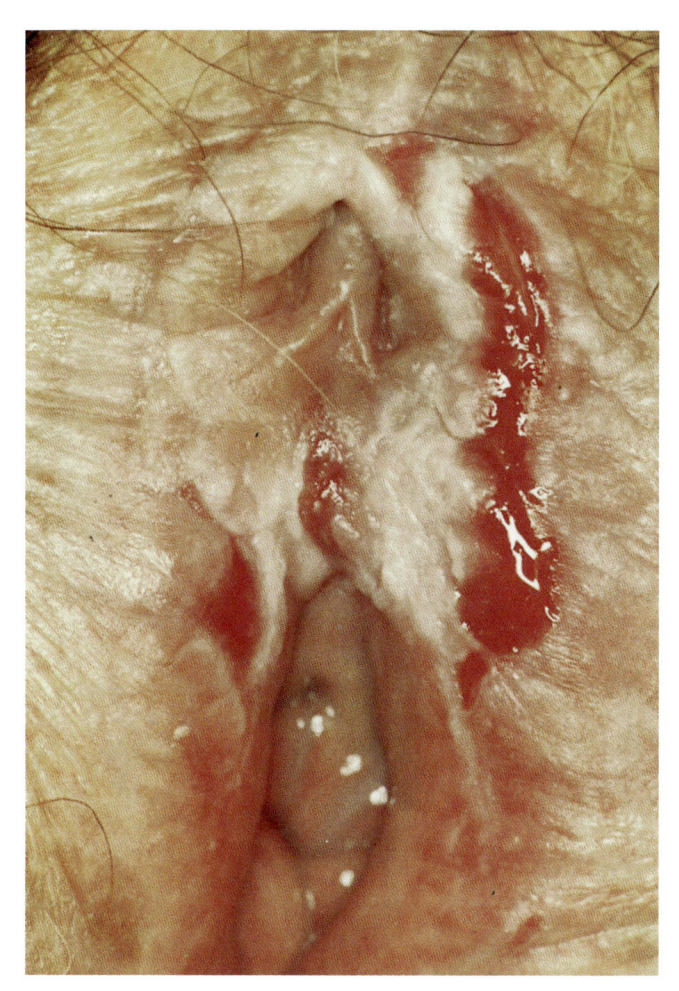

**Figura 3.6.** Lesões em placas-símile aveludadas sugestivas de vulvite de células plasmáticas em uma paciente com líquen plano. Após 3 meses de pomada Temovate, as lesões desapareceram.

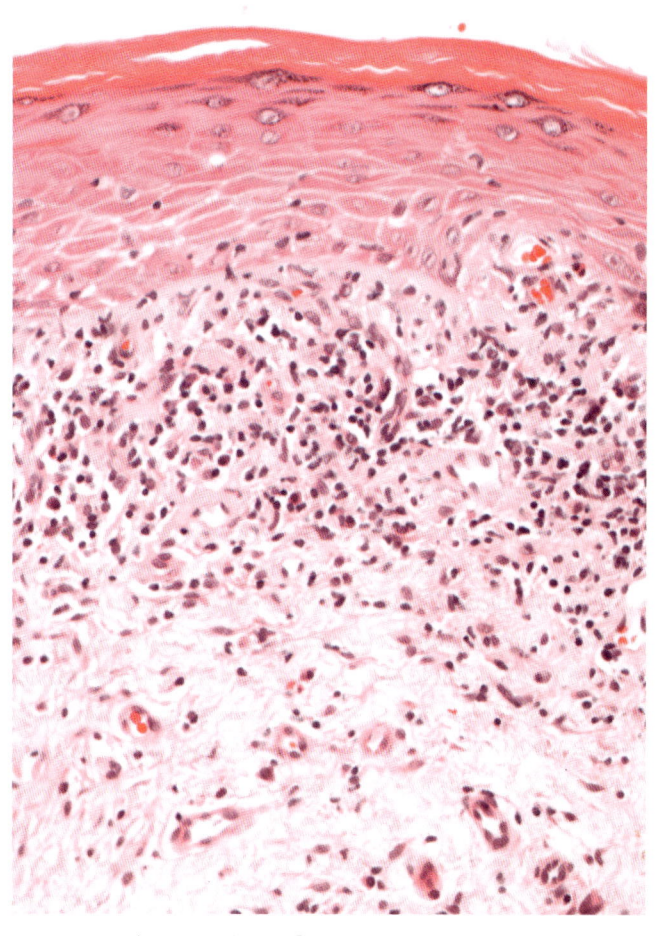

**Figura 3.7.** Líquen plano. O epitélio é ceratinizado e tem uma camada basal espongiótica. Há uma interface de infiltrado inflamatório consistindo primariamente de linfócitos sem células plasmáticas.

desaparecer. Assim como no líquen escleroso, a arquitetura vulvar pode estar deformada com a fusão dos pequenos e grandes lábios, resultando na obliteração do clitóris. É possível confundir líquen plano com líquen escleroso. Pacientes com líquen escleroso não apresentam padrão reticular no vestíbulo e não manifestam vaginite descamativa. Para uma avaliação completa da paciente, deve-se realizar uma revisão dermatológica geral e minuciosa, incluindo o exame do couro cabeludo e da mucosa oral. A ocorrência de lesões papulares típicas na pele e de padrão reticular na boca seria um suporte adicional ao diagnóstico de líquen plano. E por fim, a biópsia deve ser o método definitivo para se chegar ao diagnóstico apropriado. Biópsias são mais produtivas quando feitas a partir de pele ou mucosa íntegras. Lesões ulcerativas são difíceis de avaliar histologicamente e demonstrarão inflamação. Uma biópsia de uma lesão reticular do vestíbulo será mais útil e mais fácil de ser obtida.

## ACHADOS MICROSCÓPICOS

O líquen plano pode ter uma variedade de aspectos histopatológicos na vulva, dependendo se o líquen plano acomete pele ceratinizada e pilosa ou vestíbulo vulvar de pele glabra e não ceratinizada.

No epitélio piloso e ceratinizado, o líquen plano é caracterizado por uma interface liquenoide, infiltrado crônico de células inflamatórias, que consiste predominantemente de linfócitos, sem células do plasma. A inflamação é liquenoide na qual está envolvida a derme superficial, imediatamente abaixo do epitélio, e estende-se ao epitélio parabasal e basal. As células epiteliais basais têm liquefação necrótica; corpos coloides estão presentes, secundários à degeneração dos ceratinócitos. O infiltrado inflamatório obscurece a interface na junção epidérmica. O epitélio pode ter acantose proeminente, com uma camada granular proeminente e hiperceratose. Em lesões antigas, a acantose

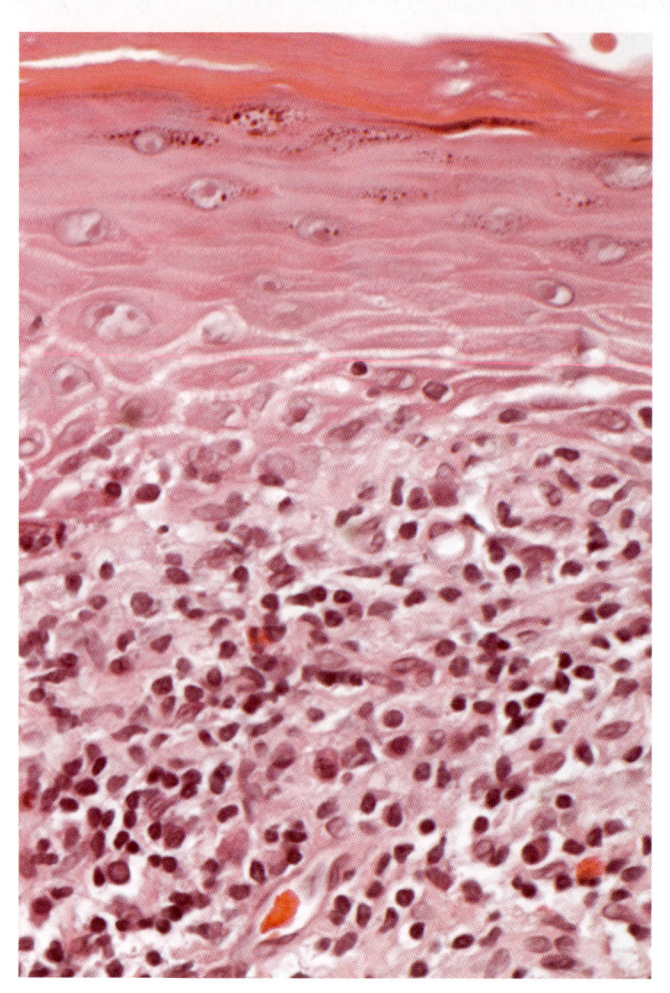

**Figura 3.8.** Líquen plano. A interface inflamatória obscurece a junção dermoepidérmica.

mente penfigoide cicatricial) podem resultar em alterações descamativas na vagina e devem ser incluídos no diagnóstico diferencial das vaginites descamativas. É interessante notar que líquen plano e penfigoide bolhoso podem ocorrer na mesma paciente.

## MANIFESTAÇÕES CLÍNICAS

O manejo de pacientes com líquen plano vulvovaginal é difícil. O ponto principal da terapia consiste na aplicação tópica de corticoides de potência leve a moderada. Esses corticoides são aplicados diretamente nas regiões vulvar e vestibular, mas a aplicação transvaginal ocasiona um problema. Supositórios contendo 25 mg de hidrocortisona podem ser inseridos na vagina 1 ou 2 vezes ao dia para o controle dos sintomas vaginais. No entanto, a maioria das pacientes, a longo prazo, não experimenta uma resposta significativa aos esteroides intravaginais. A cavidade vaginal pode continuar a cicatrizar. Para manter a vagina pérvia e prevenir coalescências, será necessário, em casos selecionados, utilizar dilatadores vaginais. A manutenção da vagina pode ser conseguida com o uso diário de dilatadores Lucite. O dilatador pode ser lubrificado com um creme de hidrocortisona. Uma abordagem alternativa em pacientes que não respondem tão bem a esteroides tópicos é a aplicação do inibidor de célula T, o tacrolimus. Aplicado localmente 2 vezes ao dia, a pomada a 0,1% pode proporcionar alívio significativo; no entanto, sintomas indiretos, como queimação e formigamento (cócegas) podem ser observados. Também, após a descontinuação do tacrolimus, o processo da doença tende a recidivar. Tacrolimus é um inibidor de célula T e então há potencial para ativar infecções vulvovaginais latentes, como condilomas acuminados, ou a infecção pelo herpesvírus simples. Relatos ocasionais sobre o uso bem-sucedido de griseofulvina oral 250 mg 2 vezes ao dia, deveriam garantir um estudo clínico sobre esta medicação, até então inócua. Terapia imunossupressora com ciclosporina foi usada para o manejo oral do líquen plano, como antisséptico bucal ou administrado sistemicamente. Ducha vaginal com ciclosporina foi considerada, mas pode resultar em concentrações séricas inaceitavelmente altas resultantes de absorção vaginal. Embora se note sucesso com a terapia imunossupressora, a recorrência da doença é tipicamente observada após a interrupção da imunossupressão. Dapsona, um agente farmacológico usado para tratar hanseníase, já demonstrou um efeito de melhora e pode ser considerado, mas somente após se realizar a investigação de deficiência de glicose-6-fosfato desidrogenase (G6PD). Pacientes com deficiência de G6PD desenvolvem anemia profunda quando expostas a dapsona. Pacientes tratadas com dapsona devem ser acompanhadas com frequência para avaliar anemia (contagem completa de células sanguíneas, semanalmente). A dose é de 50 a 100 mg diariamente.

pode estar ausente e o epitélio, adelgaçado, com perda das papilas dérmicas. Úlceras e bolhas ocorrem em lesões severas.

Quando o líquen plano acomete o epitélio não ceratinizado do vestíbulo, a interface de infiltrado inflamatório está presente; no entanto, a população de células inflamatórias pode conter células plasmáticas com o predomínio de infiltrado linfocítico. Adelgaçamento do epitélio, com exocitose de células inflamatórias, é comum. Hiperceratose e uma camada granular proeminente usualmente não estão presentes. Corpos coloides com liquefação necrótica de ceratinócitos e ulceração são evidentes em casos acentuados. Colorações com a prata e com o ácido periódico de Schiff para bactérias, fungos e espiroquetas são negativas.

## ESTUDOS COMPLEMENTARES

Imuno-histologia direta e indireta pode ser necessária para a confirmação do diagnóstico se existir a possibilidade de pênfigo ou penfigoide. Pênfigo e penfigoide (mais comu-

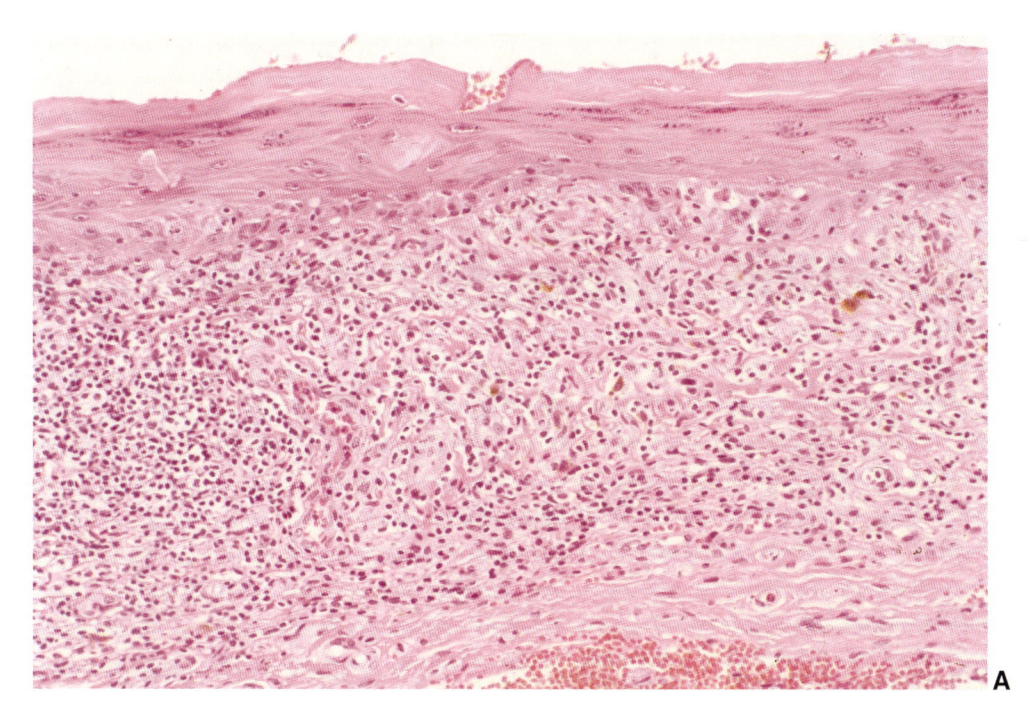

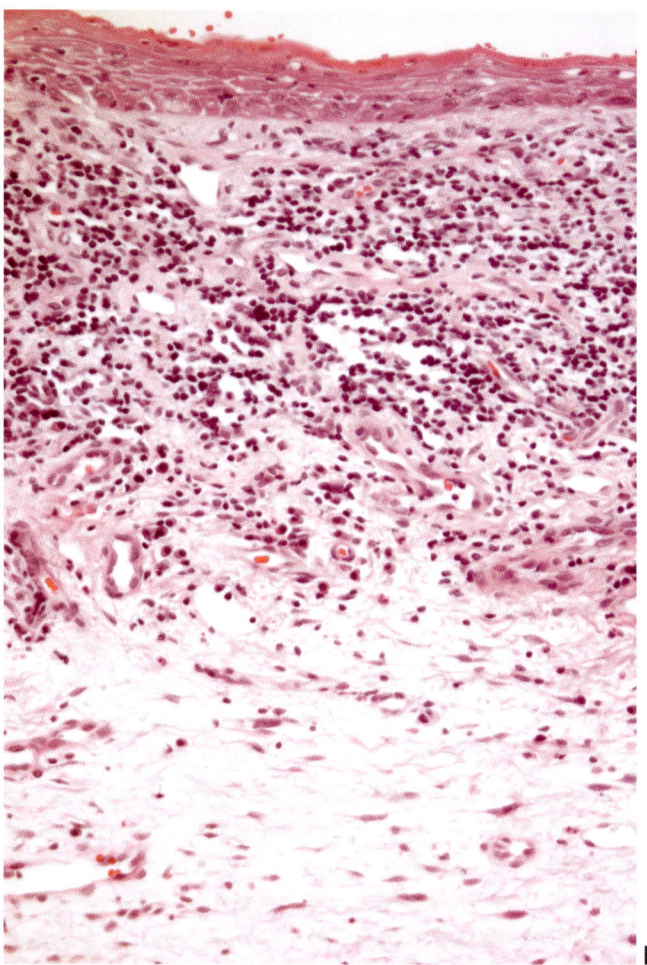

**Figura 3.9. A:** Líquen plano com marcada inflamação na interface dermoepidérmica, com envolvimento da derme superior. Hiperceratose proeminente com hipergranulose é evidente. **B:** Líquen plano. O epitélio é discretamente hiperceratótico. Uma interface proeminente de infiltrado de células inflamatórias está presente, que consiste predominantemente de linfócitos sem células plasmáticas e obscurece a camada basal e sua junção com a derme subjacente.

## OPÇÕES TERAPÊUTICAS PROGRESSIVAS

As opções terapêuticas progressivas são listadas a seguir:

1. Esteroides tópicos:
   a. Betametasona 0,1% pomada para a vulva 2 vezes ao dia. Clobetasol 0,05% pomada para a vulva 2 vezes ao dia se um esteroide de mais alta potência estiver indicado.
   b. Supositório vaginal de hidrocortisona 25 mg diariamente; uso de dilatadores vaginais para manter a patência da cavidade vaginal. Se supositórios de baixa potência forem ineficazes, deve-se tentar um curto período de creme vaginal de betametasona 0,1% diariamente (2 semanas).
2. Tacrolimus 0,1% pomada tópica 2 vezes ao dia na vulva (cuidado com dor em queimação e o risco de ativação de HSV ou HPV; evite o uso a longo prazo).

## LÍQUEN ESCLEROSO (Figuras 3.10 a 3.17)

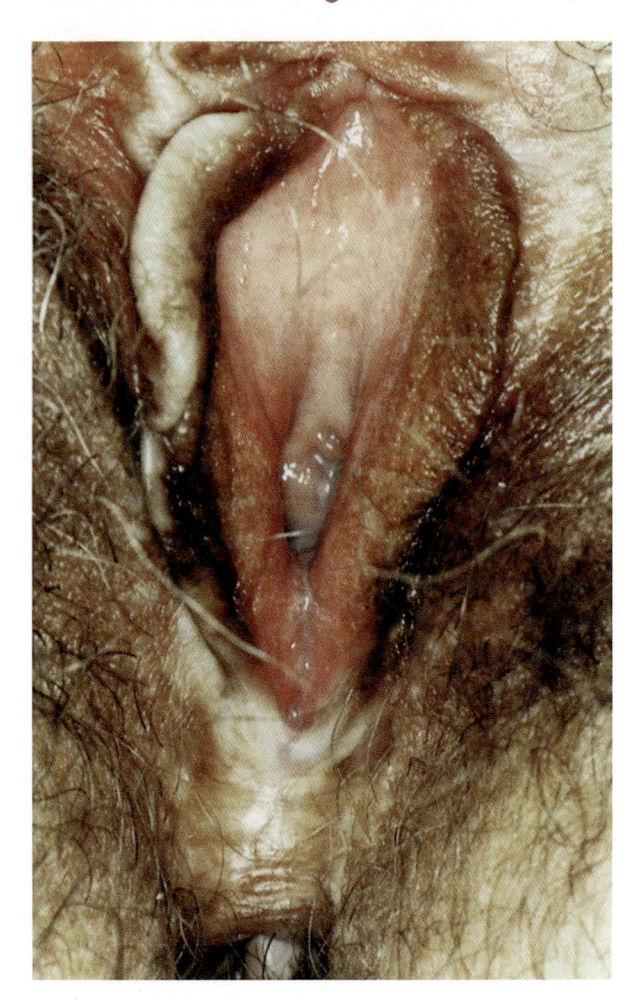

**Figura 3.10.** Uma paciente com prurido e líquen escleroso hipopigmentado clássico.

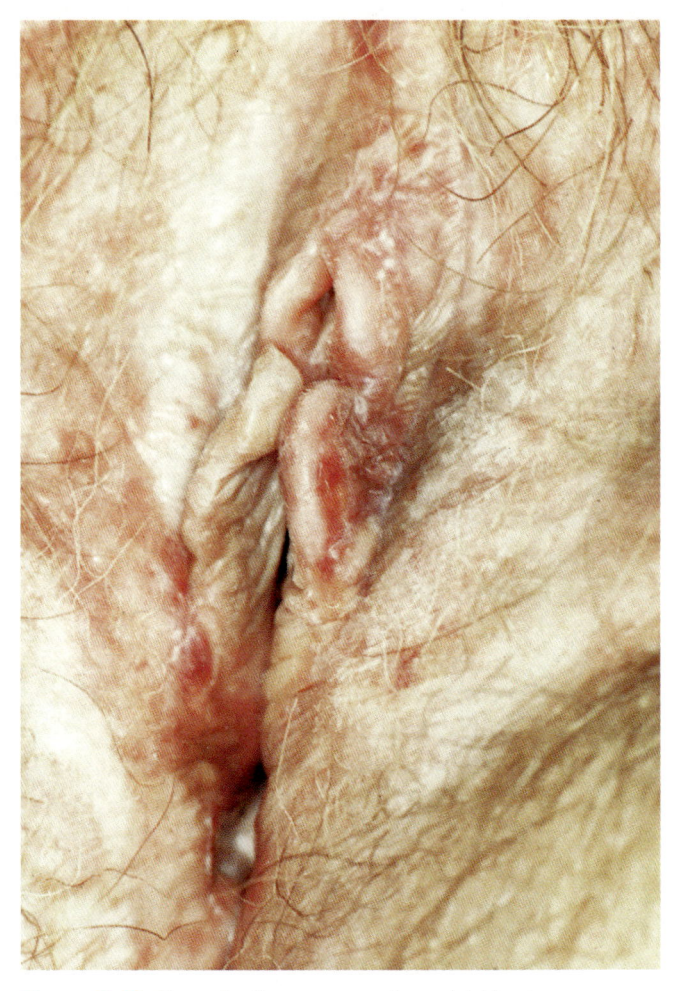

**Figura 3.11.** Escoriação por coçadura. A biópsia confirmou líquen escleroso. Testosterona não foi benéfica; pomada Valisone a 0,1% tópica resolveu o prurido.

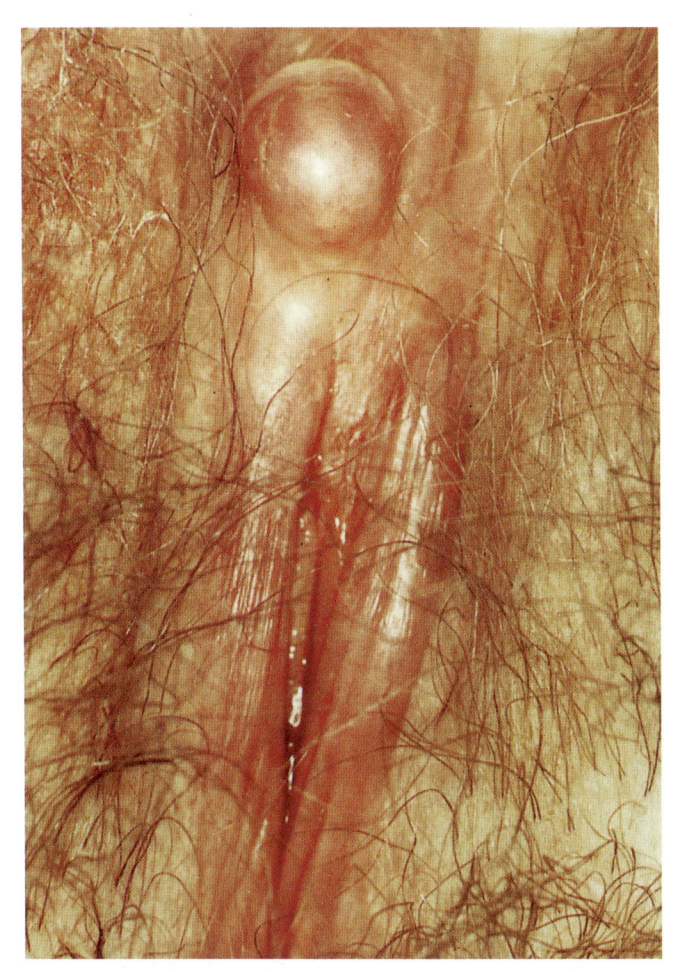

**Figura 3.12.** Clitoromegalia se desenvolvendo em uma paciente com líquen escleroso após 18 meses de testosterona tópica.

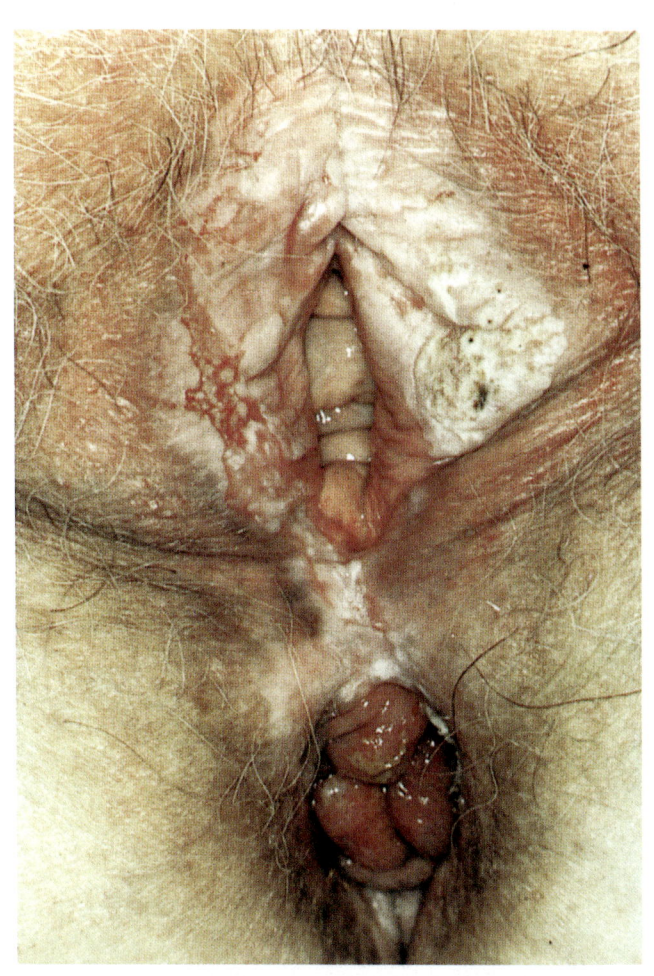

**Figura 3.13.** Uma paciente com história de 12 anos de líquen escleroso tratado com testosterona e Valisone. Biópsias de lábios direito e esquerdo demonstraram líquen escleroso com acentuada hiperceratose e hiperparaceratose. Em 12 meses, a paciente desenvolveu carcinoma superficialmente invasor do lábio esquerdo, conduzido com excisão ampla local.

## DEFINIÇÃO

Líquen escleroso é uma doença dermatológica crônica associada a adelgaçamento cutâneo, alterações peculiares da derme e inflamação.

## CARACTERÍSTICAS GERAIS

A prevalência de líquen escleroso é desconhecida; no entanto, é uma das condições mais comuns tratadas em clínicas de doenças da vulva. Da mesma forma, a etiologia é desconhecida, embora vários mecanismos tenham sido propostos, incluindo imunológico, genético, inatividade ou deficiência de receptores androgênicos, e deficiência de fator de crescimento epidérmico.

## APRESENTAÇÃO CLÍNICA

Mais comumente, as pacientes se encontram na perimenopausa queixando-se de prurido vulvar. Ocasionalmente, pacientes podem queixar-se de queimação e dispareunia. O líquen escleroso pode apresentar-se por toda a vida reprodutiva, e os sintomas podem ser observados desde os 6 meses de idade. Embora a doença seja notada em outras regiões do corpo, a vulva é o local mais comum nas mulheres. Ao exame, a típica paciente com líquen escleroso apresenta pele branca e fina localizada nos pequenos ou grandes lábios. A doença pode estender-se ao corpo perineal e por entre os glúteos e ter uma distribuição simétrica. Se a paciente é vista no início do curso da doença, a biópsia

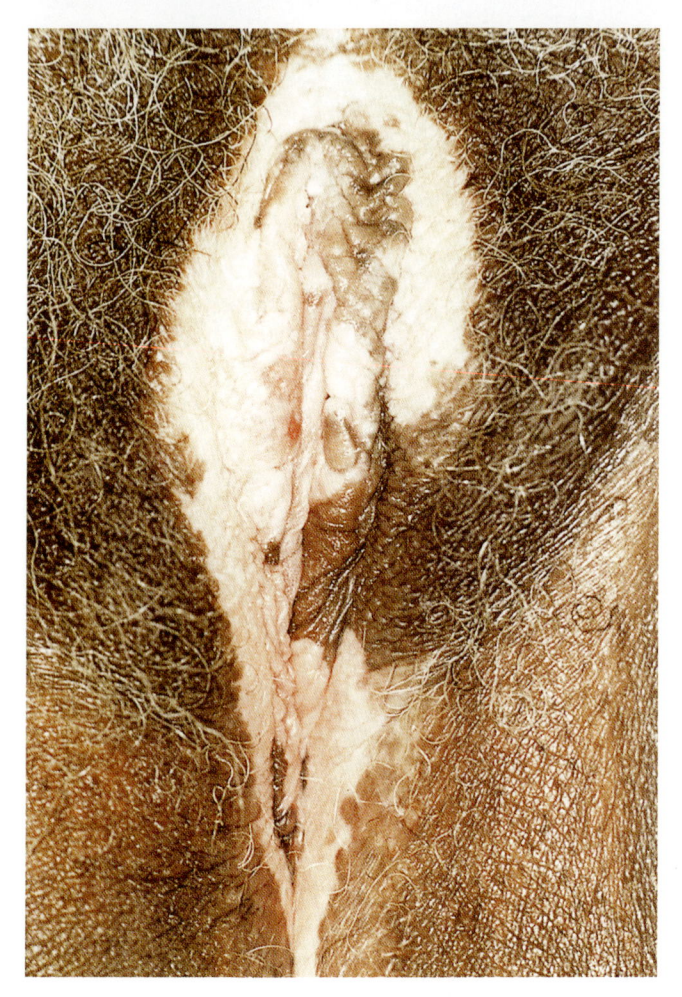

**Figura 3.14.** Uma mulher assintomática com líquen escleroso hipertrófico em biópsias da pele do lábio direito e periclitoridiana direita. A paciente foi conduzida com Valisone pomada a 0,1%. Notar alterações difusas consistentes com vitiligo.

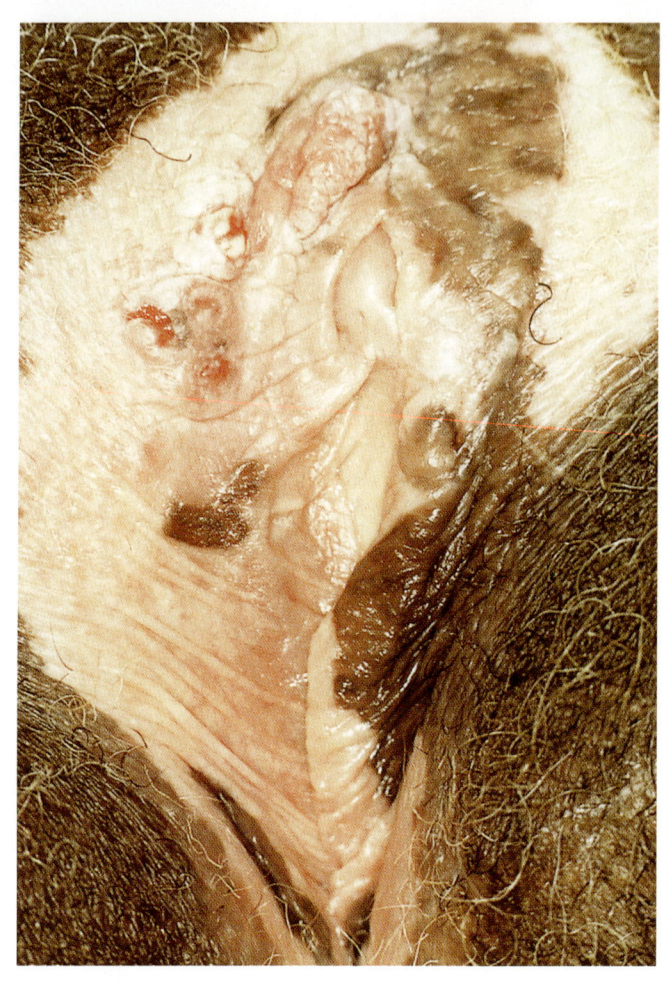

**Figura 3.15.** A paciente na Figura 3.14 retornou 5 meses mais tarde com queixa de prurido. Biópsia da área periclitoridiana direita demonstrou carcinoma escamoso invasor. Excisão ampla local demonstrou invasão de 3,2 mm e a dissecção de linfonodos inguinais foi negativa.

pode demonstrar mínima alteração epitelial ou inflamação. À medida que a doença progride, haverá uma perda da arquitetura vulvar normal, com perda da distinção entre os grandes e os pequenos lábios e perda do prepúcio clitoridiano. Por fim, o clitóris será coberto pela fusão dos lábios. A diminuição do introito e da área perineal pode resultar em dispareunia e impedir o intercurso. Diferentemente do líquen plano, a vagina não está acometida. Pode ocorrer dor e sangramento à evacuação, devido às fissuras na pele perianal. Prurido intenso leva à coceira, que resulta em escoriação da pele. Talvez como consequência desse trauma, áreas do líquen escleroso tornam-se hiperplásicas. Acredita-se que essas áreas de hiperplasia epitelial no interior do líquen escleroso possam ser de risco para o desenvolvimento de carcinoma de células escamosas.

## ACHADOS MICROSCÓPICOS

Os achados microscópicos no líquen escleroso são variáveis e relacionados primariamente com o tempo do processo e o grau de alterações secundárias relacionadas com a coçadura e o atrito. Os aspectos característicos incluem perda das papilas dérmicas e uma aparência homogênea da derme superficial, com associação de edema, fibrina e aparente diminuição de colágeno e da vascularização. Um infiltrado inflamatório crônico está presente imediatamente abaixo da camada dérmica edemaciada. O epitélio pode estar marcadamente fino, erosado ou ulcerado; no entanto, o epitélio pode estar acentuadamente espessado, com uma superfície ceratinizada espessa. Alguma espongiose é comumente vista, especialmente envolvendo as células epiteliais basais, onde se vê degeneração vacuolar. Essas

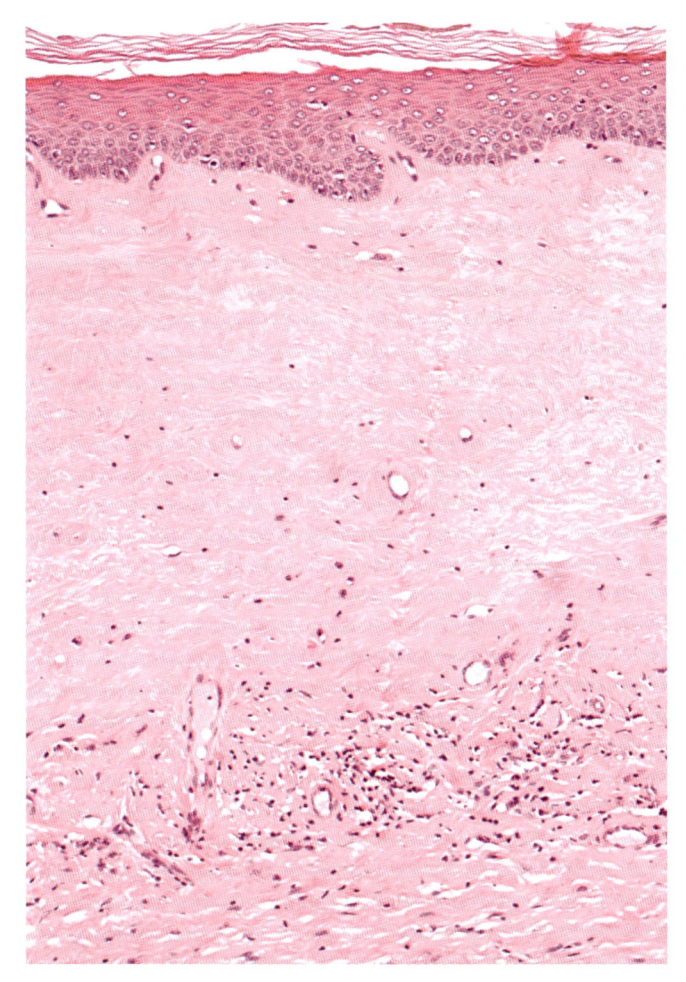

**Figura 3.16.** Líquen escleroso. O epitélio é finamente ceratinizado e bastante adelgaçado neste caso avançado. Homogenização dérmica superficial proeminente está presente. Uma área predominante de infiltrado inflamatório linfocítico é vista abaixo da derme edematosa afetada.

alterações basais podem estar associadas à separação do epitélio subjacente à derme com alterações bolhosas focais. Essas alterações são tão acentuadas que parecem doença bolhosa. Pode haver sangue na derme superficial e imediatamente abaixo do epitélio, formando pequenos hematomas. Ulceração e sangramento são usualmente secundários ao atrito. O grau de edema da derme superficial pode ser altamente variável, com discreto edema presente em casos precoces, e edema notável presente em casos mais tardios. Lesões antigas podem ter mínimo edema e aparência esclerótica. Com lesões avançadas, associadas com estreitamento e fibrose da vulva, pode ser muito difícil ou impossível diferenciar estes achados de líquen plano avançado ou esclerodermia (morfeia). O infiltrado inflamatório crônico consiste predominantemente de linfócitos; no entanto, infecção secundária devida a biópsias prévias recentes ou a trauma localizado resulta em um infiltrado inflamatório agudo ou outras alterações associadas.

## DIAGNÓSTICO DIFERENCIAL

O diagnóstico é suspeitado ao se notar o epitélio branco simétrico apergaminhado do líquen escleroso. Pode-se confundir esta doença com o vitiligo, mas a pele de pacientes com vitiligo não apresenta atrofia. O líquen plano é outra enfermidade que mimetiza o líquen escleroso. O líquen plano pode eventualmente apresentar perda da arquitetura vulvar, assim como o líquen escleroso. Entretanto, líquen plano apresenta tipicamente um componente erosivo vaginal e um padrão reticulado no introito.

Quando o líquen escleroso resulta em trauma autoinduzido por coçadura, a capacidade de diagnosticar a doença clinicamente torna-se bem diminuída. A palpação deve ser combinada com a visualização para avaliar tais pacientes. Deve ser realizada biópsia em qualquer área de epitélio hiperplásico persistente ou em doença ulcerativa para checar evidências de carcinoma de células escamosas. Ao se lidar com pacientes com líquen escleroso, é necessário acompanhamento com consultas frequentes ao longo de vários anos para avaliar possíveis alterações ou suspeita de malignidade. Há um risco reconhecido de carcinoma vulvar nessas mulheres, que varia de 3% a 5% ou mais.

## ESTUDOS COMPLEMENTARES

Estudo da função tireoidiana deve ser considerado. Possivelmente 1/3 das pacientes com líquen escleroso também tem hipotireoidismo (esta não é uma relação casual).

## MANIFESTAÇÕES CLÍNICAS E TRATAMENTO

A terapia para o líquen escleroso apropriadamente diagnosticado, sem evidência de neoplasia, consiste em um esforço inicial para controlar o prurido. Será necessário usualmente utilizar uma pomada esteroide de média potência como betametasona 0,1%. Os cremes de corticoide não parecem ser tão eficazes quanto as pomadas no manejo do prurido vulvar. Usualmente, será necessário aplicar as pomadas de corticoide e usá-las somente no episódio inicial do prurido. O uso prolongado e continuado de pomadas corticoide de média e de alta potência resulta em adelgaçamento da pele vulvar que não estiver comprometida com o líquen escleroso e, potencialmente, leva a subsequente atrofia e fragilidade cutânea vulvar induzidas pelo corticoide. Se possível, corticoides de baixa potência, como a hidrocortisona, podem ser usados após o sucesso clínico inicial com os esteroides de média e alta potências.

Para pacientes com lesões hiperplásicas da vulva nas quais a biópsia exclui alterações neoplásicas e nas quais corticoides de média potência falharam em aliviar o prurido, corticoides superpotentes podem ser usados por curtos intervalos. Clobetasol pomada pode prover resolução relevante da hiperplasia epitelial quando usado desta forma. Usualmente, pomadas esteroides de menor potência são usadas como terapia de manutenção; no entanto, o uso em longo prazo de corticosteroides tópicos aplicados de 1 a 3

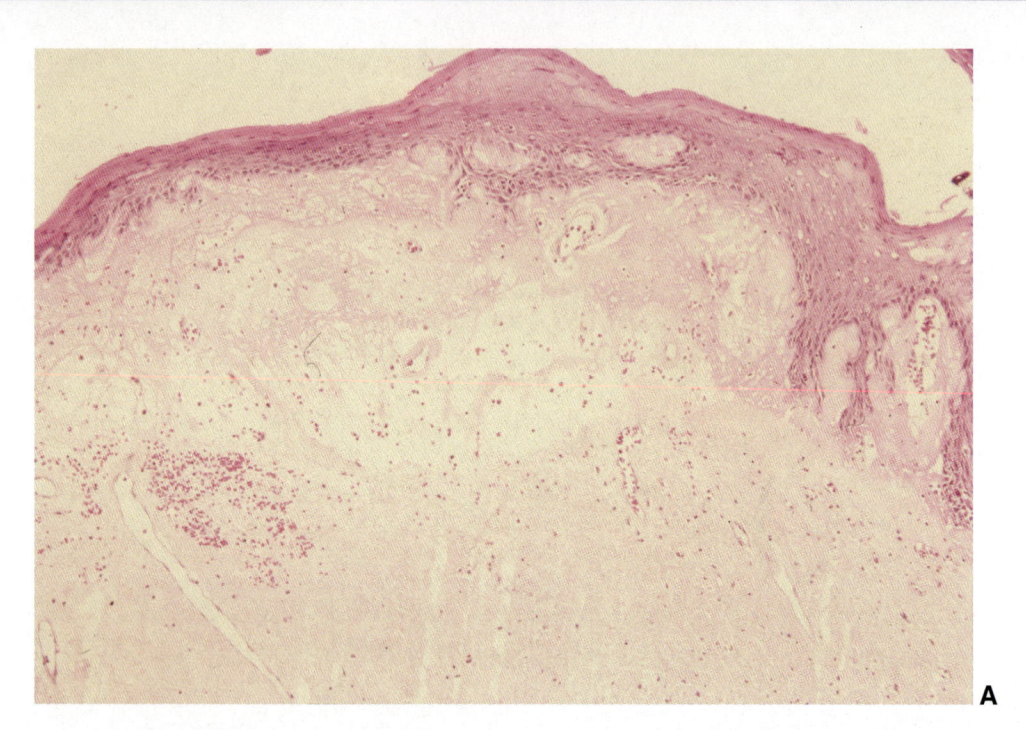

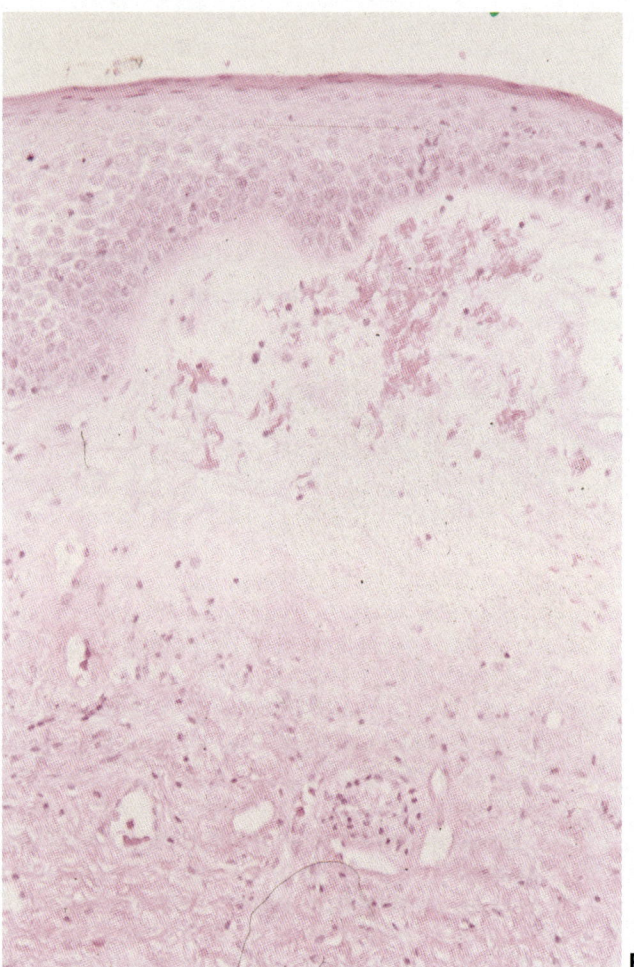

**Figura 3.17.** Líquen escleroso. O epitélio é adelgaçado e espongiótico. Vasos escleróticos de paredes finas estão presentes na derme edematosa. **A:** Líquen escleroso com fibrose subepitelial avançada e adelgaçamento epitelial com epitélio escamoso adjacente apresentando hiperplasia escamosa. **B:** Líquen escleroso com adelgaçamento epitelial moderado, fibrose subepitelial proeminente e infiltrado inflamatório muito leve profundamente. Há hemorragias focais superficiais na derme, na área de fibrose.

vezes por semana à noite mostrou-se eficaz em casos persistentes. Ocasionalmente, será necessário injetar, em áreas de líquen escleroso que não respondem ao tratamento tópico, aplicações intralesionais de corticoide como Kenalog-10. Isto pode ser realizado em consulta clínica.

Ocasionalmente, é necessário realizar exérese de áreas de líquen escleroso hiperplásicas ou com fissuras que não respondem aos regimes previamente mencionados. As pacientes devem ser informadas de que existe uma alta taxa de recorrência de líquen escleroso após a excisão. Enxerto de pele foi tentado para o manejo de pacientes com líquen escleroso; no entanto, este pode recorrer em pele enxertada.

Deve ser enfatizado que, embora o manejo de pacientes com líquen escleroso seja frequentemente gratificante, estas pacientes precisam ser cuidadosamente acompanhadas. Visitas regulares devem ser programadas com intervalos de aproximadamente 3 a 6 meses para pacientes sem evidência de hiperplasia ou para excluir o desenvolvimento de lesões hiperplásicas. Pacientes com lesões hiperplásicas devem ser vistas com maior frequência, talvez com intervalos de 3 meses, e as lesões que não regredirem com a terapia com corticoide de alta potência devem ser prontamente biopsiadas para excluir o desenvolvimento de neoplasia. Em muitos casos estas biópsias podem ser excisionais, com a remoção completa da lesão hiperplásica.

Deve-se fazer uma nota final sobre o uso de emolientes. O líquen escleroso é uma doença que tipicamente apresenta pele fina, apergaminhada, uma barreira fraca contra a perda de umidade. Embora as preparações de corticoides possam diminuir a resposta inflamatória na pele, elas não vão corrigir a afecção subjacente. Deve haver um esforço da paciente para evitar o ressecamento excessivo desta pele após o banho. Compostos hidratantes devem ser aplicados, mas frequentemente a simples aplicação de uma fina camada de vaselina ou bálsamo úbere pode melhorar a retenção de umidade e diminuir a necessidade de recorrer a pomadas à base de corticoides.

## OPÇÕES TERAPÊUTICAS PROGRESSIVAS

As opções terapêuticas progressivas estão a seguir:

1. Para controlar o prurido em pele não hiperplásica, aplicar pomada de betametasona 0,1% 2 vezes ao dia por 2 a 3 semanas e, após, diminuir gradualmente o uso ou utilizar uma pomada de corticoide menos potente. Manter a umidade da pele com uma fina camada de loções hidratantes, cremes ou pomadas.

2. Para controlar o prurido em pele hiperplásica, após a biópsia excluir malignidade, considerar a aplicação de corticoide de alta potência a curto prazo, tal como clobetasol pomada 0,05% (Temovate) 2 vezes ao dia. Diminuir o uso após 2 a 3 semanas e considerar pomadas de corticoide de média ou baixa potência para uso a longo prazo.

# LENTIGO SIMPLES (Figuras 3.18 a 3.20)

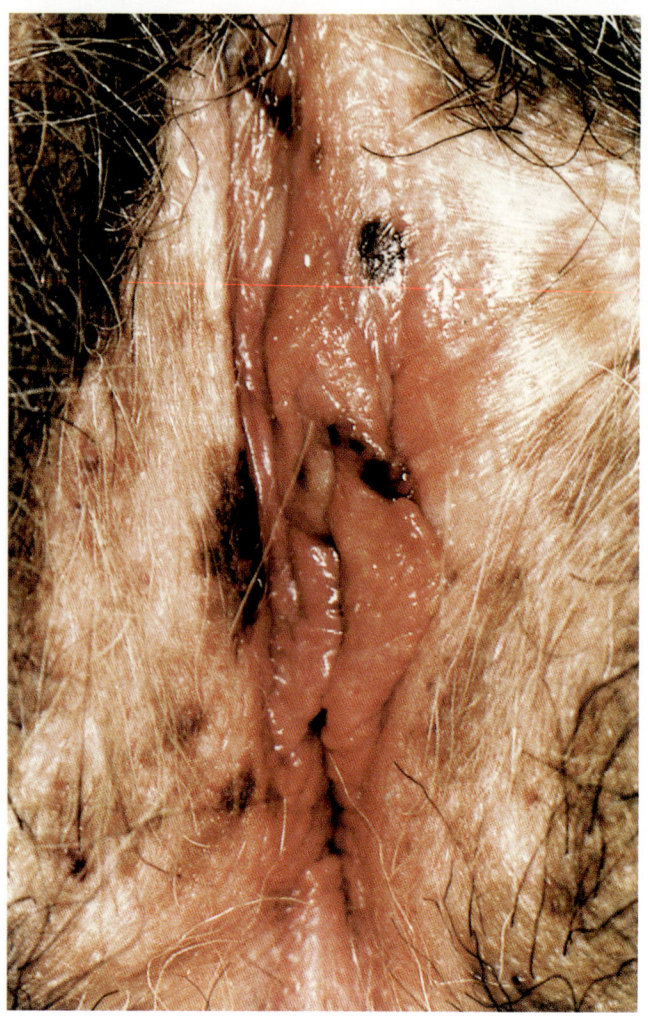

**Figura 3.18.** Múltiplas lesões hiperpigmentadas de lentigo simples e melanose.

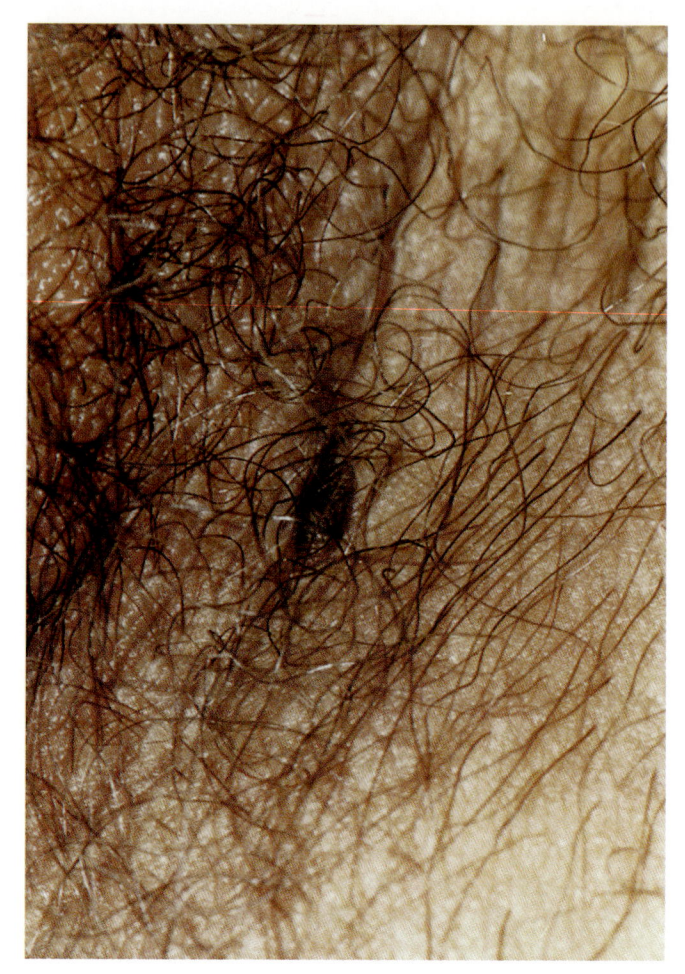

**Figura 3.19.** Lesão examinada que se acreditava ser nevo composto. Biópsia demonstrou lentigo simples.

## DEFINIÇÃO

Lentigo simples (lentígines) é uma lesão macular hiperpigmentada benigna da pele não exposta ao sol, resultante do excesso de produção de melanina pelos melanócitos, com algum aumento local tanto na melanina quanto nos melanócitos e sem evidência de hiperplasia melanocítica ou características histopatológicas de nevos ou melanoma.

## APRESENTAÇÃO CLÍNICA

Mais comumente visto em indivíduos mais velhos, o lentigo simples é a lesão hiperpigmentada que mais comumente ocorre na pele vulvar. Diferentemente da melanose, o lentigo simples não acomete as mucosas como acomete a pele. Raramente, as pacientes se apresentarão ao médico após o autoexame, queixando-se de lesões hiperpigmentadas na pele vulvar. Mais comumente as lesões serão descobertas pelo médico ao exame físico durante a rotina ginecológica. As lesões são frequentemente múltiplas. Lesões de lentigo simples são tipicamente pequenas, a maioria de 4 mm ou menos, embora possam ter até 10 mm na maior dimensão. Lesões maiores deste tipo e as que acometem as mucosas devem ser classificadas como melanose (veja discussão sobre melanose). Lesões de lentigo simples são tipicamente planas, têm bordas algo irregulares e são uniformemente pigmentadas. A cor é usualmente um tom de marrom. As lesões podem estar presentes nos grandes ou pequenos lábios. Lesões similares podem estar presentes em pele extragenital. Diferentemente de lentígines solares (sardas), as lesões de lentigo simples não estão associadas à exposição à luz do sol e comumente ocorrem em áreas não expostas ao sol.

Clinicamente, lentígines assemelham-se bastante com nevos juncionais e, portanto, biópsias são frequentemente realizadas. Exceto pela rara síndrome de leopardo, na qual milhares de lentígines estão presentes por todo o corpo, o

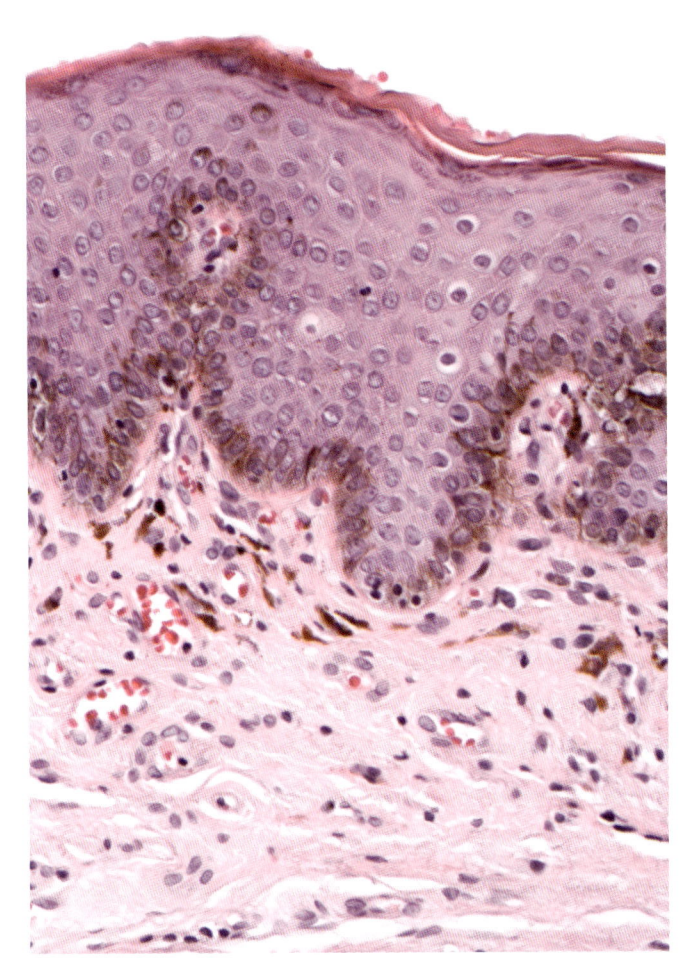

**Figura 3.20.** Lentigo simples. Ceratinócitos pigmentados e melanócitos são evidentes na camada basal. O epitélio não é nem espessado nem hiperceratótico. Poucos linfócitos estão presentes na derme superficial.

lentigo simples é essencialmente desprovido de significado clínico.

## DIAGNÓSTICO

O diagnóstico de lentigo simples é usualmente suspeitado com base na aparência clínica. Lentigo simples é tipicamente plano, sem sulcos e com pele intacta e não distorcida, comparado ao epitélio adjacente e é, em geral, uniformemente pigmentado. Pode ser difícil diferenciar lentigo simples de um nevo juncional baseado somente na inspeção visual.

Devido à inabilidade de confirmar absolutamente o diagnóstico sem avaliação histopatológica, é preferível em qualquer lesão pigmentada questionável, realizar biópsia excisional e obter confirmação histopatológica do diagnóstico. O exame histopatológico irá excluir outras lesões pigmentares e o melanoma. A ansiedade da paciente será então aliviada e o médico estará mais seguro sobre a avaliação clínica.

Áreas maiores de pigmentação sem alterações epiteliais, que são confluentes e podem acometer mucosas, mas que tenham características de lentigo simples, são chamadas de melanose; elas são histologicamente similares ao lentigo simples, mas não possuem aumento de melanócitos (veja discussão de melanose).

## CARACTERÍSTICAS MICROSCÓPICAS

Lentigo simples é uma área circunscrita localizada na epiderme discretamente hiperplásica que contém um número aumentado de melanócitos aparentemente normais lateralmente e nas pontas das papilas dérmicas alongadas, associada à hiperpigmentação basilar. As células escamosas pigmentadas exibem grânulos citoplasmáticos de melanina, usualmente em maiores concentrações próximos à junção dermoepitelial. Melanófagos altamente pigmentados podem estar presentes na derme superior. Pode haver acantose leve, com uma discreta aglomeração das papilas dérmicas. Um discreto infiltrado inflamatório pode estar presente na derme superficial.

## TRATAMENTO

A biópsia excisional é a abordagem diagnóstica e terapêutica do lentigo simples da vulva e do vestíbulo. Para pacientes com múltiplos lentígines, biópsias excisionais devem ser priorizadas nas áreas com bordas acentuadamente irregulares ou com importante hiperpigmentação. Quando há uma grande área de pele hiperpigmentada, pode ser mais apropriado realizar biópsia diagnóstica em vez de excisional. Esta biópsia diagnóstica deve abranger as regiões mais espessas e mais hiperpigmentadas da lesão e ser transdérmica ao tecido adiposo subcutâneo. Uma ressecção em cunha deve então ser submetida à patologia para a confirmação do diagnóstico. Lesões menores dedem ser totalmente excisadas, assegurando-se que sejam mantidas margens adequadas.

## OPÇÃO TERAPÊUTICA PROGRESSIVA

A opção terapêutica progressiva é como a seguir:

1. Biópsia excisional para a confirmação diagnóstica.

# MELANOSE VULVAR (MÁCULA MELANÓTICA) (Figura 3.21)

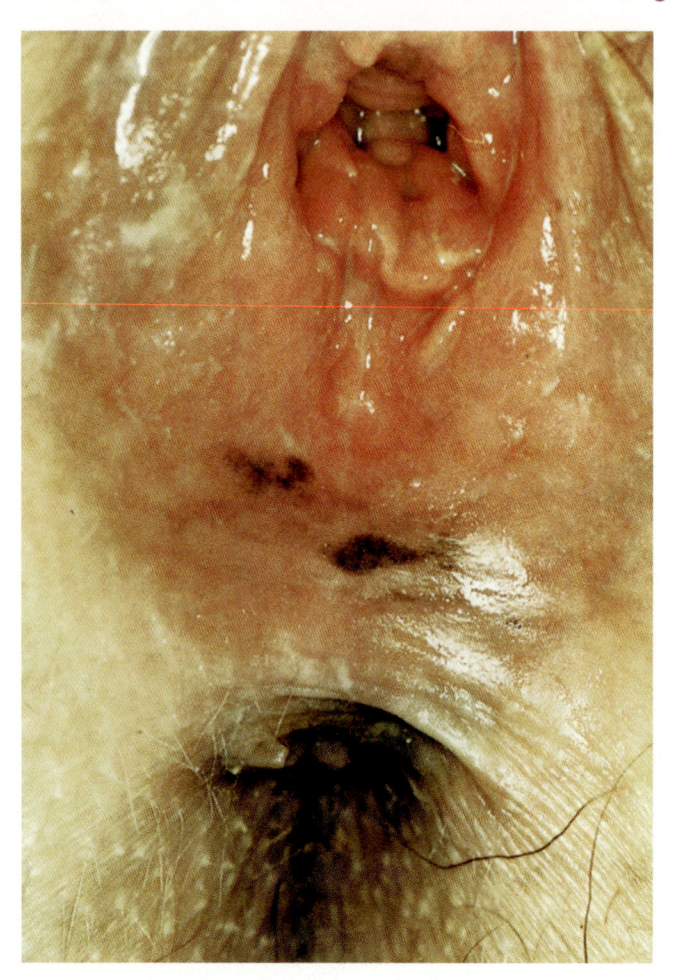

**Figura 3.21.** Alterações difusas de melanose no introito.

## DEFINIÇÃO

Melanose é uma área hiperpigmentada benigna de pele e/ou mucosa de 4 mm ou mais no maior diâmetro, resultante da produção excessiva de melanina pelos melanócitos, sem aumento significativo no número de melanócitos.

## APRESENTAÇÃO CLÍNICA

A melanose vulvar é caracterizada por áreas maculares proeminentes pigmentadas de marrom a preto, com bordas irregulares, que podem ser únicas ou múltiplas e localizadas nos grandes ou pequenos lábios, bem como no intrito vaginal, vagina inferior e períneo. As áreas pigmentadas variam em tamanho, mas clinicamente são diferenciadas do lentigo simples por excederem 4 mm em seu maior diâmetro e acometem a mucosa e a pele. Elas podem ser grandes, excedendo 10 mm, e cobrir bastante a pele vulvar e a mucosa. As bordas irregulares e as áreas de melanose podem adquirir uma forma um tanto geográfica. A característica importante é que a pele hiperpigmentada não é elevada e é homogênea com a pele adjacente. Além disso, a área de melanose tem características e contornos normais de pele e mucosa, presentes na pele e na mucosa adjacentes. A melanose vulvar ocorre tipicamente em mulheres de idade reprodutiva e, assim como o lentigo simples, não está associada à exposição solar; entretanto, melanose comumente acomete a porção mucosa da vulva, bem como a mucosa vaginal. Para fins diagnósticos, devem ser obtidas biópsias dessas lesões, ou, se forem pequenas, ser excisadas.

## ACHADOS MICROSCÓPICOS

Os achados microscópicos na melanose vulvar são similares aos do lentigo simples, com intensa hiperpigmentação ceratinótica basilar, embora não esteja presente aumento nos melanócitos e, usualmente, não seja vista hiperplasia epitelial. Tipicamente, as lesões são maiores que as do lentigo, podem acometer membranas mucosas, e exceder significativamente 4 mm no maior diâmetro horizontal. Essas lesões raramente são excisadas, mas biópsias podem ser realizadas. A pigmentação pode ser intensa na camada basal, com discreto ou nenhum aumento de melanócitos. Estes últimos estão dispostos em unidades singulares na junção dermoepidérmica.

## DIAGNÓSTICO

O diagnóstico de melanose pode usualmente ser feito baseado na aparência clínica. Como o lentigo simples, a melanose é tipicamente plana, com sulcos cutâneos intactos e não distorcidos quando comparados ao epitélio adjacente, e é usualmente uniformemente pigmentada.

Áreas questionáveis em uma lesão de melanose, como uma lesão pigmentada em relevo ou uma área de nodularidade ou ulceração, geralmente requerem biópsia diagnóstica para a avaliação histopatológica. Esta biópsia deve abranger a área específica em questão, em vez de a área completa da lesão, e deve ser transdérmica ao tecido adiposo subcutâneo. Uma ressecção em cunha deve ser submetida à avaliação patológica. Lesões menores podem ser totalmente excisadas, assegurando-se que sejam mantidas margens adequadas.

## TRATAMENTO

Geralmente, não é necessário tratamento para melanose; entretanto, qualquer lesão que surja na área de melanose pode requerer biópsia ou excisão. Ao tratar de uma lesão em uma grande área de pele hiperpigmentada de melanose, é indicada biópsia diagnóstica da área em questão, em vez de excisão completa da área de melanose. Qualquer tratamento adicional pode ser direcionado à lesão identificada.

## OPÇÕES TERAPÊUTICAS PROGRESSIVAS

As opções terapêuticas progressivas estão a seguir:

1. Biópsia de qualquer área de melanose em questão para confirmação diagnóstica.
2. Tratamento subsequente conforme indicado pelos achados da biópsia.

## VESTIBULITE   (Figuras 3.22 a 3.26)

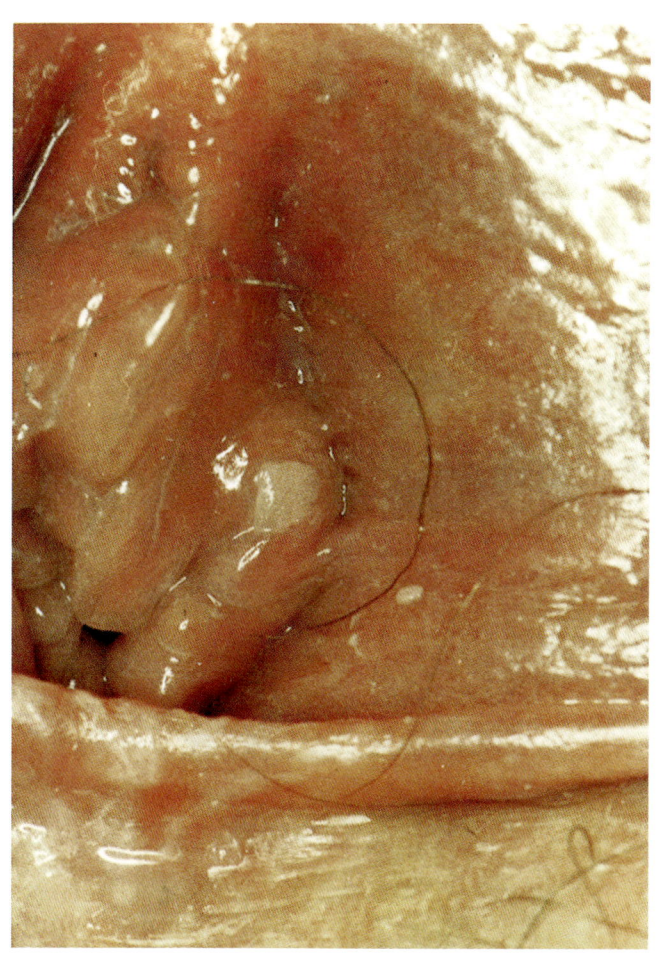

**Figura 3.22.** Epitélio acetobranco em uma paciente com dispareunia grave. Manejo com injeções de interferon por 4 semanas resultou em resolução dos sintomas.

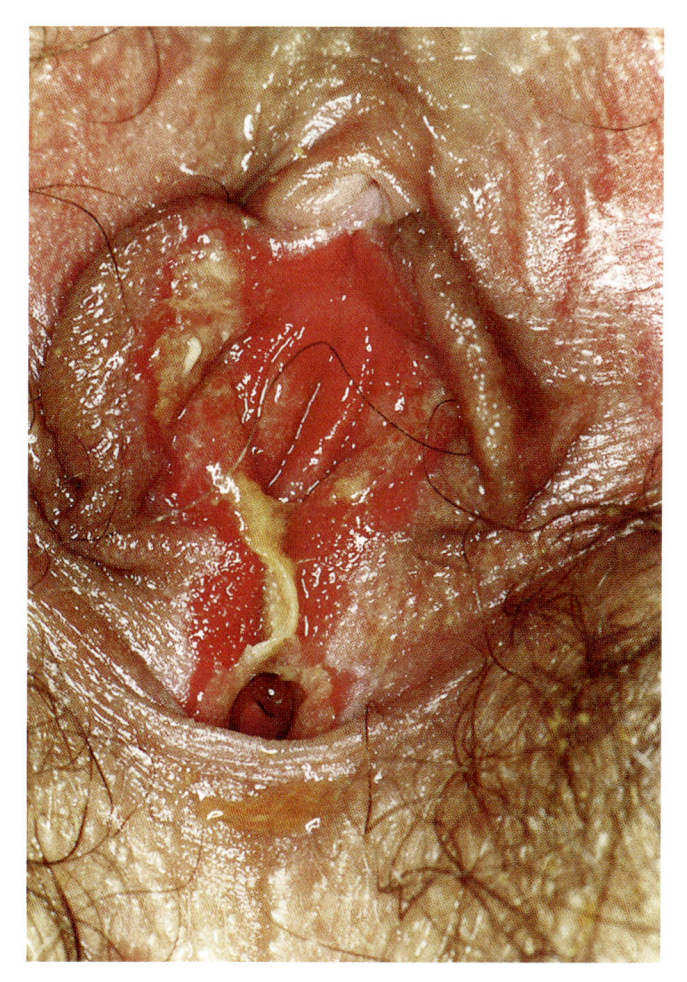

**Figura 3.23.** Vulvite química resultante de vestibulite por aplicação de 5-fluorouracil 5% tópico. Os sintomas de vestibulite persistiram após a resolução da reação química.

### DEFINIÇÃO

Vestibulite vulvar é um processo inflamatório crônico, doloroso do vestíbulo vulvar, caracterizado por dor no vestíbulo, dispareunia de introito e eritema vestibular. O eritema é mais proeminentemente notado nas aberturas das glândulas vestibulares menores.

### CARACTERÍSTICAS GERAIS

A causa da vestibulite vulvar é desconhecida. Embora a frequência seja considerada baixa, um número cada vez maior de pacientes parece sofrer desta afecção incapacitante.

### APRESENTAÇÃO CLÍNICA

Pacientes se apresentarão à consulta queixando-se de dispareunia. A idade pode variar de 19 a 81 anos, com média de 36 anos. A maioria das pacientes terá sido sexualmente ativa por 12 a 14 anos antes do início da dispareunia. A maioria das pacientes terá usado tampões por 10 ou 12

CAPÍTULO 3: Máculas

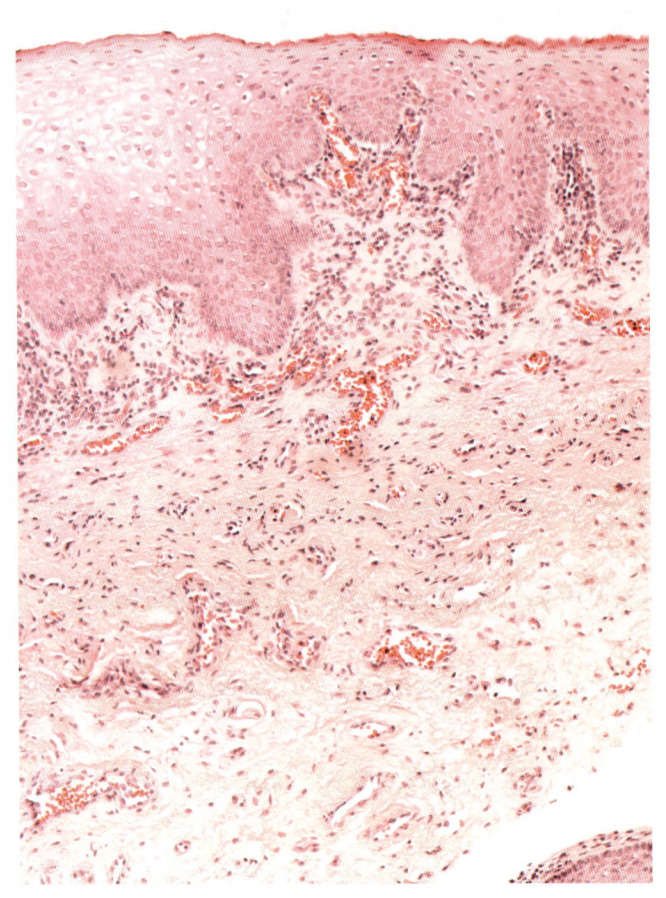

**Figura 3.24.** Vestibulite vulvar. O epitélio vestibular é delgado em uma área, com vasos proeminentes nas papilas mucosas e no epitélio subjacente. O infiltrado inflamatório é superficial e rico em linfócitos.

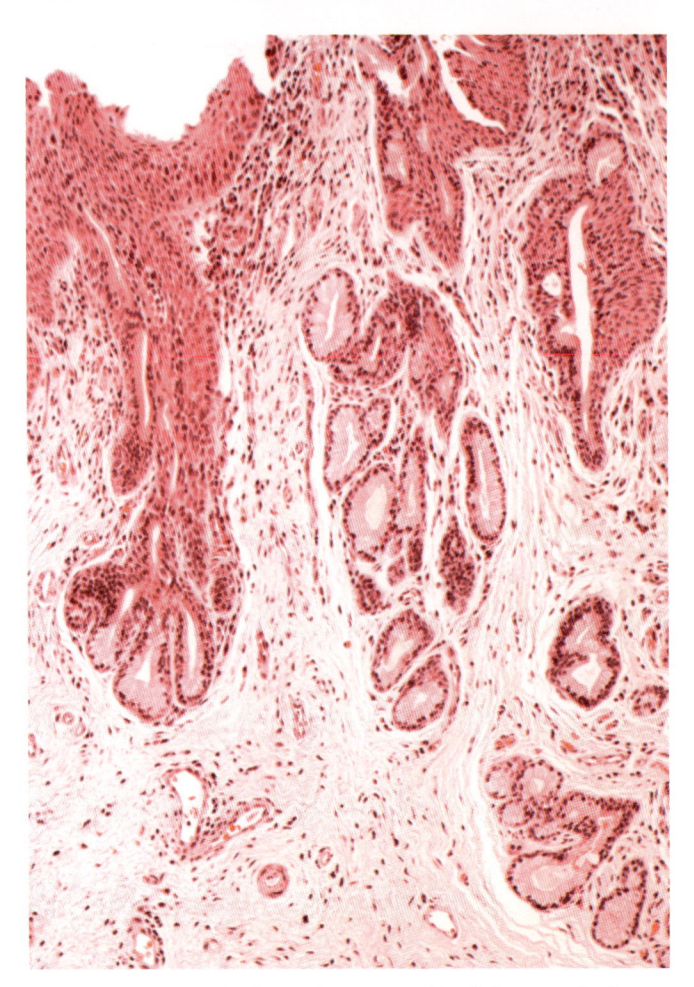

**Figura 3.25.** Vestibulite vulvar com glândulas vestibulares menores subjacentes. A superfície epitelial é de epitélio escamoso estratificado rico em glicogênio. No tecido subjacente, glândulas vestibulares menores estão presentes e são glândulas tubulares simples com epitélio colunar mucossecretor. Em algumas glândulas, o epitélio colunar foi substituído por epitélio escamoso metaplásico.

anos antes do início dos sintomas. O sintoma mais comum é coito doloroso. A dor é usualmente descrita como queimação. Aproximadamente 33% das pacientes se queixarão também da incapacidade de inserir tampões. O coito será frequentemente tão doloroso a ponto de impossibilitar a penetração. Os sintomas podem estar presentes de 1 a 55 anos, com uma duração usual dos sintomas de 2 a 5 anos. A dor percebida no coito está presente no introito. Não é uma dispareunia profunda. A dor usualmente começa nas preliminares ou na penetração e persiste por horas ou dias após o coito. O diagnóstico é quase invariavelmente suspeitado após se obter a história desesperada da paciente. A paciente deve ser envolvida no processo de exame e isso é facilmente alcançado dando a ela um espelho para que ela possa visualizar o vestíbulo enquanto é examinada. O vestíbulo deve ser examinado antes da inserção do espéculo vaginal. Mais comumente, o eritema será notado em uma distribuição de ferradura estendendo-se do vestíbulo médio posteriormente ao seu lado contralateral. Frequentemente, os ductos das glândulas de Bartholin parecerão in-

flamados, com as aberturas proeminentes. Ocasionalmente, a inflamação estende-se circunferencialmente à região periclitoridiana. Um *swab* de algodão aplicado suavemente ao vestíbulo vai gerar intenso desconforto. O nível de desconforto vai, frequentemente, parecer desproporcional aos achados clínicos. A região de sensibilidade deve ser mapeada cuidadosamente. A vagina deve então ser examinada para a avaliação de vaginite. Frequentemente, as pacientes relatarão história de infecções crônicas e recorrentes por fungos, embora seja incomum na paciente com vestibulite encontrar evidências deste tipo de infecção. Coleta de secreção vaginal deve ser obtida. Evidências de infecções por fungos ou vaginose bacteriana devem ser documentadas.

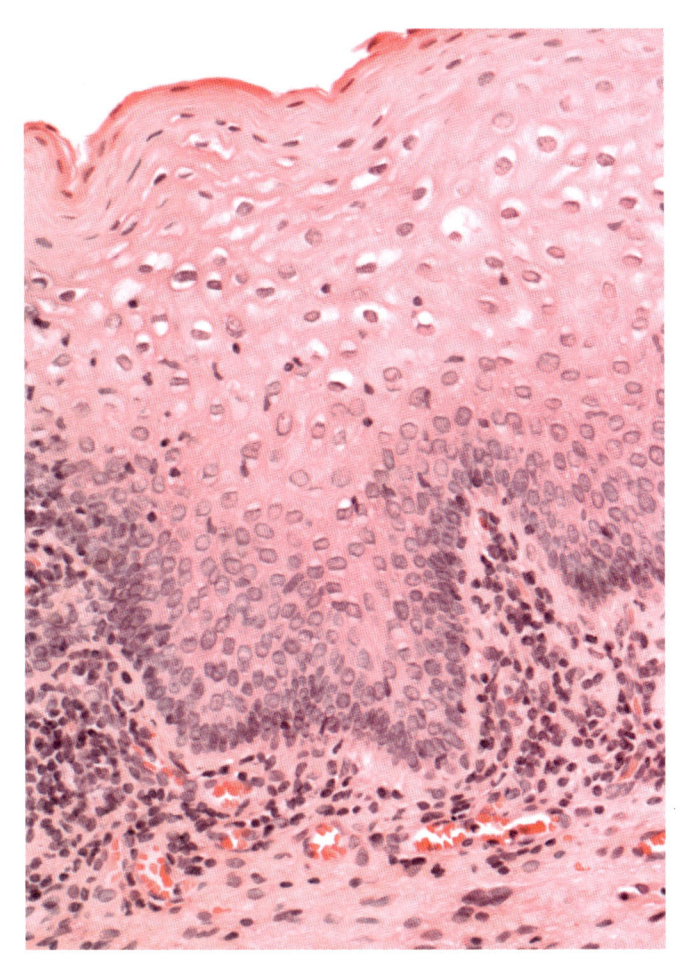

**Figura 3.26.** Vestibulite vulvar. O epitélio escamoso não ceratinizado, rico em glicogênio, é similar ao epitélio vaginal de mulheres em idade reprodutiva. Há um infiltrado inflamatório crônico superficial subepitelial que consiste predominantemente de linfócitos. Células plasmáticas também estão presentes em aproximadamente 2/3 dos casos.

## ACHADOS MICROSCÓPICOS

Os achados patológicos da vestibulite vulvar incluem inflamação submucosa superficial crônica, que consiste predominantemente em linfócitos. Em aproximadamente 3/4 dos casos também haverá células plasmáticas presentes. Glândulas vestibulares menores são vistas em cerca de 1/3 das amostras, e, quando presentes, a inflamação é tipicamente no epitélio do vestíbulo, que pode parecer adelgaçado. O epitélio do vestíbulo é essencialmente idêntico ao visto na vagina ou na ectocérvice. Este epitélio rico em glicogênio, frequentemente com espongiose, não deve ser confundido com coilocitose associada ao efeito do papilomavírus humano (HPV). Infecção pelo HPV, relacionada com os tipos de HPV 6, 11, 16 ou 18, é incomum na vestibulite e é identificada em aproximadamente 10% dos casos. Se a infecção pelo HPV está presente, usualmente há coilocitose típica, com núcleos aumentados, que são maiores que os núcleos das células basais subjacentes. Em adição, usualmente há hiperplasia parabasal, disceratose, paraceratose e multinucleação dos ceratinócitos. Estudos buscando HPV nas amostras, utilizando hibridização *in situ* ou reação em cadeia da polimerase, são valorosos para resolver casos duvidosos.

## COMPORTAMENTO CLÍNICO E TRATAMENTO

Nenhuma terapia foi uniformemente bem-sucedida no manejo da vestibulite. Embora o HPV tenha sido associado aos sintomas de vestibulite, não é considerado uma causa de vestibulite. O HPV pode ter uma prevalência tão alta na população em geral que sua observação no trato reprodutivo inferior de uma paciente com vestibulite pode não refletir uma relação causal.

Para a maioria das pacientes com vestibulite, não será notada a evidência de HPV. O manejo destas pacientes é um enigma. Muitos regimes já foram tentados. Cremes de corticoides tópicos invariavelmente falharam em aliviar totalmente o desconforto. Da mesma forma, anestésicos locais usados isoladamente quase invariavelmente falharam em aliviar o desconforto. Outras modalidades que foram tentadas sem resposta terapêutica significativa incluem injeções alcoólicas, dapsona, drogas anti-inflamatórias não esteroides, aciclovir, injeções de corticoides e ácido tricloroacético. Uma rara paciente respondeu à aplicação de Zostrix. Zostrix é um derivado de pimenta usado para tratar pacientes com neuralgia por herpes-zóster. É muito desconfortável quando aplicado no vestíbulo e irá usualmente requerer analgesia por narcose para realizar a aplicação. O creme deve ser aplicado 4 a 5 vezes diariamente por 1 semana e depois diminuído gradualmente por sucessivas semanas. Pacientes devem ser previamente informadas que o desconforto pode ser intenso e que a taxa de sucesso da terapia é baixa. Injeções alcoólicas não têm valor e devem ser evitadas. Elas podem exacerbar a condição e resultar em ulceração do vestíbulo.

Pela falta de conhecimentos sobre a causa da vestibulite, talvez deva ser tratada como um estado de dor crônica. Frequentemente notado é o grau extremo de ansiedade e o alto nível de estresse nas pacientes com vestibulite. Para condições de dor crônica, o uso de antidepressivos tricíclicos como amitriptilina (Elavil) demonstrou melhora significativa na percepção da dor. A dose de amitriptilina é geralmente iniciada em níveis baixos, 10 mg 3 vezes ao dia, pois as pacientes podem notar sonolência no trabalho com dosagens maiores. Pode ser necessário aumentar a dose a níveis maiores, como 25 mg 3 vezes ao dia, mas isto deve ser alcançado gradualmente. Além da terapia com antidepressivos tricíclicos, aplicações tópicas de lidocaína (xilocaína pomada a 5% ou lidocaína gel a 2%) podem ser usadas para aumentar o benefício. Ocasionalmente, as pacientes notarão queimação associada ao uso tópico de preparações de lidocaína e este tratamento deve ser descontinuado.

Pacientes devem também ser informadas que o parceiro sexual pode experimentar anestesia localizada secundária ao contato com essas preparações. Anestésicos tópicos não irão curar o problema, mas podem permitir que a penetração seja efetuada.

Esforços mecânicos para aliviar o desconforto devem começar questionando-se o tamanho do pênis do parceiro e a comparação com o diâmetro do intróito da paciente. Alguns casais podem apresentar uma disparidade entre o tamanho do pênis ereto e o intróito. Lubrificantes vaginais podem diminuir o atrito e a dor em tais casos. Dilatação do intróito pode ser necessária, pois muitas pacientes são nulíparas. Dilatação do intróito pode ser alcançada com dilatadores, que podem variar de velas que não são caras até dilatadores Lucite, mais caros. Vibradores podem ser usados para "dessensibilizar" o intróito e os músculos elevadores. Fisioterapeutas podem dar assistência no alívio da dor vestibular e no vaginismo reflexo.

Terapia intervencionista consiste em excisão cirúrgica. Vestibulectomia deve ser reservada para as pacientes que falharam em responder a tentativas prévias de controlar o desconforto. Aconselhamento cuidadoso deve ser feito antes de proceder a vestibulectomia. Esta cirurgia pode ser temporariamente incapacitante. A taxa de sucesso da cirurgia é de aproximadamente 50 a 60%. Antes da vestibulectomia, a área de sensibilidade deve ser delineada cuidadosamente e margens adequadas devem ser obtidas para assegurar a excisão da área de inflamação. A pele perineal e o epitélio vaginal devem ser dissecados para se obter mobilização após a remoção do vestíbulo. Se isto não for conseguido, é provável haver a ruptura da excisão. A hemostasia deve ser meticulosa.

Independentemente do modo usado para tratar pacientes com vestibulite vulvar, deve ser realizado aconselhamento cuidadoso e frequente. Essas pacientes necessitarão de tempo dispensado a elas, e o manejo será frequentemente frustrante, tanto para o médico quanto para a paciente. Grupos locais de ajuda a pacientes com vestibulite podem melhorar a condução dos casos.

## OPÇÕES PROGRESSIVAS DE TRATAMENTO

As opções progressivas de tratamento são as seguintes:

1. Dilatadores vaginais para intróitos com discrepância em tamanho; uso de lubrificantes íntimos durante o coito; vibradores para ajudar na dessensibilização.
2. Lidocaína tópica (xilocaína pomada a 5% ou xilocaína gel a 2%).
3. Amitriptilina (Elavil) 10 a 25 mg via oral 3 vezes ao dia (começar com dose baixa).
4. Fisioterapia (terapia para dor pélvica).
5. Vestibulectomia após aconselhamento adequado.

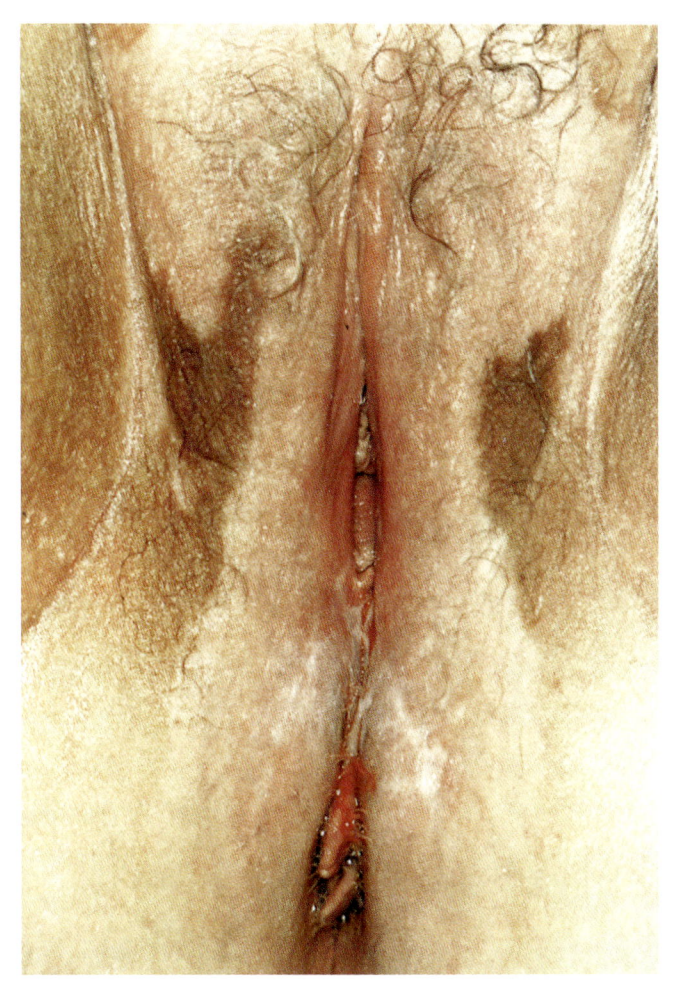

## VITILIGO (Figura 3.27)

**Figura 3.27.** Padrão simétrico hipopigmentar do vitiligo em uma paciente sem sintomas.

### DEFINIÇÃO
Vitiligo é uma ausência adquirida de pigmentação da pele secundária a ausência ou diminuição do número de melanócitos.

### CARACTERÍSTICAS GERAIS
Vitiligo é considerado um distúrbio hereditário autossômico-dominante de penetrância variável. Há a sugestão de um componente autoimune na doença. Até 1/3 das pacientes pode demonstrar disfunção tireoidiana. Outras enfermidades associadas incluem doença de Addison, anemia perniciosa e diabetes melito.

### APRESENTAÇÃO CLÍNICA
A maioria das pacientes com vitiligo vulvar não apresentará queixas e a hipopigmentação será notada somente se a paciente observar o distúrbio de hipopigmentação ao autoexame ou se o parceiro sexual notar a pele despigmentada. Ela pode apresentar-se preocupada sobre possíveis causas infecciosas ou neoplásicas de despigmentação. Frequentemente, vitiligo estará presente em outras regiões corporais além da genitália. Essas regiões de despigmentação serão de longa duração, e a paciente tranquilizada de que essa doença vulvar é idêntica ao vitiligo extragenital. Vitiligo vulvar é frequentemente um processo simétrico com bordas agudamente demarcadas. Esta condição será mais aparente em indivíduos de pele escura do que em indivíduos de pele clara.

### ACHADOS MICROSCÓPICOS
Raramente a biópsia é realizada ou necessária no diagnóstico de vitiligo. Os achados são de pele de aparência normal sem melanina ou melanócitos, em contraste à pele pigmentada adjacente. Em casos muito precoces, linfócitos podem ser vistos em torno de melanócitos, refletindo a natureza autoimune deste processo.

### ESTUDOS COMPLEMENTARES
Considerações devem ser feitas sobre a avaliação da função tireoidiana, dada a frequente associação entre essas 2 enfermidades.

### DIAGNÓSTICO DIFERENCIAL
Vitiligo pode ser confundido com líquen escleroso devido a ambos se apresentarem com pele vulvar despigmentada. Vitiligo é uma afecção com bordas mais agudamente demarcadas. Enquanto a pele no líquen escleroso parece atrófica, pacientes com vitiligo têm a pele com textura normal. Embora pacientes com vitiligo possam ocasionalmente relatar a presença de prurido, esta não é uma queixa comum. Pacientes com líquen escleroso quase invariavelmente relatam a presença de prurido.

### COMPORTAMENTO CLÍNICO E TRATAMENTO
Nenhuma terapia é necessária ou justificada para o vitiligo que acomete a vulva. Se a paciente estiver muito incomodada com a pele vulvar despigmentada, um teste com cremes ou pomadas de corticoides de média a alta potência para melhorar ou aumentar a pigmentação pode ser feito, evitando-se as regiões intertriginosas. Após um curso de 1 a 2 meses de aplicação diária, a terapia pode ser diminuída gradualmente para um corticoide de baixa potência ou descontinuada por 1 a 2 meses para permitir a recuperação das aplicações de corticoides de média a alta potência.

Podem levar vários meses para um resultado positivo da aplicação de corticoides ser notado. Se não for obtido sucesso, a paciente deve ser encaminhada a um dermatologista para considerar fotoquimioterapia com psoraleno. Outras opções são tatuagem dérmica e enxertia.

## OPÇÕES TERAPÊUTICAS PROGRESSIVAS

As soluções terapêuticas progressivas são as seguintes:

1. Tranquilização de que o vitiligo não é um processo neoplásico. Cosméticos locais podem ser usados para cobrir a pele hipopigmentada se a paciente a percebe como sendo cosmeticamente desfigurada.

2. Para o vitiligo localizado mas com importância significativa para a paciente, cremes ou pomadas tópicas de corticoides de média a alta potência podem ser usados diariamente por 4 a 8 semanas, evitando zonas intertriginosas. Esta terapia pode então ser diminuída gradualmente para uma dose mais baixa de corticoide ou descontinuada por várias semanas para determinar a resposta e permitir a recuperação das altas doses de corticoides.

3. Encaminhamento a um dermatologista para fotoquimioterapia com psoraleno ou tatuagem.

4. Enxertia.

# 4 Papilas

| PAPILA (do latim *papula:* espinha): uma projeção em forma de mamilo. | |
|---|---|
| *Localização* | *Diagnóstico presumido* |
| Vestíbulo | Papilomatose escamosa |
| | Condiloma acuminado |
| | Pólipo fibroepitelial |

**Figura 4.1.** Algoritmo da papila.

## PAPILOMATOSE VESTIBULAR ESCAMOSA    (Figuras 4.2 e 4.3)

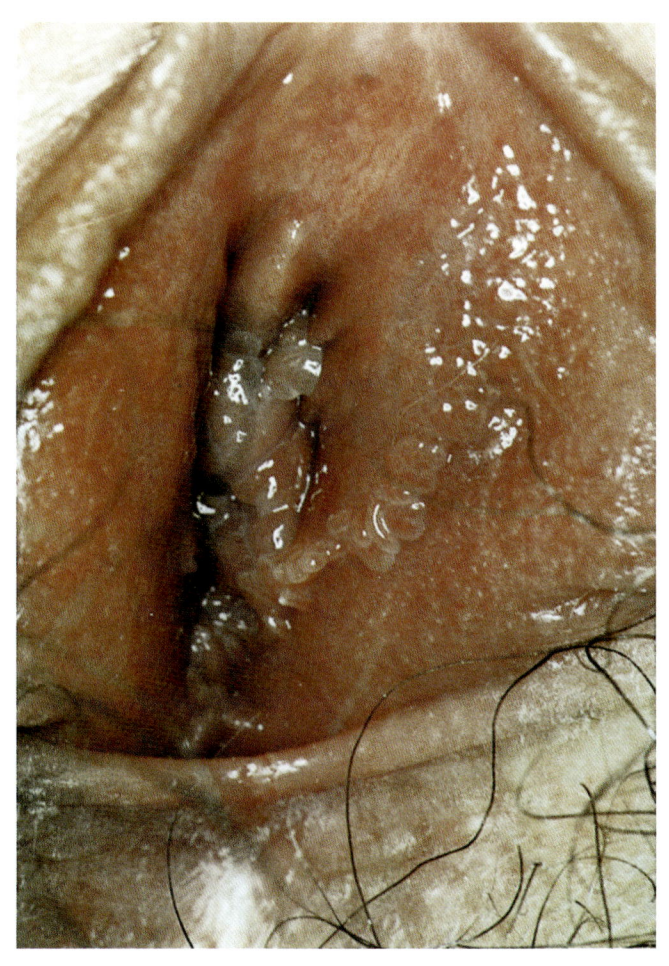

**Figura 4.2.** Paciente com projeções papilares epiteliais típicas consistentes com papilomatose escamosa.

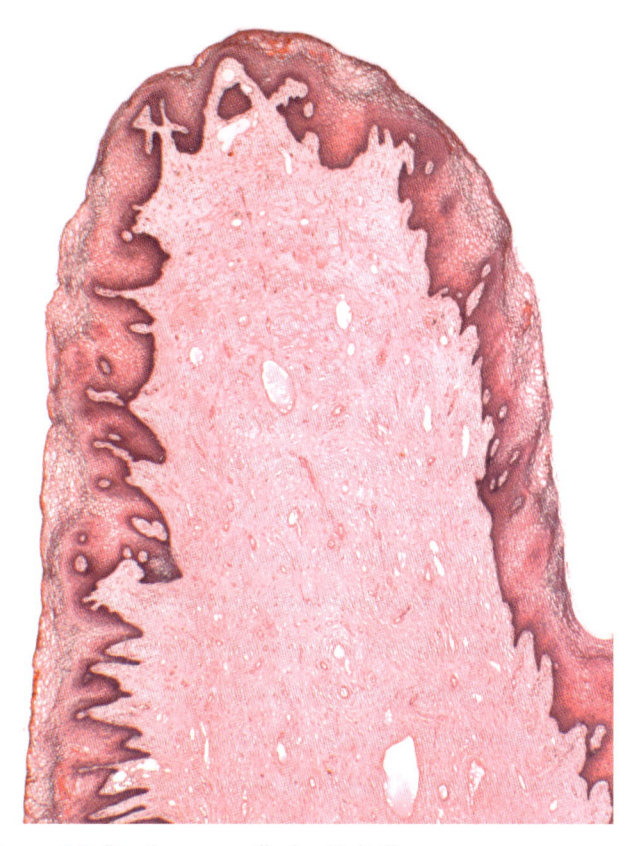

**Figura 4.3.** Papiloma vestibular. Epitélio escamoso estratificado rico em glicogênio. O tronco fibrovascular contém um vaso muscular central.

## DEFINIÇÃO

Papilomatose escamosa é o termo usado para descrever pequenas, usualmente múltiplas, projeções papilares que ocorrem dentro do vestíbulo inferior até o anel himenal.

## CARACTERÍSTICAS GERAIS

Lesões de papilomatose escamosa podem ser vistas frequentemente em mulheres sintomáticas e assintomáticas. Sua relevância clínica é controversa.

## APRESENTAÇÃO CLÍNICA

Em um movimentado consultório ginecológico, a papilomatose escamosa vestibular pode ser vista frequentemente em mulheres assintomáticas. As pacientes que se apresentam com sintomas comumente se queixam de prurido ou queimação especialmente associado ao coito. Durante o exame, pequenas projeções papilares serão notadas, usualmente numa distribuição em forma de ferradura estendendo-se de maneira linear abaixo da linha medial do vestíbulo. Ocasionalmente, as papilas se estenderão em toda a face interna do lábio menor. Poderá haver dor nesta região quando tocada com um cotonete. O exame colposcópico, após a aplicação de ácido acético, poderá realçar bastante as papilas e, raramente, demonstra a espessura do epitélio branco sobre as mesmas, sugestivo de infecção induzida pelo papilomavírus humano (HPV).

## ACHADOS MICROSCÓPICOS

Um papiloma vestibular é caracterizado por sua origem no vestíbulo, seu tamanho relativamente pequeno (variando comumente de 1 a 2 mm e, raramente, acima de 5 mm de comprimento), e sua superfície epitelial, que é tipicamente de epitélio escamoso estratificado, é glicogenada em mulheres em idade reprodutiva. Em raras ocasiões, uma fina camada de ceratina pode ser encontrada. O núcleo fibroso do papiloma tem um vaso central e estroma conjuntivo frouxo. O papiloma pode ser distinguido do condiloma acuminado, pois eles não exibem multinucleação de ceratinócitos, aumento nuclear com coilocitose típica, acúmulo de células epiteliais basais e parabasais, acentuação das pontes intercelulares ou uma proeminente superfície de ceratina com ou sem paraceratose. Os papilomas são distinguidos dos pólipos fibroepiteliais pelo seu tamanho, localização e arquitetura.

## COMPORTAMENTO CLÍNICO E TRATAMENTO

A papilomatose escamosa vestibular assintomática pode ser considerada uma variante normal e não requer terapêutica. Todavia, a papilomatose escamosa vestibular sintomática pode ser tratada de várias maneiras. Qualquer abordagem terapêutica deve levar em consideração o custo-efetividade. Aplicações tópicas de ácido tricloroacético frequentemente terão efeito na resolução das papilas. Obviamente, estas aplicações são dolorosas e podem requerer anestesia tópica ou local. Crioterapia e terapia a *laser* também ajudam na resolução das papilas. As pacientes devem ser advertidas sobre o desconforto mesmo depois da destruição das papilas e que a vestibulite vulvar pode estar associada e persistir após a destruição das mesmas. Isto deve ser discutido com a paciente bem antes da intervenção terapêutica. Se a paciente tem sintomas de vestibulite antes de iniciar a terapia das papilas vestibulares, é importante documentar e discutir isto com ela para excluir a percepção de que os sintomas da vestibulite se desenvolveram como resultado das tentativas locais para destruir a papilomatose vestibular.

## OPÇÕES TERAPÊUTICAS PROGRESSIVAS

Opções terapêuticas progressivas são as seguintes:

1. Para a papilomatose sintomática e associada à infecção induzida por HPV, aplicar ácido tricloroacético tópico. Usualmente 1 aplicação será efetiva, no entanto uma 2ª aplicação pode ser necessária em 2 a 3 semanas. Advertir a paciente sobre o desconforto e oferecer anestesia local e analgesia, se necessário.
2. Aplicações de crioterapia com ponta fina ou nitrogênio líquido.
3. Ablação a *laser*.

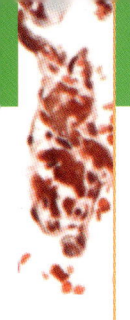

# 5 Pápulas

PÁPULA (do latim *papula*: espinha): uma elevação sólida, pequena, discreta.

| Descrição | Diagnóstico presumido |
|---|---|
| Solitária | Nevo composto |
| | Nevo displásico |
| | Melanoma |
| | Nevo de células pilosas |
| | Nevo intradérmico |
| | Granuloma piogênico |
| | Ceratose seborreica |
| Solitária (secreção) | Trato sinusal |
| Múltipla (eritematosa) | Angioceratoma |
| Múltipla (umbilicada) | Molusco contagioso |

**Figura 5.1.** Algoritmo das pápulas.

## ANGIOCERATOMA (Figuras 5.2 a 5.4)

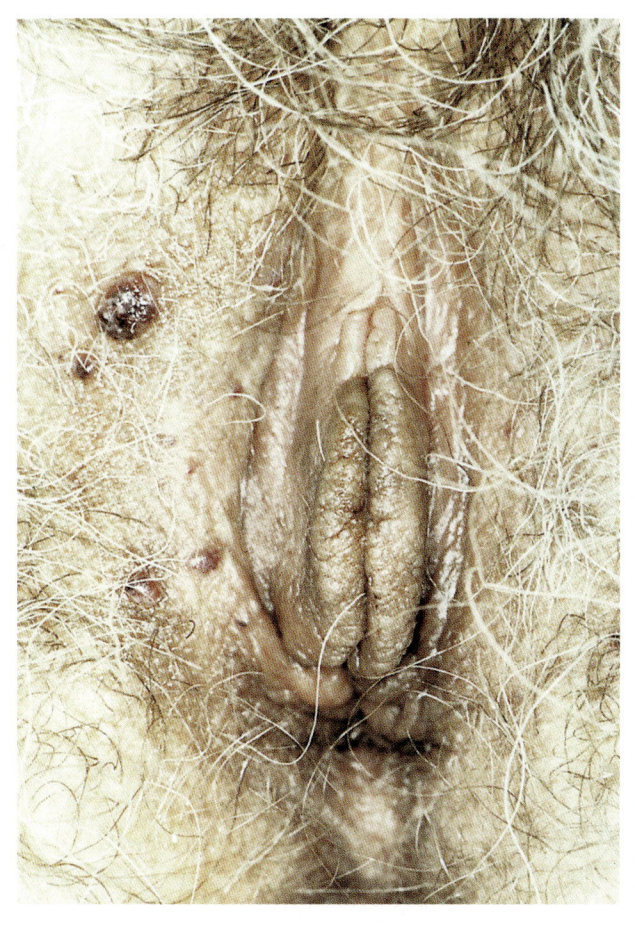

**Figura 5.2.** Múltiplos angioceratomas em uma mulher com α-galactosidase de leucócitos de 36 nM/h/mg (normal de 50 a 80). O diagnóstico de doença de Fabry foi feito e as lesões foram retiradas por *laser*.

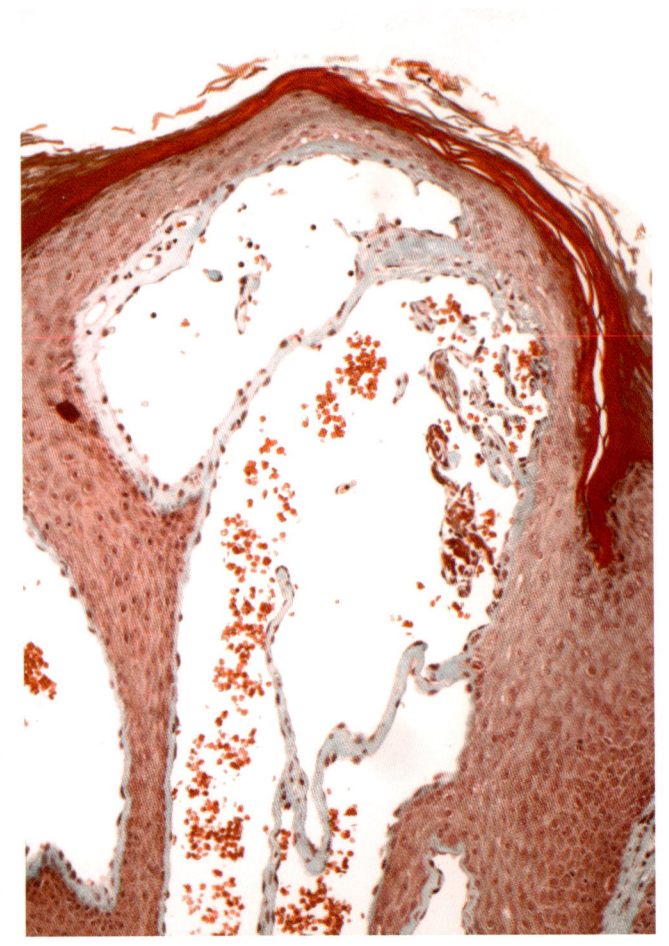

**Figura 5.3.** Angioceratoma. Vasos repletos de sangue, proeminentemente dilatados, estão presentes imediatamente abaixo do epitélio e acima da derme. O epitélio sobrejacente tem cones epidérmicos acentuadamente alongados, que são imediatamente adjacentes aos canais vasculares dilatados.

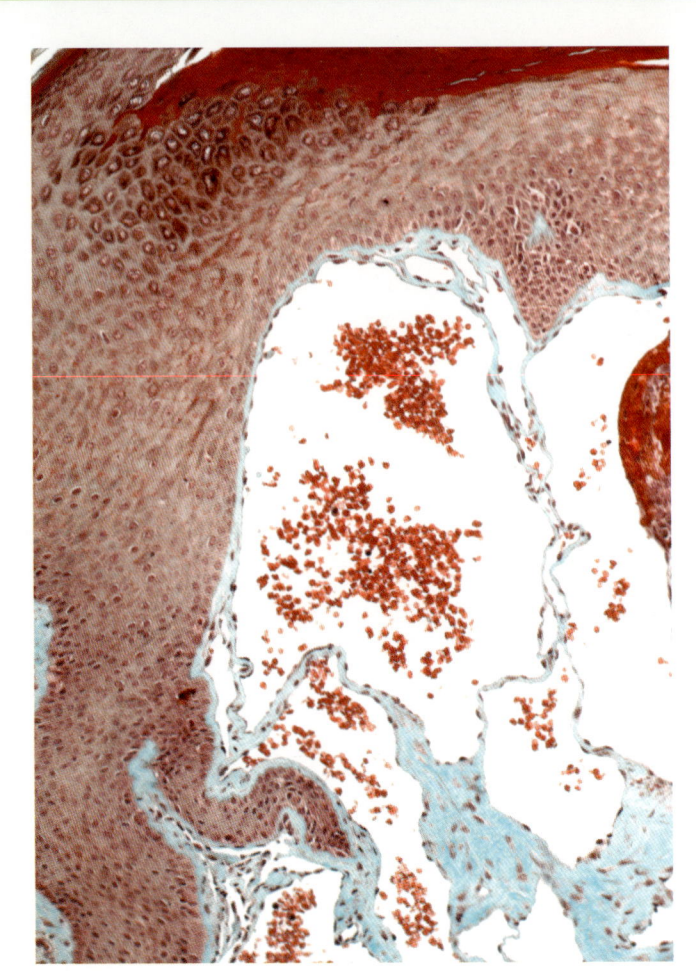

**Figura 5.4.** Angioceratoma. A proximidade imediata do endotélio vascular ao epitélio sobrejacente é evidente.

## DEFINIÇÃO

Angioceratoma é uma lesão papulosa vascular benigna contendo vasos sanguíneos dérmicos subepiteliais dilatados que se encostam à camada epitelial basal.

## CARACTERÍSTICAS GERAIS

A etiologia destas lesões vasculares é desconhecida. Embora elas sejam frequentemente vistas em clínicas ginecológicas, sua verdadeira incidência na população geral é ignorada.

## APRESENTAÇÃO CLÍNICA

A paciente com um angioceratoma geralmente será assintomática e em idade reprodutiva. A lesão é usualmente observada no exame pélvico de rotina como uma pequena lesão papulosa de 2 a 5 mm. Ela é, muitas vezes, múltipla e, geralmente, acomete apenas a vulva. Raramente, um angioceratoma pode ulcerar e tornar-se sangrante, como ocorre quando o clitóris é acometido. A menos que a lesão esteja irritada, um angioceratoma não será sensível. A cor varia do negro ao vermelho escuro e à tonalidade púrpura. Múltiplos angioceratomas podem ser notados em pacientes com doença de Fabry, uma doença recessiva ligada ao cromossomo X, associada a deficiência de α-galactosidase A, resultando na deposição de glicoesfingolipídeos no interior de numerosos tecidos do corpo. Esta doença pode ser observada em mulheres heterozigotas. As heterozigotas geralmente não apresentam uma forma grave da doença; contudo, podem ter envolvimento renal resultante em proteinúria, acometimento de córnea levando a opacidades corneanas, envolvimento neurológico resultando em parestesias, e dermatológico ocasionando angioceratomas.

## ACHADOS MICROSCÓPICOS

Angioceratomas são considerados variantes de hemangiomas. Eles são caracterizados por proeminentes canais vasculares repletos de sangue, constituídos por células endoteliais em disposição linear, imediatamente abaixo da membrana basal do epitélio sobrejacente e separados pelos cones epiteliais. Esses cones resultam do crescimento do epitélio sobrejacente em direção ao conjuntivo e formam bandas e cordões epiteliais que separam os canais vasculares, que ocasionam a aparência multilocular, lobulada. O epitélio de superfície usualmente tem algum grau de acantose e papilomatose, bem como de hiperceratose. Um infiltrado inflamatório crônico leve pode ser visto na derme abaixo dos canais vasculares.

## ESTUDOS COMPLEMENTARES

Rastreio para doença de Fabry deve ser considerado em paciente com múltiplos angioceratomas na vulva. Ele é realizado pela análise da atividade de α-galactosidase nos leucócitos sanguíneos. Se a atividade de α-galactosidase for subnormal, a paciente deve ser aconselhada a respeito de seu estado de heterozigose para doença de Fabry e os membros familiares, rastreados apropriadamente.

## COMPORTAMENTO CLÍNICO E TRATAMENTO

O tratamento para angioceratomas é justificável em pacientes sintomáticas. De outra forma, podem ser observados sem intervenção. O diagnóstico deve ser confirmado por histopatologia antes que os procedimentos ablativos sejam realizados, porque nevos, lesões melanocíticas, sarcoma de Kaposi e outras lesões vasculares neoplásicas também podem apresentar-se como lesões hiperpigmentadas papulosas na vulva. A excisão é facilmente realizada em ambulatório. Normalmente, não é necessário levar essas pacientes ao centro cirúrgico; contudo, múltiplas lesões que requeiram numerosas incisões ou ablação a *laser* necessitarão de anestesia em centro cirúrgico. Os angioceratomas tendem a recidivar e a paciente deve ser advertida quanto a isto. Conforme recidivem e tornem-se sintomáticos, eles podem ser removidos individualmente no consultório. As excisões não precisam ser profundas porque esses vasos dérmicos não estão situados na profundidade. O sangramento advindo de sua remoção é usualmente mínimo. Pode-se deixar a pele cicatrizar por 2ª intenção nas lesões pequenas, ou aproximar-se com um único ponto de material de sutura apropriado após a excisão de lesões maiores.

## OPÇÕES TERAPÊUTICAS PROGRESSIVAS

Opções terapêuticas progressivas são as seguintes:

1. Após confirmar o diagnóstico com biópsia, as lesões assintomáticas podem ser acompanhadas.
2. Lesões sintomáticas podem ser excisadas. Lesões múltiplas podem ser tratadas com crioterapia ou por ablação por *laser*.

## MOLUSCO CONTAGIOSO (Figuras 5.5 a 5.7)

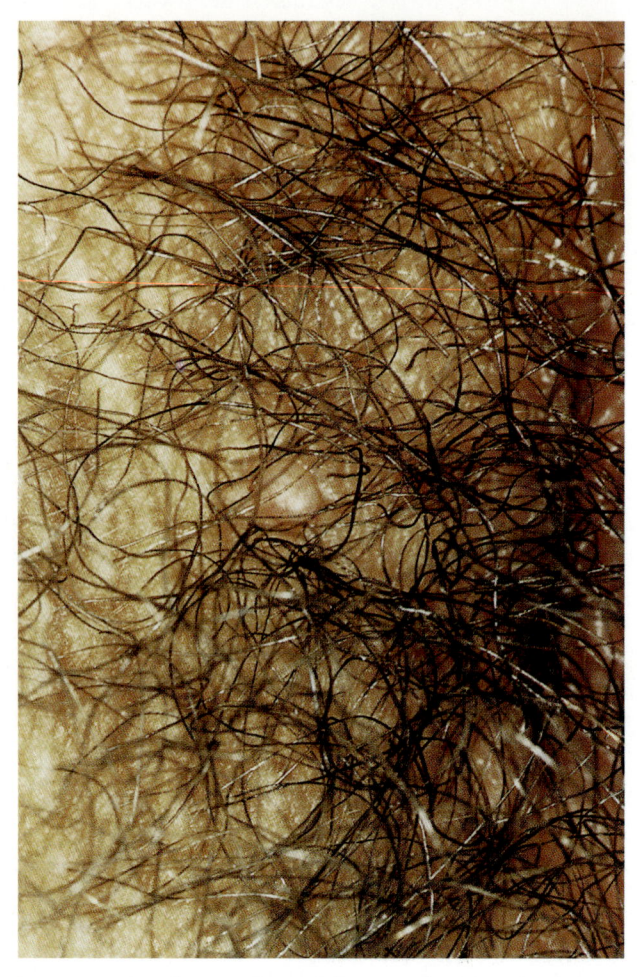

**Figura 5.5.** Lesão papulosa típica notada como molusco contagioso.

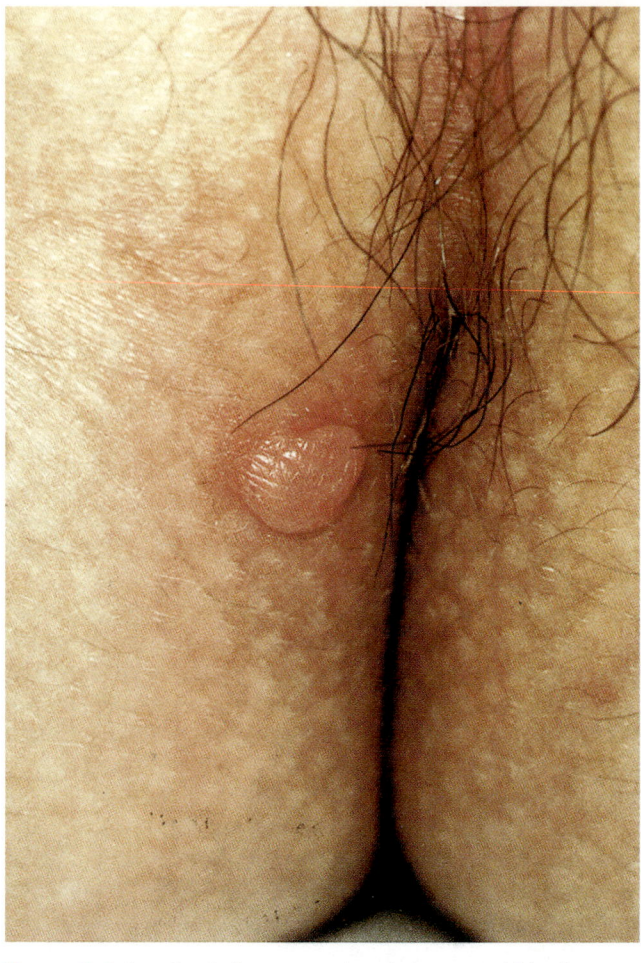

**Figura 5.6.** Lesão de base ampla atípica com biópsia confirmatória do diagnóstico de molusco contagioso.

### DEFINIÇÃO

Molusco contagioso é a infecção por um vírus DNA, poxvírus, que resulta na formação de lesões cutâneas papulosas, centralmente umbilicadas. O período de incubação é de 14 a 50 dias. Historicamente, a doença tem sido comum em crianças na fase de amamentação, frequentemente como lesões periorais secundárias a infecção por lesões nas mamas maternas. Tem aumentado a frequência em pacientes de clínicas ginecológicas e em pacientes imunossuprimidos.

### APRESENTAÇÃO CLÍNICA

Muitos pacientes com molusco contagioso estarão cientes das lesões vulvares ou perianais que tenham resultado de contato sexual ou autoinoculação de sítios distantes da vulva. A paciente sintomática apresenta-se para a avaliação de lesões papulosas pequenas e macias, que variam de 3 a 6 mm de diâmetro. As pápulas têm tipicamente umbilicação central ou deprimida. As lesões são geralmente múltiplas, embora isoladas uma da outra. Raramente, a pápula pode ser grande e pedunculada, sem umbilicação central. Ocasionalmente, elas se agrupam e formam uma placa composta por múltiplas (aproximadamente 100) lesões. As lesões vulvares são usualmente assintomáticas, a menos que, secundariamente, infectadas. Elas são comumente notadas pela paciente no autoexame. A paciente pode expressar preocupação em ter uma doença venérea, como condiloma acuminado, e requerer avaliação e terapia.

### DIAGNÓSTICO

O diagnóstico é suspeitado imediatamente na observação da clássica lesão ou lesões. O diagnóstico não requer histopatologia. Pressão na pápula resultará em extravasamento

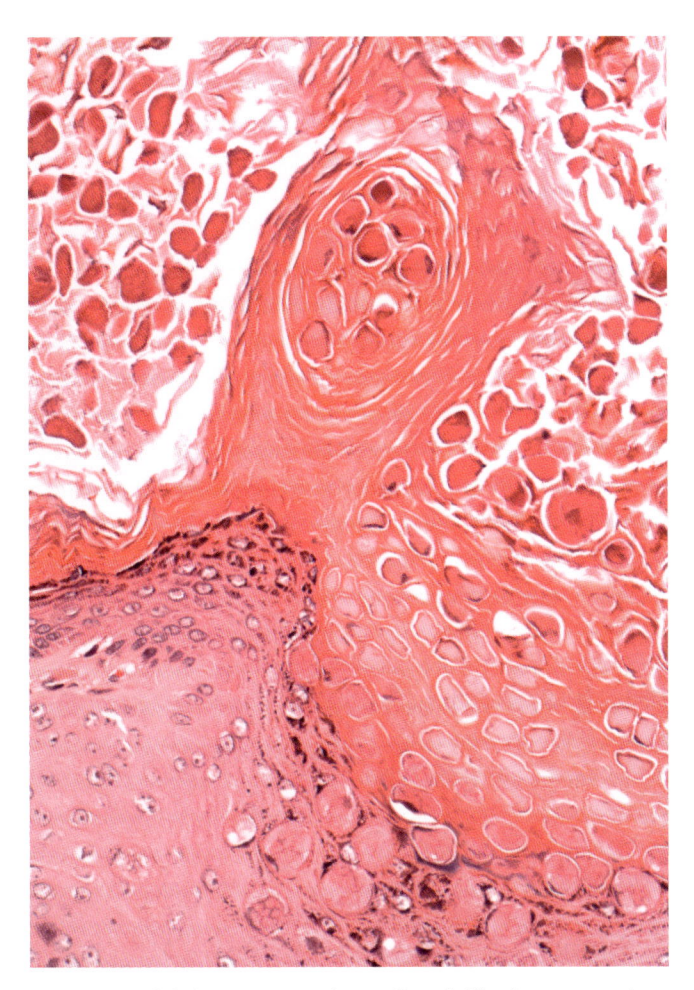

**Figura 5.7.** Molusco contagioso. O epitélio é espessado e as "rolhas" de ceratina sobrejacentes contêm muitos ceratinócitos com proeminentes inclusões citoplasmáticas ricas em vírus (corpos de molusco).

do núcleo central, que é característico de molusco contagioso. O preparo de uma amostra citológica, com fixação e coloração como um teste de Papanicolaou para exame microscópico é valioso em mostrar os corpúsculos diagnósticos de Henderson-Paterson (corpúsculos do molusco). Excisão da pápula para exame histopatológico pode ser requerida se o diagnóstico não puder ser estabelecido de outra forma, por exemplo, uma pápula pedunculada grande que pode parecer um acrocórdone ou nevo. Pacientes imunossuprimidos podem estar sob maior risco de adquirir esta infecção viral; dessa forma, pacientes com molusco contagioso devem ser consideradas candidatas à testagem do vírus da imunodeficiência humana (HIV).

## ACHADOS MICROSCÓPICOS

O exame histológico de uma lesão recente usualmente demonstrará acantose acentuada e inclusões intracitoplasmáticas virais características (corpúsculos de Henderson-Paterson). Com o tempo, a célula infectada evolui para a lise. A depressão central, relacionada com esta lise celular, é observada histologicamente se a lesão é dividida em partes iguais. Proliferação endotelial com inflamação perivascular pode estar presente.

Geralmente não são realizadas biópsias por molusco contagioso. A amostra citológica do conteúdo extraído de uma lesão de molusco demonstra células epiteliais com inclusões intracitoplasmáticas características (corpúsculos do molusco). A inclusão citoplasmática é usualmente eosinofílica, mas pode ser basofílica em lesões mais antigas. As inclusões ricas em vírus são liberadas com a morte da célula epitelial.

Secções da lesão, em ângulos retos com o epitélio e através da depressão central da superfície, demonstram que ela é completamente intraepitelial com acantose proeminente ao redor do núcleo central. O núcleo mantém as células epiteliais que contêm corpúsculos de molusco. O núcleo contendo ceratinócitos degenerados e infectados, comunica-se com a superfície através do epitélio deprimido. Um infiltrado de células inflamatórias está presente na derme superficial com usual extensão perivascular. É evidente a proliferação de células endoteliais nas áreas envolvidas.

## ESTUDOS COMPLEMENTARES

Pacientes imunossuprimidas podem estar sob maior risco de adquirir esta infecção viral; dessa forma, pacientes com lesões extensas de molusco contagioso devem ser consideradas candidatas à testagem para HIV.

## TRATAMENTO

Tradicionalmente, tem-se deixado o molusco contagioso regredir em crianças pequenas, sem intervenção. As lesões frequentemente se resolverão, embora o processo possa levar muitos meses. Esta conduta provavelmente tem sido secundária à relutância em realizar a retirada dolorosa das pápulas em crianças pequenas. Os adultos com molusco contagioso serão relutantes em seguir um programa de observação. Como o próprio nome implica, as lesões são contagiosas e, de forma usual, facilmente retiradas. As lesões podem ser curetadas tanto com uma cureta pequena, como com o bisel de uma agulha (18 G). A anestesia local normalmente não é requerida. O sangramento da base da lesão pode ser facilmente controlado com solução de Monsel ou nitrato de prata. A paciente deve ser advertida do possível desenvolvimento de cicatriz e hiperpigmentação após a retirada e a cauterização química. A destruição química das pápulas pode ser conseguida com aplicações de ácido tricloroacético (TCA) a intervalos de 1 a 2 semanas. Alternativamente, as lesões podem ser destruídas com crioterapia ou aplicação de nitrogênio líquido. Aplicadores de ponteira muito fina são requeridos para minimizar a destruição lateral do tecido. Dessecação elétrica também é uma alternativa; contudo, será dolorosa. Terapia com *laser* pode ser utilizada, mas cicatriz extensa pode levar a resultado cosmético insatisfatório e a paciente deve ser advertida para tal. Lesões de molusco contagioso atípicas, grandes e pedunculadas irão requerer excisão tangencial sob anestesia local com finalidade diagnóstica e consequente sucesso terapêutico.

## OPÇÕES TERAPÊUTICAS PROGRESSIVAS

As opções terapêuticas progressivas são as seguintes:

1. Retirada por curetagem e aplicação de agentes químicos de cauterização na base da pápula (nitrato de prata ou solução de Monsel).
2. Aplicação de ácido tricloroacético com intervalos de 1 a 2 semanas.
3. Crioterapia ou aplicação de nitrogênio líquido na pápula com aplicadores de ponteira fina.
4. Terapia com *laser* (advertindo a paciente do potencial de formação de cicatriz).
5. Excisão de lesões grandes para diagnóstico e tratamento.

## NEVOS (Figuras 5.8 a 5.15)

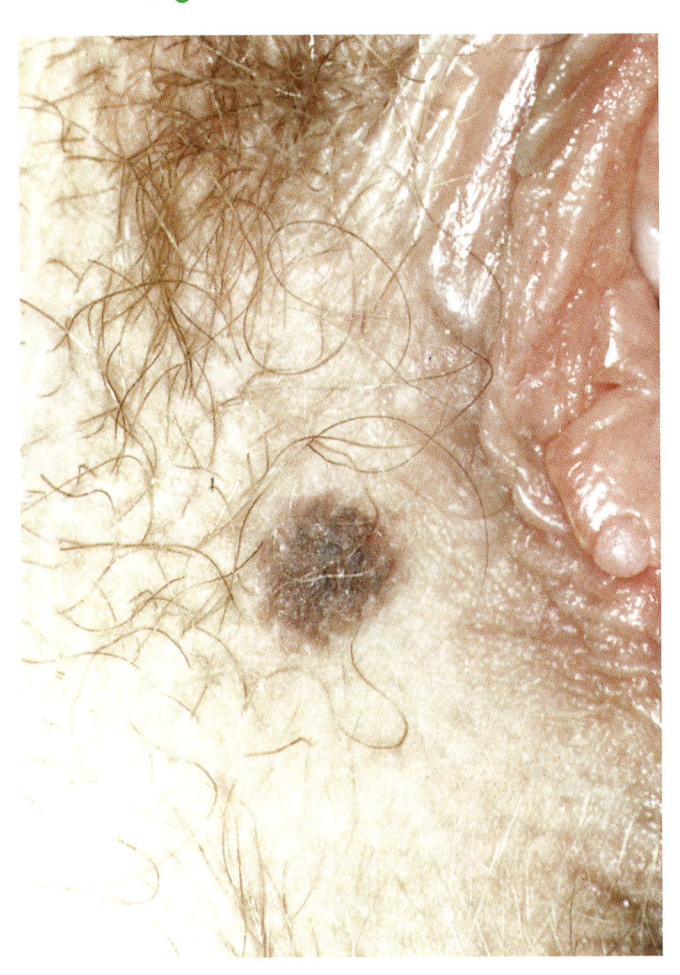

**Figura 5.8.** Nevo variegado, irregular em mulher de 20 anos. A lesão foi excisada e a histologia consistente com nevo composto.

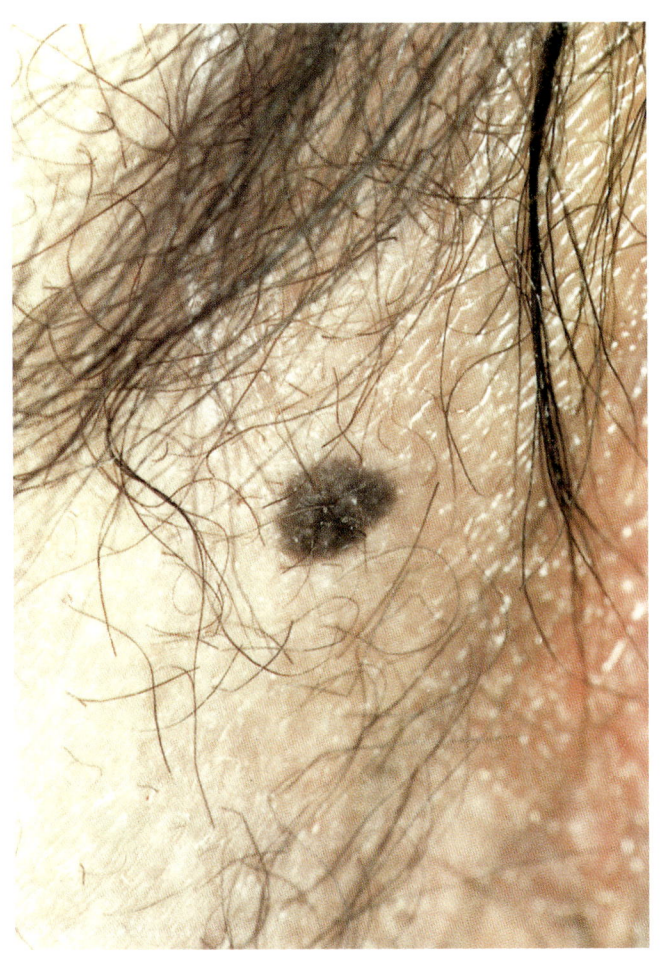

**Figura 5.9.** Nevo homogêneo, melanótico que se acreditava clinicamente ser composto.
A histologia foi consistente com nevo intradérmico.

### DEFINIÇÃO

Nevos são tumores benignos de pele formados por agrupamentos de células neurais benignas derivadas da crista neural, situados na derme e na epiderme.

### APRESENTAÇÃO CLÍNICA

Os nevos são encontrados na grande maioria da população, mas não são comuns na pele vulvar.

### APRESENTAÇÃO CLÍNICA

Os nevos observados ao nascimento são denominados nevos congênitos e são encontrados em aproximadamente 10% dos recém-nascidos. Estes nevos são usualmente menores que 4 mm no seu maior diâmetro horizontal. Nevos congênitos grandes, incluindo o nevo melanocítico gigante (20 cm ou diâmetro maior) (tipo vestimenta), são relativamente raros, mas acarretam um risco aumentado de melanoma maligno em indivíduos pré-púberes. Os nevos melanocíticos usualmente não estão presentes ao nascimento, mas se desenvolvem ao longo dos anos subsequentes, frequentemente durante a adolescência. As áreas fotoexpostas do corpo têm uma maior incidência de nevos.

Os nevos melanocíticos vulvares podem ser juncionais, compostos ou intradérmicos e estes 3 tipos ocorrem com distribuição aproximadamente igual na vulva. Os nevos melanocíticos vulvares são usualmente bem circunscritos, uniformemente pigmentados e menores que 10 mm em diâmetro. A maioria dos nevos melanocíticos origina-se como juncionais ou nevos achatados com mínima elevação acima da superfície cutânea. O contorno é liso e regular. As margens são bem demarcadas. A cor é uniformemente

CAPÍTULO 5: Pápulas

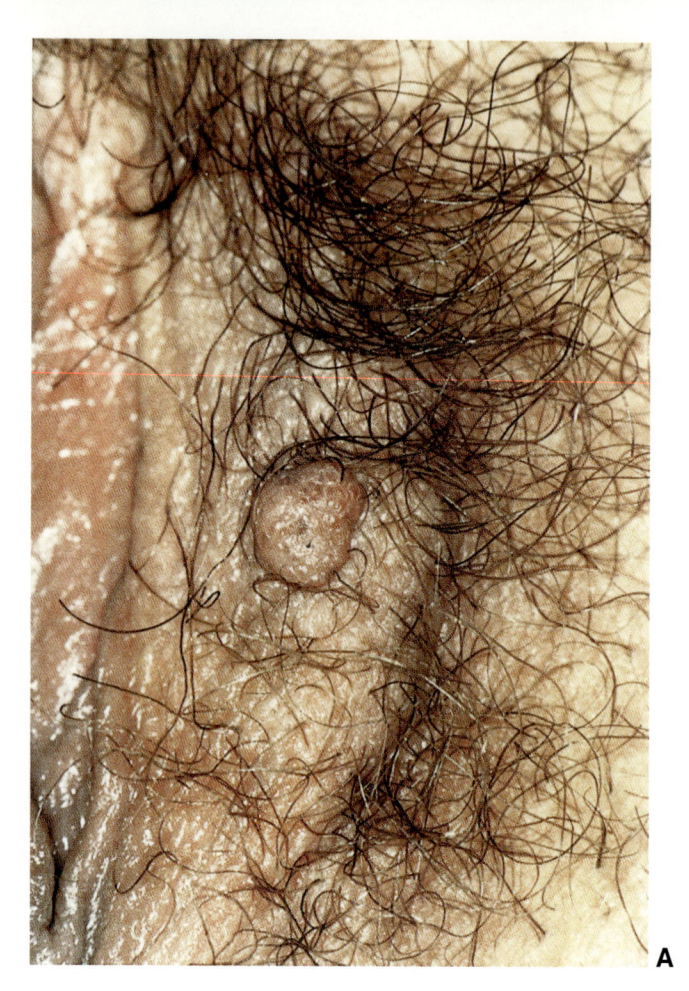

**Figura 5.10. A:** Nevo homogêneo, elevado, sugestivo de nevo intradérmico; contudo, o diagnóstico histológico foi de nevo composto. **B:** Nevo intradérmico demonstrando grupos de células névicas regulares, relativamente pequenas na derme superficial, sem envolvimento da epiderme ou da área juncional dermoepidérmica. (Cortesia de JM Magill, Jr., MD, Gainesville, FL.)

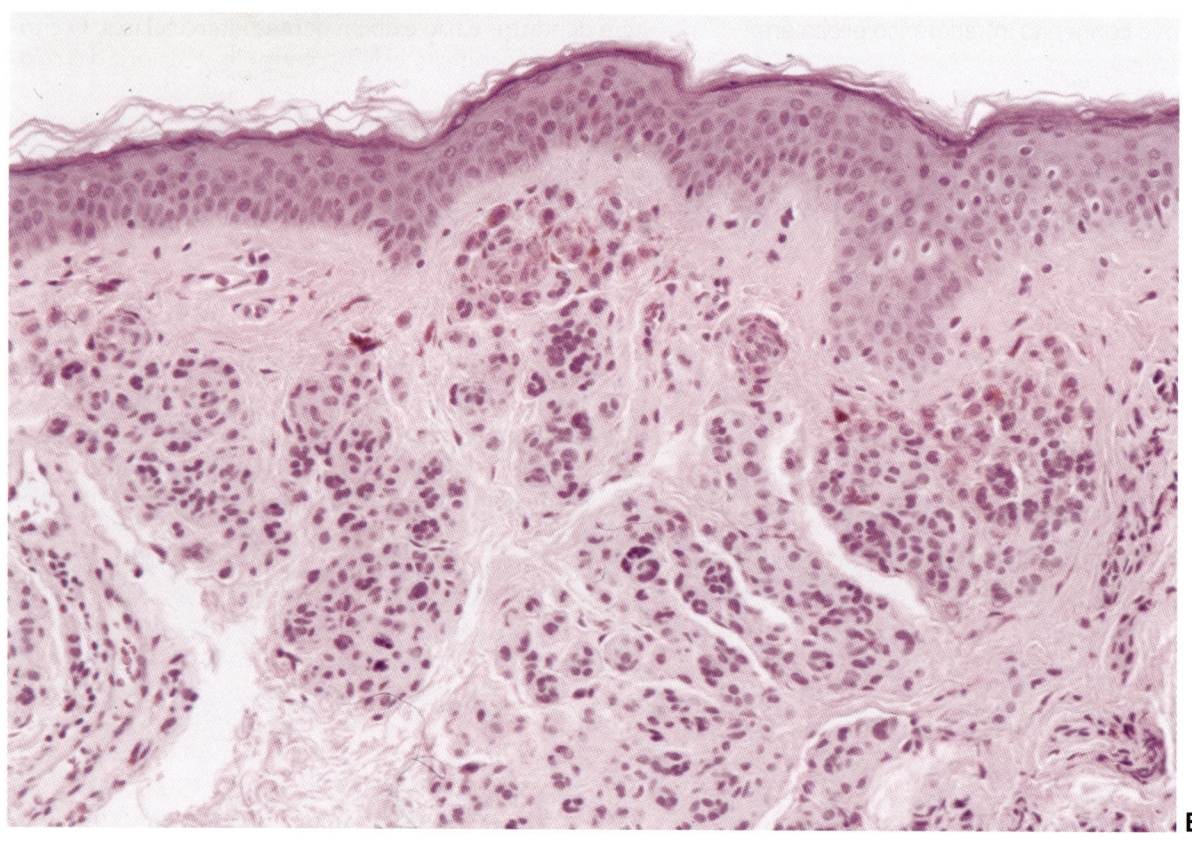

sico, a excisão diagnóstica para a avaliação histopatológica é usualmente realizada.

O diagnóstico do nevo melanocítico é geralmente suspeitado ao exame visual. O nevo juncional será plano ou levemente elevado, o nevo composto será mais papuloso e o nevo intradérmico pode ser papuloso, polipoide ou pedunculado. Pelo fato de o melanoma poder também se apresentar levemente elevado, papuloso ou polipoide, existe sempre a inquietude de se estar lidando com um possível melanoma da vulva. Os melanomas terão contornos irregulares, com margens pobremente definidas. Existirão variações de cor significativas nas lesões de melanoma. Estas características físicas apontarão para uma biópsia, preferencialmente excisional, para afastar o diagnóstico de melanoma. Por muitas vezes existir incerteza no diagnóstico clínico, muitas lesões hiperpigmentadas da vulva, especialmente aquelas que são elevadas e com dimensão maior ou igual a 5 mm, devem ser excisadas, se possível; uma biópsia deve ser obtida se a lesão for muito grande na excisão primária, para a avaliação histopatológica. Para melhorar a inspeção visual do clínico, uma luz em anel ou colposcópio podem ser utilizados a fim de magnificar o nevo para maior definição das características da lesão.

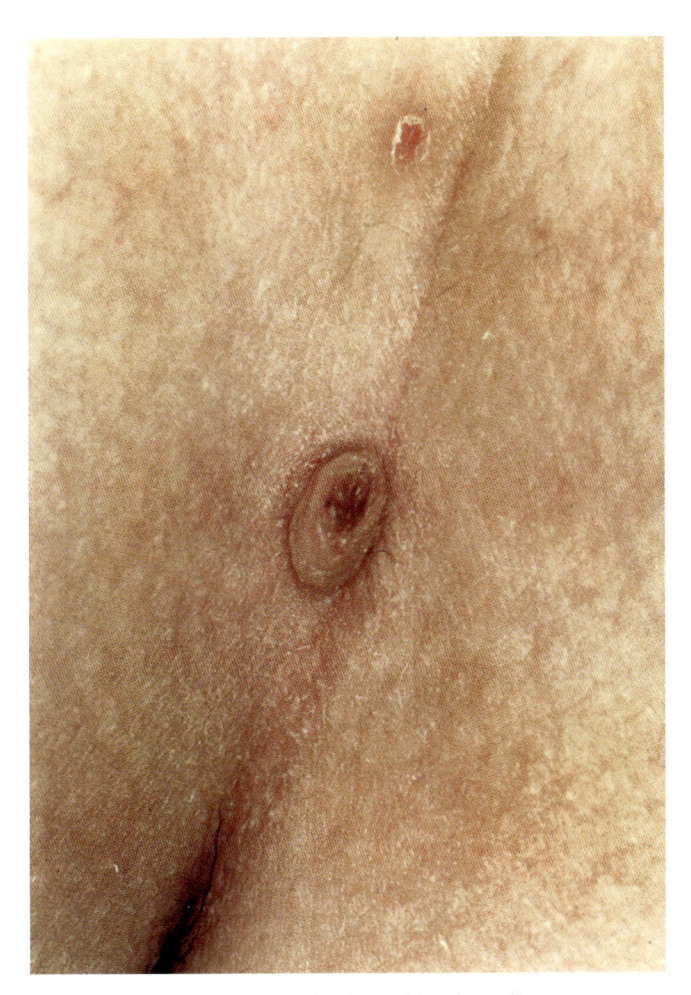

**Figura 5.11.** Nevo congênito intradérmico piloso em paciente de 35 anos.

## ACHADOS MICROSCÓPICOS

Nevos melanocíticos são compostos por células névicas, que são ligeiramente maiores que os melanócitos e têm núcleo redondo ou oval e citoplasma pequeno. Elas não têm dendritos e não exibem pontes intercelulares. O citoplasma pode conter melanina; contudo, a maioria das células tem um citoplasma relativamente claro.

Nevos vulvares podem ser classificados de acordo com a localização das células névicas. Os nevos juncionais são constituídos por este tipo celular que está agrupado na junção dermoepidérmica, formando um "ninho de células". Nevo juncional puro é raro na vulva e é considerado a forma mais nova no desenvolvimento do nevo. À medida que os nevos amadurecem, a membrana basal epidérmica regride sobre o nevo e o colágeno dérmico, fibras elásticas e o retículo envolvem-no, o que inicialmente resulta no nevo estar tanto na derme quanto na epiderme. Estes nevos são classificados como nevos compostos. Nevos mais maduros estarão completamente no interior da derme e são classificados como intradérmicos. A maioria dos nevos excisados da vulva é composto ou intraepidérmico.

## NEVOS VULVARES ATÍPICOS

Uma percentagem pequena de nevos vulvares tem leve atipia celular no componente juncional e têm sido referidos como nevos vulvares atípicos. O nevo vulvar atípico é usualmente inferior a 5 mm em seu maior diâmetro horizontal e é tipicamente encontrado em mulheres jovens

acastanhada (variando do marrom claro ao escuro ou negro). Nevos juncionais têm células névicas na junção dermoepidérmica. À medida que o nevo envelhece, as células névicas migrarão para o interior da derme superior; a elevação do epitélio suprajacente resulta na formação de uma lesão papulosa. Como no nevo juncional, o nevo composto é demarcado com bordas regulares e sua cor é uniforme. À medida que esta lesão envelhece, as células névicas estarão predominantemente localizadas na derme, formando um nevo intradérmico. O nevo intradérmico pode parecer pedunculado ou polipoide.

Pacientes com nevos vulvares mais frequentemente se queixam de sintomas associados a nevos compostos e intradérmicos. Estes nevos são facilmente palpáveis e podem tornar-se irritados. O nevo juncional é raramente observado pela própria paciente, a não ser que ela o visualize durante autoexame. Mais comumente o nevo juncional é observado por um médico durante o exame de rotina. Quando existe a preocupação de que a lesão em questão seja um melanoma ou outro processo neoplásico ou pré-neoplá-

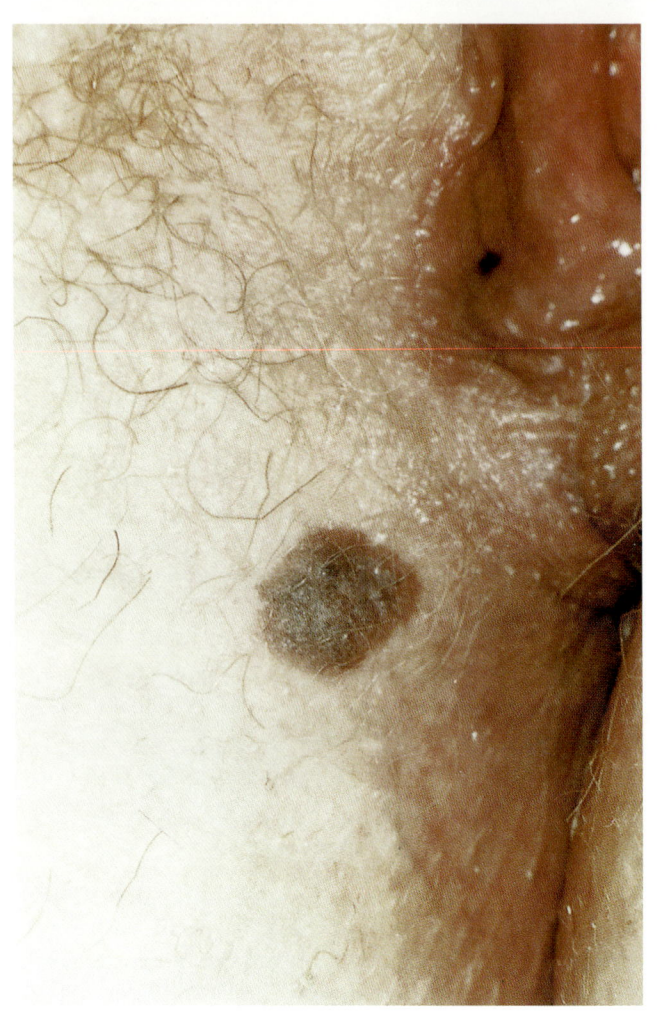

**Figura 5.12.** Nevo vulvar atípico em paciente adolescente.

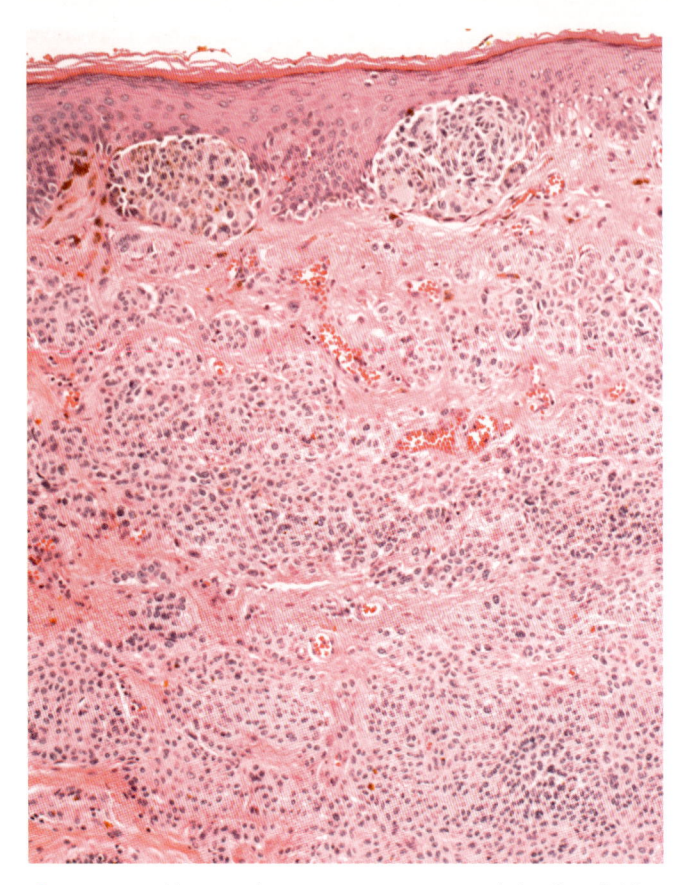

**Figura 5.13.** Nevo vulvar composto com atipia. O epitélio sobrejacente é levemente adelgaçado, com proeminentes cones epidérmicos. Ninhos de células nevomelanocíticas estão na junção epidérmica e praticamente preenchem a derme papilar. Na derme mais profunda, ninhos bem definidos de células nevomelanocíticas maduras são identificados.

entre 20 e 30 anos de idade. Estes nevos geralmente não são considerados displásicos. Ao contrário da síndrome do nevo displásico, nevos vulvares atípicos não estão associados a nevos displásicos em sítios cutâneos extragenitais, como são reconhecidos em mulheres com nevos displásicos.

O nevo vulvar atípico demonstra grande variedade de tamanho dos ninhos melanocíticos juncionais. Eles são tipicamente simétricos nas secções, têm maturação das células nevomelanocíticas na derme, perdem significativamente expansão pagetoide e não têm mitoses no componente nevomelanocítico. Eles não são associados com a síndrome do nevo displásico; contudo, a síndrome deve ser considerada quando tais nevos são identificados. O maior diagnóstico diferencial é distinguir tais nevos compostos atípicos do melanoma maligno. Com o tempo, os nevos podem regredir ou podem resultar em um pólipo fibroepitelial (acrocórdone).

Os nevos vulvares são influenciados por alterações hormonais, eles podem parecer mais ativos ou atípicos durante a gravidez. Como seria de se esperar, alguns nevos são removidos durante a gravidez ou no momento do parto por causa de mudança de cor e tamanho induzida pela gravidez.

## NEVOS DISPLÁSICOS

Os nevos melanocíticos displásicos da vulva também são usualmente encontrados em mulheres jovens em idade reprodutiva; contudo, eles são raros. Os nevos displásicos são tipicamente pigmentados, elevados, com bordas irregulares e maiores que 5 mm em sua dimensão horizontal.

Os achados microscópicos demonstram um nevo grande com características tipo juncional, com células névicas agrupadas em ninhos intraepiteliais e em apêndices cutâneos, com envolvimento dos folículos pilosos e dos ductos das glândulas sudoríparas. As células névicas são grandes e epitelioides ou fusiformes, com pleomorfismo nuclear e

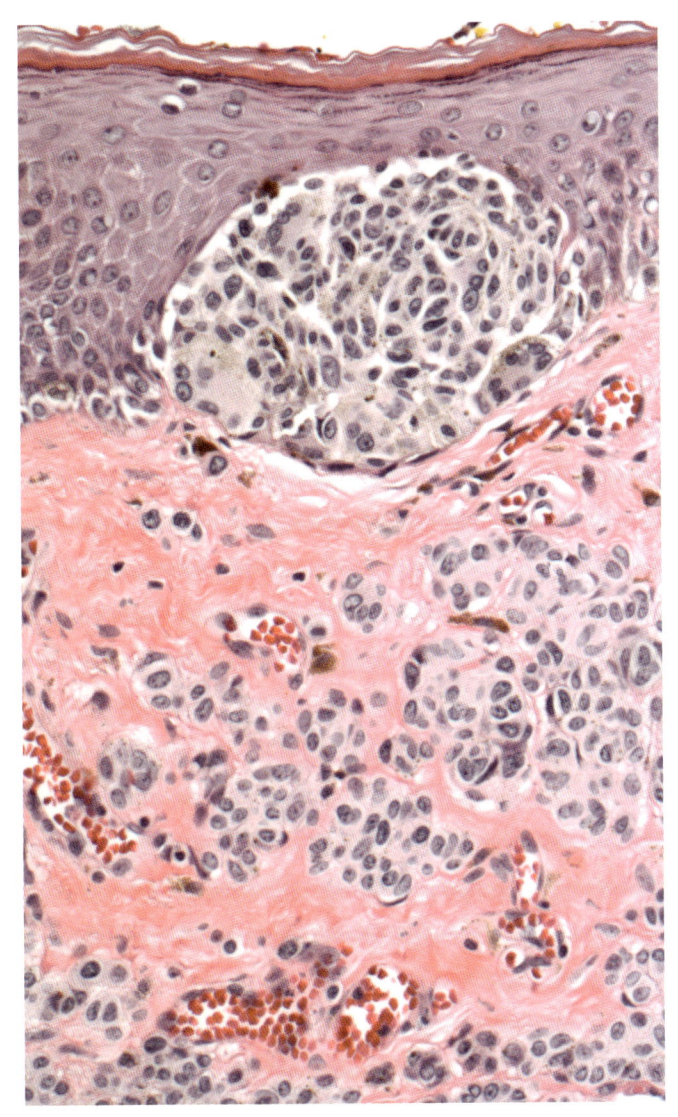

**Figura 5.14.** Nevo composto vulvar com atipia. A área juncional demonstra leve atipia das células nevomelanocíticas juncionais e a perda da disseminação pagetoide destas células no epitélio.

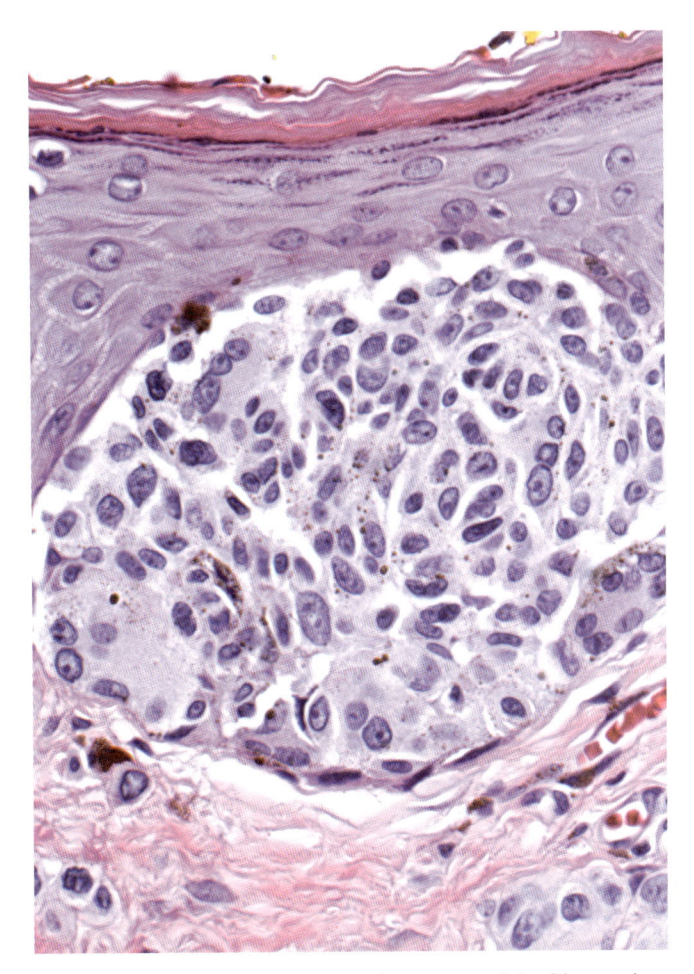

**Figura 5.15.** Nevo composto vulvar com atipia. Um maior aumento ilustra os ninhos de células nevomelanocíticas na área juncional do epitélio. Disseminação intraepitelial pagetoide na epiderme não está identificada. As células névicas mais profundas são menores, têm formato relativamente uniforme e aparência madura comparada com aquelas células da área juncional.

nucléolo proeminente. Estas células são agrupadas em ninhos ou isoladas na derme papilar e reticular. As 3 características seguintes distinguem o nevo displásico do melanoma: (1) crescimento simétrico evidente microscopicamente em toda a espessura das secções do nevo; (2) as células mais atípicas estão nos níveis superficiais do nevo, com células menores e mais uniformes na profundidade do nevo; (3) expansão pagetoide rara de melanócitos isolados, com pequeno ou não envolvimento pagetoide do terço superficial do epitélio.

A síndrome do nevo displásico está associada a nevos displásicos que são tipicamente múltiplos, usualmente excedendo 5 mm em seu maior diâmetro horizontal, e presentes na vulva, no tronco e nas extremidades. A síndrome do nevo displásico está associada a maior risco de melanoma maligno subsequente.

## COMPORTAMENTO CLÍNICO E TRATAMENTO

A vasta maioria dos nevos não requer terapia; contudo, a preocupação com relação ao potencial para malignidade resulta na excisão da maioria dos nevos vulvares. Obviamente, nevos sintomáticos com irritação e sangramento devem ser excisados para terapia e diagnóstico. A paciente idosa que notou ter uma lesão polipoide na vulva presente por muitos anos sem alterações, mais provavelmente tem um nevo intradérmico ou acrocórdone, que pode ser seguido sem excisão. É altamente improvável que esta lesão sofra degeneração maligna em uma paciente de 70 anos que não notou qualquer mudança na mesma ao longo de muitos anos. No outro extremo do espectro de idade está a adolescente que notou uma lesão hiperpigmentada na vulva. Existe a preocupação de que um nevo juncional grande nesta idade possa evoluir para um melanoma ao longo da vida da paciente. Ao se deparar com lesões hiperpigmentadas, elevadas, pedunculadas da vulva, a conduta preferida para lesões menores é a excisão terapêutica e diagnóstica. Uma biópsia pode ser obtida na melanose vulvar e seguida após a confirmação histológica de um diagnóstico de benignidade. Quando for excisar uma lesão vulvar elevada ou hiperpigmentada suspeita, a lesão inteira deve ser removida e a excisão deve estender-se à gordura subcutânea com margens adequadas obtidas para a avaliação histológica.

## OPÇÃO TERAPÊUTICA PROGRESSIVA

A opção terapêutica progressiva é a seguinte:

1. Biópsia excisional para confirmação histológica e remoção terapêutica da lesão hiperpigmentada vulvar.

# MELANOMA MALIGNO   (Figuras 5.16 a 5.20)

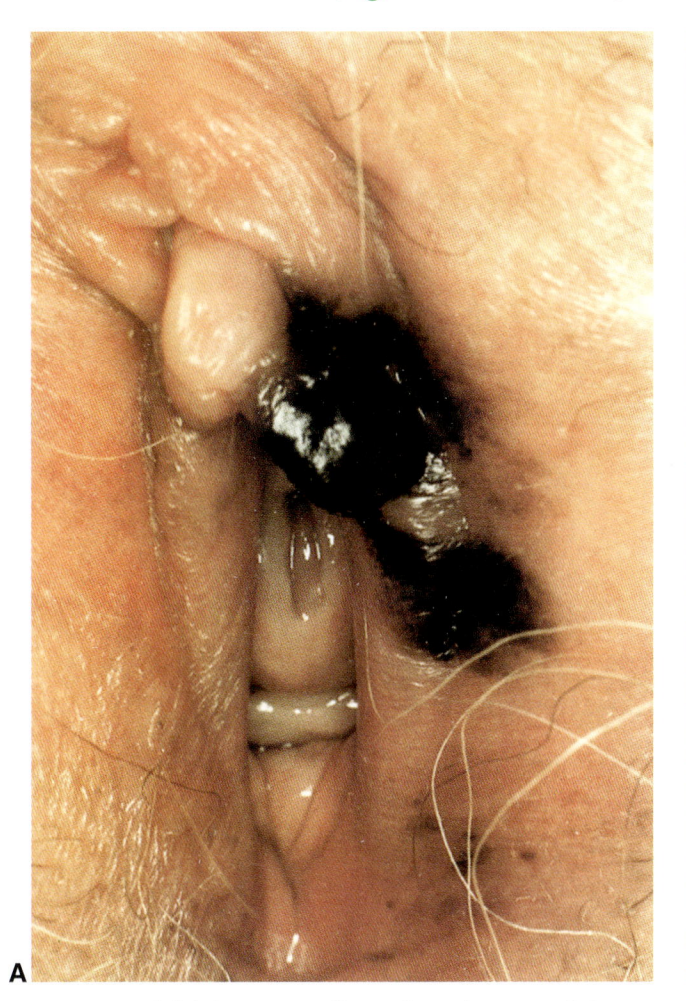

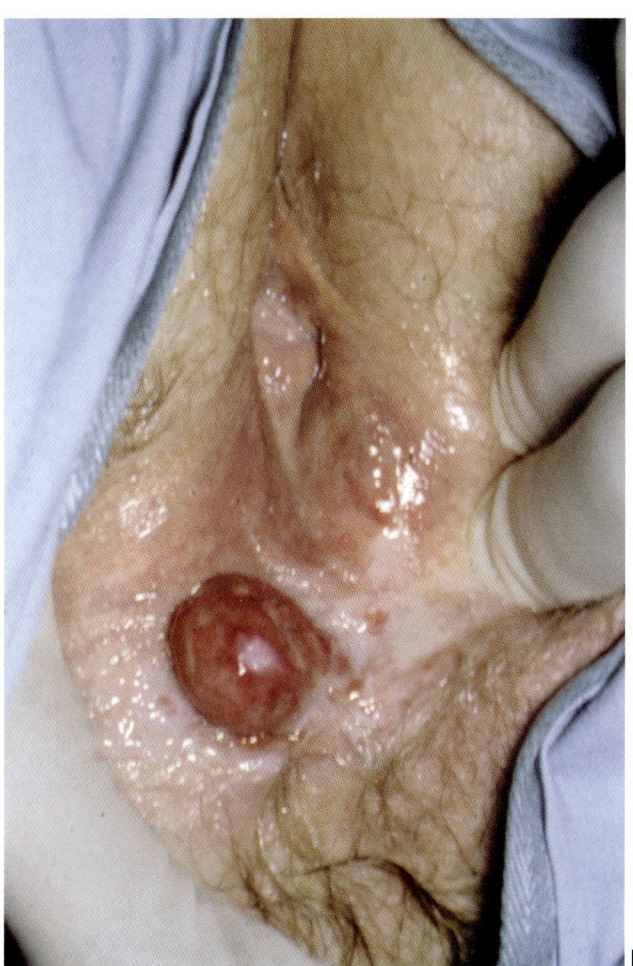

**Figura 5.16. A:** Melanoma maligno. A paciente também possui múltiplas lesões ulceradas nas plantas dos pés. Note a tonalidade escura e as bordas irregulares. (Foto cortesia de FW McLean, MD, Gainesville, FL.). **B:** Melanoma nodular amelanótico vulvar. A pele que recobre o melanoma é hiperemiada e de coloração avermelhada. O melanoma não estava associado a melanoma expansivo superficial. (Foto cortesia de Linda Morgan, MD, Gainesville, FL.).

## DEFINIÇÃO

O termo melanoma é utilizado para denotar o crescimento neoplásico envolvendo a linhagem de células melanocíticas. Embora os melanomas sejam responsáveis por apenas cerca de 10% dos tumores malignos de vulva, eles são a 2ª neoplasia vulvar mais comum. Ocorrendo primariamente em mulheres caucasianas, eles são mais frequentes nos anos pós-menopausa, especialmente na 6ª e 7ª décadas.

## APRESENTAÇÃO CLÍNICA

Melanomas sintomáticos podem estar associados a prurido e dor vulvar, especialmente se ocorreu ulceração. Sangramento também pode ser notado na presença de ulceração. Nodularidade pode ser percebida pela paciente e ela pode apresentar-se para a avaliação de uma massa vulvar. Uma paciente pode notar uma lesão escura na vulva ao fazer um autoexame e apresentar-se para a avaliação, com a preocupação de que seja um melanoma. O médico examinador pode notar epitélio hiperpigmentado no clitóris, prepúcio clitoridiano, lábio menor ou lábio maior. A pigmentação é semelhante à que é descrita em qualquer parte do corpo em associação a melanomas. A cor é frequentemente variegada. Tonalidades mais escuras de marrom a preto estão classicamente associadas a melanoma; contudo, as lesões podem ser vermelhas e até amelanóticas. O contorno é muitas vezes assimétrico, com significativa irregularidade de borda. As 3 classificações de melanoma incluem melanoma expansivo superficial, melanoma nodular e melanoma lentiginoso acral. Melanoma expansivo

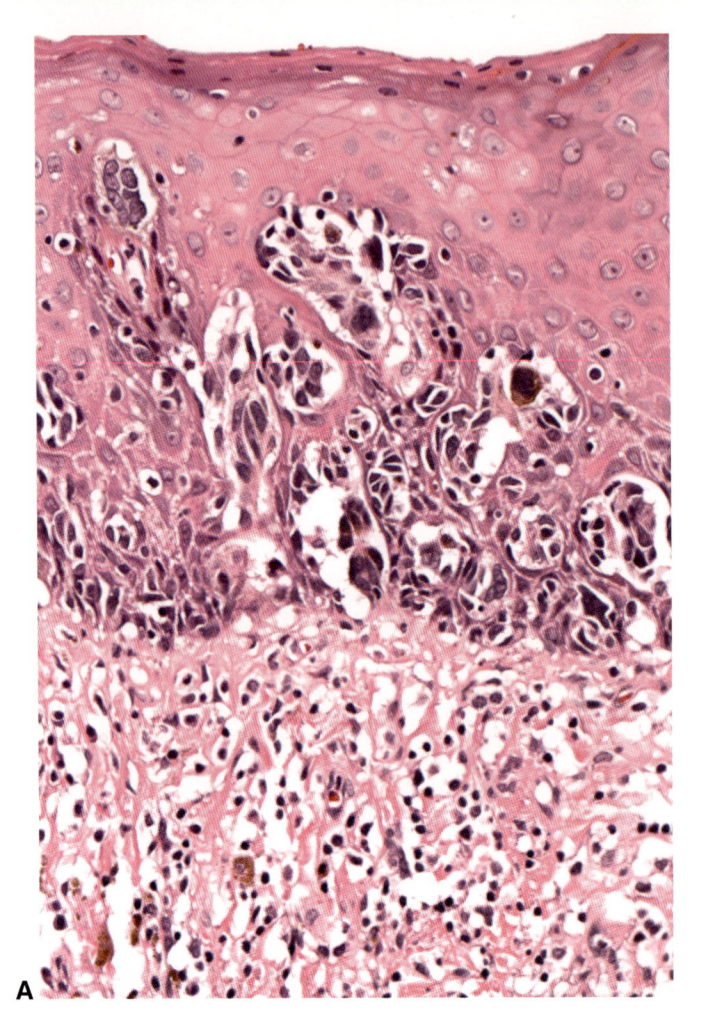

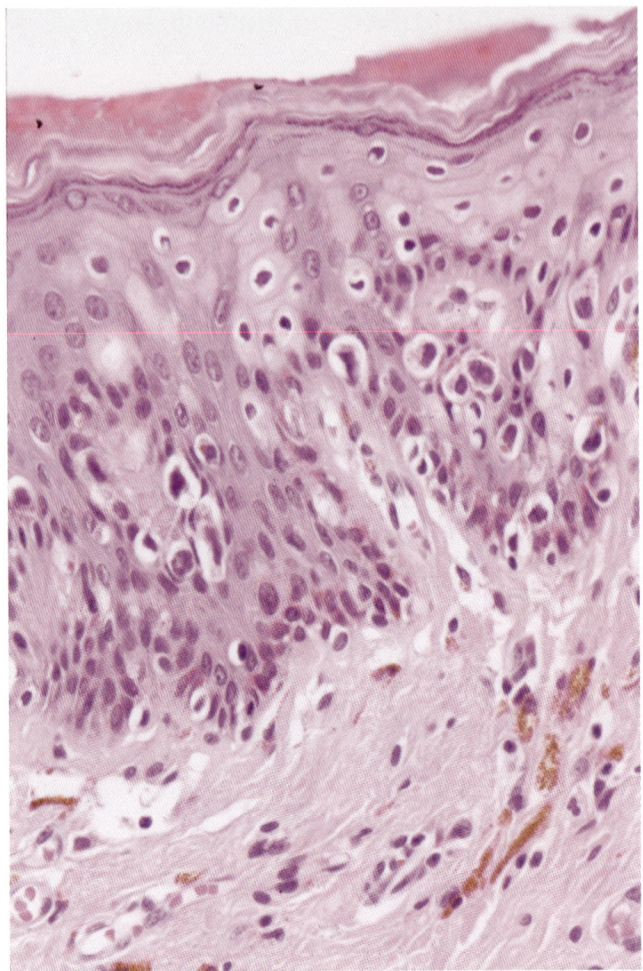

**Figura 5.17. A:** Melanoma maligno expansivo superficial. Ninhos de melanócitos ocupam a derme papilar e obscurecem a junção dermoepidérmica. Os ninhos se estendem na epiderme superior. Expansão pagetoide é evidente no interior do epitélio. **B:** Melanoma maligno expansivo superficial mucoso. As células de melanoma demonstram disseminação pagetoide intraepidérmica, com grupos de células de melanoma reunidos em vários níveis no interior do epitélio. Os núcleos das células de melanoma são maiores que os de ceratinócitos e têm nucléolo proeminente, com alguma atipia celular. A separação das células de melanoma dos ceratinócitos adjacentes, com espaços claros, é um achado comum e útil. **C:** Melanoma mucoso *in situ*. As células de melanoma intraepiteliais estão predominantemente no epitélio basal-parabasal, com disseminação pagetoide. Elas têm pleomorfismo nuclear moderado e, de forma distintiva, é notado o clareamento sobre o citoplasma das células de melanoma maligno. Algumas células inflamatórias e macrófagos carregados de pigmento estão presentes na derme.

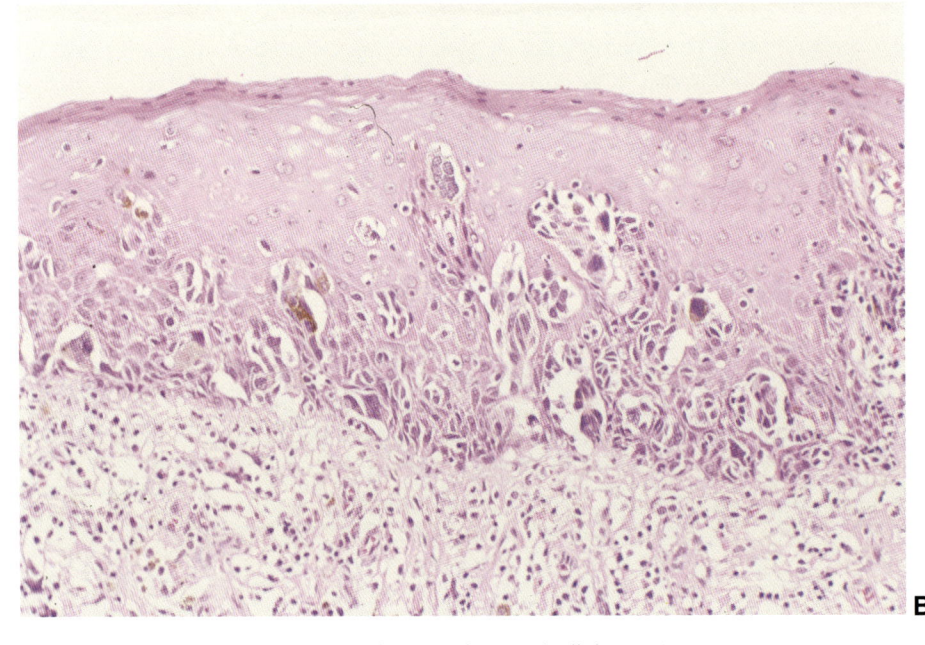

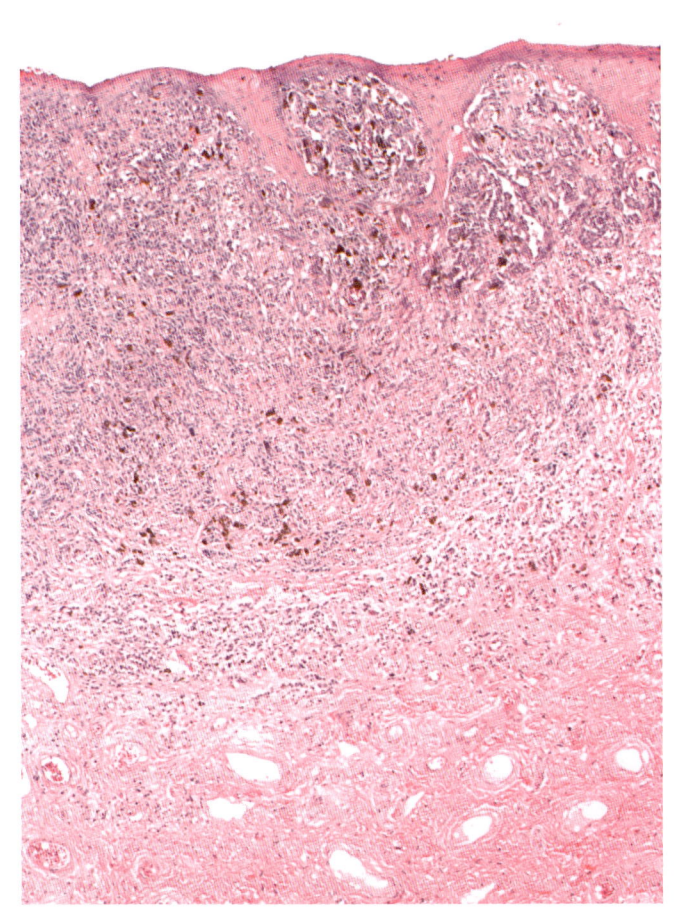

**Figura 5.18.** Melanoma maligno expansivo superficial com crescimento vertical (invasivo). O componente expansivo superficial está presente adjacente ao melanoma invasivo. Pigmento melânico está presente nos componentes expansivo superficial e invasivo. O tumor corroeu o epitélio sobrejacente.

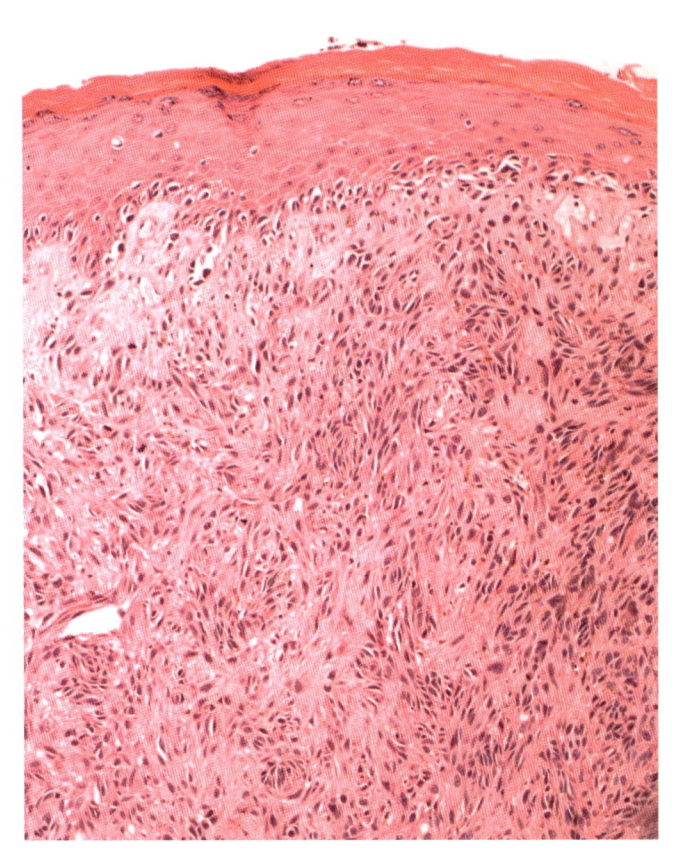

**Figura 5.19.** Melanoma de células tipo bilro. A maioria das células do tumor é alongada e em forma de bilro. Melanina não está presente. O tumor envolve o epitélio sobrejacente.

superficial é mais comumente visto na 4ª e na 5ª décadas e é usualmente associado a uma distribuição de cor variegada, embora possa ser uniformemente escuro. O melanoma nodular tende a ocorrer mais tarde na vida, entre a 5ª e a 6ª década, e é mais comumente elevado, aparecendo como uma lesão papulosa ou polipoide. Raramente, lesões amelanóticas podem parecer um acrocórdone ou um nevo intradérmico. O melanoma lentiginoso acral é mais comumente visto no vestíbulo e tende a ser achatado, ainda que a ulceração possa ser observada em lesões avançadas.

## DIAGNÓSTICO

O diagnóstico de melanoma requer biópsia. Para melanoma expansivo superficial ou melanoma lentiginoso acral, o diagnóstico diferencial também inclui nevo juncional, melanose, lentigo simples, doença de Paget e neoplasia intraepitelial vulvar (NIV). Melanoma nodular deve ser diferenciado de nevo composto, nevo intradérmico, acrocórdone, NIV proliferativa, ceratose seborreica, hemangioma e granuloma piogênico. Lesões menores que possam ser melanomas podem ser excisadas no consultório sob anestesia local, com a tentativa de manter uma margem livre de aproximadamente 10 mm. A biópsia excisional deve ser perpendicular ao plano da fáscia e deve ser transdérmica. A ferida então pode ser aproximada com sutura interrompida. Lesões grandes, espessas não serão cômodas para a excisão no consultório, e uma biópsia incisional deve ser obtida da região mais espessa da lesão e deve estender-se à gordura subdérmica. Não há evidência de que biópsias incisionais afetem adversamente o prognóstico, desde que biópsia excisional adequada seja realizada imediatamente após a confirmação do diagnóstico de melanoma.

## ACHADOS HISTOPATOLÓGICOS

Existem 3 tipos histopatológicos de melanoma vulvar reconhecidos, especificamente: (1) melanoma nodular, (2) melanoma lentiginoso mucoso/acral e (3) melanoma

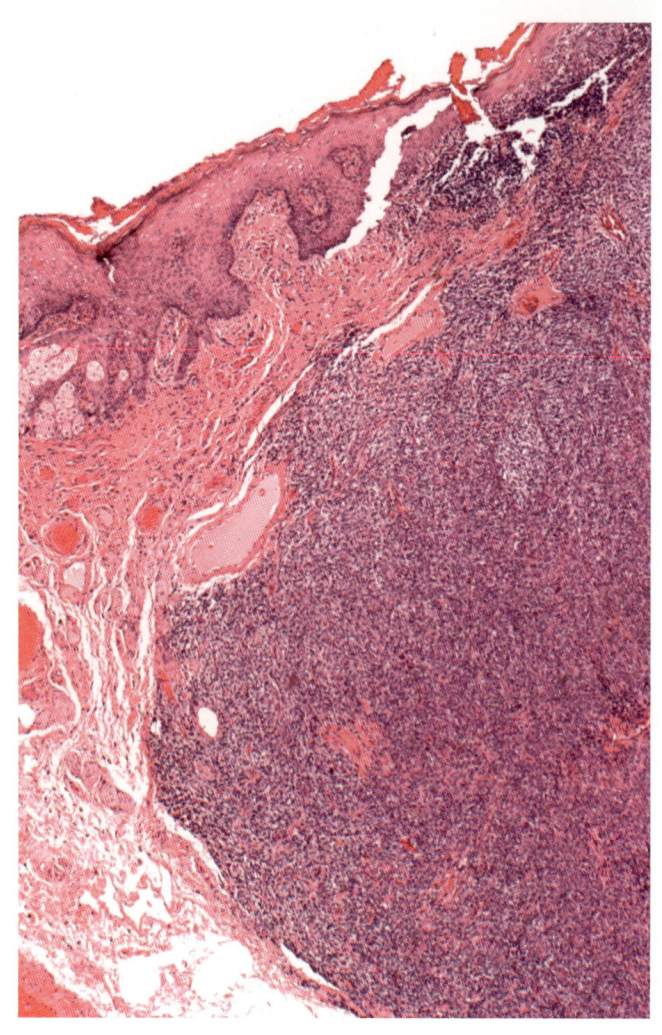

**Figura 5.20.** Melanoma maligno nodular. Este tumor não tem componente expansivo superficial. O tumor envolve o epitélio e infiltra profundamente a derme. As células do tumor são grandes e pleomórficas, com cromatina nuclear vesiculosa e nucléolo proeminente. Algumas das células de melanoma contêm melanina.

sos mucosos e acrais podem ter ou não mínima disseminação pagetoide. Esses melanomas tipicamente têm células tipo bilro juncionais que invadem difusamente a derme adjacente. O componente invasivo tumoral usualmente está associado a resposta dérmica desmoplásica.

Melanomas expansivos superficiais têm um componente intraepitelial e atividade juncional proeminentes com disseminação pagetoide (disseminação de melanócitos malignos em vários níveis do epitélio). O tumor pode ser inteiramente intraepitelial ou ter vários níveis de invasão referidos com crescimento vertical.

O tipo histopatológico do melanoma está de alguma forma relacionado com a sobrevida, já que os melanomas nodulares tendem a ter o pior prognóstico, refletindo o fato de que eles tipicamente são também os melanomas de maior espessura. O prognóstico dos outros 2 tipos estão predominantemente relacionados com a espessura do componente invasivo do melanoma.

Algumas variações na frequência relatada desses tipos de melanoma podem estar relacionadas com as diferenças nos critérios utilizados para a distinção do melanoma expansivo superficial do melanoma nodular. O melanoma expansivo superficial com invasão tumoral vertical para a derme é diferenciado do melanoma nodular pela extensão do crescimento radial (intraepitelial) adjacente do tumor. Melanomas nodulares tipicamente têm crescimento radial mínimo. Se o crescimento radial de um melanoma ou melanócitos atípicos envolver 4 ou mais cones epiteliais adjacentes, o tumor deve ser classificado como melanoma expansivo superficial e não como melanoma nodular.

A espessura do tumor (Breslow, 1975) é um fator prognóstico importante na avaliação do melanoma vulvar e é essencial para direcionar a terapia. A espessura é medida a partir da borda profunda da camada granulosa do epitélio sobrejacente até o ponto mais profundo de invasão. A mensuração é feita com um micrômetro sob exame microscópico. Uma avaliação adicional, o nível de invasão (nível de Clark), define a invasão do tumor em 5 níveis. O melanoma nível I é o melanoma *in situ;* o nível II estende-se para o interior da derme papilar superficial; o nível III expande-se e preenche a derme papilar; o nível IV invade a derme reticular; e o nível V invade além da derme reticular, envolvendo a gordura ou tecidos mais profundos. A presença de linfonodo com metástase e o número de linfonodos com tumor metastático influenciam significativamente a sobrevida.*

expansivo superficial. A frequência relativa desses tipos varia de acordo com o grupo relatado. Até 1/4 dos casos são considerados tipos mistos ou inclassificáveis. O melanoma lentiginoso mucoso e acral conta com mais da metade dos casos na maioria das séries. Melanomas nodulares representam aproximadamente 1/5 dos casos em séries maiores. O melanoma expansivo superficial é o tipo menos comum de melanoma relatado na vulva.

Melanomas nodulares são assim denominados pelo seu distinto crescimento nodular ou polipoide. Eles têm um componente invasivo dérmico proeminente e o mínimo crescimento intraepitelial ou radial. Melanomas lentigino-

## DIAGNÓSTICO DIFERENCIAL

O diagnóstico diferencial principal do melanoma maligno inclui a doença de Paget, a NIV e o nevo displásico. A doença de Paget e a NIV podem ser distinguidas do mela-

---

*Para estadiamento do melanoma da pele veja *The American Joint Commission on Cancer* (AJCC). AJCC Cancer Staging Manual, 6th ed. American Cancer Society. Philadelphia: Lippincott, Williams & Wilkins; 2002.

noma pelo emprego de estudos imuno-histoquímicos (veja a discussão da doença de Paget). Melanomas são tipicamente imunorreativos para a proteína S-100, Melan-A, HMB-45, fator de transcrição de microftalmia e tirosinase, enquanto a doença de Paget e a NIV são negativas. Colorações para melanina não são úteis porque alguns melanomas não contêm melanina e as células de Paget podem conter o pigmento melânico. Os melanomas não contêm citoceratinas CK 7 ou CK 20, CEA ou fluido proteico de doença cística grosseira, que podem ser identificados nas células de Paget. É importante lembrar que quando se confronta com um tumor pouco diferenciado de tipo incerto na vulva, o melanoma deve ser alocado em 1º lugar na lista de diagnóstico diferencial.

## TRATAMENTO

A excisão cirúrgica é o tratamento de escolha para os melanomas. A espessura do melanoma deve influenciar o tipo de excisão e a terapêutica. Melanomas vulvares com espessura de 0,75 mm ou menos podem ser efetivamente tratados com excisão local ampla (vulvectomia profunda parcial) incluindo uma margem cirúrgica profunda e com circunferência de 2 cm. Melanomas com espessura que exceda 0,75 mm até 1 mm ou menos podem ser tratados de forma similar; embora a experiência com melanomas deste tamanho na vulva seja inferior a daqueles com 0,75 mm ou menos. Em ambos os casos, a avaliação de metástase tumoral deve ser realizada nestes pacientes antes do tratamento, para assegurar um adequado estadiamento do tumor. Melanomas com espessura de 1 mm ou menos (classificação de Breslow) (níveis I e II de Clark) são praticamente 100% curáveis por excisão local, conforme descrito.

Melanomas de espessura maior também são tratados por excisão alargada e profunda; contudo, a profundidade da excisão deve ser até a fáscia (vulvectomia profunda parcial). Para estes melanomas mais espessos e na dependência da localização do tumor, linfadenectomia inguinofemoral uni ou bilateral é valiosa. A vulvectomia total com extensão profunda (vulvectomia radical) não fornece vantagem significativa em termos de aumento de sobrevida, comparada a vulvectomia profunda parcial (excisão local alargada) com linfadenectomia inguinofemoral bilateral. Fechamento primário é frequentemente possível quando da remoção destas lesões, embora defeitos extensos possam requerer retalhos cutâneos ou enxertos. A dissecção deve ser profunda no nível dos planos da fáscia, para assegurar adequada remoção e margens cirúrgicas. Embora a linfadenectomia seja frequentemente considerada como parte dessa excisão de lesões maiores e mais profundamente invasivas, a linfadenectomia não é considerada terapêutica. Particularmente, seu papel é mais prognóstico. Longo tempo de sobrevida com linfonodos pélvicos positivos é quase inexistente. Antes de considerar este tipo de cirurgia, avaliação cuidadosa de tumor metastático deve ser realizada, incluindo o exame do restante da pele e dos linfonodos regionais. Raramente, lesões metastáticas podem ser descobertas e a cirurgia não estaria indicada nestas circunstâncias. Os melanomas podem disseminar-se para qualquer órgão do corpo e uma avaliação apropriada, especialmente dos campos pulmonares, deve ser realizada antes de se considerar cirurgia para o que parece ser um melanoma extensivo.

## OPÇÕES TERAPÊUTICAS PROGRESSIVAS

As opções terapêuticas progressivas são as seguintes:

1. Estabelecer primeiro o diagnóstico de lesão pigmentada. Se diagnosticada como melanoma, as dimensões do tumor, incluindo a espessura do mesmo, e a avaliação de tumor metastático são necessárias para estabelecer o estágio do tumor, o nível de Clark e para planejar a terapia apropriada. Aconselhar a paciente a respeito da natureza do tumor, das adequadas opções terapêuticas, do risco de recorrência e da importância do tratamento e do acompanhamento.

2. Para um melanoma pequeno, com uma espessura de 0,75 mm ou menos, a excisão total (vulvectomia profunda parcial), com aproximadamente 2 cm de margem lateral e 2 cm de margem profunda quando possível. Melanomas com espessura até 0,75 mm (Clark níveis I e II) são quase 100% curáveis com excisão local ampla e apropriadas margens livres.

3. Para melanomas que excedam 0,75 mm de espessura (Clark nível III e alguns níveis IV e V), vulvectomia profunda parcial com margens de 2 cm e linfadenectomia inguinofemoral uni ou bilateral.

4. Se o exame cuidadoso e a avaliação pré-operatória de tumor metastático demonstrarem a evidência de disseminação à distância, o prognóstico é extremamente ruim e a intervenção cirúrgica não se justifica.

# GRANULOMA PIOGÊNICO (Hemangioma Capilar Lobular, Granuloma Telangiectásico)
(Figuras 5.21 a 5.22)

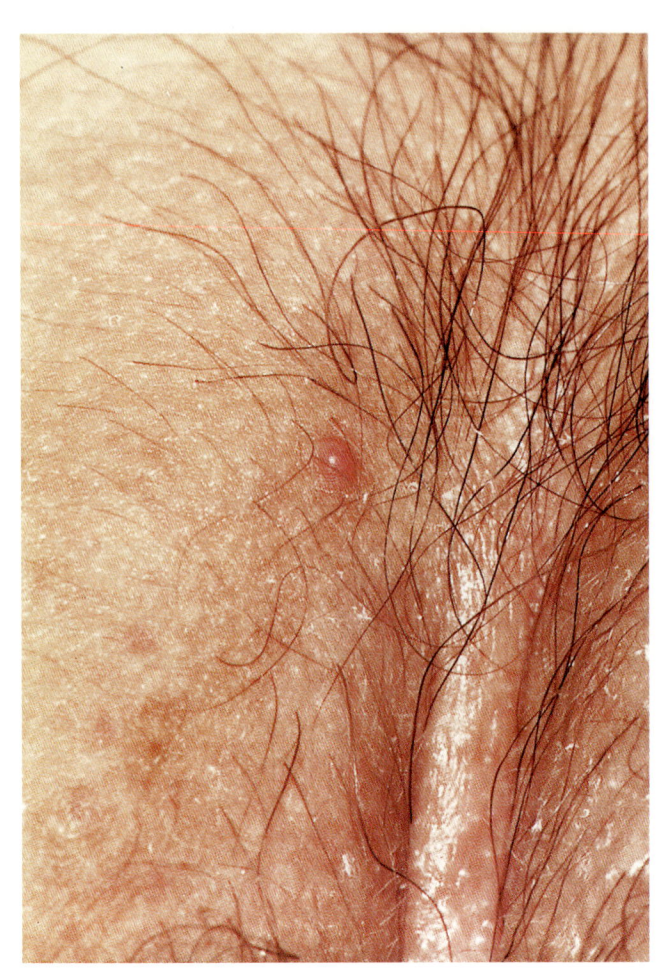

**Figura 5.21.** Granuloma piogênico recorrente próximo ao sulco interlabial direito em uma menina. A pápula inicial não era ulcerada nem friável. Ela pode facilmente ser confundida com molusco contagioso, contudo não existe umbilicação central.

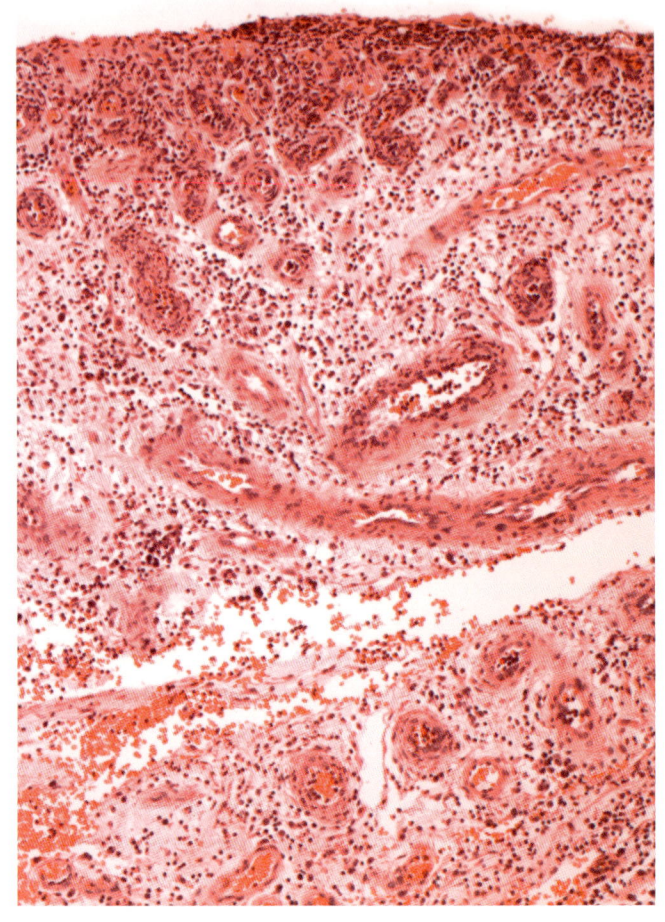

**Figura 5.22.** Granuloma piogênico. A superfície epitelial está ulcerada e associada a inflamações aguda e crônica. Vasos pequenos proeminentes estão presentes na úlcera superficial, como é visto em tecido de granulação. Um vaso central está usualmente presente na derme adjacente.

## DEFINIÇÃO

O granuloma piogênico é uma pápula altamente vascularizada que se desenvolve em um local de trauma prévio.

## CARACTERÍSTICAS GERAIS

O granuloma piogênico, contrariamente à sua implicação, provavelmente não tem associação à origem infecciosa. A lesão é mais comumente vista em áreas de trauma recente, usualmente nas extremidades e face. Ele tem propensão a ocorrer em crianças. É visto durante a gravidez como granuloma gravídico na mucosa oral (especificamente as gengivas).

## APRESENTAÇÃO CLÍNICA

A paciente se apresentará com uma lesão papulosa desenvolvida rapidamente na vulva. Ao exame, uma pápula será notada na vulva. A cor pode ser vermelho-claro ou quase azul-enegrecido. Lesões mais antigas podem ser ulceradas e crostosas. A lesão não é macia ao exame, mas pode sangrar facilmente quando tocada. Ocasionalmente, existem lesões-satélites ao redor de uma lesão central maior.

## ACHADOS MICROSCÓPICOS

O granuloma piogênico é uma neoplasia vascular benigna que se caracteriza microscopicamente por ulceração epitelial com proeminente vascularização da derme subjacente, assemelhando-se ao tecido de granulação, com edema e inflamação. A úlcera tem um colarete circundante que é composto de uma epiderme acantótica e espessada. Debaixo da superfície da úlcera está presente um lóbulo vascular central que consiste de um centro de vasos agrupados com vasos menores circundantes com células endoteliais. Os vasos do lóbulo vascular usualmente não contêm células sanguíneas e são envolvidos por tecido fibroedematoso que geralmente contém algumas células inflamatórias crônicas.

## DIAGNÓSTICO DIFERENCIAL

A aparência de uma lesão de crescimento rápido em uma região de trauma prévio ou que seja exposta a trauma deve levantar a suspeita de granuloma piogênico. Frequentemente, contudo, as pacientes não terão história de trauma. Considerações a respeito do diagnóstico diferencial devem incluir nevos, melanoma maligno, molusco contagioso e angioceratoma. Confirmação diagnóstica só pode ser obtida por biópsia excisional.

## COMPORTAMENTO CLÍNICO E TRATAMENTO

É raro que um granuloma piogênico involua espontaneamente. A lesão persistirá sangrante até a retirada cirúrgica. A excisão completa é requerida para que todos os capilares proliferantes sejam removidos. A menos que a lesão completa seja removida, ela recidivará. Lesões recidivadas múltiplas podem arranjar-se como uma roseta ao redor da lesão central previamente excisada. Embora a criocauterização possa ser uma alternativa, a destruição transdérmica da proliferação de capilares não é assegurada e a excisão é o modo preferível de manejo.

Crianças que se apresentem com granuloma piogênico vulvar devem ser consideradas sob risco de abuso sexual e a história apropriada e a avaliação deveriam ser obtidas.

## OPÇÃO TERAPÊUTICA PROGRESSIVA

A opção terapêutica progressiva é a seguinte:

1. Excisão transdérmica da lesão e aproximação da ferida por sutura. O espécime deve ser submetido à análise da patologia para a confirmação diagnóstica.

# CERATOSE SEBORREICA (Figuras 5.23 a 5.25)

## DEFINIÇÃO

Uma ceratose seborreica é uma lesão papulosa intraepitelial benigna com hiperceratose, cistos córneos, acantose e papilomatose na epiderme.

## CARACTERÍSTICAS GERAIS

As ceratoses seborreicas são frequentemente vistas em pessoas mais velhas, mas são relativamente raras na vulva. Muitas vezes são vistas na face e no tronco. Elas não são consideradas pré-malignas. O aparecimento súbito e o rápido aumento em tamanho e número de ceratoses seborreicas podem estar associados a malignidade interna, especificamente do trato gastrintestinal (o sinal de Leser Trélat).

## APRESENTAÇÃO CLÍNICA

Uma ceratose seborreica vulvar pode ser descoberta pela paciente em autoexame. A lesão será levemente elevada acima do nível da pele, bem demarcada e usualmente pigmentada. A superfície pode parecer coberta com cera; daí o termo *seborreica*. A lesão pode parecer ter sido colada na pele. Usualmente não existirão sintomas associados, a não ser que a lesão esteja sendo irritada pelas roupas íntimas. A paciente pode estar em dúvida de a lesão ser pré-maligna ou maligna. Talvez, mais frequentemente, as lesões sejam notadas por um ginecologista em exame de rotina e, quando questionada, a paciente notará que a lesão tem estado presente por alguns anos sem mudanças. É extremamente incomum encontrar múltiplas ceratoses seborreicas na vulva.

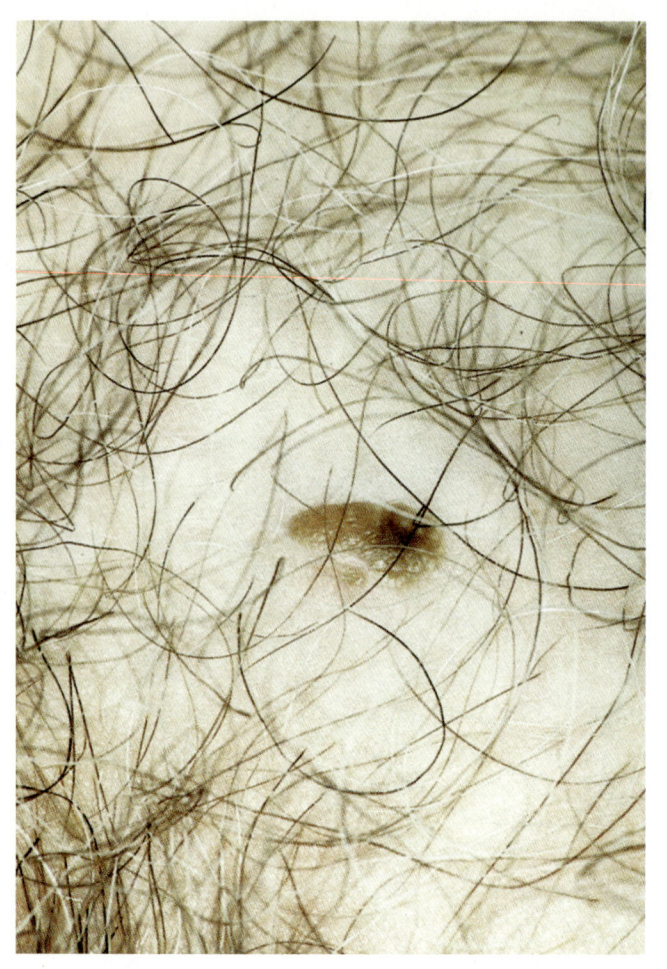

**Figura 5.23.** Típica superfície encerada de ceratose seborreica vulvar confirmada por biópsia.

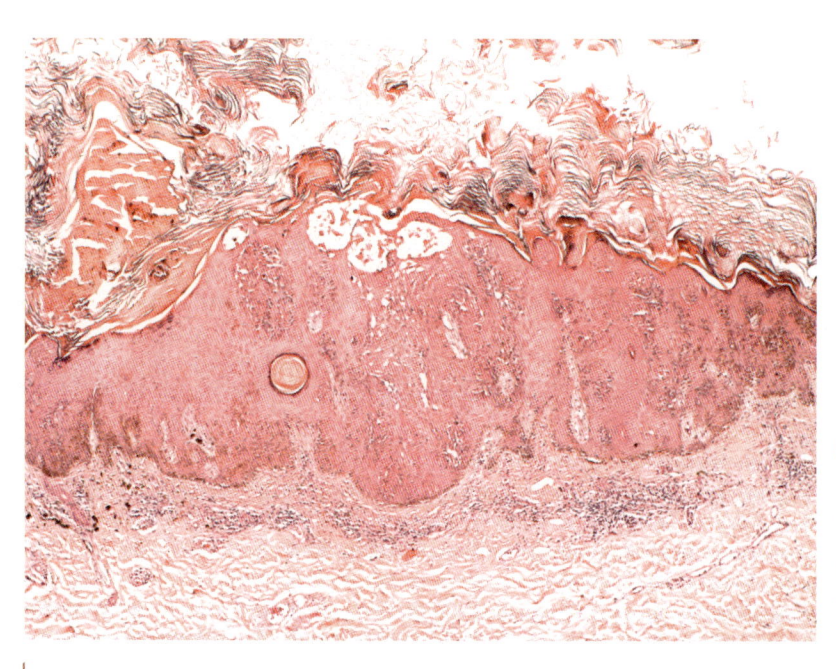

**Figura 5.24.** Ceratose seborreica. O epitélio sobrejacente está acentuadamente acantótico com hiperceratose e uma "pérola" de ceratina intraepitelial. Notar que a lesão inteira está acima de uma linha desenhada da junção dermoepidérmica dos epitélios adjacentes.

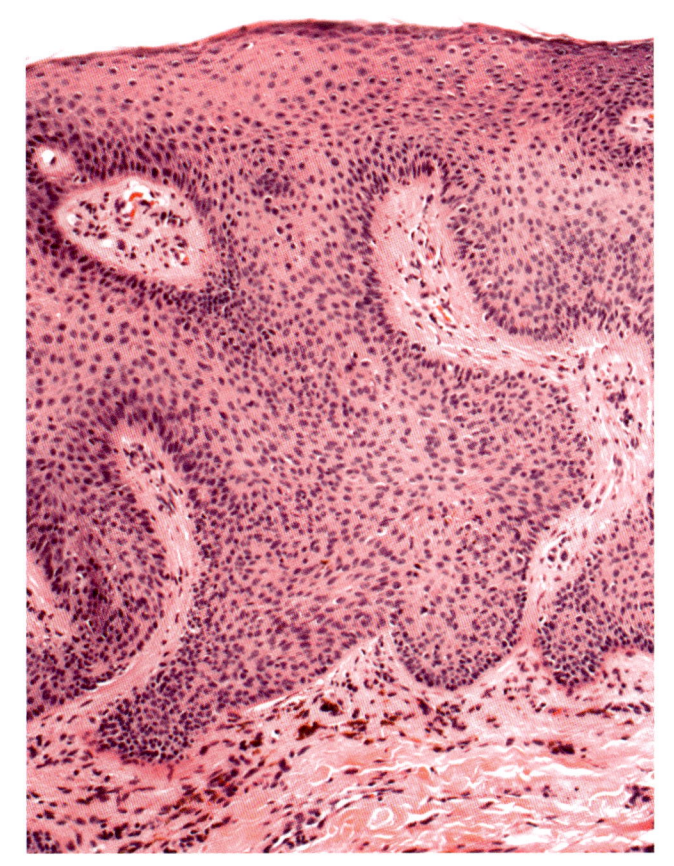

**Figura 5.25.** Ceratose seborreica. O epitélio é espessado e hiperceratótico; contudo, não há citoatipia significativa. Um infiltrado inflamatório crônico está presente na derme superficial.

## ACHADOS MICROSCÓPICOS

Os achados histológicos incluem acantose proeminente e papilomatose com hiperceratose e cistos córneos. Um aspecto diagnóstico útil é a constatação, através de exame em baixa potência, de que as bordas mais profundas das papilas dérmicas acantóticos repousam sobre uma linha reta traçada entre as papilas dérmicas do epitélio normal adjacente bilateralmente. Os cistos córneos no interior dos epitélios são circundados por ceratinócitos maduros e basaloides. A pigmentação melânica pode ser altamente variegada e explicar a coloração escura de algumas ceratoses seborreicas.

## ESTUDOS COMPLEMENTARES

A avaliação de malignidade interna deve ser indicada apenas se, como observado previamente, houver ocorrido um aparecimento súbito de ceratoses seborreicas ou um repentino aumento no número e no tamanho das mesmas. A descoberta de uma ceratose seborreica isolada que tem estado estável há anos não é uma indicação para realizar avaliações radiológicas e endoscópicas do trato gastrintestinal para descartar a malignidade.

## DIAGNÓSTICO DIFERENCIAL

Uma ceratose seborreica tem aparência clássica; contudo, outras condições podem simular este processo. Inclusos no diagnóstico diferencial, devem estar: condiloma acuminado, NIV, carcinoma basocelular, nevo composto, nevo intradérmico e melanoma.

## COMPORTAMENTO CLÍNICO E TRATAMENTO

Ceratose seborreica é uma condição benigna. A remoção é indicada quando o diagnóstico é incerto ou quando a lesão é sintomática. Como o processo afeta apenas a epiderme, a ceratose seborreica clássica pode ser curetada depois de realizada anestesia local. Pequenas lesões também podem ser tratadas com crioterapia. Quando existir incerteza a respeito do diagnóstico e o espécime for removido para confirmação histológica, a biópsia excisional transcutânea é preferida para fornecer um segmento de pele apropriadamente representativo ao patologista a fim de que sejam excluídas as condições pré-malignas, como neoplasia intraepitelial, e as lesões malignas, como melanoma. Lesões grandes de histologia incerta podem ser conduzidas com uma biópsia representativa da região de maior espessura e a conduta final será baseada na análise patológica. Se o exame patológico confirmar a ceratose seborreica, a paciente pode retornar para curetar a lesão.

## OPÇÕES TERAPÊUTICAS PROGRESSIVAS

As opções terapêuticas progressivas são as seguintes:

1. Biópsia excisional de lesões pequenas confirmará o diagnóstico e removerá uma ceratose sintomática.
2. Biópsias podem ser obtidas de lesões maiores e, se o diagnóstico for confirmado, a paciente pode retornar para curetagem ou excisão sob anestesia local.

# TRATO SINUSAL (FÍSTULA ANAL)   (Figura 5.26)

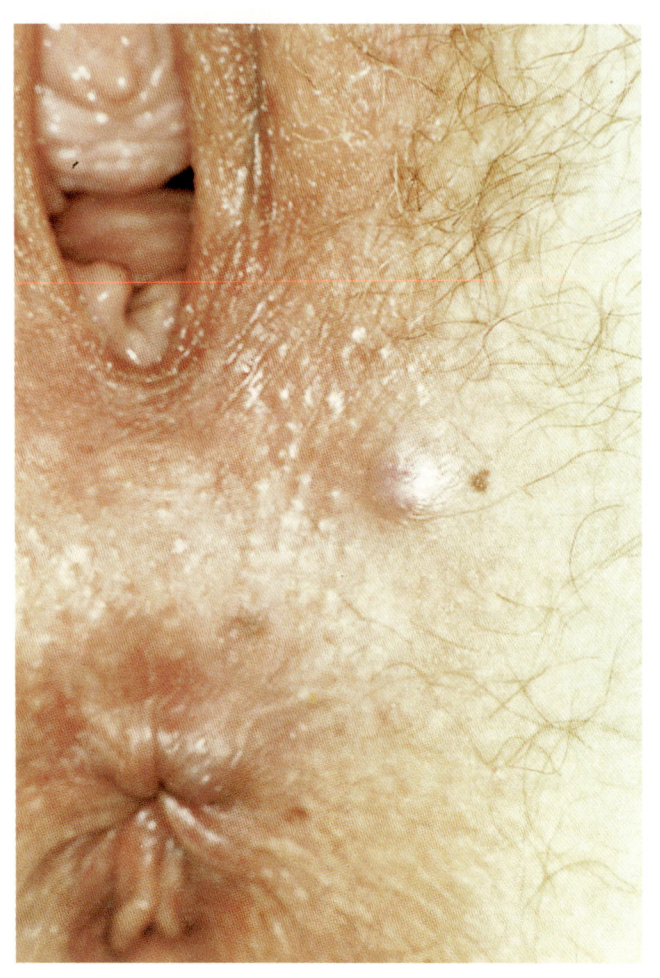

**Figura 5.26.** Trato sinusal solitário típico. O trajeto foi definido com azul de metileno e excisado até a parede intestinal, mas recidivou em 6 meses.

## DEFINIÇÃO

Um trato sinusal ou fístula é um trato epitelizado observado em associação a processo inflamatório crônico ou de doença infecciosa que se comunique com um órgão visceral, uma cavidade abscedada, ou uma superfície epitelial adjacente.

## CARACTERÍSTICAS GERAIS

O trato sinusal tem uma abertura externa ou secundária e uma interna ou primária, sítio de infecção ou inflamação, frequentemente com uma abertura no lúmen intestinal. Se esta abertura for no ânus, próxima à linha denteada, é usada a designação *fístula anal*. Um trato sinusal pode ser resultante de um abscesso de cripta na linha denteada do ânus em consequência de doença inflamatória intestinal crônica, como a doença de Crohn. Um trato pode ocorrer como consequência de condições dermatológicas inflamatórias crônicas como hidradenite supurativa, na qual o trato sinusal se abre para a superfície epitelial.

## APRESENTAÇÃO CLÍNICA

A paciente com um trato ou fístula sinusal perianal apresenta-se frequentemente com queixa de drenagem de secreção serosa ou mucopurulenta que suja as roupas íntimas. Raramente haverá história de um abscesso perianal ou perirretal antecedente. O trato terá surgido há várias semanas ou meses antes de a paciente se apresentar. Ao exame, uma área elevada de tecido de granulação aparente será observada na região perianal. Existirá extravasamento de um fluido mucopurulento ou seroso da abertura externa do trato sinusal. Sensibilidade leve pode ser demonstrada. A apresentação mais comum será de um único trato sinusal, usualmente anterior a uma linha transversal que divide o ânus ao meio, separando-o nos segmentos anterior e posterior.

O diagnóstico é confirmado pela inserção de uma pequena sonda lacrimal no interior do canal do trato sinusal. Pressão leve é usada para determinar a direção do trato. Pressão excessiva resultará na criação de um falso trato e será inútil na determinação de onde se origina a abertura primária ou interna sinusal. O exame é mais bem realizado colocando-se o dedo indicador do examinador no ânus, enquanto se insere suavemente a sonda lacrimal através da abertura externa ou secundária. Tratos sinusais que são anteriores a uma linha imaginária que passa através da porção mediana do ânus quase invariavelmente se originam anterior e diretamente do canal anal. Tratos sinusais posteriores a esta linha frequentemente encurvarão e penetrarão a linha média posterior do canal anal (regra de Goodsall). Tratos sinusais que sejam extremamente laterais ao ânus podem percorrer qualquer direção e podem penetrar a luz intestinal de forma significativamente cranial à linha denteada ou encurvar-se posteriormente e penetrar o canal anal por via posterior. Estudos radiológicos destas lesões localizadas lateralmente que aparentam penetrar na luz intestinal alta devem ser realizados para se estabelecer o sítio do orifício primário. Tratos médios são capazes de avaliação em consultório com uma sonda lacrimal para determinar a origem primária em muitos casos. A origem primária do trato, infelizmente, é muitas vezes pequena demais para ser determinada com uma sonda lacrimal. Leite estéril pode ser injetado no orifício externo do trato enquanto se visualiza o canal anal com um espéculo. Se a abertura interna persistir ilusória, estudos radiográficos (sinograma) devem ser obtidos para definir o curso da lesão e a localização do orifício interno.

## ACHADOS MICROSCÓPICOS

Tratos sinusais excisados estão tipicamente associados a grave inflamação aguda e crônica. O trato pode ou não ter um revestimento epitelial; contudo, próximo à superfície epitelial escamosa, algumas células epiteliais deste tipo podem ser encontradas revestindo o trato. Se o trato sinusal é secundário a doença de Crohn, granulomas podem ser evidenciados (veja doença de Crohn). Células gigantes não são características. Se células gigantes tipo corpo estranho são encontradas, material de sutura ou outro material externo pode estar presente. Polarização do tecido, empregando-se lentes de polarização, é valiosa na identificação de material estranho polarizável. Colorações histoquímicas para fungos e bactérias, incluindo bactérias álcool-ácido resistentes, têm mérito por complementar a investigação, embora raramente revelem microrganismos nos tecidos.

## DIAGNÓSTICO DIFERENCIAL

O diagnóstico diferencial dos tratos sinusais vulvar e perianal é limitado. Para pacientes com múltiplas lesões ou com trato sinusal de origem alta na luz do intestino, doença inflamatória intestinal deveria ser considerada. Estudos endoscópicos e radiográficos do intestino seriam justificados para estas pacientes.

Hidradenite supurativa não envolve a luz intestinal. Os tratos sinusais serão direcionados de forma subcutânea, muitas vezes profundamente na gordura, mas não se comunicarão com a abertura intestinal ou vaginal. Frequentemente haverá também o envolvimento das regiões axilares com a doença inflamatória. O linfogranuloma venéreo em estágios avançados vai apresentar-se como uma síndrome anogenital com tratos ou fístulas sinusais, envolvendo o intestino. Acentuado edema da vulva pode ser observado.

Sorologia apropriada para clamídia deve ser obtida para excluir esta possibilidade.

## COMPORTAMENTO CLÍNICO E TRATAMENTO

O tratamento de um trato sinusal não complicado é cirúrgico. O tratamento cirúrgico bem-sucedido requer excisão da cripta incitante ou abertura interna, primária. Um orifício primário será muitas vezes pequeno demais para ser discernido e todo o esforço deve ser empregado para excisar o que pareça ser a origem primária do trato na linha denteada. Uma sonda lacrimal pode ser colocada no trato sinusal. A pele, o músculo e a mucosa anal que cobrem o trato podem ser incisados até a sonda lacrimal com cicatrização por 2ª intenção. Em uma abordagem alternativa, o trato pode ser excisado, contudo, isto é muitas vezes difícil especialmente com um trato sinusal pequeno. Se o esforço para excisar o trato não for bem-sucedido, a curetagem pode ser realizada. Uma alternativa à cirurgia para o manejo de uma fístula anal simples pode ser a injeção de fibrina selante para obliterar o trato inteiro. A presença de um trato sinusal obviamente infectado deve levar o cirurgião a seguir uma conduta mais conservadora, excisando o teto do trato e deixando cicatrizar por 2ª intenção, em vez de suturar a área primariamente. A paciente deve ser alertada de que a recorrência é possível, especialmente se o sítio primário ou orifício interno for pequeno demais para a detecção clínica. Tratos sinusais que se abrem posteriormente requerem dissecção e cirurgias mais extensas que aqueles com abertura anterior. Cirurgia para trato sinusal perineal carreia o risco de incontinência anal, que pode necessitar de cirurgia corretiva em uma data futura. Lesões originadas no trato intestinal alto, craniais no canal anal, guardam riscos operatórios particulares e não podem ser manejadas com procedimentos como o de retirada da cobertura. Tais fístulas podem requerer procedimentos de desvio e são usualmente a consequência de doença inflamatória intestinal.

## OPÇÕES TERAPÊUTICAS PROGRESSIVAS

As opções terapêuticas progressivas são as seguintes:

1. Avaliação pré-operatória apropriada para definir a origem interna do trato sinusal e excluir doença inflamatória intestinal, linfogranuloma venéreo e hidradenite supurativa.
2. Retirada cirúrgica do teto do trato sinusal *superficial* e excisão da abertura primária ou cripta inflamada incitante. A paciente deve ser prevenida do risco de desenvolvimento de incontinência anal após um procedimento de retirada cirúrgica do teto do trato sinusal.
3. Excisão do trato sinusal mais *profundo*, não infectado com sutura primária de todos os planos teciduais, utilizando profilaxia antibiótica apropriada. A paciente deve ser prevenida dos riscos de recorrência e de incontinência anal.
4. Injeção de fibrina selante.

# 6 Placas

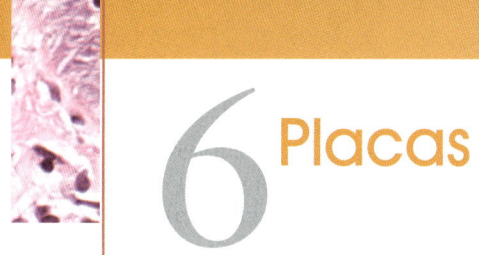

| PLACA (do francês *plaquier* para placa): uma lesão plana, elevada, que pode ser formada por pápulas coalescentes. ||
|---|---|
| *Cor* | *Diagnóstico presumido* |
| Vermelha | Candidíase |
| | Eczema |
| | Líquen simples crônico/hiperplasia de células escamosas |
| | Doença de Paget |
| | Vulvite de células plasmáticas |
| | Seborreia |
| Branca/acetobranca | NIV |
| | Condiloma acuminado |
| Hiperpigmentada (escura) | NIV |
| | Nevos |
| | Melanoma |

**Figura 6.1.** Algoritmo de placa

## CANDIDÍASE (Figuras 6.2 e 6.3)

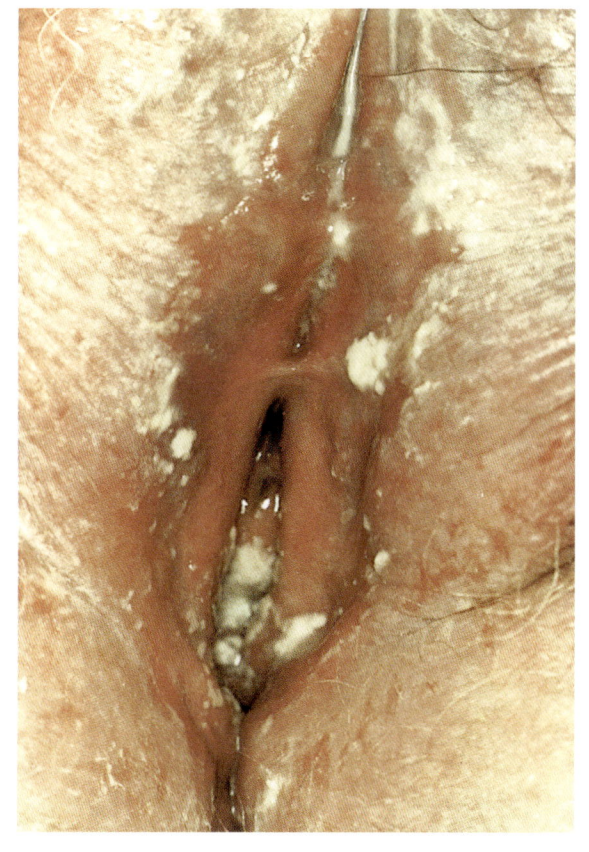

**Figura 6.2.** Alterações eritematosas difusas observadas em uma paciente com vulvovaginite por *Candida*.

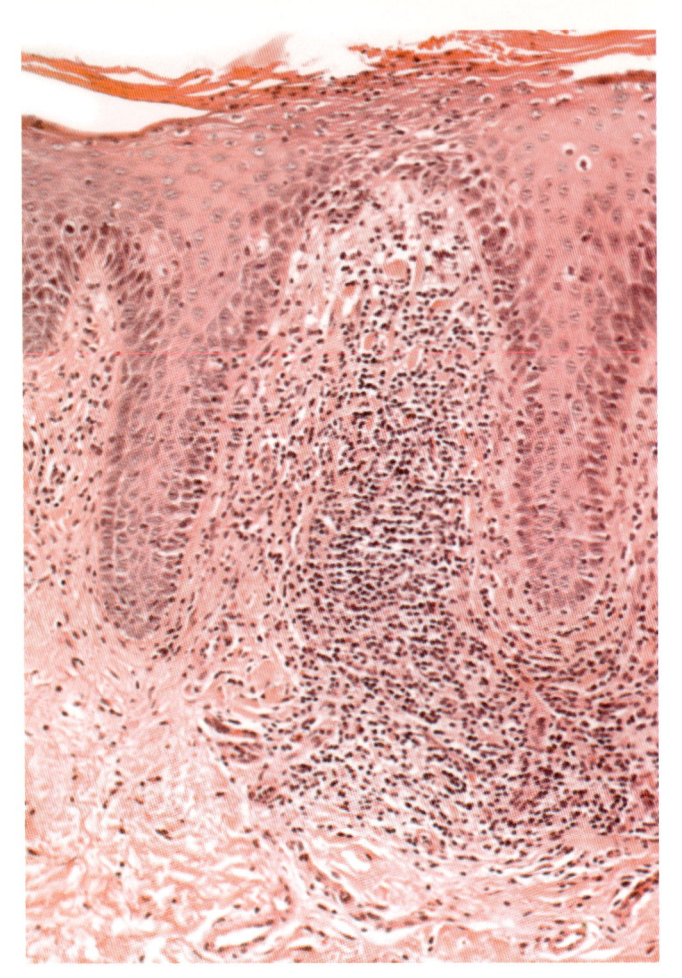

**Figura 6.3.** Infecção fúngica. Esta erosão apresenta células inflamatórias agudas no epitélio superficial, onde organismos fúngicos foram identificados.

## DEFINIÇÃO

Candidíase é uma infecção fúngica, mais comumente causada pela *Candida albicans*.

## CARACTERÍSTICAS GERAIS

Candidíase vulvar é a manifestação externa razoavelmente comum de uma infecção vaginal interna com organismos de *Candida*. Raramente, pode-se ver uma infecção externa sem uma infecção vaginal interna concomitante. Candidíase é frequentemente vista em pacientes com o sistema imune alterado, tal como é notado nos indivíduos infectados pelo vírus da imunodeficiência humana (HIV). Pacientes com diabetes terão frequentes episódios de candidíase, especialmente se o diabetes estiver sob fraco controle. Mulheres desenvolverão candidíase frequentemente após antibioticoterapia para infecções extragenitais, como faringite, otite e cistite. A antibioticoterapia alterará a flora normal da vagina e permitirá o crescimento de espécies de *Candida*, resultando em vaginite e vulvite.

## APRESENTAÇÃO CLÍNICA

Pacientes com candidíase vulvar apresentam-se, mais comumente, com queixa de prurido vulvar intenso. Pode haver também corrimento vaginal associado. A vulva estará intensamente eritematosa e, frequentemente, demonstrará uma película branca aderente. Esta película branca sobrejacente a uma base eritematosa pode parecer sugestiva de doença de Paget. A história médica pode não conter histórico de diabetes. Devido à candidíase vulvar poder ser a manifestação inicial de diabetes melito oculto, deve ser considerada a avaliação da glicose sanguínea em pacientes com candidíase vulvar intensa ou candidíase vulvar recorrente. Uma paciente que relata uma história de uso de antibiótico com consequente candidíase não deve rotineiramente passar por avaliação da glicemia. Nem seria imperativo obter o *status* sorológico para HIV em tais indivíduos. Entretanto, se não forem notados fatores de risco para o desenvolvimento de candidíase recorrente e a glicemia for normal, deve ser considerada a realização de exame para HIV, após o aconselhamento apropriado.

## DIAGNÓSTICO DIFERENCIAL

Candidíase vulvar eritematosa deve ser diferenciada de doença de Paget, eczema (líquen simples crônico [LSC]), psoríase e vulvite reativa. A descoberta de hifas no esfregaço da vagina e/ou da vulva ao hidróxido de potássio (KHO) irá quase sempre resolver este ponto do diagnóstico diferencial. Doença de Paget raramente é tão difusa quanto a candidíase vulvar e requer biópsia para o diagnóstico. Psoríase demonstrará, usualmente, uma aparência descamativa. LSC será mais hiperplásico e menos difuso, mas pode ser associado a candidíase vulvar crônica e recorrente. Uma vulvite reativa estará, usualmente, associada a uma história pregressa sugestiva de uso recente de uma substância irritante na vulva.

## COMPORTAMENTO CLÍNICO E TRATAMENTO

Esforços para esclarecer a vulvite por *Candida* não terão sucesso se a paciente tiver diabetes melito não diagnosticada ou não tratada. Persistência de vulvite apesar da terapia adequada deve conduzir à avaliação da glicose sanguínea e seu controle, caso esteja elevada. Pacientes que estejam em uso de terapia antimicrobiana recorrente ou de longo prazo para doença extragenital devem ser informadas de que a candidíase persistente ou recorrente pode ser uma complicação e a terapia antifúngica deve ser instituída ao aparecimento dos primeiros sintomas.

Existem numerosas preparações antifúngicas para tratar candidíase vaginal; se estas forem ineficazes, deve-se considerar a realização de cultura para uma variedade resistente de fungo, tal como *Torulopsis glabrata*. Tais infecções podem requerer aplicação tópica de violeta de genciana solução a 1% ou ácido bórico (600 mg em cápsulas gelatinosas) intravaginal, 1 vez ao dia por 10 a 14 dias. Se houver falência das terapias tópicas em aliviar a candidíase recorrente, deve-se considerar administrar cetoconazol oral (Nizoral) em uma dosagem de 200 mg diários. A terapia deve ser interrompida após o alívio dos sintomas e a paciente deve ser acompanhada para a avaliação de hepatotoxicidade induzida pelo cetoconazol.

Um agente útil para o tratamento de candidíase vulvar é a combinação de clotrimazol e betametasona (Lotrisone creme). O componente esteroidal do creme tópico irá reduzir a inflamação e o desejo de coçar, e o clotrimazol exerce uma ação antifúngica. O creme deve ser aplicado 2 vezes ao dia por aproximadamente 2 semanas.

## OPÇÕES TERAPÊUTICAS PROGRESSIVAS

As opções terapêuticas progressivas estão a seguir:

1. Tratar candidíase vaginal com preparações antifúngicas prescritas ou com aquelas que não exigem prescrição. Aplicar clotrimazol e betametasona (Lotrisona) à vulva 2 vezes ao dia por 10 a 14 dias.

2. Para doença recorrente (e teste de glicose negativo, história negativa de uso de antibióticos e teste anti-HIV negativo):
   a. Violeta de genciana 1% aplicada na vagina e na vulva semanalmente por aproximadamente 3 episódios. As pacientes devem ser informadas de que pode manchar as roupas e que, ocasionalmente, pode-se notar vulvite reacional.
   b. Supositórios vaginais de ácido bórico (600 mg em cápsulas gelatinosas). Uma ou 2 vezes ao dia. A terapia pode ser continuada por várias semanas; entretanto, sintomas irritativos podem demandar interrupção.
   c. Cetoconazol oral (Nizoral) 200 mg VO ao dia, a ser interrompido após 2 a 4 semanas em face à resolução dos sintomas. Se a terapia for prolongada, a possibilidade de hepatotoxicidade aumenta e deve-se acompanhar com exames de prova de função hepática.

## ECZEMA (DERMATITE ATÓPICA)  (Figuras 6.4 e 6.5)

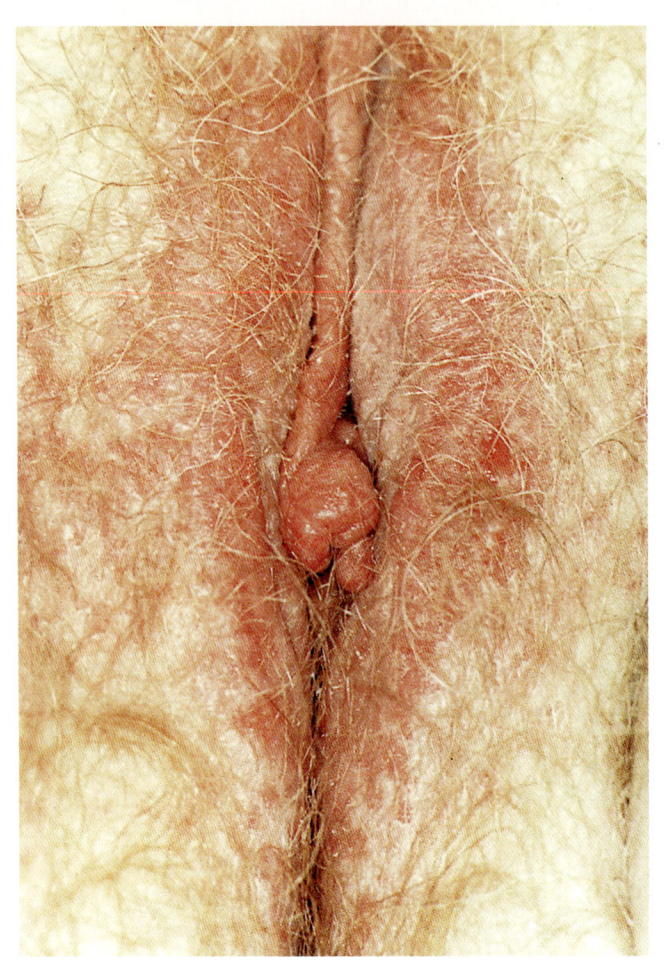

**Figura 6.4.** Eritema moderado em paciente que se queixava de prurido por 3 anos. A impressão clínica era eczema, e a paciente foi orientada a usar sabão hipoalergênico. A afecção foi resolvida.

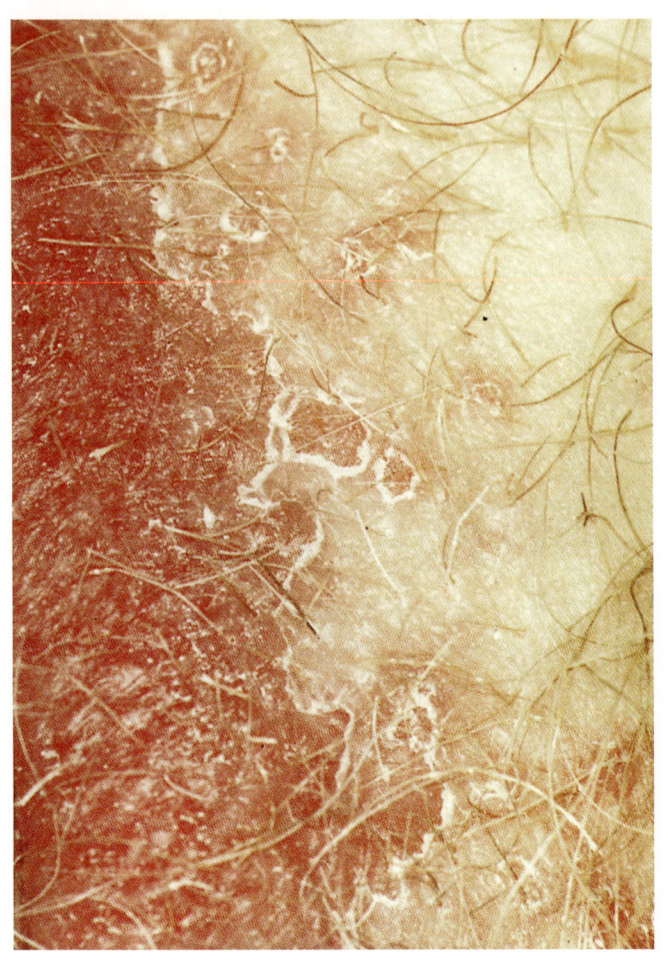

**Figura 6.5.** Note borda irregular, eritema e descamação da lesão.

### DEFINIÇÃO

Eczema, cujo nome deriva da palavra grega *ekzein* (ferver), é uma doença dermatológica inflamatória, frequentemente de etiologia indeterminada com manifestações agudas, subagudas e crônicas, mais comumente presente como uma erupção pruriginosa.

### CARACTERÍSTICAS GERAIS

Eczema pode ser a doença inflamatória de pele mais comum. A vulva não é um local comum de eczema; entretanto, erupções pruriginosas na vulva são comuns e a compreensão da evolução de eczema agudo a crônico é importante para o médico. Eczema agudo é mais comumente uma manifestação de contato direto com um alérgeno. O exemplo clássico desta condição é a dermatite de contato notada após exposição à hera venenosa. Este processo é autolimitado; entretanto, outros alérgenos, exógenos ou endógenos podem resultar em inflamação subaguda que, eventualmente, evolui para um padrão de eczema crônico associado a trauma secundário autoinduzido pela coçadura na pele vulvar com prurido. Frequentemente, o agente causador do prurido é desconhecido.

### APRESENTAÇÃO CLÍNICA

A paciente típica com eczema vulvar chegará à consulta com queixa de prurido vulvar intenso. O desconforto pode estar presente por semanas a anos. Raramente, uma paciente exposta a um alérgeno tal como hera venenosa ou carvalho venenoso se apresentará na fase aguda queixando-se de prurido, mas a fase de eczema agudo secundário a tal contato raramente é vista. Mais comumente, o médico verá as fases subaguda e crônica do eczema. Enquanto o eczema agudo é uma erupção vesicular associada a eritema, as fases subaguda e crônica estão associadas a eritema e descamação com bordas mal definidas. Persistência de inflamação e irritação, especialmente associada a coçadura, resultará em um processo de doença em placa-símile com pele espessada e marcas proeminentes na pele. Raramente, é necessária a realização de biópsia para chegar ao diagnóstico.

## ACHADOS MICROSCÓPICOS

As características histopatológicas da dermatite atópica, dermatite seborreica, disidrose e eczema atópico são essencialmente idênticas. Dermatite espongiótica aguda com edema intraepitelial é uma característica precoce e pode estar associada a vesículas. Alterações subagudas podem ser vistas com um infiltrado linfocítico no epitélio, bem como na derme superficial e na derme papilar. O diagnóstico de dermatite de contato (irritativa) deve ser considerado se eosinófilos estiverem presentes. Quando a alteração é acentuada, deve ser considerado o diagnóstico de dermatite de contato alérgica.

## ESTUDOS COMPLEMENTARES

Não são necessários estudos complementares para discernir sobre a etiologia deste processo.

## DIAGNÓSTICO DIFERENCIAL

A condição mais comumente confundida com eczema é a psoríase. Psoríase geralmente apresenta um eritema muito mais intenso e bordas discretas associadas com descamação branco-prateadas. Psoríase pode também ser encontrada em áreas extragenitais características, como superfícies extensoras dos cotovelos e joelhos e em locais de incidência prévia. Tais achados sustentariam o diagnóstico de psoríase sem a necessidade de realizar biópsia. Seborreia pode também ser confundida com eczema na região vulvar. Seborreia é particularmente notada em regiões anatômicas como o couro cabeludo e a face (sobrancelhas, prega nasolabial, meato auditivo e pregas auriculares posteriores e área pré-esternal). Estas áreas demonstrarão base eritematosa com descamação fina e esbranquiçada. As bordas ficarão mal definidas. Frequentemente, será impossível diferenciar clinicamente as erupções do eczema, da psoríase e da seborreia.

## COMPORTAMENTO CLÍNICO E TRATAMENTO

Eczema agudo, secundário a contato alérgico, requer primariamente o controle do prurido. Isto pode ser alcançado inicialmente com compressas úmidas frias contendo solução de Burow. Anti-histamínicos como difenidramina (Benadryl) ou hidroxizine (Atarax) podem ser administrados para aliviar o prurido. Embora cremes tópicos contendo esteroides possam ser aplicados para aliviar a coceira, alívio significativamente maior pode ser obtido com a administração oral de prednisona em altas doses por curtos períodos. Vinte a 30 mg de prednisona tomados 2 vezes ao dia por 7 a 10 dias em adultos terão ação anti-inflamatória significativa e contribuirão bastante no alívio do prurido da paciente. Se houver evidência de infecção (possivelmente como resultado do ato de coçar), antibióticos orais com ação contra estafilococos produtores de coagulase devem ser administrados.

Ao lidar com um eczema subagudo ou crônico, esforços devem ser feitos para definir um alérgeno e removê-lo do contato com a vulva da paciente. Tais substâncias podem estar em materiais sintéticos de vestuário ou ainda em produtos de higiene feminina. As pacientes podem ser aconselhadas a não usar roupa íntima até a melhora dos sintomas mais graves. Frequentemente, isto vai resultar em alívio significativo dos sintomas. Corticosteroides tópicos como betametasona 0,1% (Valisone), de média potência, podem ser aplicados 2 a 3 vezes ao dia por 2 semanas com subsequente diminuição gradual da frequência de aplicação. Preparações de esteroides de menor potência podem ser usadas, tal como triancinolona 0,1% (Kenalog). Pomadas aplicadas após o banho ajudarão a reter a umidade e melhorarão a hidratação da pele. Loções como Keri, Nutraderm e Nutraplus também podem ajudar. Preparações similares são encontradas em forma de cremes. Sabões devem ser suaves e hipoalergênicos. Lesões crônicas do tipo placas que não respondam a esteroides tópicos podem requerer injeções intralesionais com triancinolona (Kenalog-10). Devido ao uso prolongado de esteroides poder causar atrofia da pele, a paciente com dermatite atópica moderada a acentuada pode beneficiar-se da aplicação tópica de tacrolimus 0,1% pomada (Protopic) 2 vezes ao dia. Se tacrolimus for usado, as pacientes devem ser informadas de que o efeito colateral mais comum é irritação na pele (queimação), que usualmente diminui após a 1ª semana de tratamento. Tacrolimus é um imunossupressor. Deve-se ter cautela ao decidir administrá-lo em pacientes com história prévia de herpes simples ou papilomavírus humano (HPV), a fim de evitar recorrência.

## OPÇÕES TERAPÊUTICAS PROGRESSIVAS

As opções terapêuticas progressivas estão a seguir:

1. Hidratação e lubrificação da pele com cremes e loções, como, Keri, Nutraderm ou Nutraplus. Evitar banhos frequentes com sabões que ressequem e usar os hipoalergênicos, como Dove, Keri ou Lowilla.
2. Para eczema subagudo e crônico, esteroides tópicos como betametasona 0,1% (Valisone) aplicados 2 a 3 vezes ao dia por 2 semanas, com subsequente diminuição gradual para aplicação menos frequente ou para um corticosteroide menos potente, tal como triancinolona 0,1% (Kenalog).

3. Para eczema subagudo e crônico com sintomas moderados a graves, uso tópico de pomada tacrolimus 0,1% 2 vezes ao dia. (Informar sobre queimação e considerar terapia alternativa em pacientes com história prévia de herpes simples ou HIV para diminuir o risco de reativação.)
4. Antibioticoterapia direcionada contra estafilococo produtor de coagulase, se houver evidência de celulite (amoxacilina/clavulanato [Augmentin] 250 mg 3 vezes ao dia em pacientes não alérgicos à penicilina).
5. Injeção intralesional de triancinolona (Kenalog-10) com agulha de pequeno calibre.

## LÍQUEN SIMPLES CRÔNICO E HIPERPLASIA DE CÉLULAS ESCAMOSAS (Figuras 6.6 a 6.12)

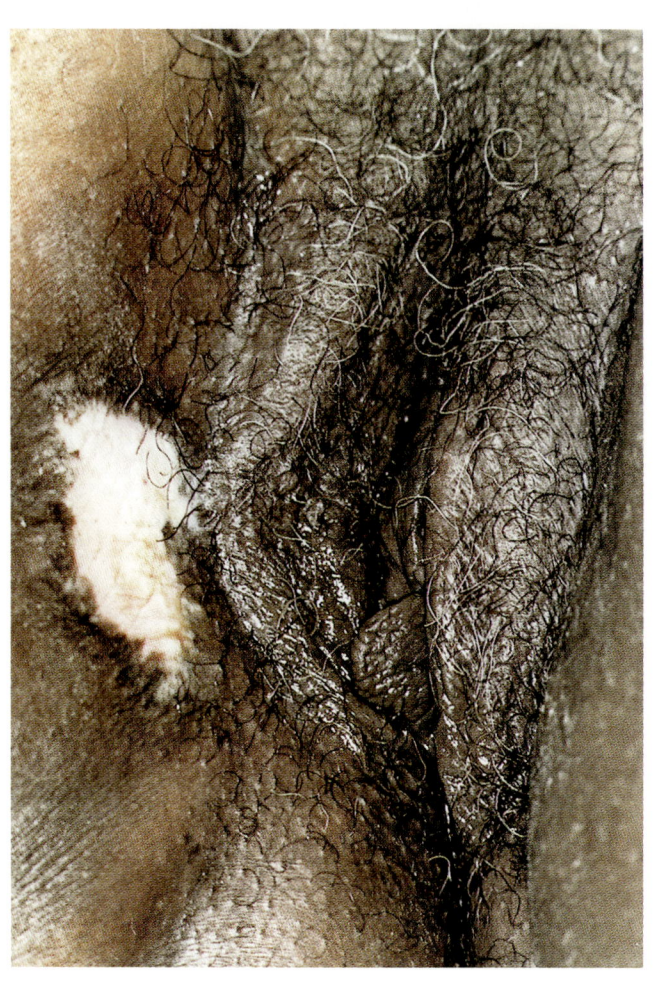

**Figura 6.6.** Placa hipertrofiada, pruriginosa de hiperplasia de células escamosas/líquen simples crônico, tratada com Valisone 0,1% pomada com resolução dos sintomas.

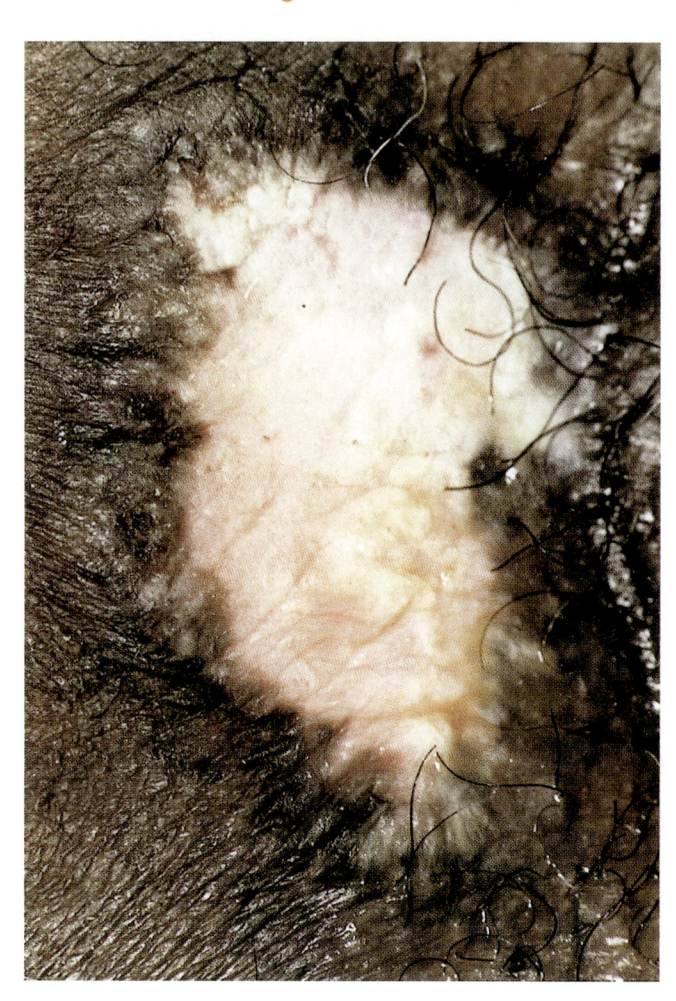

**Figura 6.7.** Visão magnificada de placa de hiperplasia de células escamosas/líquen simples crônico confirmada por biópsia. Há hipopigmentação pós-inflamatória associada.

### DEFINIÇÃO

Líquen simples crônico (LSC) é uma inflamação eczematosa crônica que resulta em pele espessada e, frequentemente, associada a escoriações e fissuras. É caracterizado por acantose com um infiltrado de células inflamatórias na derme superficial. O termo *hiperplasia de células escamosas* é usado por alguns para descrever um espessamento inespecífico do epitélio vulvar caracterizado por acantose sem um componente inflamatório significativo na derme. A Sociedade Internacional para o Estudo de Doença Vulvovaginal (ISSVD), que inicialmente introduziu o termo *hiperplasia de células escamosas*, agora recomenda que tais casos sejam incluídos sob o termo *líquen simples crônico*. Estes termos substituem o termo previamente utilizado pela ISSVD, *distrofia hiperplásica*.

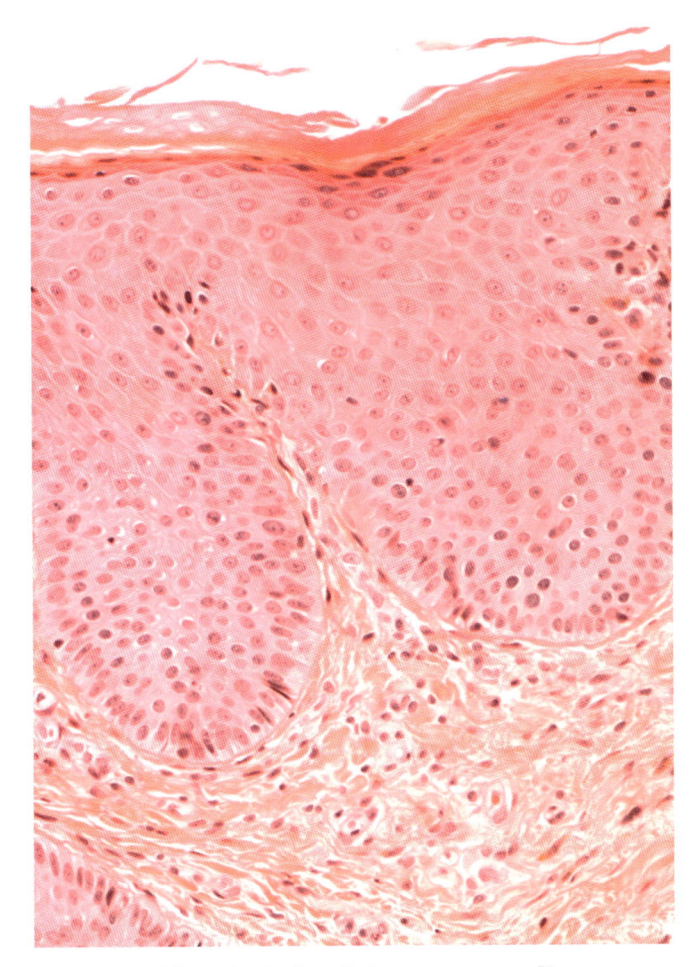

**Figura 6.8.** Hiperplasia de células escamosas/líquen simples crônico (LSC). O epitélio está espessado e acantótico, com superfície ceratinizada. Não há colagenização ou inflamação presente na derme. A ausência de inflamação foi previamente usada para distinguir hiperplasia de células escamosas de LSC.

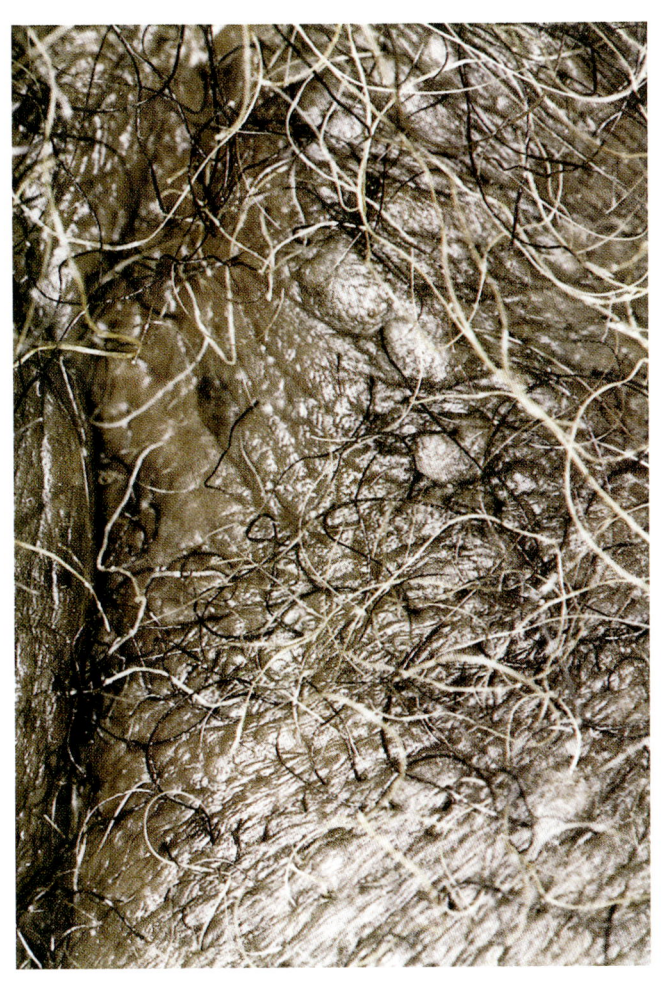

**Figura 6.9.** Pele vulvar hipotrófica em uma mulher de 55 anos com história de prurido há 30 anos. Biópsia confirmou a impressão clínica de líquen simples crônico; prurido foi aliviado com Valisone 0,1% pomada.

## CARACTERÍSTICAS GERAIS

LSC pode ser uma dermatose primária ou secundária, apresentando-se como uma reação a outra doença vulvar, como líquen escleroso, líquen plano, neoplasia intraepitelial vulvar (NIV) e algumas outras condições. Tanto o LSC primário quanto o secundário são observados mais frequentemente em adultos. LSC primário é a condição mais comum e pode ser uma consequência da exposição a um agente irritativo ou inflamatório, como produtos de lavanderia ou tecidos oclusivos de roupas íntimas. Usualmente, o agente causador permanecerá indeterminado. Pode ser relacionado com estresse. Nenhuma etiologia conhecida para esta afecção foi determinada; entretanto, a irritação crônica é um fator e algumas pacientes apresentam alívio ou conforto localizado ao coçar as regiões extremamente pruriginosas. O ato de coçar leva à persistência da área localizada de inflamação. Esta afecção é relativamente comum na vulva, onde são incomuns casos interpretados somente como hiperplasia de células escamosas.

## APRESENTAÇÃO CLÍNICA

Pacientes com LSC vulvar usualmente se apresentam queixando-se de prurido moderado a acentuado, que é tipicamente bem localizado na pele dos lábios. Prurido é o sintoma usual de apresentação. Este sintoma nesta região já estará presente por semanas ou meses. A paciente descreverá, frequentemente, uma incapacidade de dormir, pelo intenso desejo de coçar a região pruriginosa. A coçadura pode levar à infecção secundária. Ao exame, será notado epitélio esbranquiçado, do tipo placa. O contorno será irregular. A doença é usualmente unilateral. Considerar que o LSC possa ser secundário a uma possível doença vul-

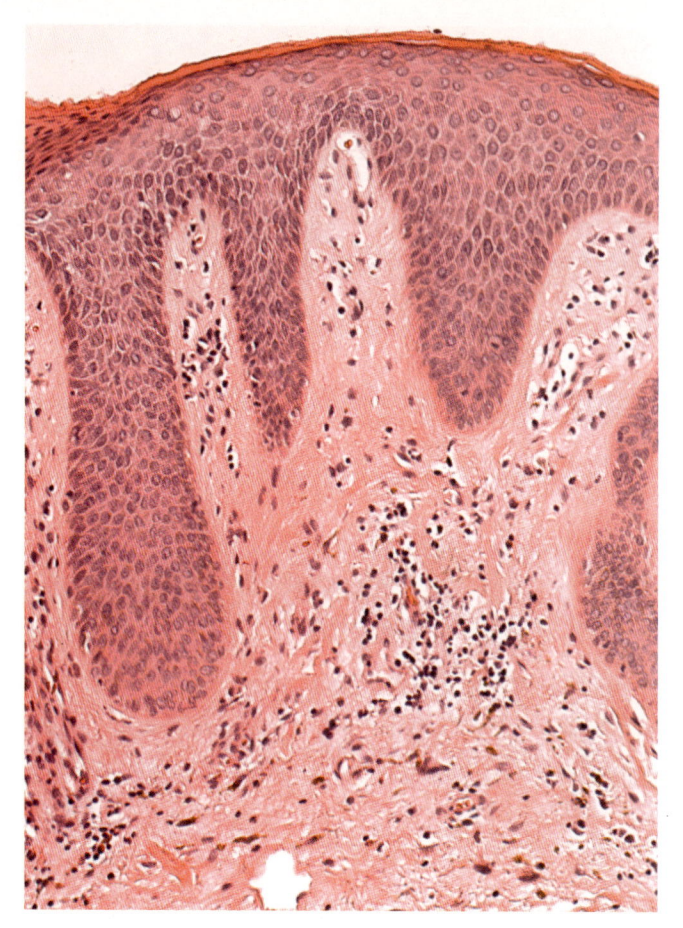

**Figura 6.10.** Líquen simples crônico. O epitélio acantótico apresenta papilas dérmicas alongadas e alargadas. Espongiose, com pontes intracelulares proeminentes. Há colagenização da derme subjacente com infiltrado inflamatório crônico superficial imediatamente abaixo da derme superficial, rica em colágeno.

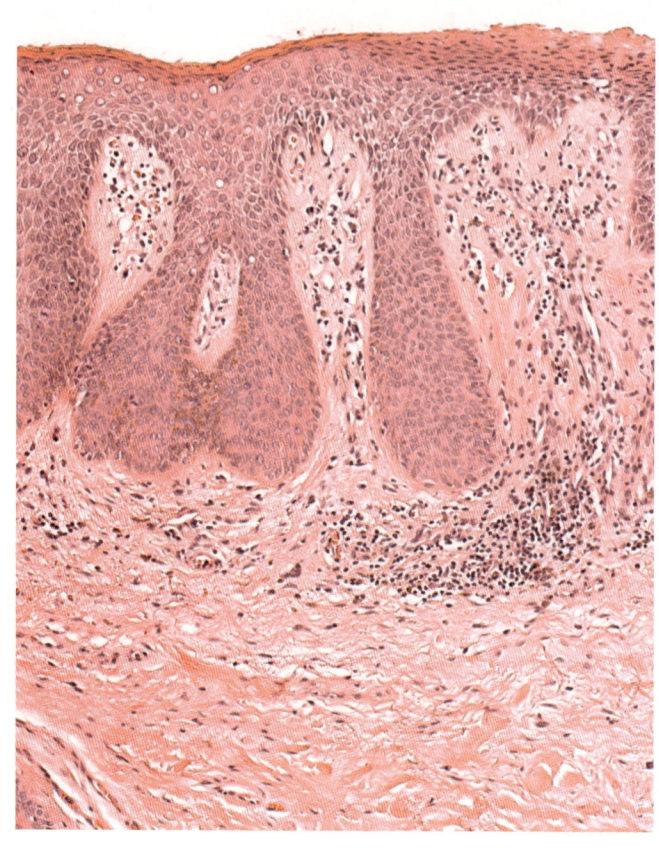

**Figura 6.11.** Líquen simples crônico. Há acantose proeminente com papilas profundas e largas. Um infiltrado inflamatório está presente na derme, com uma zona de derme poupada imediatamente abaixo da camada basal.

var subjacente, ajudará a estabelecer o diagnóstico correto. A confirmação do diagnóstico requererá biópsia.

## ACHADOS MICROSCÓPICOS

LSC é caracterizado por acantose proeminente, com alongamento, alargamento e aprofundamento das papilas dérmicas e espessamento da epiderme. Hiperceratose pode estar presente, mas não há atipia epitelial. Na derme superficial, imediatamente abaixo do epitélio, poder haver colagenização. Tipicamente, há infiltrado inflamatório crônico leve associado na derme superficial. Podem estar presentes hiperceratose e paraceratose. Erosão superficial associada à exocitose de células inflamatórias pode ser evidente, secundário a coçadura. O termo hiperplasia de células escamosas tem sido limitado aos casos nos quais todos os achados citados anteriormente podem estar presentes, exceto pelo infiltrado inflamatório, que estará ausente.

Quando a exocitose de células inflamatórias está presente no epitélio, corante prata para fungos e ácido periódico de Schiff (PAS) são valorosos para avaliar a infecção fúngica. Nos casos que demonstrarem atipia epitelial significativa, NIV e Paget devem ser consideradas.

## DIAGNÓSTICO DIFERENCIAL

Certas infecções por *Candida* e dermatófitos podem demonstrar alterações epiteliais similares e devem ser excluídas. Infecções por *Candida* são de duração mais imediata do que a observada no LSC. Usualmente, haverá candidíase vaginal concomitante. Citologia a fresco para procurar por fungos colaboram para a realização de diagnóstico correto.

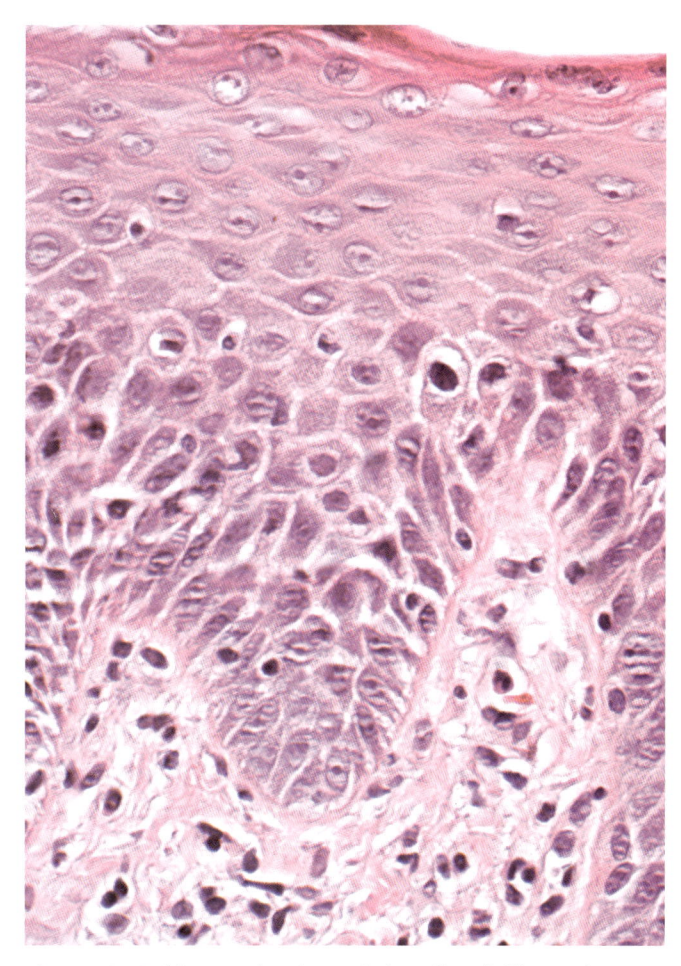

**Figura 6.12.** Líquen simples crônico. O epitélio está levemente espessado; entretanto não há atipia. Na derme superficial, células inflamatórias crônicas estão presentes. A derme imediatamente abaixo da camada basal não apresenta inflamação e é fibrótica.

Outras condições a serem consideradas para determinar se o LSC é primário ou secundário incluem a avaliação para psoríase, líquen escleroso, NIV e doença de Paget. Lesões vistas com psoríase são mais finamente demarcadas e podem ser encontradas evidências de psoríase em localizações extragenitais, como as superfícies extensoras dos braços.

Epitélio branco em placas na vulva pode ser consistente com uma variedade hiperplásica de líquen escleroso. Nesses casos, haverá estigmas usuais de líquen escleroso observados difusamente em torno do epitélio hiperplásico. Podem ser vistos associados aglutinação dos pequenos lábios e encarceramento total ou parcial do clitóris, relacionados com a aglutinação do freio ou do prepúcio. Pacientes com líquen escleroso não apresentarão a aparência crostosa, que pode ser vista no LSC, mas em pacientes ocasionais com líquen escleroso poderá haver hiperplasia escamosa e características hiperceratóticas adjacentes, eventualmente associadas a NIV diferenciada.

Epitélio branco em placas pode também ser notado em pacientes com NIV. Este processo usualmente será multifocal, embora não invariavelmente. O exame da vulva após a aplicação tópica de ácido acético a 3% ou 5% e a visualização com um colposcópio ou outra forma de magnificação irão demonstrar este padrão multifocal. Biópsia será necessária e é usualmente diagnóstica.

A identificação da presença de condições dermatológicas específicas associadas, como psoríase e líquen escleroso, estabelece que LSC é secundário e direciona o tratamento primariamente à doença vulvar subjacente. Biópsia será necessária para confirmar o diagnóstico e distinguir estas condições.

## COMPORTAMENTO CLÍNICO E TRATAMENTO

LSC pode ser curado somente se o ciclo prurido-coçadura for cessado. A coçadura repetitiva leva a persistência da irritação e subsequente prurido. Pacientes devem ser fortemente aconselhadas a evitar coçar a lesão. Deve-se tentar ao máximo determinar quais possam ser os agentes etiológicos. Mudanças nos produtos de lavanderia e evitar o uso de roupa íntima sintética e outros possíveis irritantes de contato. Ocasionalmente, pode ser necessário que a paciente use luvas de algodão ao dormir para diminuir o trauma induzido pela coçadura inconsciente durante o sono. Se o estresse for um componente significativo da sintomatologia da paciente, deve-se enfatizar o alívio do estresse com modificações comportamentais e aconselhamento adequado.

Peles extremamente hipertrofiadas podem requerer a aplicação de corticosteroide de potência média a alta em forma de pomadas. Pomadas de média potência, como betametasona 0,1% (Valisone) podem ser tentadas inicialmente. A pomada pode ser aplicada 2 vezes ao dia até o controle dos sintomas, usualmente em 10 a 14 dias. Uso posterior será à demanda. Se não for notada resposta, deve-se tentar o uso de um corticosteroide superpotente, como o clobetasol 0,05% (Temovate), por curtos períodos. Se não for notada resposta à aplicação tópica de esteroides, poderá ser necessário aplicar injeções intralesionais de triancinolona (Kenalog-10). Se houver evidência de infecção, antibióticos orais direcionados a microrganismos comuns como estafilococos podem ser administrados para diminuir a irritação por infecção. Devido ao LSC ser uma variante de eczema, deve-se considerar o uso tópico da pomada imunossupressora tacrolimus 0,1% 2 vezes ao dia em pacientes com sintomas moderados a acentuados. As pacientes devem ser informadas do potencial para queimação, que usualmente é resolvido após 1 semana de uso contínuo.

## OPÇÕES TERAPÊUTICAS PROGRESSIVAS

As opções terapêuticas progressivas estão a seguir:

1. Pomada com corticosteroide tópico com ênfase na menor potência eficaz. Para pele acentuadamente hiperplásica, pode ser necessário usar corticosteroides de média potência, como betametasona 0,1% pomada (Valisone). Reduzir para uma preparação de corticosteroide de menor potência após 2 semanas, especialmente se a condição envolver dobras intertriginosas.
2. Corticosteroides tópicos de alta potência, como clobetasol (Temovate), aplicado 2 vezes ao dia até o controle dos sintomas e depois diminuídos gradualmente para o uso de um corticosteroide de menor potência.
3. Pomada tacrolimus 0,1% 2 vezes ao dia (informar sobre o potencial para irritação e queimação). Também, considerar outras alternativas em pacientes com história de herpes simples ou HPV para reduzir o risco de reativação.
4. Modificação comportamental intensa para pacientes que demonstrem LSC relacionado ou induzido pelo estresse. Além do aconselhamento psicológico, as pacientes devem ser aconselhadas a não coçar lesões vulvares pruriginosas.
5. Injeções intralesionais com triancinolona (Kenalog-10).

## DOENÇA DE PAGET (Figuras 6.13 a 6.15)

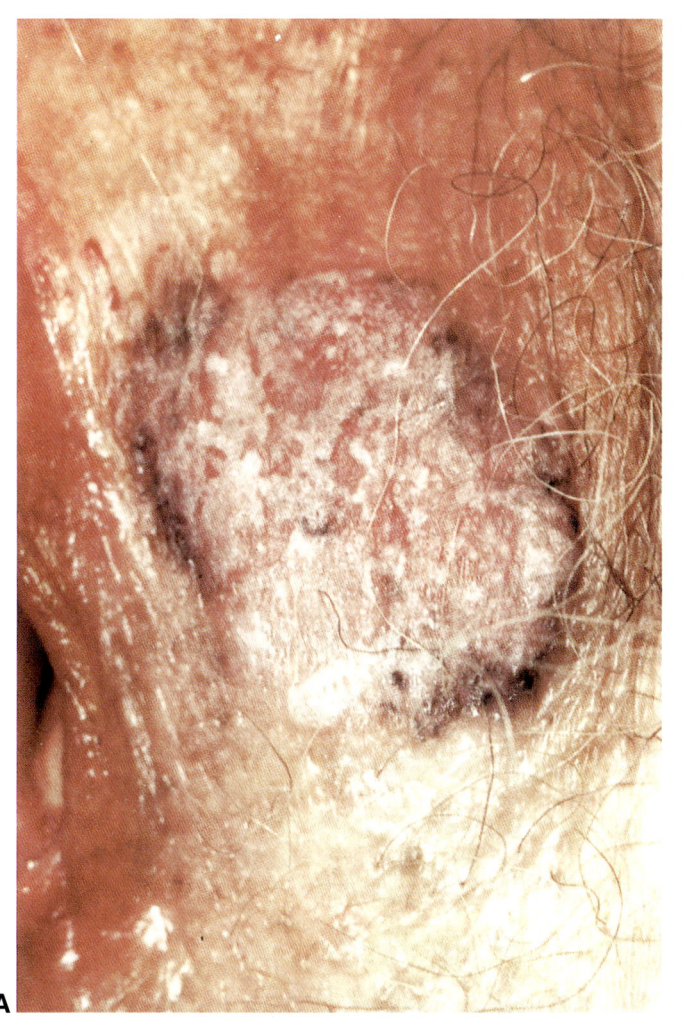

**Figura 6.13. A:** Doença de Paget no grande lábio esquerdo tratada com excisão ampla local. Uma margem envolveu a região periclitoridiana (cortesia Mark Gelder, MD). **B:** Doença de Paget, tipo cutâneo. A doença de Paget é intraepitelial, com células de Paget grandes e proeminentes, relativamente pálidas à coloração, em meio ao epitélio. As células de Paget estão presentes como células solitárias e em grupos de células. Os ceratinócitos adjacentes têm núcleos menores e citoplasma mais eosinofílico.

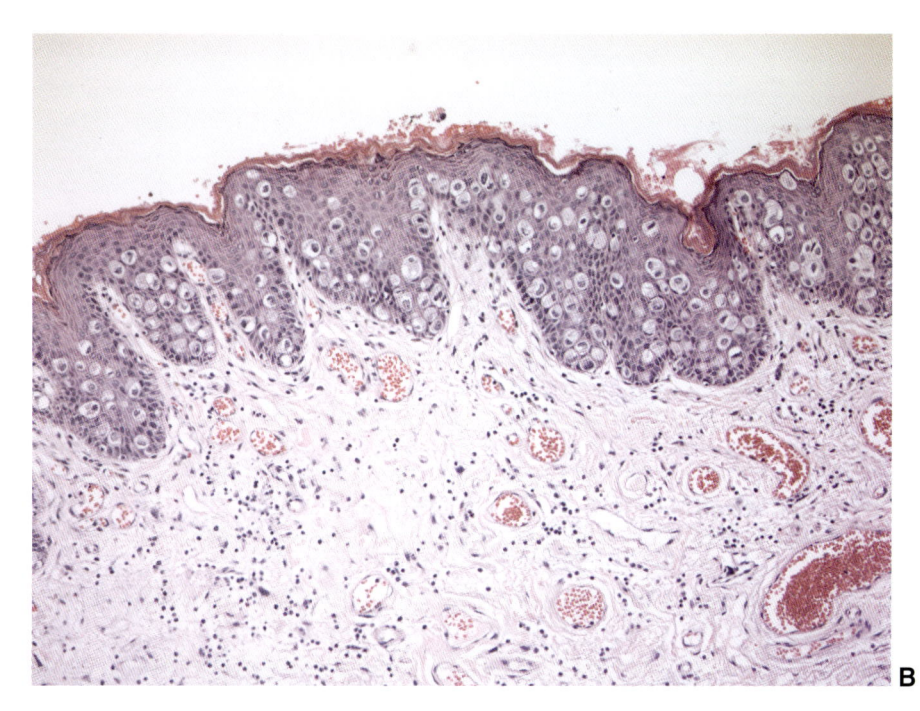

CAPÍTULO 6: Placas

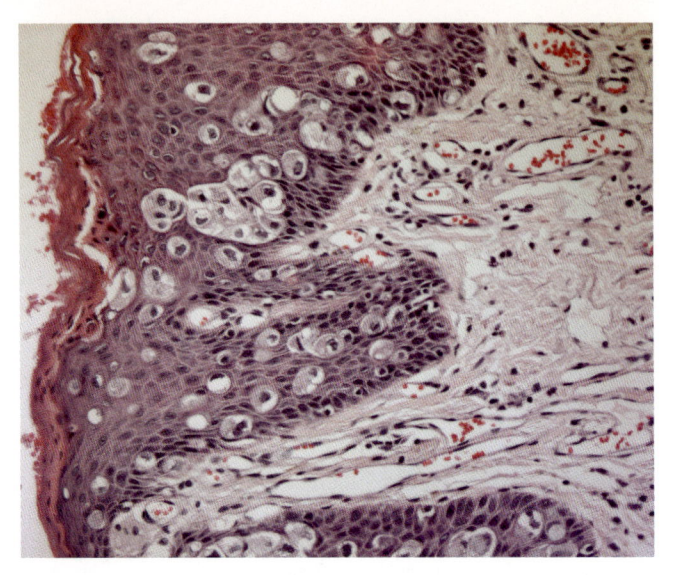

**Figura 6.14.** Doença de Paget. Células de Paget estão presentes nas áreas basal e parabasal. Algumas células de Paget isoladas estão no epitélio superficial.

**Tabela 6.1**
**Classificação etiológica da doença de Paget vulvar de origem cutânea e não cutânea**

1. **Doença de Paget de origem cutânea primária:**
   - Doença de Paget como uma neoplasia intraepitelial primária
   - Doença de Paget como uma neoplasia intraepitelial com invasão
   - Doença de Paget como uma manifestação de um adenocarcinoma subjacente de anexo cutâneo ou glândula vulvar

2. **Doença de Paget de origem não cutânea:**
   - Doença de Paget secundária a adenocarcinoma anorretal
   - Doença Paget-símile de origem urotelial (neoplasia intraepitelial urotelial pagetoide [PUIN])
   - PUIN como manifestação de neoplasia urotelial intraepitelial (carcinoma in situ)
   - PUIN como manifestação de carcinoma urotelial
   - Doença de Paget como manifestação de outros carcinomas (endocérvice, endométrio, ovário etc.)

Wilkinson EJ, Brown HM. Vulvar Paget disease of urothelial origin: a report of three cases and a proposed classification of vulvar Paget disease. Hum Pathol 2002;33:549-554

## DEFINIÇÃO

Doença de Paget é uma neoplasia intraepitelial de origem glandular cutânea, ou não cutânea, associada a proliferação de células neoplásicas, caracterizada por alterações eczematoides do epitélio envolvido. A classificação etiológica da doença de Paget vulvar por Wilkinson e Brown (2002) está resumida na Tabela 6.1.

## CARACTERÍSTICAS GERAIS

A doença de Paget é primariamente uma doença de mulheres menopausadas, mais comumente em mulheres caucasianas. É responsável por aproximadamente 2% das neoplasias de vulva. A descrição original da doença de Paget é relacionada com adenocarcinoma mamário. Posteriormente, foi observado que a doença de Paget poderia ocorrer em sítios extramamários, primariamente a vulva. A doença de Paget mamária é sempre associada a subjacente adenocarcinoma intraductal ou invasor da mama; a doença de Paget na vulva não é, de fato, usualmente intraepitelial apenas. A doença de Paget vulvar pode ter origem cutânea ou não cutânea, como definido na classificação de Wilkinson e Brown, de 2002. A doença de Paget cutânea é a forma mais comum e é associada a adenocarcinoma da vulva em menos de 25% dos casos. A doença de Paget cutânea pode ser associada a doença de Paget invasora ou relacionada com um adenocarcinoma subjacente da vulva de origem glandular ou de apêndice cutâneo. A doença de Paget do tipo não cutâneo surge de regiões extravulvares, mas envolve secundariamente a vulva, apresentando-se como doença de Paget. Isto pode ser observado em pacientes com doença de Paget do carcinoma de bexiga de célula urotelial (célula transicional), adenocarcinoma gastrintestinal (retal ou anorretal), ou outros sítios de adenocarcinoma não cutâneo, incluindo o colo do útero.

## APRESENTAÇÃO CLÍNICA

A paciente habitual com doença de Paget vulvar será uma mulher de cerca de 60 anos queixando-se de prurido e desconforto vulvar crônicos. A doença tem sido relatada em mulheres jovens e na população negra, mas isto é extremamente incomum. Não é incomum que a apresentação inicial da doença de Paget vulvar seja clinicamente interpretada como uma dermatose e sejam feitas tentativas de tratamento com terapia tópica. A importância da biópsia para estabelecer diagnóstico na doença de Paget vulvar é crítica.

Duas apresentações clínicas da doença de Paget são reconhecidas. Mais comumente a paciente se apresenta com uma lesão cutânea eritematosa com discretas áreas brancas hiperplásicas esparsas em um fundo eritematoso com áreas de escoriações. Há tipicamente áreas alternadas de epitélio branco e eritematoso. A 2ª e menos comum apresentação é de uma lesão eritematosa relativamente uniforme sem áreas brancas. Em ambos os casos, a extensão da lesão de Paget visível pode ser pequena (1 a 2 cm de diâmetro) ou extensa, envolvendo toda a área perianal e labial.

A origem da doença de Paget pode algumas vezes ser avaliada a partir de sua localização na vulva. Lesões de Paget envolvendo a pele perianal e a vulva adjacente têm uma boa probabilidade de serem de origem anorretal. Uma lesão de Paget envolvendo o vestíbulo vulvar e a mu-

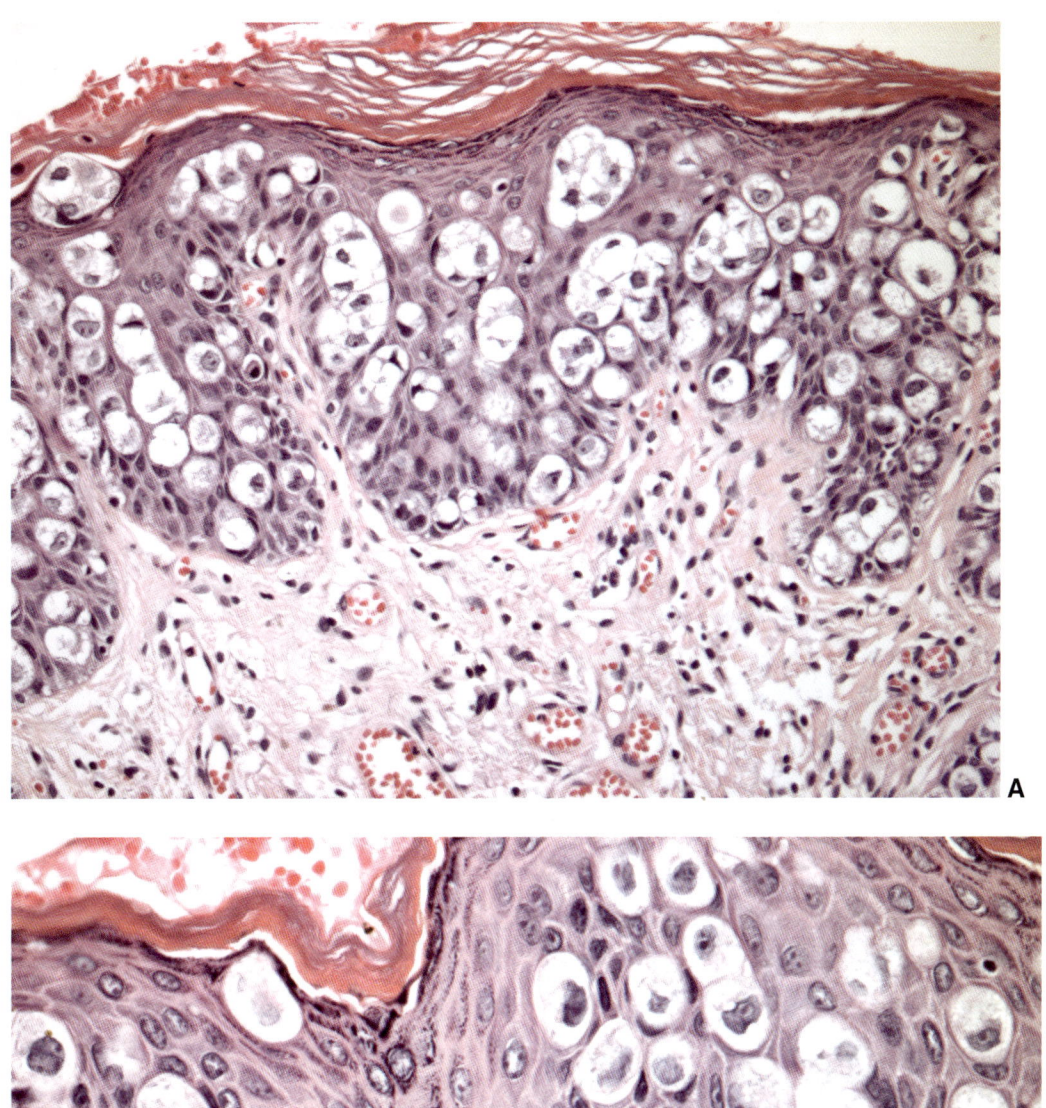

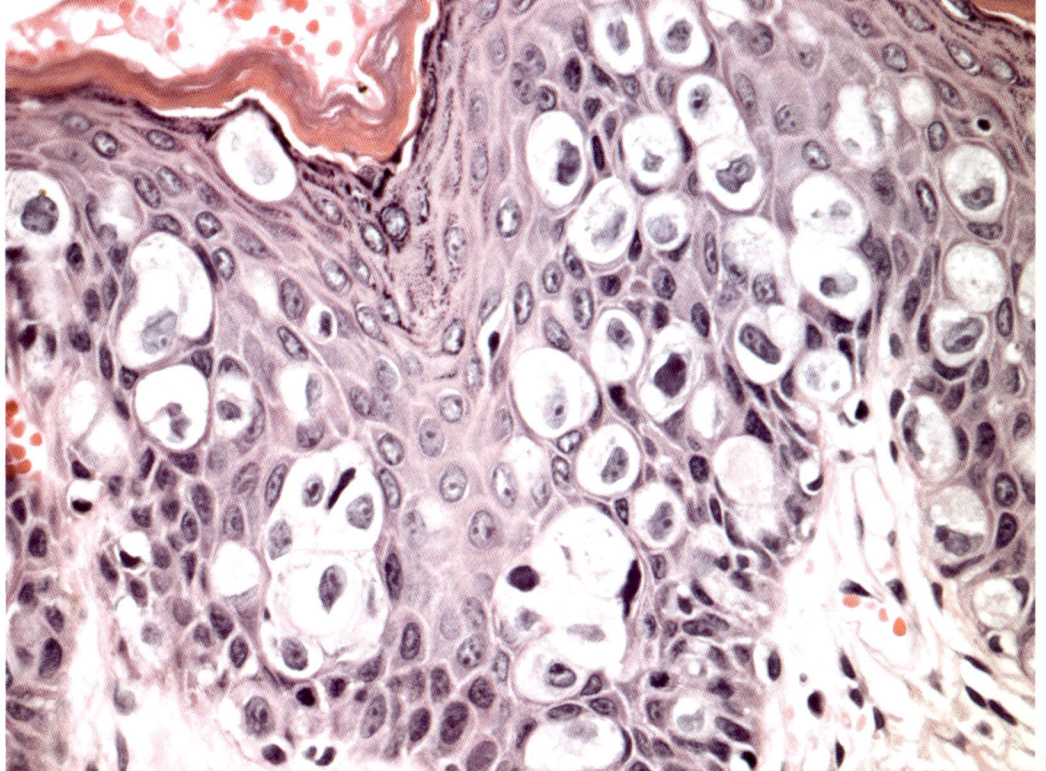

**Figura 6.15. A:** Doença de Paget. Células de Paget, com citoplasma claro proeminente, são evidentes em todo o epitélio. **B:** Doença de Paget, tipo cutâneo, grupos intraepiteliais de células de Paget e células isoladas estão presentes em meio aos epitélios basal e parabasal. As células de Paget são maiores que os ceratinócitos adjacentes, com núcleos maiores, cromatina vesicular, e nucléolos proeminentes. O citoplasma das células de Paget é pálido, se comparado com o dos ceratinócitos adjacentes à coloração H&E. Há hiperceratose associada. Algumas células inflamatórias estão presentes na derme. *(Continua.)*

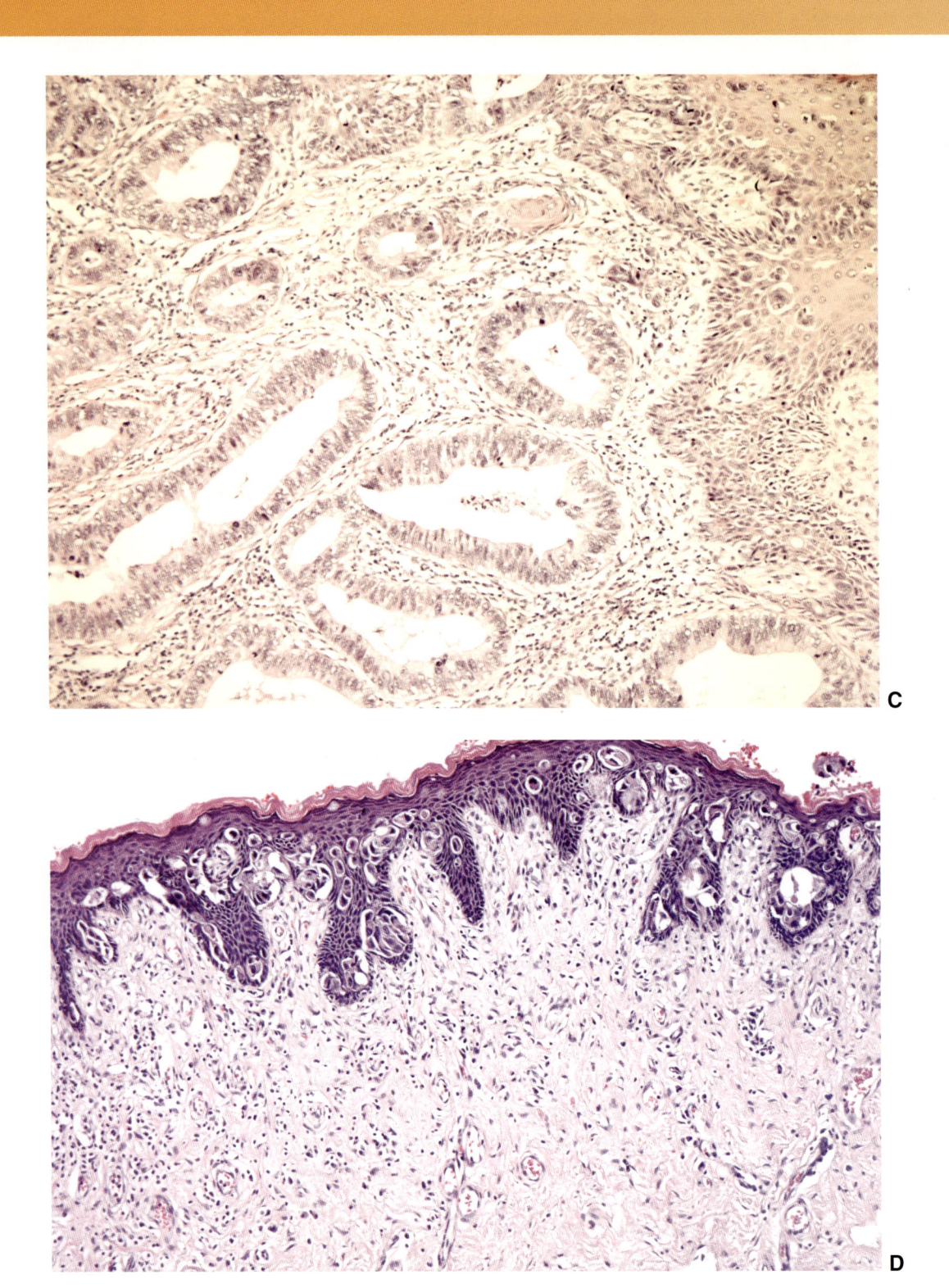

**Figura 6.15.** *(Continuação)* **C:** Doença de Paget, tipo cutâneo, com invasão. Adenocarcinoma invasor é contagioso e está subjacente a células de Paget intraepiteliais. Com a invasão, as células mantêm a maioria das características morfológicas e achados imuno-histoquímicos de células de Paget intraepiteliais. (Caso cortesia N. Massoll, MD, Gainsville, FL.) **D:** Neoplasia pagetoide intraepitelial urotelial (PUIN). Doença de Paget de origem urotelial. As células neoplásicas intraepiteliais uroteliais estão dispersas no interior do epitélio em grupos e como células isoladas. A lesão PUIN é muito semelhante na aparência com a doença de Paget do tipo cutâneo, na coloração H&E. Compare com a Figura 6.13B.

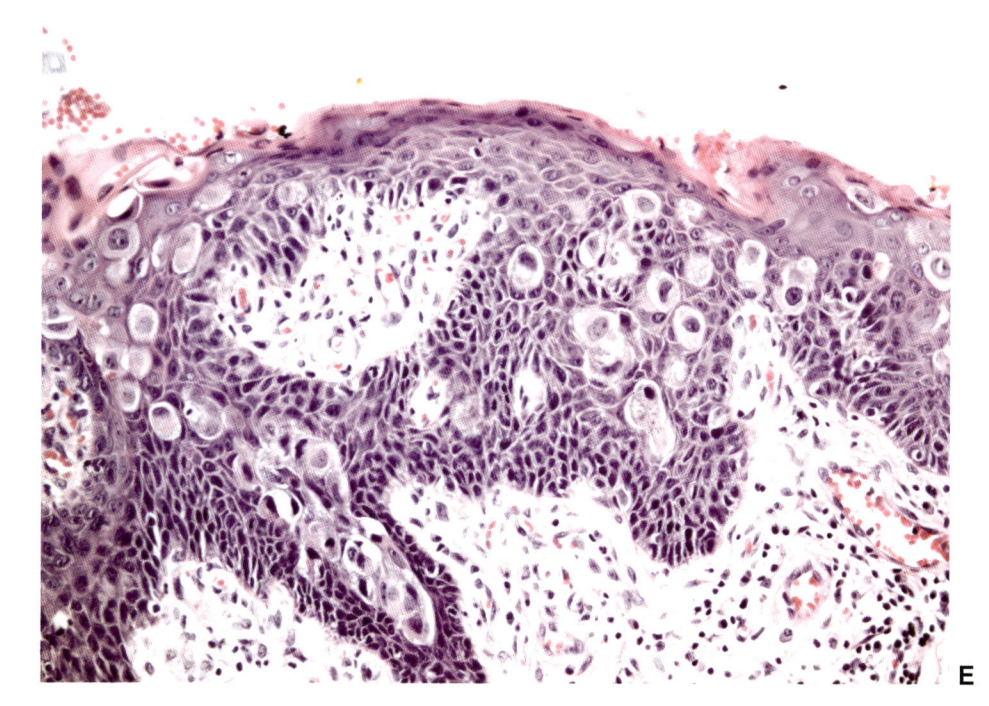

**Figura 6.15.** *(Continuação)*
**E:** PUIN (doença de Paget de origem urotelial). As células neoplásicas intraepiteliais uroteliais são significativamente maiores que os ceratinócitos adjacentes do epitélio. Elas têm citoplasma relativamente pálido e núcleos maiores e pleomórficos. A "quebra" da interface entre as células PUIN e os ceratinócitos é um achado útil e diferenciador da doença de Paget cutânea típica (compare com a Figura 6.15A).

cosa vestibular periuretral é muito possivelmente de origem urotelial.

## ACHADOS MICROSCÓPICOS

As doenças de Paget de origem cutânea ou não cutânea têm achados microscópicos similares na coloração de rotina com hematoxilina e eosina (H&E). A doença de Paget é caracterizada por "células de Paget" distintas em meio ao epitélio.

Essas células são tipicamente tão largas, ou maiores, quanto os ceratinócitos adjacentes. Elas estão presentes individualmente e em grupos de células ao longo do epitélio, geralmente com mais células e grandes grupos de células próximos às camadas basal e parabasal. As células de Paget têm núcleos grandes com nucléolos relativamente grandes e proeminentes. O citoplasma é cinza a azulado à marcação com H&E. Estudos imuno-histoquímicos são necessários para classificar a doença de Paget. A doença de Paget cutânea expressa o antígeno carcinoembriogênico (CEA), doença cística densa de proteína-15 fluida (GCDFP), e citoceratina 7 no citoplasma da célula tumoral. Células de Paget da doença de Paget de origem anorretal são imunorreativas para CEA, mas negativas para GCDFP. Tanto as células de Paget cutâneas quanto anorretais usualmente contêm mucina intracitoplasmática. Doença de Paget de origem urotelial (neoplasia intraepitelial urotelial pagetoide [PUIN]) pode expressar CEA, usualmente expressa uroplaquina III e citoceratina 7, e pode expressar citoceratina 20. Células de Paget são frequentemente vistas em meio a epitélio escamoso dos apêndices cutâneos e pelos. Este é um achado relativamente comum e deve ser diferenciado da doença de Paget invasora.

Doença de Paget cutânea pode ser focalmente invasora, e a invasão é identificada em aproximadamente 10% dos casos quando é realizada a ressecção completa da lesão de Paget. A invasão é caracterizada por células de Paget contíguas com a doença de Paget intraepitelial e estende-se à derme superficial subjacente. As células de Paget invasoras não apresentam a organização paliçada das células epiteliais normais e são encontradas na derme superficial, usualmente associadas a uma resposta inflamatória na derme. Os focos invasores podem incluir células de Paget isoladas na derme superficial imediatamente abaixo do foco de invasão. Focos maiores de invasão apresentam características de adenocarcinoma.

Doença de Paget como apresentação de uma neoplasia subjacente de glândula vulvar ou de anexo cutâneo é reconhecida em aproximadamente 5% dos casos. A doença de Paget sobrejacente está tipicamente acima e contígua à neoplasia glandular. A secção completa do fragmento de pele vulvar excisada, com ênfase no epitélio e na derme subjacente das áreas envolvidas com lesão de Paget visível, é a chave para identificar um adenocarcinoma subjacente.

O adenocarcinoma subjacente pode originar-se da glândula de Bartholin ou de glândulas sudoríparas adjacentes. O tumor subjacente terá a mesma imunorreatividade da doença de Paget. Quando o exame completo do epitélio vulvar acometido com doença de Paget clinicamente evidente não demonstra adenocarcinoma subjacente, a excisão local profunda à fáscia é a terapia mais adequada. Se for identificado adenocarcinoma, é recomendada a linfadenectomia inguinofemoral bilateral.

Como regra geral, não tem valor realizar a congelação das margens cirúrgicas de pele e mucosa de aparência normal, em se tratando de doença de Paget, nem é clinicamente útil a realização de imuno-histoquímica do CEA para detectar células de Paget ocultas no epitélio das margens cirúrgicas. Não há risco reconhecido de adenocarcinoma subjacente associado a áreas de aparência normal periféricas à doença de Paget clinicamente evidente. As células de Paget podem ser encontradas distantes da doença de Paget clinicamente evidente, em epitélio de aparência clínica normal. Vulvectomia total radical pode não fornecer margens livres em tais casos. Uma abordagem prática que conserva a anatomia vulvar e reduz a cirurgia radical, e o tempo e as despesas da congelação, é acompanhar a paciente clinicamente; se for encontrada evidência clínica de recorrência de doença de Paget, é indicado o tratamento dessas áreas com excisão local ou vaporização a *laser*, reconhecendo que esta terapia conservadora não compromete a detecção de adenocarcinoma e que quando o processo é inteiramente intraepitelial, não é ameaçador à vida.

## ESTUDOS COMPLEMENTARES

Pela associação com malignidade extravulvar, a paciente com doença de Paget vulvar deve ter uma avaliação extensa antes da terapia. Deve incluir citologia cervical e vaginal e colposcopia, biópsia endometrial, citologia vesical, cistoscopia, pielografia intravenosa, estudos baritados e endoscopia do trato gastrintestinal (especialmente o trato gastrintestinal inferior) e mamografia.

## DIAGNÓSTICO DIFERENCIAL

As condições vulvares mais prontamente confundidas clinicamente com doença de Paget incluem candidíase, NIV escamoso, eczema e líquen escleroso (especialmente a variedade hiperplásica). Candidíase é usualmente um processo muito mais difuso e é tipicamente associado à candidíase vaginal. O diagnóstico é confirmado com uma preparação de KOH. A paciente irá responder rapidamente à aplicação tópica de antifúngicos e corticosteroides. Pacientes com NIV podem também demonstrar áreas bem circunscritas de pele aparentemente hiperplásicas. Esta pele não demonstra tipicamente uma aparência branca ou eritematosa. Para o diagnóstico serão necessárias biópsia e análise histológica. Eczema pode ser visto em mulheres menopausadas e uma variedade de eczema, LSC, pode aparecer como uma afecção descamativa. O processo também pode ser difuso, envolvendo ambos os lábios e a pele da face interna das coxas. Confirmação histológica será essencial para o diagnóstico final. Líquen escleroso hipertrófico será usualmente observado numa área de líquen escleroso com aspecto apergaminhado. A paciente poderá queixar-se de prurido, e a pele escoriada, devido à coçadura, pode acarretar um dilema diagnóstico para o médico. Uma vez mais, a biópsia confirmará o diagnóstico. Ao exame histopatológico, o diagnóstico diferencial da doença de Paget inclui melanoma maligno de extensão superficial, NIV pagetoide, carcinoma de células basais, papulose de células claras e reticulose bowenoide.

Métodos de imunoperoxidase são valiosos para distingui-los. Doença de Paget de origem cutânea ou anorretal é caracteristicamente imunorreativa a CEA e a pancitoceratina e, usualmente, tem mucina citoplasmática sensível à marcação com corante. Doença de Paget de origem urotelial (PUIN) tipicamente expressa pancitoceratina e uroplaquina III. Em contraste, lesões de NIV pagetoide tipicamente não expressam nem CEA nem uroplaquina III, mas são imunorreativas para pancitoceratina. O melanoma maligno de extensão superficial é usualmente reativo para antígeno S-100 e antígenos de melanoma (HMB-45) ou (Melan-A). Melanoma não expressa ceratina. A presença de melanina, entretanto, não é valiosa porque tanto lesões de NIV quanto algumas células de Paget podem conter melanina em meio ao citoplasma. Carcinoma de células basais tipicamente tem células menores do que as da doença de Paget, NIV ou melanoma, e os ninhos invasores mostram organização periférica em paliçada dos núcleos. Carcinomas de células basais usualmente expressam Ber EP4. Papulose de células claras e reticulose bowenoide podem usualmente ser diferenciadas pela história clínica e pelos achados histopatológicos.

## COMPORTAMENTO CLÍNICO E TRATAMENTO

A doença de Paget não tratada continuará sintomática; a doença raramente é assintomática. A doença de Paget tem o potencial de se propagar vertical e horizontalmente e o que começa como um processo localizado pode espalhar-se, envolvendo toda a vulva e região perianal. Dada a associação a adenocarcinoma subjacente, a falta de diagnóstico e tratamento do processo podem resultar em doença metastática e morte. Da mesma forma, a falha na avaliação adequada de doença extravulvar antes de se iniciar a terapia pode resultar em progressão de um carcinoma não diagnosticado em mama, bexiga, colo uterino ou intestino.

O passo principal na avaliação das pacientes com doença de Paget vulvar é a identificação da origem da doença de Paget, se é cutânea ou não cutânea. Doença de Paget cutânea pode estar associada a doença de Paget invasora ou adenocarcinoma subjacente de pele ou glândulas vulvares. A avaliação da doença de Paget cutânea não envolve o uso de um colposcópio ou azul de toluidina. Envolve a palpação cuidadosa da lesão vulvar. Massas ou fibroses cutâneas subjacentes podem ser indicativas de adenocarcinoma, e esta observação justifica a necessidade de biópsia deste tecido. Com a presença de fibrose ou alguma nodularidade, uma biópsia representativa da anormalidade vulvar deve ser obtida e submetida a diagnóstico histopatológico. Se a histologia de um nódulo ou fibrose indicar adenocarcinoma, a paciente deve ser orientada a fazer vulvectomia radical para determinação de acometimento linfonodal. Com metástase linfática, o prognóstico é sombrio. O papel da quimioterapia e da radioterapia adjuvantes não foi adequadamente definido e os resultados são primariamente teóricos.

Se não for identificado na paciente adenocarcinoma clinicamente aparente, a terapia é cirúrgica e envolve excisão local ampla e profunda do processo de doença. Uma área de 1 a 3 cm de pele sã a partir da margem cutânea com doença de Paget visível deve ser excisada de modo circunferencial e claramente orientada antes de ser submetida à patologia. Deve ser lembrado que a doença de Paget pode migrar vertical e horizontalmente, e o fragmento excisado deve abranger a espessura completa da pele até o tecido adiposo subcutâneo para assegurar a remoção de todos os anexos cutâneos. O local pode ser fechado primariamente, coberto com enxerto de pele, ou cicatrizar por 2ª intenção.

Terapia para doença de Paget não cutânea é direcionada para o tratamento da neoplasia primária. Na maioria dos casos, o tumor primário será um adenocarcinoma anorretal ou urotelial ou carcinoma de células transicionais da bexiga ou da uretra. A doença de Paget periférica, ou PUIN, pode ser tratada como a NIV. Excisão superficial com ou sem procedimentos ablativos adicionais, como ablação a *laser*, aplicação tópica de 5-fluorouracil (5-FU), ou imiquimod 5% tópico para a preservação da anatomia vulvar. Excisão ampla e profunda não é necessária nesses casos não cutâneos.

Apesar de todos os esforços para excisar a doença de Paget cutânea ou tratar a doença de Paget não cutânea, há recorrência, o que enfatiza a importância de acompanhamento cuidadoso. Deve ser obtida biópsia de qualquer área de prurido, hiperemia ou escoriação. Recidivas podem ser tratadas com excisão superficial, ablação a *laser*, 5-FU 5% tópico, terapia com imiquimod 5%, ou outras abordagens destrutivas locais que preservem a anatomia vulvar. A vantagem da excisão local é que fornecerá as informações adicionais para o diagnóstico.

## OPÇÕES TERAPÊUTICAS PROGRESSIVAS

As opções terapêuticas progressivas estão a seguir:

### DOENÇA DE PAGET CUTÂNEA PRIMÁRIA

1. Sem evidência de um adenocarcinoma subjacente, excisão ampla e profunda, com 1-3 cm de margens livres deve ser realizada.
2. Com evidência de carcinoma subjacente de glândula vulvar ou glândula apócrina cutânea, vulvectomia total ou parcial, ampla e profunda, para excisar toda a doença de Paget clinicamente visível. Deve ser realizada a avaliação de linfonodos inguinofemorais. Cogitar, junto a um especialista, quimioterapia e radioterapia adjuvantes. Resultados são primariamente teóricos.
3. Acompanhamento cuidadoso e excisão de quaisquer áreas sugestivas de doença recorrente.

### DOENÇA DE PAGET NÃO CUTÂNEA

1. Terapia deve ser focada no tratamento do tumor primário, seja um adenocarcinoma anorretal, carcinoma urotelial de bexiga ou de uretra, ou outro sítio.
2. Doença de Paget vulvar secundária, ou PUIN, pode ser efetivamente tratada por vários métodos, e estes podem ser determinados com base na localização e extensão da pele e mucosa vulvar e perianal envolvidas. Lesões menores podem ser efetivamente tratadas com excisão superficial. Lesões maiores podem requerer procedimentos ablativos, incluindo ablação a *laser*, 5-FU 5% tópico, ou imiquimod 5% tópico para preservar a anatomia vulvar. Excisão ampla e profunda da doença de Paget não é necessária nesses casos não cutâneos.
3. Acompanhamento cuidadoso e excisão de quaisquer áreas sugestivas de doença recorrente.

# VULVITE PLASMOCITÁRIA (VULVITE CIRCUNSCRITA DE CÉLULAS PLASMÁTICAS)   (Figuras 6.16 a 6.18)

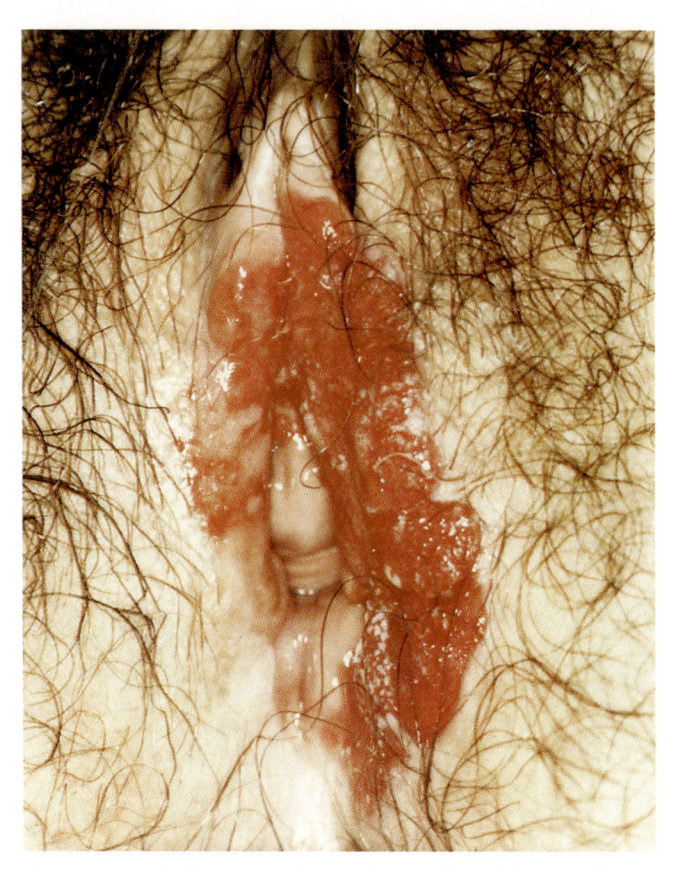

**Figura 6.16.** Vulvite de células plasmáticas. Uma lesão vermelha, de aparência erosiva, ocupa o vestíbulo vulvar, a porção medial dos pequenos lábios e uma porção do corpo perineal. (Cortesia Dr. Frits B. Lammes, Amsterdã, Holanda.)

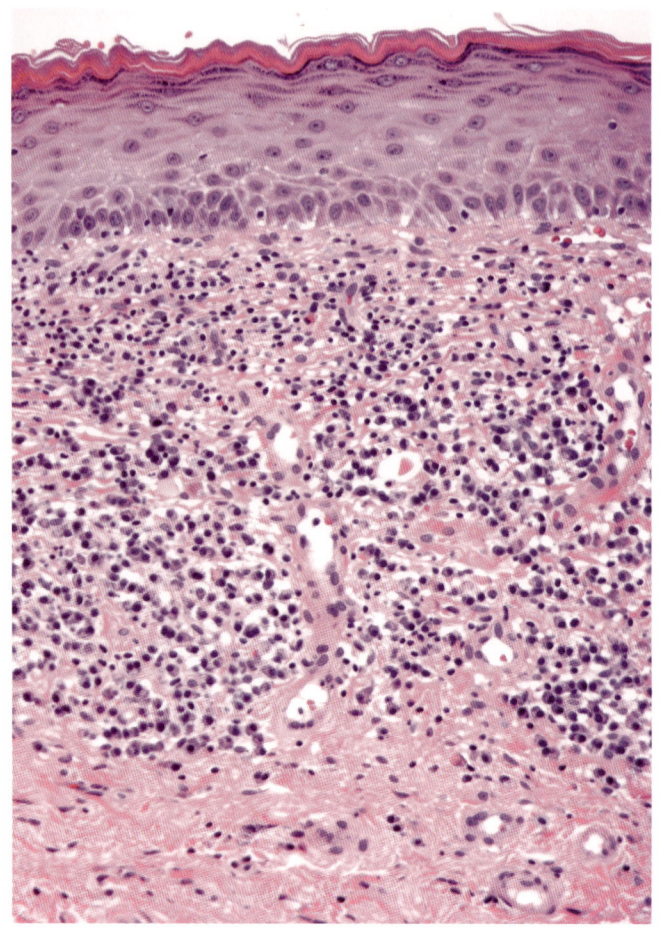

**Figura 6.17.** Vulvite plasmocitária. Há infiltrado inflamatório denso nas dermes superficial e profunda, com predomínio de células plasmáticas. O epitélio é espessado e espongiótico.

## DEFINIÇÃO

Vulvite plasmocitária é um processo inflamatório crônico que afeta o vestíbulo e os pequenos lábios, resultando em uma lesão eritematosa de aparência quase aveludada.

## CARACTERÍSTICAS GERAIS

Vulvite plasmocitária é uma entidade rara que pode ser considerada análoga à balanite de células plasmáticas de Zoon, que foi originalmente descrita na haste peniana. Os critérios citológicos para o diagnóstico têm variado entre os observadores, mas geralmente incluem adelgaçamento da epiderme com acentuado infiltrado de células plasmáticas. Alguns pensaram que a vulvite plasmocitária era uma variação do líquen plano.

## APRESENTAÇÃO CLÍNICA

A paciente se apresentará com dor ou prurido no introito vulvar. Ao exame, será aparente uma lesão hiperemiada e de aparência aveludada. A condição pode ser extensa, envolvendo a maior parte do vestíbulo, ou pode estar localizada em uma área menor dessa região.

## ACHADOS MICROSCÓPICOS

A vulvite plasmocitária é caracterizada por um infiltrado inflamatório liquenoide que consiste primariamente de células plasmáticas. O epitélio envolvido está tipicamente adelgaçado, com afinamento das papilas dérmicas. Espongiose epitelial proeminente está associada a células parabasais orientadas horizontalmente, o que é considerado de

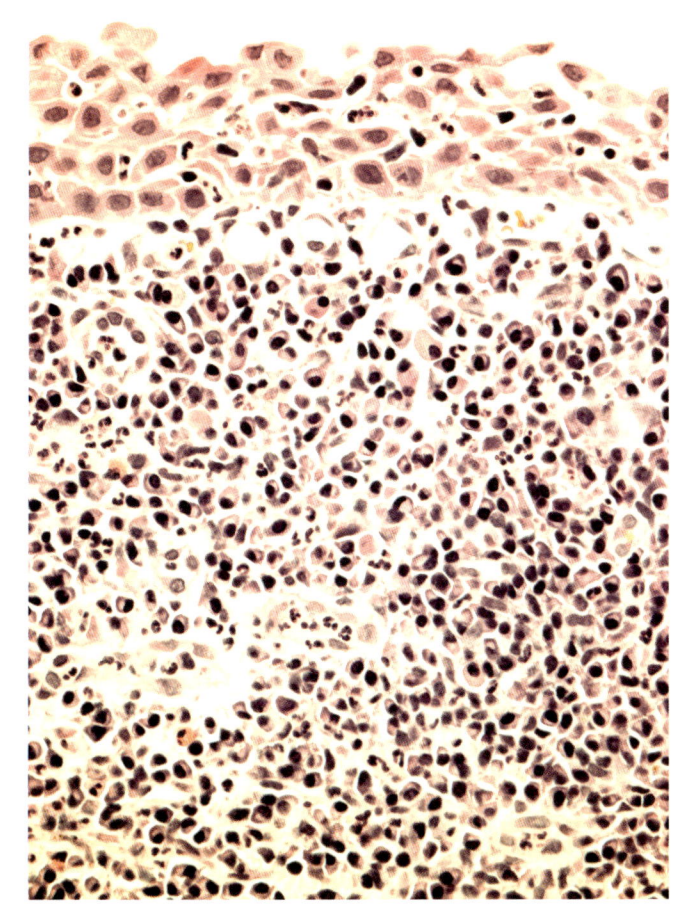

**Figura 6.18.** Vulvite plasmocitária. A espongiose epitelial está associada a ceratinócitos fusiformes (formato de losangos). O infiltrado rico em células plasmáticas envolve a interface dermoepidérmica.

grande ajuda para estabelecer o diagnóstico microscópico. A superfície epitelial não é ceratinizada, nem é evidente uma camada granular. O infiltrado inflamatório dérmico ou submucoso estende-se pelo espaço perivascular dos vasos dérmicos dilatados. Hemossiderina e sangue extravascular intradérmico podem ser vistos em meio a esses vasos. Microscopicamente, o infiltrado inflamatório perivascular deve ser distinguido de sífilis. Outras dermatoses crônicas, especialmente líquen plano, devem ser consideradas.

## DIAGNÓSTICO DIFERENCIAL

No caso de doença extensa, o diagnóstico diferencial deve incluir condições como psoríase, eczema e líquen plano. Psoríase e eczema raramente envolveriam o vestíbulo e são mais comumente vistos na região pilossebácea da vulva. Líquen plano é raramente limitado ao vestíbulo. Apresenta-se mais comumente como uma vaginite descamativa. Adicionalmente, deve-se considerar tais possibilidades como pênfigo ou penfigoide cicatricial, doenças autoimunes que afetam superfícies mucosas. Imuno-histologia será de boa assistência para diferenciá-las. Embora a NIV não seja tipicamente eritematosa, também deve ser considerada como diagnóstico diferencial. A observação de tecido de aparência aveludada na região do vestíbulo deve imediatamente sugerir a possibilidade de vulvite plasmocitária. Deve ser obtida biópsia para a confirmação diagnóstica.

## COMPORTAMENTO CLÍNICO E TRATAMENTO

Sintomas devem ser controlados com corticosteroides tópicos se o prurido for o componente principal. Corticosteroides tópicos como betametasona 0,1%, aplicada como pomada, pode resultar em alívio significativo ao desconforto das pacientes; entretanto, a doença é extremamente refratária às intervenções terapêuticas.

## OPÇÕES TERAPÊUTICAS PROGRESSIVAS

As opções terapêuticas progressivas são as seguintes:

1. Aplicações tópicas de corticosteroides (betametasona 0,1% pomada).
2. Ablação superficial a *laser* do epitélio envolvido tem sido empregada; entretanto, há pouca experiência sobre essa abordagem.

# PSORÍASE   (Figuras 6.19 a 6.23)

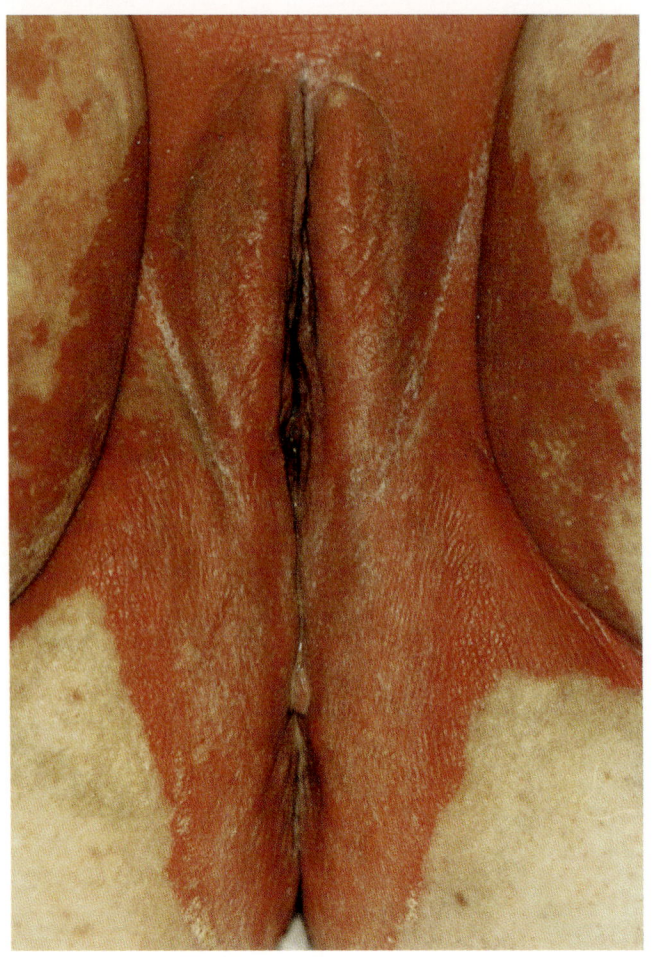

**Figura 6.19.** Psoríase em uma paciente grávida de 30 semanas de gestação. Note eritema importante, bordas bem delimitadas e lesões satélites.

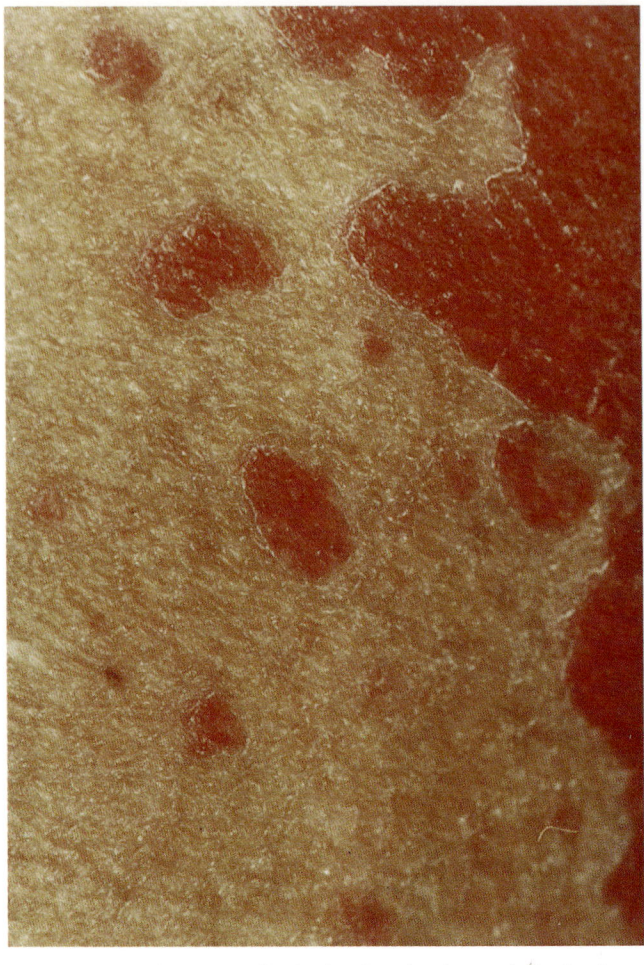

**Figura 6.20.** Visão ampliada das bordas bem delimitadas e eritema importante.

### DEFINIÇÃO

Psoríase é uma dermatose papuloescamosa caracterizada por pápulas eritematosas e placas tipicamente cobertas com escamas brancas ou prateadas.

### CARACTERÍSTICAS GERAIS

Esta condição é vista em 1 a 2% da população e presume-se que seja multifatorial em hereditariedade. A etiologia não está definida.

### APRESENTAÇÃO CLÍNICA

A paciente típica com psoríase exibe placas rosas ou vermelhas com escamas brancas nas superfícies extensoras dos cotovelos e joelhos, região lombar e couro cabeludo. Lesões idênticas são observadas na vulva e podem ser confluentes e espalhadas mimetizando candidíase, *tinea cruris*, ou celulite. Prurido pode estar presente e é frequentemente a queixa de apresentação. Psoríase pode estar associada a onicólise e corrosão das unhas, *annulus migrans* da língua (lesões anulares em relevo), doença inflamatória intestinal e artrite. A atividade da doença pode relacionar-se diretamente com os níveis de estresse.

O diagnóstico de psoríase raramente requer biópsia. As lesões típicas serão vistas na distribuição usual. Ocasionalmente, a condição vulvar pode parecer inflamada e extensa, e as lesões nos demais locais podem aparentar estarem quiescentes. Sinais clínicos que podem ser de auxílio incluem: (1) reação de Koebner – ocorrência de novas lesões de psoríase em locais de trauma cutâneo; (2) anel de Woronoff – branqueamento da pele imediatamente em torno da placa psoriática; e (3) sinal de Auspitz – sítios de sangramento

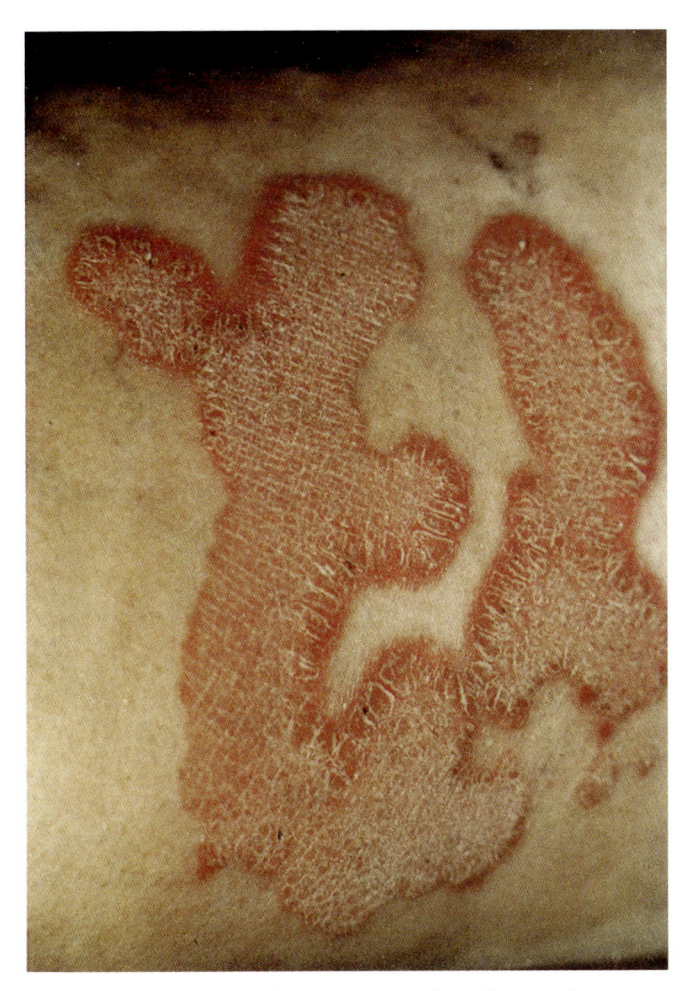

**Figura 6.21.** Escamas branco-prateadas observadas nas placas psoriáticas.

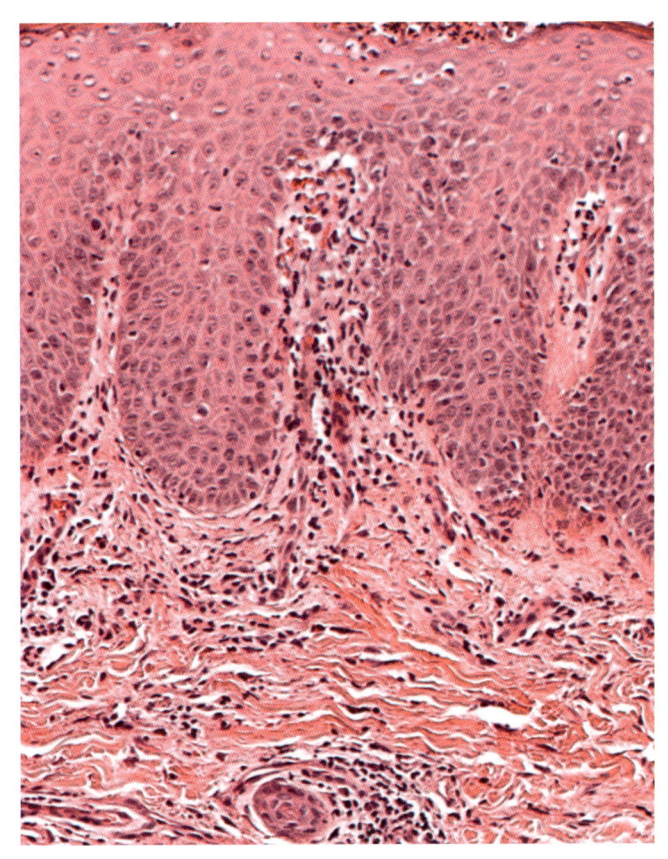

**Figura 6.22.** Psoríase. A camada de ceratina está parcialmente rompida e o epitélio é acantótico com papilas dérmicas alongadas e alargadas. Está presente um abscesso intraepitelial superficial contendo células inflamatórias agudas.

ocorrendo após a remoção de escamas psoriáticas. Se a candidíase for uma possibilidade a se distinguir, uma preparação com KOH nos fragmentos de descamação pode ser examinada para detectar a presença de hifas típicas. Em pacientes nas quais o diagnóstico seja incerto, é indicado biópsia.

## ACHADOS MICROSCÓPICOS

Os achados histopatológicos típicos de psoríase incluem acantose uniforme, com alongamento das papilas dérmicas a um comprimento similar. As papilas dérmicas são alongadas e alargadas ou reunidas entre os cones interpapilares alongados. Neutrófilos estão tipicamente presentes na derme papilar e superficial e estão presentes nas paredes dos vasos dilatados em meio à derme papilar. Agregados de neutrófilos de tamanhos variáveis também estão presentes em meio ao epitélio imediatamente abaixo e envolvendo o extrato córneo associado a espongiose nas camadas granular e espinhosa, formando abscessos intraepiteliais (abscessos de Munro). Hiperceratose e paraceratose são tipicamente evidentes; entretanto, há usualmente uma diminuição, ou perda, da camada granular. Atividade mitótica epitelial está tipicamente aumentada.

## ESTUDOS COMPLEMENTARES

Não são necessários estudos complementares.

## DIAGNÓSTICO DIFERENCIAL

O diagnóstico diferencial de uma vulva eritematosa inclui candidíase, eczema, doença de Paget, seborreia e, possivelmente, sífilis secundária. Todas essas condições podem criar lesões do tipo placas. Psoríase é única em sua apresentação como uma lesão vulvar nitidamente marcada e intensamente avermelhada. Seborreia e eczema podem apresentar-se como lesões avermelhadas; entretanto, suas bordas não são tão bem definidas. A localização clássica da psoría-

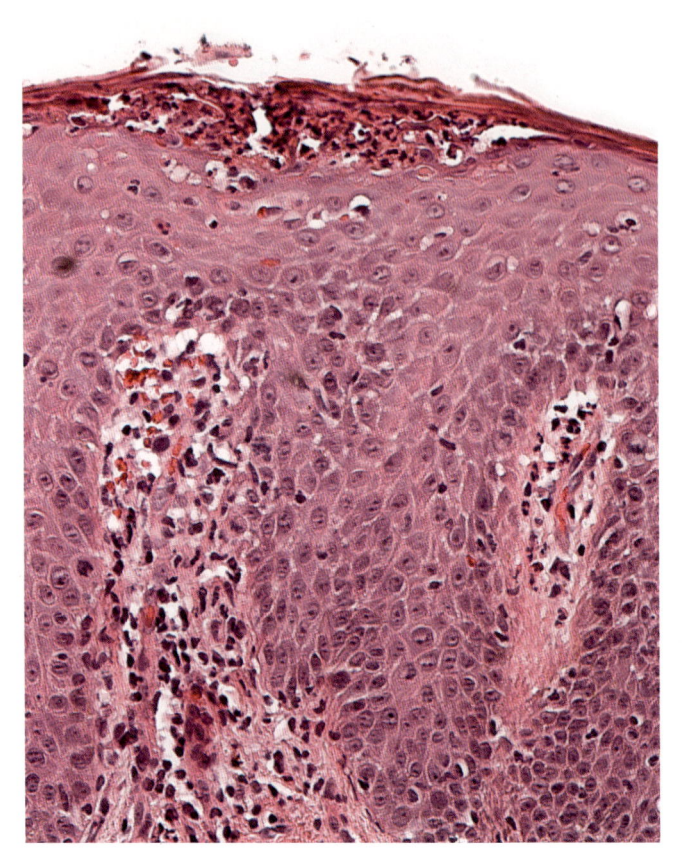

**Figura 6.23.** Psoríase. Um microabscesso de Munro está presente no epitélio superficial.

se nas superfícies extensoras e em locais previamente acometidos ajudaria a diferenciá-la da seborreia.

Seborreia é mais classicamente vista em áreas de produção de sebo, como as bordas do couro cabeludo, pregas nasolabiais e área pré-esternal. Candidíase não apresentará escamas, mas pode apresentar um exsudato fúngico aderido. Preparação com KOH ajudará a diferenciar esta condição. As lesões avermelhadas e em relevo da sífilis secundária são úmidas e exuberantes. Doença de Paget não está associada a descamação. Líquen plano pode apresentar-se como um processo eritematoso, mas usualmente o eritema está confinado ao vestíbulo e à vagina, sem extensão à vulva. Não se notará descamação no líquen plano.

## COMPORTAMENTO CLÍNICO E TRATAMENTO

A terapia será traçada de acordo com a extensão e com a gravidade da doença. Psoríase vulvar menor na área pilossebácea pode ser tratada com aplicação local de alcatrão. Xampus de alcatrão (Denorex, Tegrin, Neutrogena) usados regularmente nos pelos pubianos frequentemente controlarão a descamação.

Aplicação de curto contato de antralina creme pode ser eficaz para placas crônicas; entretanto, pacientes devem ser informadas das manchas temporárias da pele e permanentes nas roupas. Iniciar terapia com antralina (Drithocreme) 0,1% e aplicar 1 vez ao dia por 1 semana. Remover após aproximadamente 20 a 30 minutos e lavar para diminuir a pigmentação e a irritação. Aumentos graduais a intervalos semanais na potência da antralina podem ser realizados (0,25, 0,5, 1,0%) baseados na resposta e ausência de irritação. Evitar áreas intertriginosas para diminuir a reação inflamatória.

As preparações tópicas mais comumente usadas para psoríase vulvar contêm corticosteroides. A seleção do corticosteroide apropriado deve ser baseada na extensão da psoríase. Pode ser apropriado usar corticosteroides superpotentes como halobetasol 0,05% (Ultravate) ou clobetasol 0,05% (Temovate) para uma lesão com hiperceratose local de psoríase. Com a melhora da lesão, o corticosteroide superpotente deve ser interrompido após 2 semanas de 2 aplicações diárias. A terapia pode ser reiniciada caso necessário após 1 a 2 semanas de recuperação. Aplicação de corticosteroide superpotente em áreas extensas de psoríase vulvar pode resultar em absorção significativa do corticosteroide e supressão adrenal. Para áreas mais extensas de psoríase, corticosteroides de média ou baixa potência são mais apropriados. Evitar uso de corticosteroides superpotentes em áreas de dobras cutâneas. Compostos menos potentes tendem a causar menos atrofia (hidrocortisona 0,1%, triancinolona 0,1%). Placas pequenas podem responder significativamente à injeção intralesional de triancinolona (Kenalog-5 ou -10).

Análogo de vitamina D (calcipotriol 50 mg/g em base de pomada) pode ser tão eficaz quanto betametasona 0,1% e antralina de curto contato no manejo da psoríase. Aplicação é feita 2 vezes ao dia, evitando áreas de dobras e não excedendo 100 g/semana. A possibilidade de alteração no metabolismo do cálcio existe, e se for necessário usar mais de 100 g do análogo semanalmente, deve-se monitorar os níveis séricos de cálcio.

Fototerapia tem sido usada extensivamente para psoríase. É mais prontamente usada em outras regiões além da vulva. O mecanismo de ação é pouco compreendido, mas é relacionado com o metabolismo da vitamina D. Fototerapia pode ser combinada com o uso de alcatrão mineral 1 a 5% (terapia Goeckerman). Pode também ser combinada com o uso de antralina (método Ingram). Alternativamente, fototerapia pode ser aumentada com psoralenos orais ou tópicos (terapia PUVA). Há preocupação se fototerapia de longo prazo pode induzir alterações malignas (carcinoma de células escamosas).

Psoríase extensa não responsiva a agentes tópicos pode requerer o uso de terapia sistêmica. A decisão de usar terapia sistêmica deve ser baseada na gravidade da doença. As opções incluem metotrexato, retinoides (etretinato ou tazarotene), e ciclosporina. Todos esses regimes têm potencial paraefeitos colaterais significativos, e seu uso é garantido para o tratamento somente das formas mais graves de psoríase. Agentes biológicos que rompem linfócitos-T e citocinas podem causar menos efeitos colaterais sistêmicos. Alefacept, efalizumab e etanercept podem ser opções avançadas no manejo de placas de psoríase.

Por todo o período de intervenção farmacológica para controlar a psoríase vulvar, deve-se enfatizar o controle dos níveis de estresse.

## OPÇÕES TERAPÊUTICAS PROGRESSIVAS

As opções terapêuticas progressivas estão as seguintes:

1. Modificação comportamental para reduzir o estresse.
2. Para doença vulvar menor:
    a. Xampus de alcatrão (Denorex, Tegrin, Neutrogena) para os pelos pubianos.
    b. Pomadas com corticosteroides de potência baixa (hidrocortisona 0,1%) a moderada (betametasona 0,1%) ou cremes para uso de curto prazo.
    c. Triancinolona intralesional (Kenalog-5 ou -10) para placas pequenas, discretas, em pequenos números e de natureza crônica.
3. Para doença vulvar moderada (referir ao dermatologista especialista):
    a. Ensaio com antralina creme (Drithocreme) 0,1% 3 vezes ao dia por 1 semana (remover após 20 a 30 minutos, seguido de lavagem). Aumentar a potência (0,25, 0,5, 1.0%) a intervalos semanais, conforme a tolerância. Evitar áreas intertriginosas e informar sobre manchas.
    b. Corticosteroides superpotentes (halobetasol, clobetasol) 2 vezes ao dia por 2 semanas, seguido por ciclo de descanso de 1 a 2 semanas.
    c. Análogo de vitamina D (calcipotriol, calcipotriene) 2 vezes ao dia por 2 semanas, não excedendo 100 g semanais.
4. Para doença vulvar grave não responsiva a regimes prévios (referir ao dermatologista especialista):
    a. Considerar retinoides (etretinato ou tazarotene) para psoríase pustular ou eritrodérmica. Psoríase em forma de placas é menos responsiva. Aconselhamento cuidadoso sobre teratogenicidade e necessidade absoluta de contracepção. Monitoramento cuidadoso da função hepática, contagem completa de células sanguíneas, colesterol e triglicerídeos.
    b. Considerar metrotexato.*
    c. Considerar ciclosporina.*
    d. Considerar alefacept, efalizumab ou etanercept.*

---

*Uso de metrotexato ou ciclosporina requer familiaridade com toxicidade a curto e longo prazos. A gravidade da doença deve justificar os potenciais riscos.

## SEBORREIA (Figura 6.24)

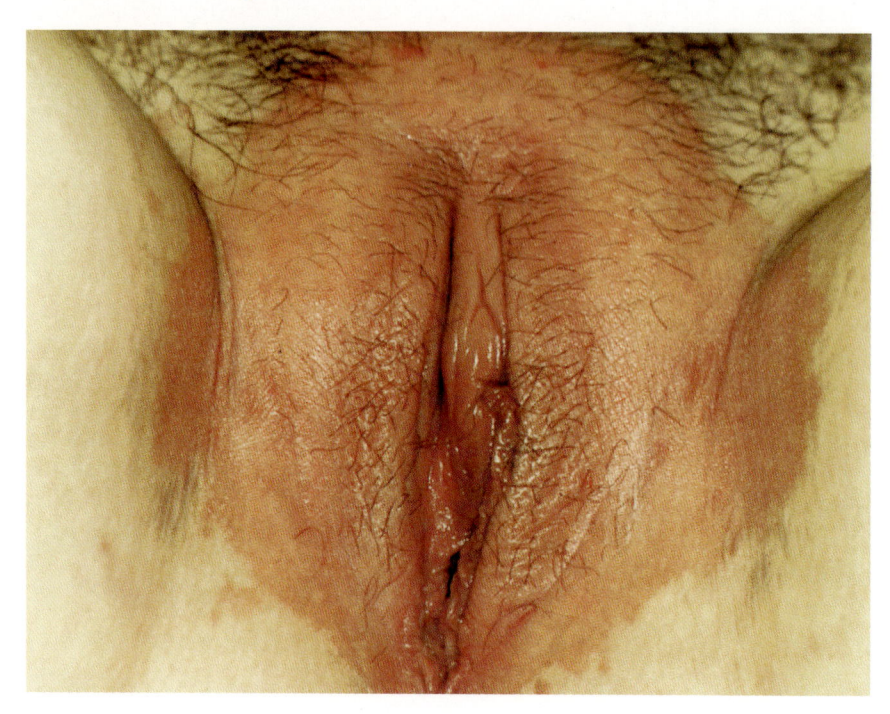

**Figura 6.24.** Pele de seborreia com clássica aparência oleosa vista em uma paciente com lesões similares no couro cabeludo e pregas nasolabiais. Condição vulvar foi exacerbada após ser colocado implante contraceptivo (Levonorgestrel) na paciente. Note a perda dos pelos pubianos relacionada com o excesso de produção sebácea.

### DEFINIÇÃO

Seborreia é uma doença inflamatória crônica associada a uma distribuição característica em áreas de produção de sebo, particularmente a face e o couro cabeludo.

### CARACTERÍSTICAS GERAIS

Seborreia pode ser observada em grupos de todas as idades, afetando recém-nascidos (touca do berço), crianças jovens (blefarite) e adultos (seborreia clássica). Envolvimento vulvar com seborreia é incomum, ainda podendo ser observado em pacientes com ou sem seborreia extragenital clássica. A etiologia é desconhecida e pode ser consequência da produção de sebo aumentada secundária a uma sensibilidade aumentada a androgênios. Alternativamente, infecção local com organismos fúngicos pode incitar esta dermatite crônica. Estresse e fadiga emocional podem ser agentes etiológicos importantes para o desenvolvimento de seborreia.

### APRESENTAÇÃO CLÍNICA

Pacientes usualmente se apresentam queixando-se de prurido vulvar. O ato de coçar pode resultar em significativa irritação e celulite secundária. Ao exame, será notado erupção eritematosa difusa. A lesão é usualmente simétrica. Exame cuidadoso pode demonstrar uma fina descamação sobre a base eritematosa. Envolvimento extragenital usualmente será notado no couro cabeludo (particularmente nas margens do couro cabeludo), pregas nasolabiais, canal auditivo externo, prega auricular externa, sobrancelhas, base dos cílios, e região esternal. Presença de erupção similar nessas regiões é clássico para seborreia, e o médico pode ter relativa segurança de que este é o diagnóstico correto. É raro que biópsia seja necessária para determinar o diagnóstico de seborreia.

### ACHADOS MICROSCÓPICOS

Seborreia (dermatite seborreica) é uma dermatite espongiótica caracterizada por espongiose, que tipicamente não é acentuada, acantose e paraceratose focal. Em casos não tratados a paraceratose pode ser focal, imediatamente adjacente aos folículos pilosos. Um infiltrado inflamatório crônico leve está usualmente presente na derme, associado com exocitose focal de células inflamatórias. Em pacientes com história de autotratamentos a longo prazo, alterações de dermatite de contato associadas podem estar presentes e eosinófilos podem ser encontrados em meio ao infiltrado de células inflamatórias.

### ESTUDOS COMPLEMENTARES

Não são necessários estudos complementares para avaliar seborreia. Doença difusa pode ser vista em pacientes imunocomprometidos, e tais achados podem sugerir avaliação para HIV.

### DIAGNÓSTICO DIFERENCIAL

As lesões primárias envolvidas no diagnóstico diferencial de seborreia são eczema e psoríase. Psoríase tem bordas mais discretas e descamação branca ou prateada. Psoríase é encontrada nas superfícies extensoras dos braços e pernas e em locais de incidência prévia. Seborreia não é vista nestes locais. A diferenciação do eczema é frequentemente difícil e pode ser um ponto de discussão, pois ambas as condições podem ser tratadas de maneira similar.

## COMPORTAMENTO CLÍNICO E TRATAMENTO

Seborreia é uma condição crônica recidivante. Pode ser exacerbada durante períodos de estresse. Esforços devem ser feitos para minimizar o estresse e medicação comportamental. Áreas pilossebáceas da vulva podem ser lavadas com xampu de sulfito de selênio (Selsen ou Selsen Blue). Xampus de ácido salicílico e ácido sulfúrico como Sebulex podem ser usados. Corticosteroides tópicos de baixa a moderada potência podem ser aplicados, como triancinolona 0,1% (Kenalog) ou betametasona 0,1% (Valisona). Casos resistentes ou persistentes de seborreia podem ser manejados com cetoconazol creme (Nizoral creme) aplicado 2 vezes ao dia por aproximadamente 4 semanas.

## OPÇÕES TERAPÊUTICAS PROGRESSIVAS

As opções terapêuticas progressivas são as seguintes:

1. Modificação comportamental para a redução do estresse.
2. Aplicação diária de xampus com solução de sulfito de selênio (Selsen ou Selsen Blue) ou xampus de ácido salicílico ou ácido sulfúrico (Sebulex).
3. Aplicação tópica de cremes corticosteroides de baixa a média potência como triancinolona 0,1% (Kenalog), fluocinolona 0,25% (Synalar) ou betametasona 0,1% (Valisone).
4. Cetoconazol 2% creme (Nizoral) aplicado 2 vezes ao dia por 4 semanas.

## NEOPLASIA INTRAEPITELIAL VULVAR; LESÃO ESCAMOSA INTRAEPITELIAL VULVAR, DISPLASIA, CARCINOMA *IN SITU*, DOENÇA DE BOWEN, ERITROPLASIA DE QUEYRAT, CARCINOMA SIMPLES, PAPULOSE BOWENOIDE (Figuras 6.25 a 6.38)

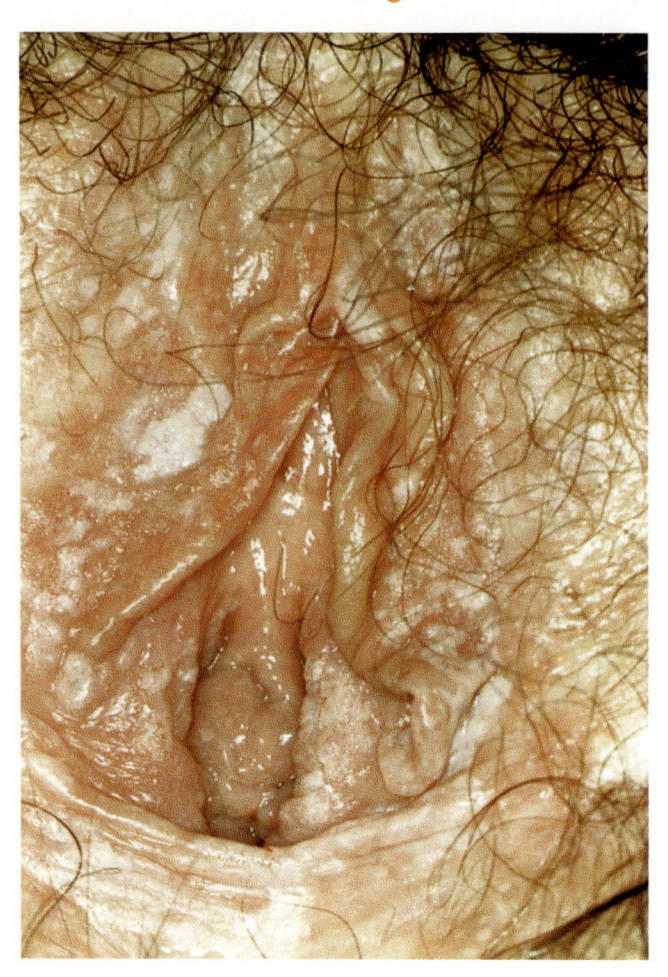

**Figura 6.25.** Placas difusas de epitélio branco em uma mulher de 25 anos com história de 2 tratamentos prévios com *laser*. Biópsias demonstraram NIV 2 (reação em cadeia da polimerase foi positiva para HPV 16/18).

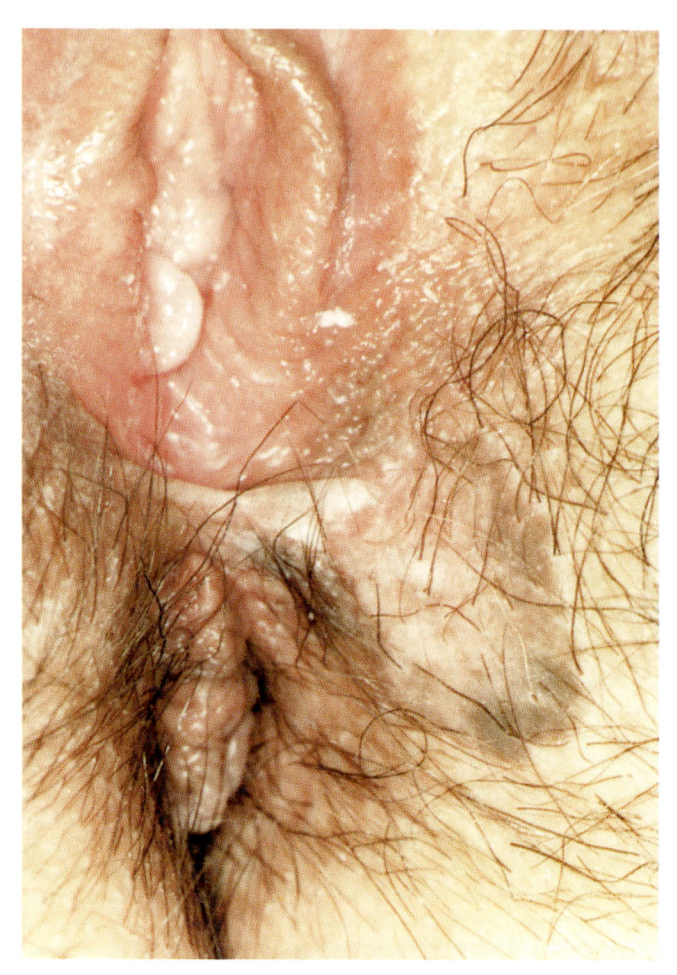

**Figura 6.26.** Lesão localizada, hiperpigmentada, em uma paciente assintomática. Biópsia demonstrou NIV 2/3, e a lesão foi excisada sob anestesia geral com confirmação diagnóstica. A pele foi dissecada e fechada com sutura permanente, que foi retirada após 10 dias.

### DEFINIÇÃO

NIV é um processo escamoso intraepitelial proliferativo associado a infecção pelo HPV e caracterizada por maturação epitelial anormal, alargamento nuclear, e atipia nuclear. Baseado na extensão da substituição do epitélio por células anormais, NIV é categorizado como NIV 1 (displasia leve), NIV 2 (displasia moderada) ou NIV 3 (displasia grave e carcinoma *in situ*). O termo *neoplasia intraepitelial vulvar* substitui os termos previamente usados, como *doença de Bowen*, *eritroplasia de Queyrat*, *carcinoma simples* e *papulose bowenoide*.

### CARACTERÍSTICAS GERAIS

Parece haver uma incidência cada vez maior de NIV, especialmente em mulheres jovens. Há uma forte associação entre a ocorrência da doença e o HPV, especialmente do tipo 16, que foi isolado em aproximadamente 80% dos fragmentos de NIV 3.

### APRESENTAÇÃO CLÍNICA

Mais comumente, pacientes com NIV sintomática irão queixar-se de prurido vulvar e dispareunia superficial. A

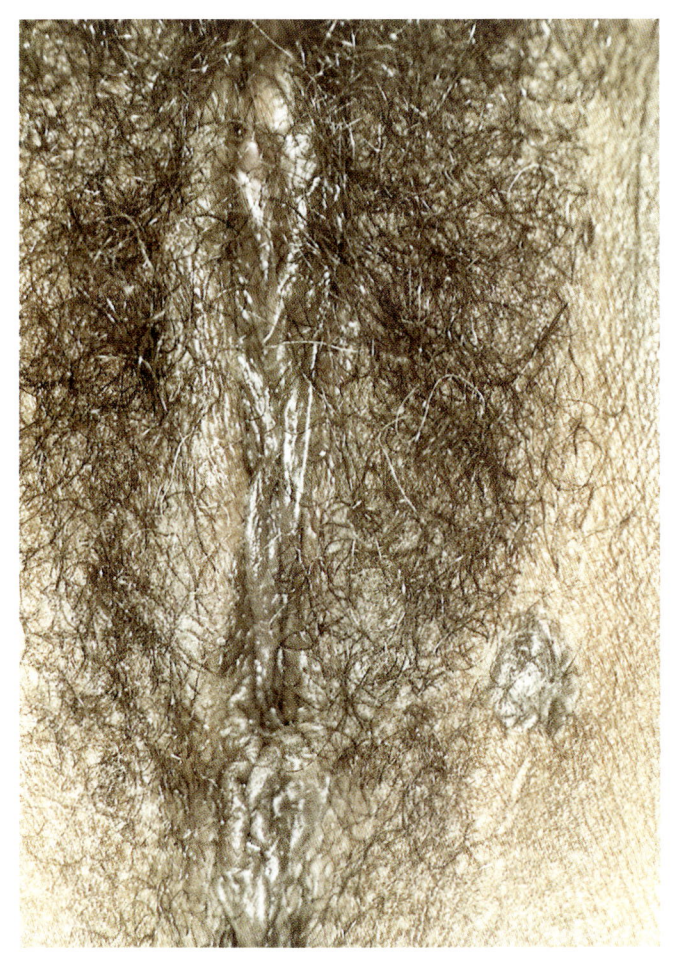

**Figura 6.27.** Lesão solitária, hiperpigmentada, em uma mulher cuja lesão está presente desde o nascimento. O diagnóstico presumido era nevo composto; entretanto, biópsia excisional demonstrou NIV 3.

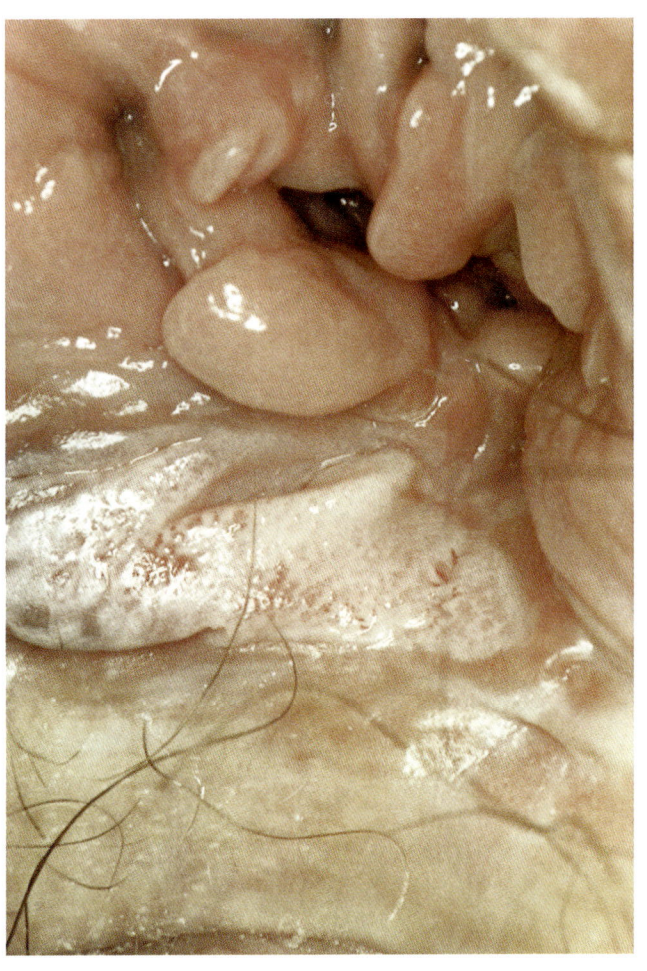

**Figura 6.28.** Epitélio branco espessado no introito. Note fissura proeminente. Biópsia excisional demonstrou NIV 3.

inspeção da vulva revela lesões máculo-papulares com alterações de coloração variando de branca e vermelha a tons escuros de marrom. As lesões mais claras podem sugerir o diagnóstico de condiloma acuminado, e as lesões mais escuras podem parecer consistentes com nevos juncionais ou compostos. Ocasionalmente, não serão notadas lesões ao exame da vulva e será necessário avaliar a vulva com o colposcópio após a aplicação de ácido acético a 5%. Lesões brancas, pequenas, poderão então ser notadas na pele vulvar ou perianal. Estas lesões usualmente serão multicêntricas. Exame completo da vulva, vestíbulo e pele anal é sempre obrigatório em todas as pacientes com NIV. Até 50% das pacientes com NIV podem apresentar envolvimento anal. Exame minucioso da vagina e colo uterino também devem ser justificados pela multicentricidade da neoplasia intraepitelial no trato reprodutivo baixo.

O diagnóstico de NIV é suspeitado com base na inspeção visual e na inspeção colposcópica magnificada da vulva.

Embora o azul de toluidina tenha sido usado para acentuar epitélio neoplásico, o teste é falho devido à absorção de toluidina em epitélio inflamatório que tenha sido desnudado ou irritado pela coçadura. Uma avaliação mais adequada da vulva é alcançada via colposcopia. A vulva inteira deve ser observada após a aplicação de ácido acético 5%. A paciente pode aplicá-lo à vulva com um tecido por alguns minutos antes do exame colposcópico. Biópsias representativas devem ser obtidas de lesões representativas. Atenção especial deve ser dada para biopsiar lesões ulcerativas ou acentuadamente hiperplásicas. Biópsias extensas devem ser realizadas para excluir a possibilidade de carcinoma invasor com grandes áreas de neoplasia intraepitelial. A progressão da NIV para carcinoma invasor ocorre em provavelmente menos de 15% dos casos; entretanto, a história natural é pouco definida, devido à tendência em tratar a doença em vez de acompanhá-la. Como tem sido notado em estágios precoces da neoplasia intraepitelial cervical, a NIV precoce

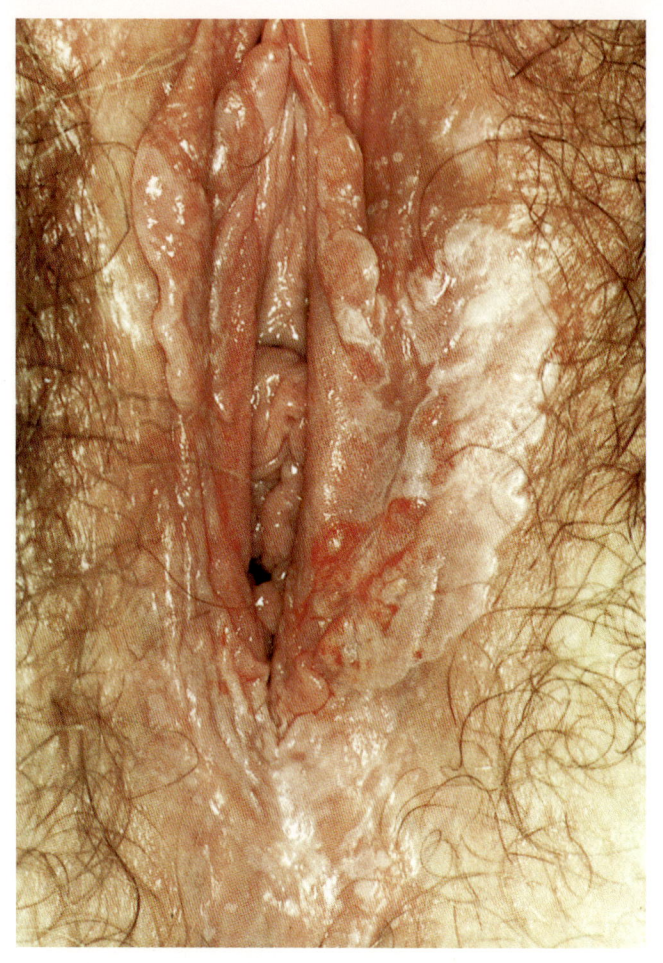

**Figura 6.29.** Placa em lábio esquerdo demonstrando NIV 3 à biópsia. A placa foi excisada sob anestesia geral e a pele circunjacente foi ablada a *laser* até 2º e 3º planos cirúrgicos (Fig. 6.31). O fragmento excisado demonstrou carcinoma invasor de células escamosas (profundidade máxima de invasão 1,6 mm).

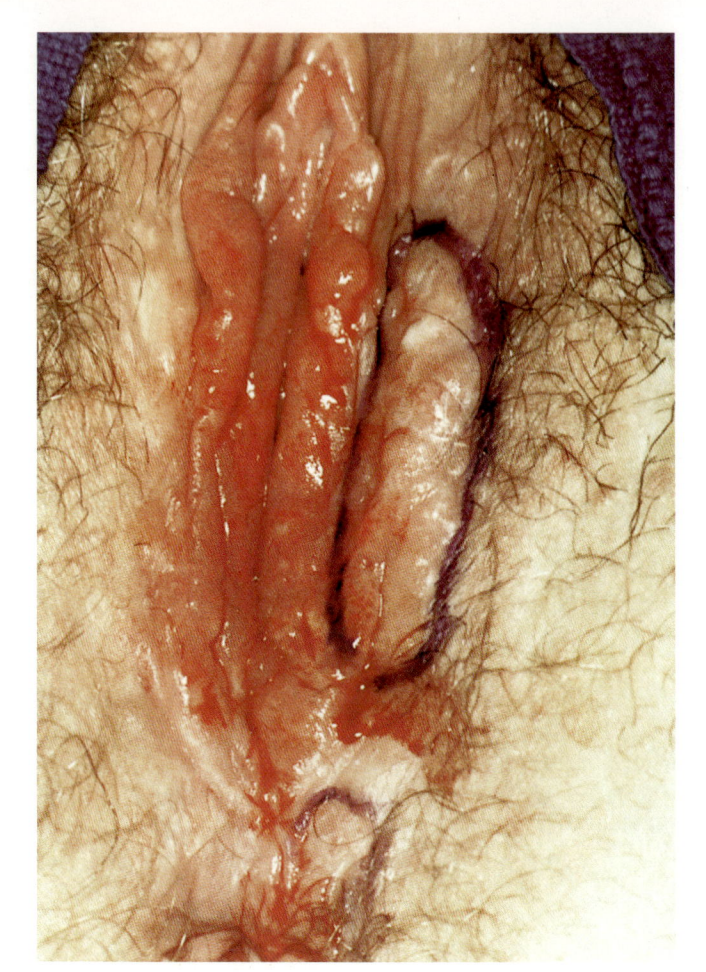

**Figura 6.30.** Área de excisão delineada.

pode regredir sem terapia. Aproximadamente 10% das pacientes com NIV 3 apresentaram carcinoma de célula escamosa vulvar contíguo.

## ACHADOS MICROSCÓPICOS

NIV é caracterizada por maturação desordenada dos ceratinócitos associada a hipercromasia nuclear, graus variáveis de polimorfismo, e orientação vertical e desordenada dos ceratinócitos envolvidos. Agrupamento de ceratinócitos e desordem na camada basal são vistos em todos os casos. Atividade mitótica pode ser evidente no epitélio médio e superficial, e as mitoses podem ser de configuração anormal ou dispersas. Dependendo da extensão da maturação desordenada, a NIV pode ser graduada de 1 a 3, com a NIV 1 representando a maturação desordenada no terço inferior do epitélio, NIV 2 representando crescimento desordenado nos 2/3 inferiores do epitélio, e NIV 3 sendo interpretada nos casos com mais do que os 2/3 inferiores do epitélio apresentando crescimento desordenado. Esta classificação é recomendada pela Organização Mundial da Saúde (OMS). A OMS também aceita que as lesões de NIV 1 sejam classificadas como NIV de baixo grau e as lesões de NIV 2 e NIV 3 sejam classificadas como lesões de alto grau de NIV. A Sociedade Internacional para o Estudo da Doença Vulvovaginal (ISSVD) recomendou que o termo NIV seja usado sozinho e especificamente para significar lesões de NIV de alto grau, especificamente NIV 2 e NIV 3. Neste sistema, todas as lesões previamente classificadas como NIV 1 não seriam classificadas como NIV, mas como condiloma acuminado plano ou outro termo descritivo. Estes achados estão sintetizados na Tabela 6.2.

Lesões de NIV podem ter graus variáveis de discerato-se. Hiperceratose e paraceratose podem estar evidentes. Células pequenas, disceratóticas com citoplasma eosinofíli-

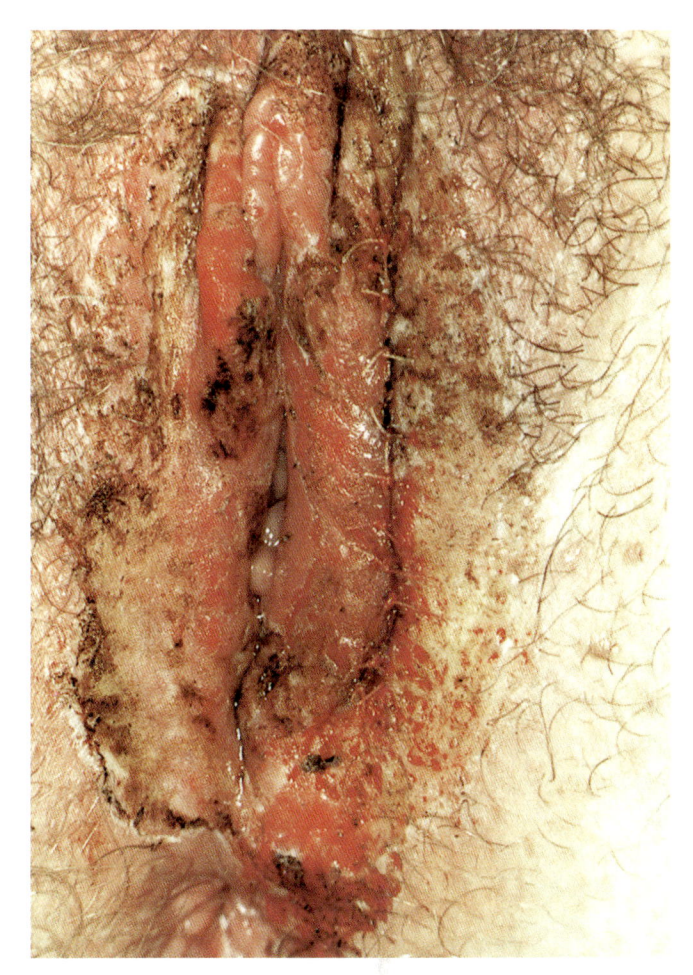

**Figura 6.31.** Excisão foi aproximada e a pele circunjacente ao NIV foi ablada a *laser*.

**Figura 6.32.** NIV 3 em uma paciente diabética com transplante renal em uso de azatioprina (Imuran), prednisona, ciclosporina e insulina. Paciente foi submetida à biópsia excisional, ablação a *laser*, 9 semanas de injeções de interferon, e 5-fluorouracil 5% tópico, mas a NIV 3 persistiu (Fig. 6.33).

co proeminente podem ser evidentes, representando agregados tonofilamentares com ceratinócitos isolados.

Três tipos morfológicos de NIV são agora reconhecidos: basaloide, verrucosa e diferenciada. Há também uma rara lesão NIV pagetoide. NIV basaloide é caracterizada pelos ceratinócitos relativamente pequenos do tipo basal agrupados, em que falta maturação, e têm cromatina nuclear hipercromática grosseira. NIV verrucosa tem coilocitose, ceratinócitos multinucleados, e outras características de condiloma acuminado, mas falta uniformidade celular e evidência de maturação, como vista no típico condiloma acuminado. NIV verrucosa pode apresentar hiperceratose e paraceratose proeminentes, bem como ceratinócitos disceratóticos. NIV basaloide e verrucosa podem ser encontrados concomitantemente em uma dada paciente, ou podem ainda, estar presentes em uma mesma lesão, com transição de um tipo celular ao outro. Ambos os tipos estão reconhecidamente associados ao HPV, especialmente HPV tipo 16.

NIV diferenciada é relativamente incomum e é caracterizada por citoplasma eosinofílico aumentado e discera-

**Tabela 6.2**
**Classificação histopatológica da neoplasia intraepitelial vulvar**

| Organização Mundial da Saúde (OMS) | ISSVD |
|---|---|
| NIV 1/NIV de baixo grau | Condiloma acuminado ou outros termos |
| NIV 2/NIV de alto grau | NIV |
| NIV 3/NIV de alto grau | NIV |

Wilkinson EJ, Teixeira MR. Vulva: epithelial tumours. In: Tavassoli FA, Devilee P, Eds. *World Health Organization classification of tumours: tumours of the breast and female genital organs.* IARC Press, Lyon, França, 2003;316-325; International Society for the Study of Vulvovaginal Desease (ISSVD), Vulvar Oncology Subcommittee, Sideri M et al. *J Reprod Med* 2005;50:807-810.

CAPÍTULO 6: Placas

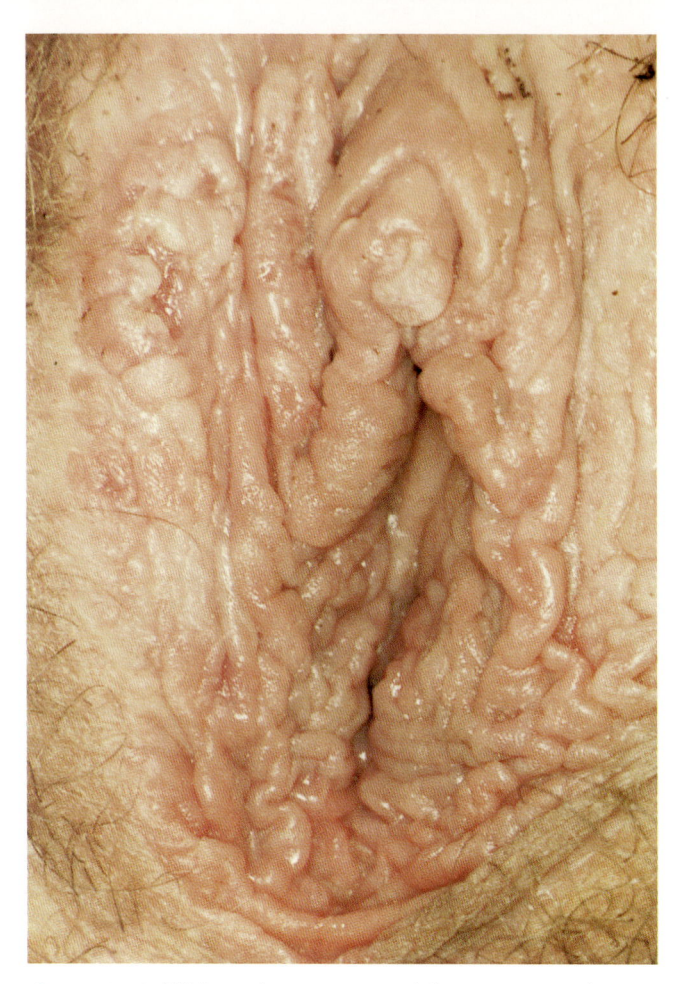

**Figura 6.33.** NIV persistente, especialmente proeminente na região do grande lábio direito (Fig. 6.32).

tose em meio aos ceratinócitos basais e parabasais, usualmente evidentes na porção mais profunda das papilas dérmicas. Os ceratinócitos envolvidos têm núcleos relativamente grandes comparados com as células mais superficiais, com cromatina vesicular e nucléolos proeminentes. O padrão de alteração celular é comumente visto associado ao carcinoma vulvar de células escamosas e é comumente associado ao líquen escleroso. NIV diferenciada deve ser classificado como NIV 3 e a busca por carcinoma invasor associado deve ser procedida.

NIV pagetoide lembra a doença de Paget morfologicamente, com agrupamentos de ceratinócitos neoplásicos em meio ao epitélio. Diferentemente da doença de Paget, as células do NIV Pagetoide são de origem escamosa e podem ser prontamente diferenciadas da doença de Paget por estudos imuno-histoquímicos.

Em pele glabra, NIV tem em média 1 mm em espessura; entretanto, em pele pilosa, NIV pode envolver folículos pilosos e ductos de glândulas sebáceas e neste caso pode estender-se de 2 a 3 mm da superfície. Envolvimento de anexos cutâneos deve ser diferenciado de invasão superficial. Quando este aspecto surge, secção mais profunda da região usualmente irá resolver a questão. Com o envolvimento de anexos cutâneos, o epitélio mais profundo contíguo de glândulas sebáceas ou da haste pilosa estará evidente. As células ao longo da camada basal mantêm sua orientação em paliçada e não crescem em direção ao estroma. Um infiltrado de células inflamatórias estromais localizado, ou resposta estromal desmoplásica, está ausente, como é usualmente visto no tumor invasor.

Aproximadamente 15% das lesões de NIV são pigmentadas. À biópsia, melanina pode ser encontrada nos ceratinócitos basais e em alguns macrófagos na derme superficial. Melanócitos dendríticos podem estar evidentes na camada basal. Lesões de NIV de pele normalmente pigmentada são frequentemente pigmentadas, enquanto as do vestíbulo vulvar são raramente pigmentadas. Lesões de NIV envolvendo o vestíbulo são frequentemente vermelhas ou rosas e frequentemente lembram lesões intraepiteliais escamosas surgindo próximas à ectocérvice ou na vagina.

## COMPORTAMENTO CLÍNICO E TRATAMENTO

O tratamento do NIV será baseado na extensão e na gravidade da doença. Para lesões isoladas de NIV adequadamente avaliadas por colposcopia, biópsia excisional pode ser realizada e será tanto diagnóstica quanto terapêutica. Deve ser obtida margem adequada. Margens positivas podem apresentar taxa de recidiva de 20% ou mais. Doença multicêntrica é difícil de manejar em consultório e requererá terapia com *laser* ou excisão em centro cirúrgico. Deve-se ter certeza da exclusão de doença invasora através de amostras histológicas antes de realizar ablação por *laser* da NIV. A ablação a *laser* é alcançada sob anestesia adequada com poder de densidade de 500 a 1.000 watts/cm². A fim de diminuir o dano térmico lateral, resfriamento intermitente da vulva com bolsas de gelo pode ajudar. Ablação a *laser* deve ser realizada em pele pilossebácea até o 3º plano cirúrgico, que é definido histologicamente como derme reticular média. É necessário obter este plano de destruição a fim de destruir a neoplasia que pode estar presente nas glândulas sebáceas e nos ductos pilossebáceos associada a folículos pilosos. A persistência da doença nesses ductos levará a uma alta taxa de recidiva. Este plano de ablação a *laser* é reconhecido após destruição da epiderme superficial e derme papilar e é aparente quando se visibiliza bandas de colágeno, que se apresentam como fibras de coloração cinza a branca, presentes na derme reticular. Na região pilossebácea da vulva, esta zona está a aproximadamente 2,5 mm da superfície do epitélio. Se amostragem histológica extensiva prévia à ablação tiver demonstrado envolvimento profundo dos ductos pilossebáceos, uma abordagem mais apropriada seria a excisão da área envolvida e o encaminhamento à patologia. O *laser* pode ser usado para

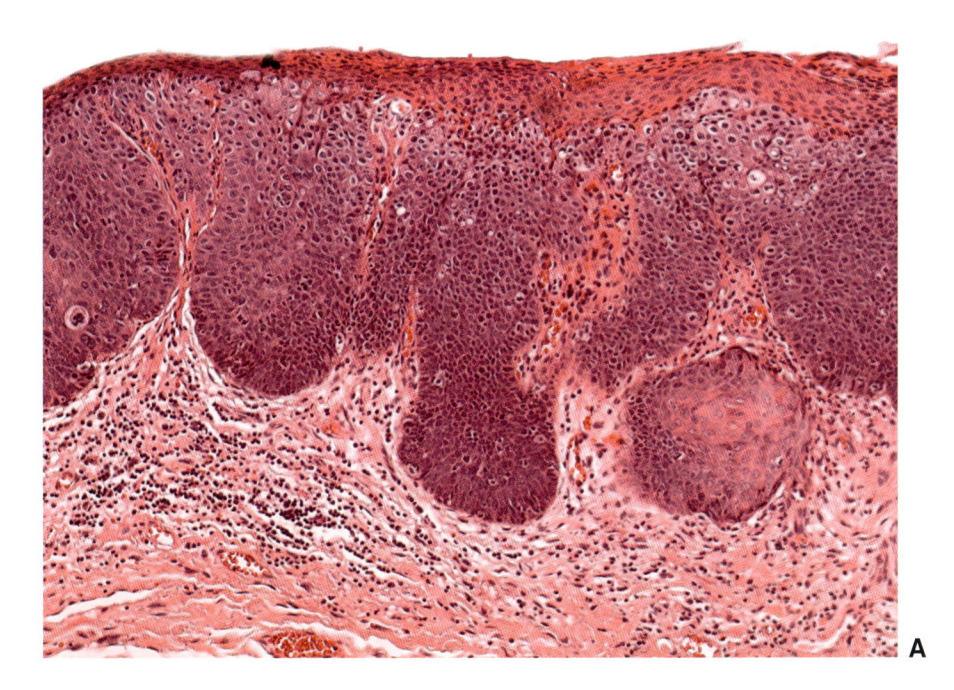

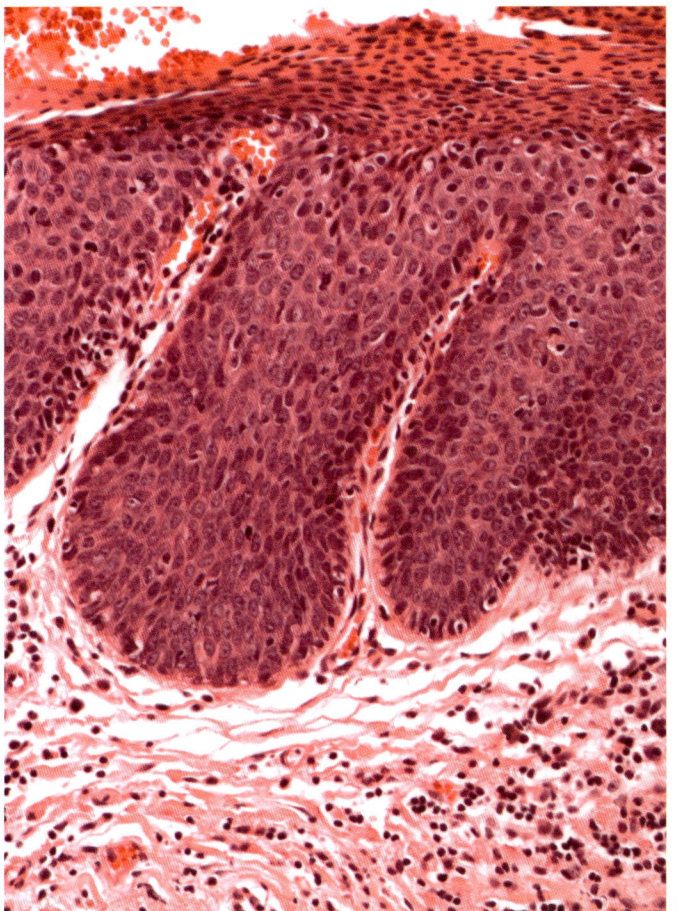

**Figura 6.34. A:** NIV basaloide (NIV 3, tipo basaloide) com carcinoma basaloide invasor de células escamosas associado. **B:** NIV basaloide (NIV 3, tipo basaloide). O epitélio envolvido tem pouca maturação celular, com as células neoplásicas da NIV basaloide assemelhando-se aos ceratinócitos basais. Há um infiltrado inflamatório crônico moderado na derme superficial.

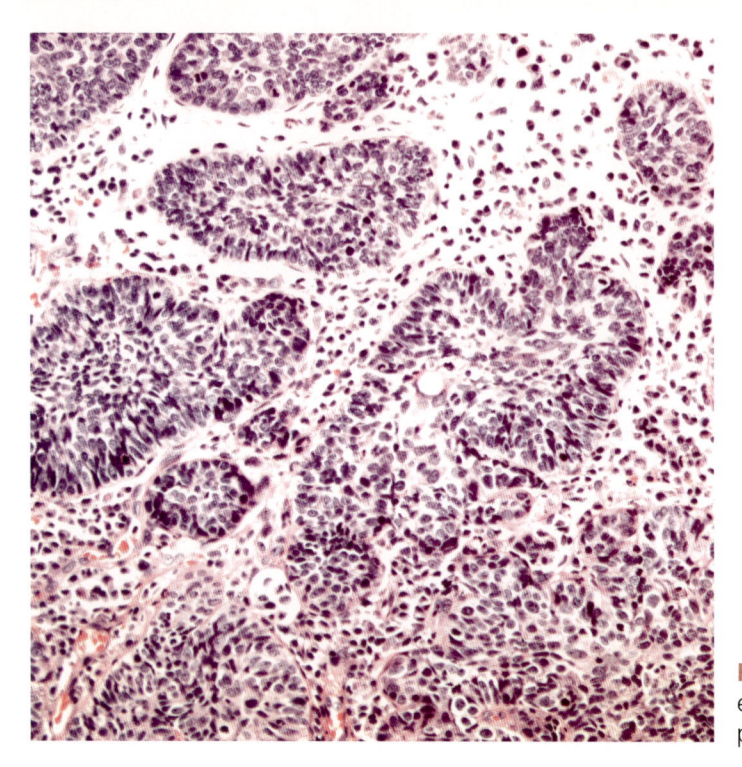

**Figura 6.35.** NIV 3 basaloide com carcinoma de células escamosas associado, visto nas pontas papilares profundas na derme superficial.

aumentar a excisão cirúrgica destruindo áreas de NIV nas áreas não pilossebáceas, como vestíbulo e lábios menores. Estas áreas, evidenciadas pelo ácido acético antes da ablação a *laser*, devem ser destruídas, preferencialmente por ablação a *laser* direcionada por colposcopia. Após completa a ablação a *laser*, Silvadene creme pode ser aplicado à vulva e a paciente pode ser liberada com terapia analgésica oral. Ela deve ser aconselhada a usar banhos de assento dia-

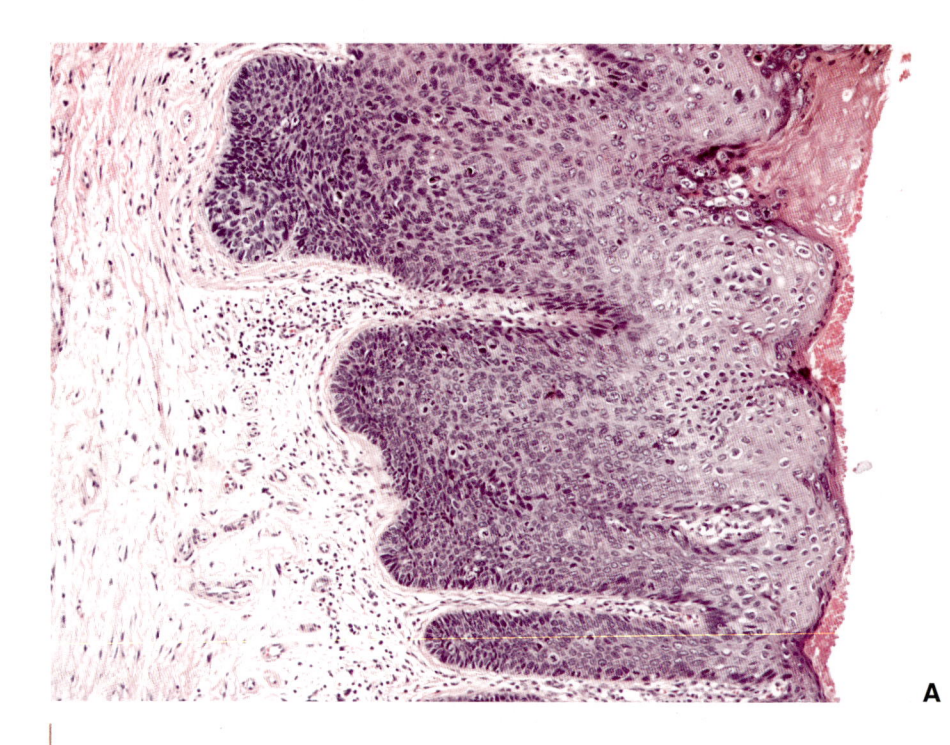

**Figura 6.36. A:** NIV 3, tipo verrucosa. O epitélio apresenta crescimento celular epitelial desorganizado sem evidência de maturação celular envolvendo quase toda a espessura. As papilas dérmicas mais profundas têm junção dermoepidérmica bem definida, com infiltrado inflamatório crônico leve na derme superficial.

CAPÍTULO 6: Placas

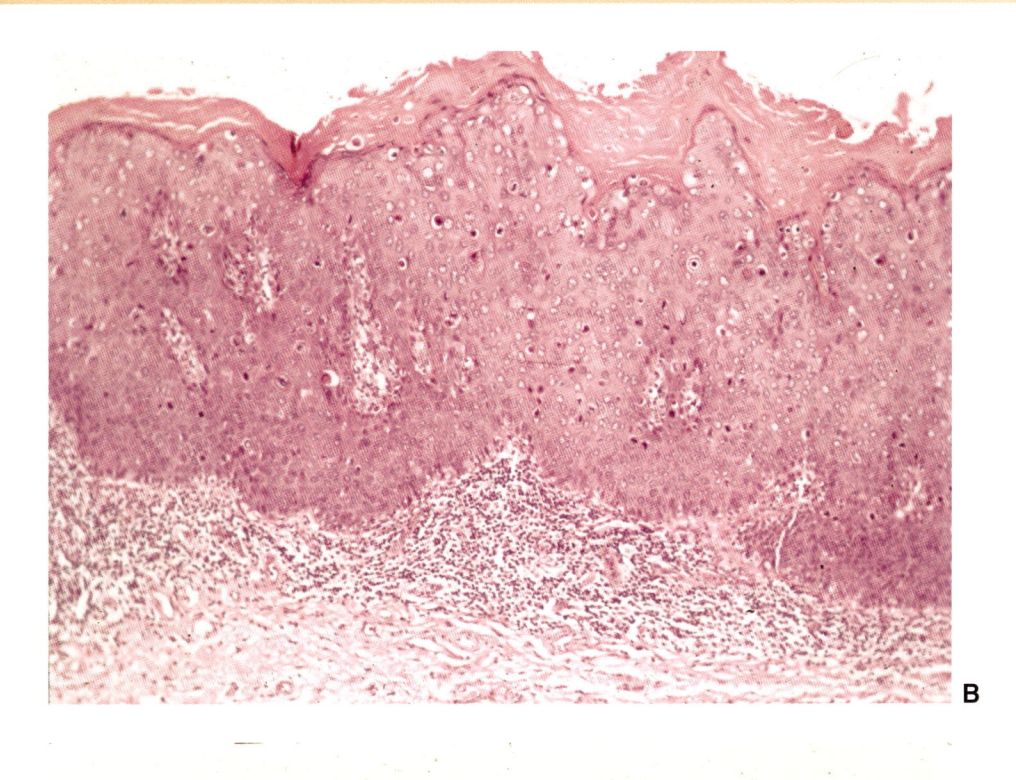

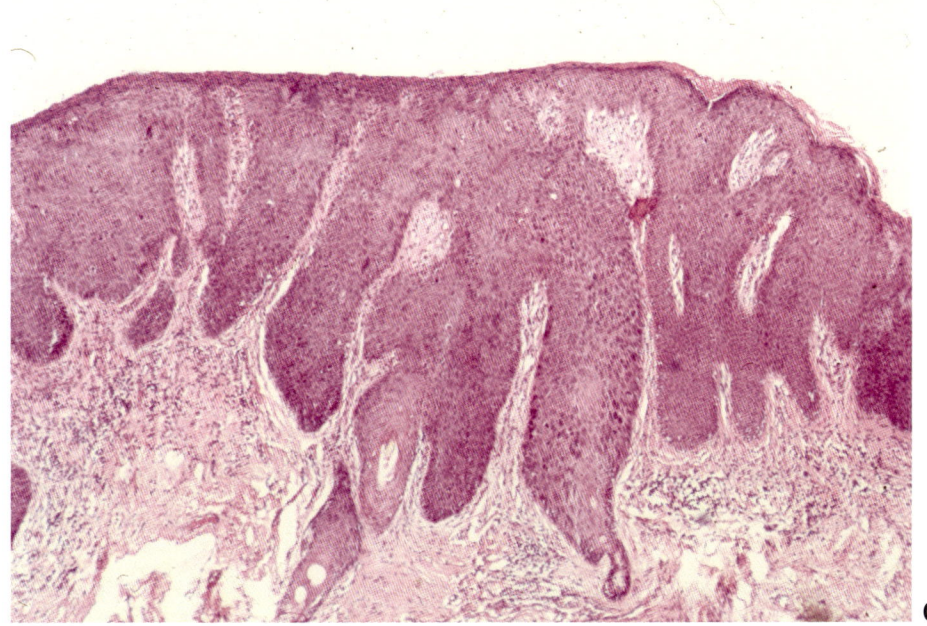

**Figura 6.36.** *(Continuação)* **B:** NIV 3, tipo verrucosa, com acentuada hiperceratose e paraceratose. Alguns dos ceratinócitos superficiais apresentam coilocitose. A superfície da lesão é "espiculada" na aparência, assim como outras lesões relacionadas com o HPV. **C:** NIV 3 com envolvimento de anexo cutâneo proeminente. As estruturas de glândulas sudoríparas estão intactas na ponta de algumas das papilas. Este processo pode parecer carcinoma invasor, mas não há desmoplasia dérmica, e os ceratinócitos basais mantêm sua orientação em paliçada à membrana basal.

riamente e ser informada de que soluções salinas podem ser adicionadas à água para melhorar seu desconforto. Se a ablação a *laser* é feita até a base do 3º plano cirúrgico e penetrou o tecido adiposo, a queimadura resultante de toda a espessura levará semanas para se curar. Se a destruição foi ampla, retalhos de pele podem ser necessários para alcançar efeito de continuidade da pele. Ablação profunda a *laser* deve ser evitada.

Pacientes com doença multicêntrica e envolvimento pilossebáceo profundo devem ser consideradas candidatas para a excisão cirúrgica ampla. Pode ser necessário na região pilossebácea a enxertia de retalhos de pele caso a área removida seja extensa. As margens devem estar livres de doença. Pacientes que apresentem doença recorrente após a terapia cirúrgica ou a *laser* podem ser candidatas a aplicação tópica de 5-FU 5% 2 vezes ao dia. Deve-se ter cuidado ao usar esta medicação em pacientes jovens, sexualmente ativas, em idade reprodutiva, pelo seu potencial teratogênico. Uso prolongado de 5-FU 5% será necessário. Em aproximadamente 10 dias após o início da aplicação de 5-FU 5%, a paciente começará a notar a pele ulcerativa e hiperemiada na vulva. A este ponto, usualmente é muito doloroso continuar as aplicações; entretanto, para se obter resposta máxima, as aplicações tópicas devem ser continuadas por várias semanas. A maioria das pacientes será incapaz de conseguir isto, e será necessário descontinuar a terapia tópica. Pacientes imunossuprimidas apresentam risco particular de recorrência. Pode ser vantajosa nestas pacientes a aplica-

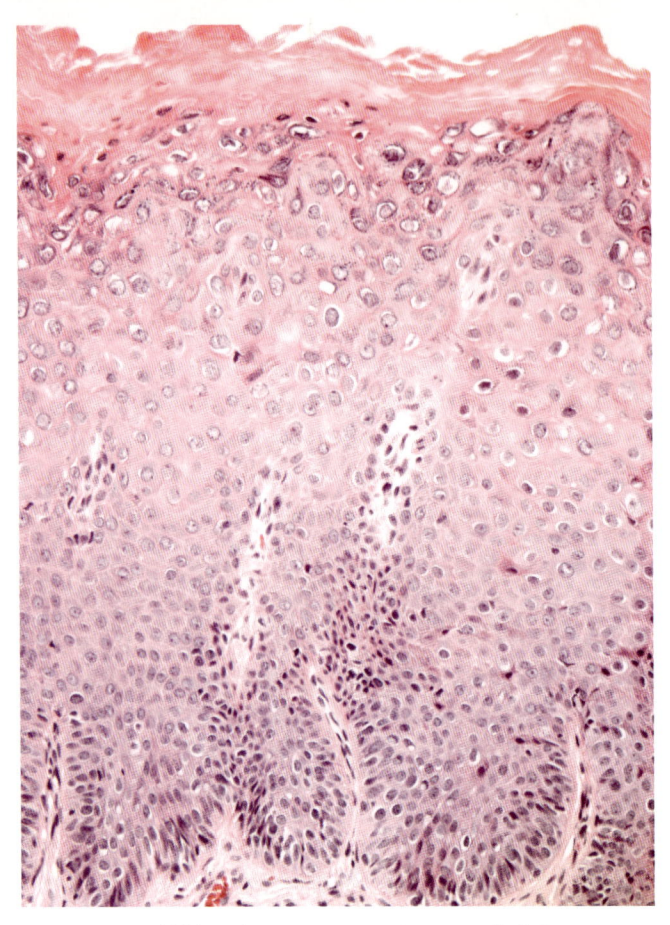

**Figura 6.37.** NIV 3, tipo verrucosa. Os ceratinócitos superficiais têm núcleos hipercromáticos aumentados com multinucleação e coilocitose. Paraceratose está presente.

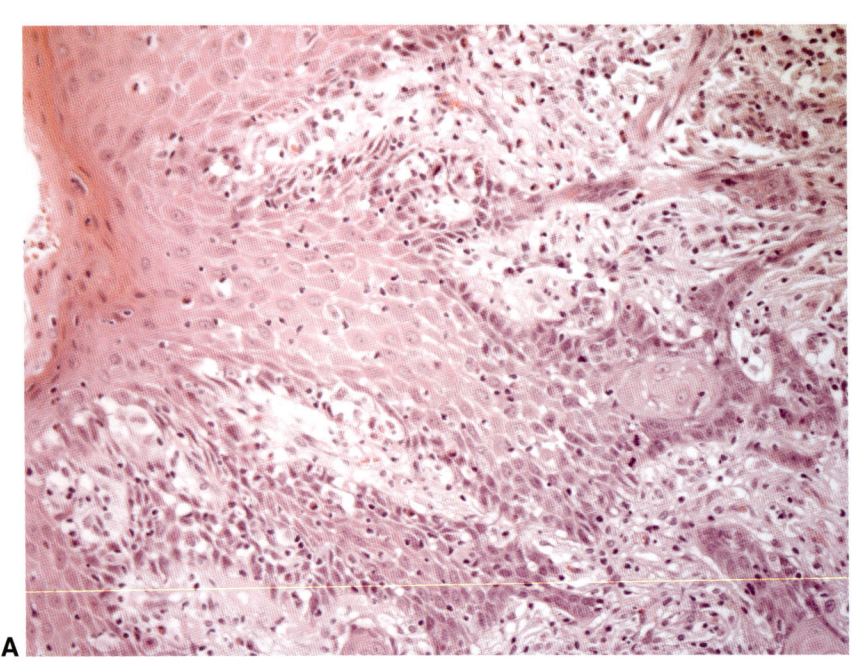

**Figura 6.38. A:** NIV 3, tipo diferenciada, com carcinoma de células escamosas. Na ponta da papila dérmica, ceratinócitos com citoplasma eosinofílico aumentado, disceratose e pleomorfismo nuclear com nucléolos proeminentes presentes na área parabasal.

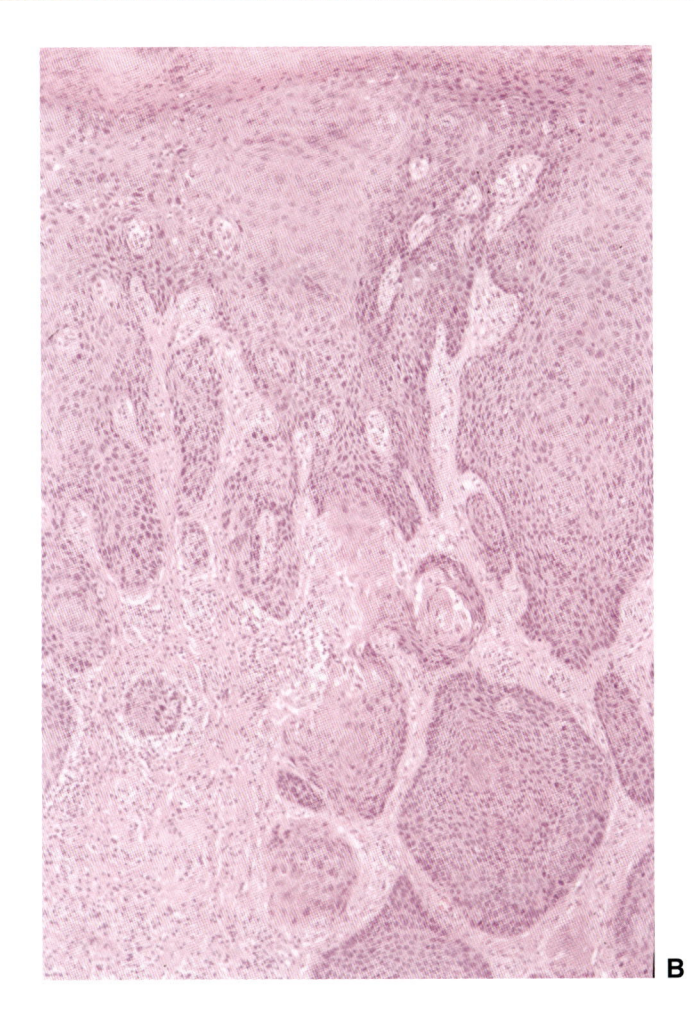

**Figura 6.38.** *(Continuação)* **B:** NIV 3, tipo diferenciada, com carcinoma de células escamosas. As células da lesão intraepitelial apresentam citoplasma eosinofílico proeminente. Na derme superficial, trechos de células escamosas neoplásicas de tamanhos variáveis estão presentes. A relação de orientação em paliçada dos ceratinócitos basais em trechos do epitélio superior é evidente na ponta de algumas papilas dérmicas e em meio a vários grupos de células tumorais na derme.

ção profilática de 5-FU 5% após a cura, seguida de cirurgia excisional ou a *laser*, embora a eficácia desta abordagem, no entanto, não esteja estabelecida.

Uma abordagem alternativa no manejo primário e recorrente de NIV associada ao HPV (basaloide e verrucosa) é o imiquimode 5% creme tópico. O creme é aplicado 3 vezes na semana em dias alternados por até 16 semanas. Doença invasora deve ser excluída antes da aplicação do creme. As pacientes devem ser informadas sobre o potencial para eritema e dor significantes associados ao uso.

## OPÇÕES TERAPÊUTICAS PROGRESSIVAS

As opções terapêuticas progressivas são as seguintes:

1. Excisão local ampla para lesões unicêntricas isoladas tanto para diagnóstico quanto para terapia. Obter aproximadamente 0,5 cm de margem para documentar margens livres.

2. Para doença ampla ou multicêntrica, ablação a *laser* até aproximadamente 1 mm em pele não pilossebácea

e até 2,5 mm em pele pilossebácea, com ablação periférica, fornecendo uma zona livre de aproximadamente 1 cm periférica à neoplasia intraepitelial.
3. Excisão ampla de lesões em região pilossebácea que demonstra envolvimento ductal profundo à amostragem histológica extensiva pré-operatória.
4. Para lesões recorrentes, histologicamente comprovadas como não invasoras, considerar 5-FU 5% tópico 2 vezes ao dia. Avisar que irritação significativa resultará desta terapia tópica. A paciente *não deve conceber* durante este regime e deve ser informada sobre a potencial teratogenicidade se ocorrer a concepção.
5. Para lesões primárias e recorrentes, particularmente relacionadas com HPV, imiquimode 5% creme tópico aplicado 3 vezes por semana antes de dormir (e lavado na manhã seguinte) por até 16 semanas. Excluir doença invasora antes do início da terapia. Avisar a paciente quanto a dor e eritema associados ao uso. Em caso de doença residual, a excisão deve ser imediatamente considerada.

# 7 Tumores

| TUMOR (do latim *tumere*: aumentar): um neocrescimento de tecido, um neoplasma. ||
|---|---|
| *Localização* | *Diagnóstico presumido* |
| Sulco (lábio menor/lábio maior) | Hidradenoma papilífero |
| Lábio maior | Acrocórdone<br>Células granulares<br>Hemangioma<br>Leiomioma<br>Lipoma |
| Monte púbico, períneo | Endometriose |

**Figura 7.1.** Algoritmo dos tumores benignos.

## PÓLIPO FIBROEPITELIAL (ACROCÓRDONE)  (Figuras 7.2 a 7.4)

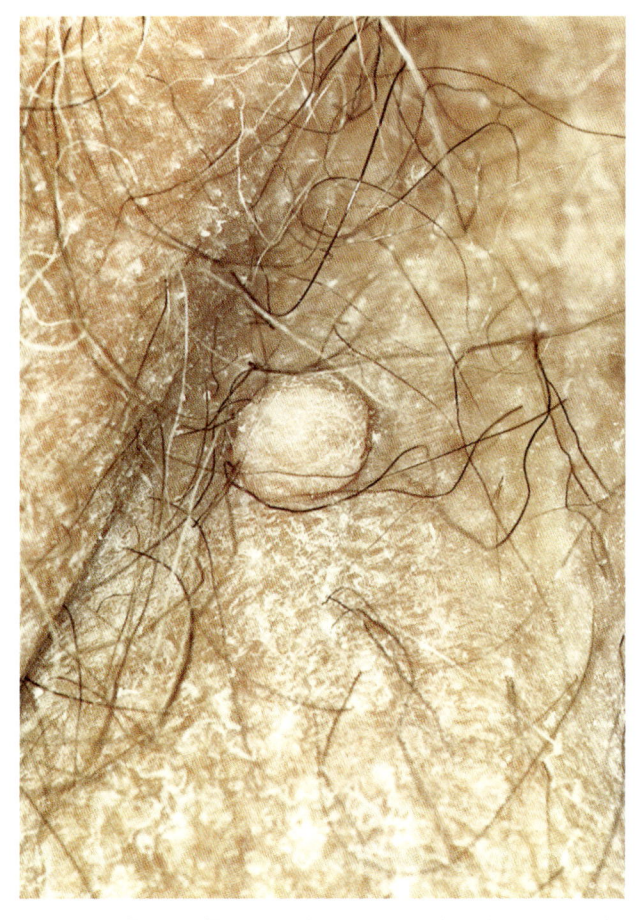

**Figura 7.2.** Pólipo fibroepitelial (acrocórdone) com a típica aparência papular, similar ao nevo intradérmico. Diagnóstico confirmado pela excisão do tumor.

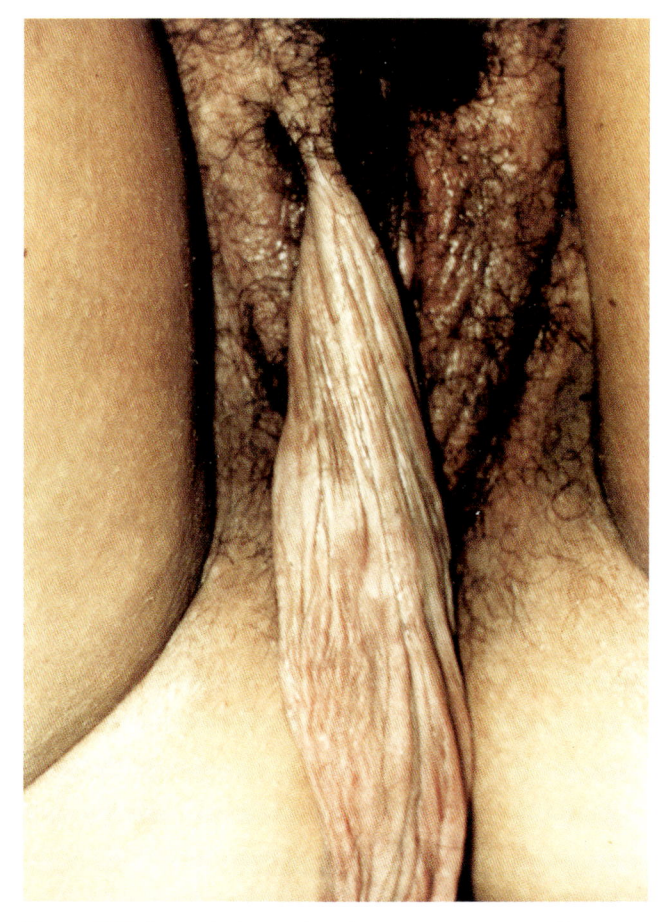

**Figura 7.3.** Acrocórdone gigante que cresceu muito durante a gestação.

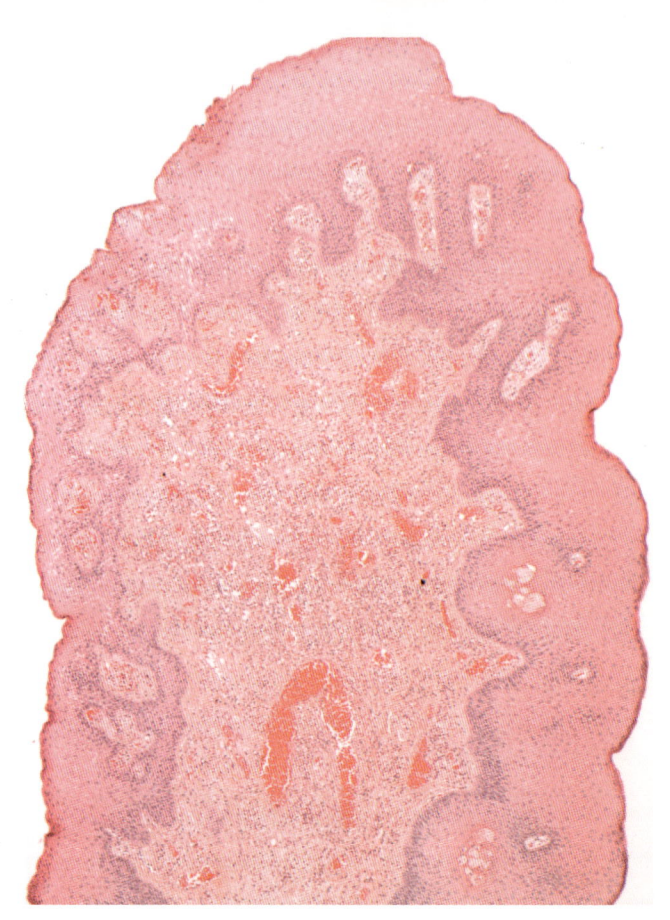

**Figura 7.4.** Pólipo fibroepitelial. A superfície do epitélio é formada por epitélio escamoso ceratinizado. O epitélio é moderadamente espessado e acantótico, principalmente na extremidade distal do pólipo. O centro fibrovascular, composto por alguns vasos centrais largos de paredes finas, sustenta o pólipo.

## DEFINIÇÃO

Os pólipos fibroepiteliais são tumores polipoides benignos da pele vulvar que possuem componentes estromal e epitelial variados e que surgem a partir de um nevo em regressão.

## APRESENTAÇÃO CLÍNICA

O acrocórdone normalmente é assintomático, sendo percebido pela paciente somente durante a palpação ou o exame visual. Exemplares menores são ocasionalmente referidos como marcas da pele. Esses tumores benignos crescem tipicamente a partir de pele com pelos e frequentemente já estão presentes há anos até serem excisados. Eles podem crescer o suficiente para se transformarem em um acrocórdone gigante. O suprimento sanguíneo de um acrocórdone gigante pode ficar comprometido e ulcerações podem ocorrer.

## DIAGNÓSTICO

O diagnóstico é suspeitado a partir da inspeção visual. A estrutura polipoide carnuda parece com um saco vazio. Um acrocórdone pequeno pode assemelhar-se a um nevo intradérmico ou dérmico. Sua consistência macia o difere do típico condiloma acuminado, que também se pode apresentar como uma lesão polipoide vulvar. O diagnóstico final depende da confirmação histopatológica.

## ACHADOS MICROSCÓPICOS

Acrocórdones (pólipo fibroepitelial) são compostos por um estroma fibrovascular rico em colágeno, com o pedículo bem definido composto por proeminentes vasos de paredes finas que correm paralelos ao seu eixo. O pólipo é coberto por uma superfície epitelial ceratinizada que pode ser espessa e possuir acantose, papilomatose e hiperqueratose, ou fina, de aparência atrófica. O epitélio pode ser pregueado com superfície irregular e ondulada. O acrocórdone pode ser composto primariamente por elementos epiteliais ou estromais, os casos grandes são predominantemente estromais. O estroma consiste em grupos soltos de colágeno e contém vasos de paredes finas, em alguns casos, pode estar edemaciado e hipocelular. As células estromais são relativamente uniformes, entretanto, alguns pleomorfismos nucleares podem ocorrer e, em raríssimos casos, atipia moderada a acentuada podem ser vistas. O processo inflamatório é mínimo, a não ser que haja ulceração ou erosão na superfície do epitélio. Nesses casos, o processo inflamatório envolve tipicamente o estroma subepitelial superficial.

## TRATAMENTO

Acrocórdone pequeno e assintomático não necessita ser excisado, a menos que seja necessária a confirmação histopatológica. Muitas pacientes solicitam sua retirada por causarem algum desconforto. Um acrocórdone situado lateralmente pode interferir no uso de roupas íntimas com elástico nas bordas. O acrocórdone gigante causa problemas óbvios, com a presença de uma lesão grande entre as coxas, resultando em desconforto durante uma caminhada. A excisão pode ser realizada ambulatorialmente após infiltração da base do acrocórdone com anestésico local e posterior ligadura da mesma. Grandes espécimes podem requerer excisão e sutura do local da excisão.

## OPÇÕES TERAPÊUTICAS PROGRESSIVAS

As opções terapêuticas progressivas são as seguintes:

1. Não é necessária qualquer terapia para o acrocórdone presente há anos e assintomático.
2. Excisão ambulatorial do acrocórdone sintomático como terapia e confirmação histológica do diagnóstico.

## ENDOMETRIOSE   (Figuras 7.5. a 7.7)

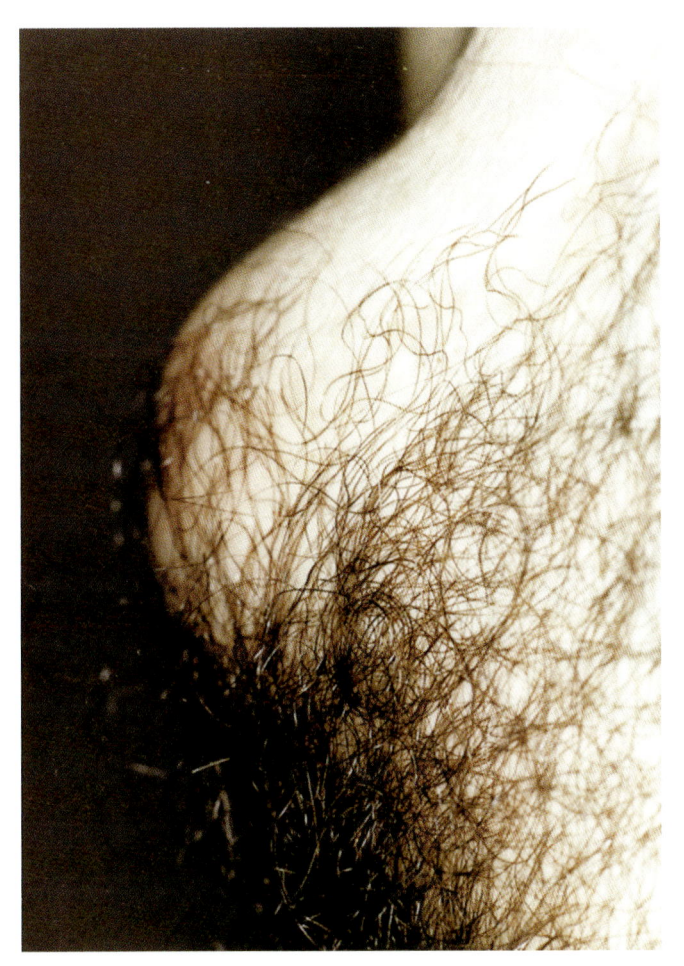

**Figura 7.5.** Endometriose no monte púbico observada no local da histerectomia prévia por hematométrio.

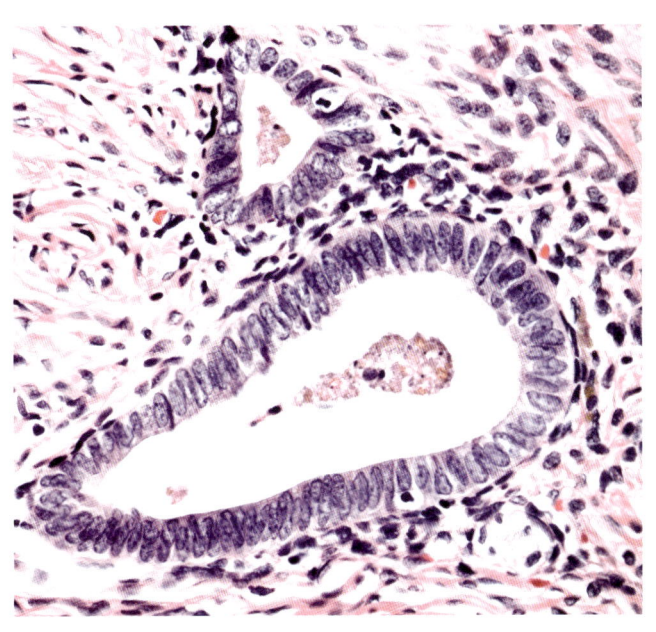

**Figura 7.6.** Endometriose. Presença de glândulas tipo endometrial e estroma.

plantação. Ela terá uma história prévia de parto vaginal com episiotomia ou de cesariana (ou histerectomia) e queixará de inchaço suprapúbico e desconforto localizado no local da incisão cirúrgica. Embora a endometriose vulvar seja normalmente uma lesão bem circunscrita, a endometriose do monte púbico pode ser mais difusa e envolver o tecido adiposo subcutâneo e a fáscia

### DEFINIÇÃO

Endometriose é a implantação ectópica de glândulas e estroma endometriais.

### CARACTERÍSTICAS GERAIS

Endometriose vulvar é quase que invariavelmente secundária à implantação de fragmentos do endométrio em incisões como a episiotomia. É de ocorrência rara e enigmática porque a episiotomia é um procedimento de rotina realizado na maioria dos partos vaginais.

### APRESENTAÇÃO CLÍNICA

A paciente com endometriose vulvar normalmente apresenta um aumento e desconforto cíclico do local da im-

### ACHADOS MICROSCÓPICOS

As características histopatológicas da endometriose vulvar são as mesmas vistas em outros sítios. Normalmente são encontrados estroma e glândulas endometriais, além de macrófagos cheios de hemossiderina. A endometriose pode estar na cicatriz, resultando em um nódulo firme de coloração azul-escura. Nesses casos, células gigantes tipo corpo estranho contendo material de sutura polarizável são frequentemente encontradas. Primariamente a endometriose ocorre na superfície da derme sendo recoberta por um fino epitélio escamoso, podendo haver formação de cistos dentro da mesma. A coloração do conteúdo cístico varia do marrom ao preto e é ligeiramente mucoide Gestantes ou pacientes que utilizaram progestogênio ou antigonadotrofina podem permanecer somente com o componente estromal, que pode ter alguma transformação decidual. Nesses casos, células

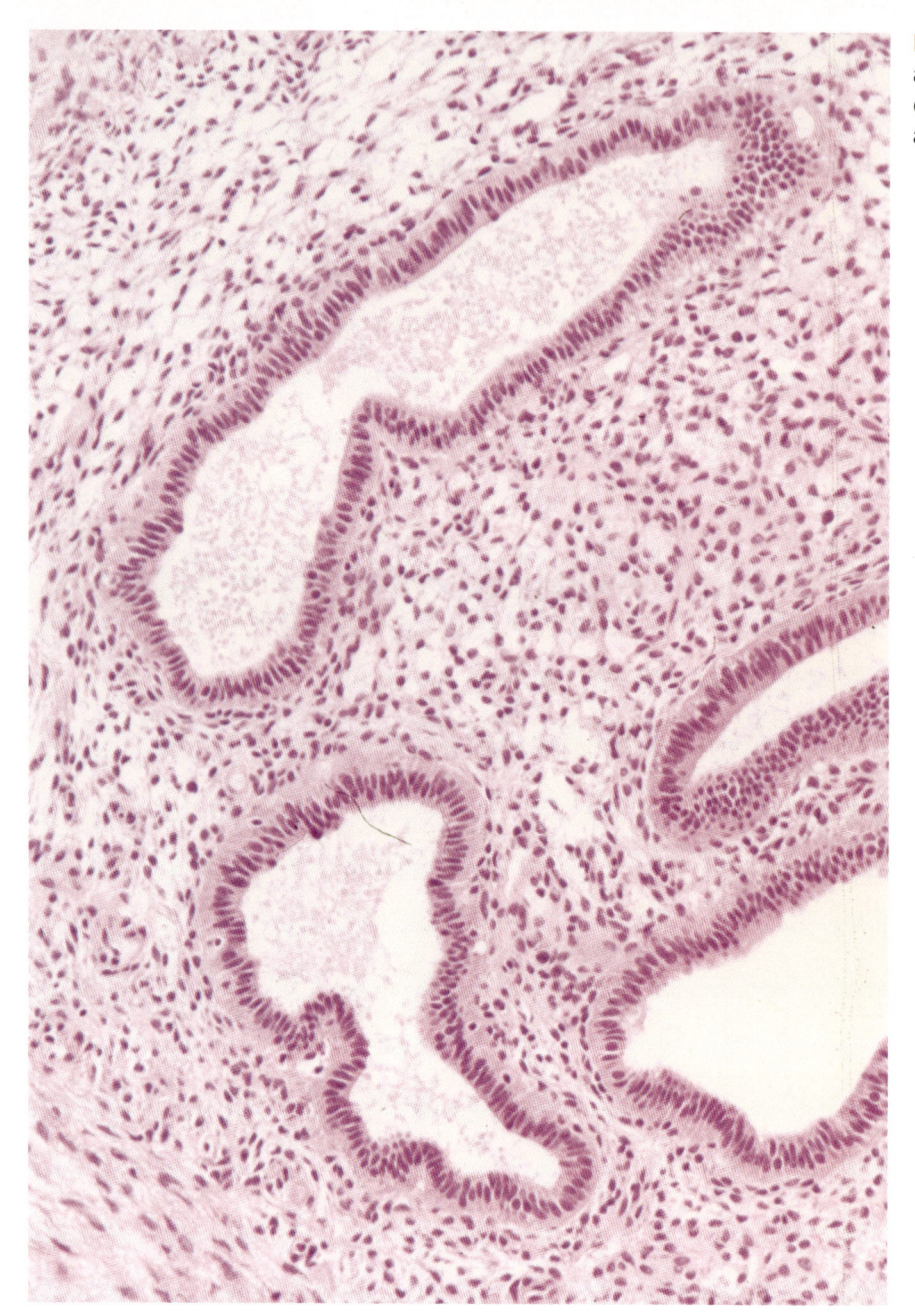

**Figura 7.7.** Endometriose. Grande aumento demonstrando células epiteliais tipo tubo-endometriais alinhadas e células estromais.

estromais decidualizadas e macrófagos cheios de hemossiderina são os únicos achados que comprovam o diagnóstico de endometriose.

## ESTUDOS COMPLEMENTARES

Caso a queixa da paciente seja hematoquesia e o sítio de implantação da endometriose seja o períneo, deverá ser considerada a visualização direta do trato gastrintestinal baixo para descartar endometriose transmural. Do mesmo modo que pacientes com queixas urinárias, que tenham endometriose, devem submeter-se à avaliação endoscópica da bexiga.

## DIAGNÓSTICO DIFERENCIAL

Uma região firme e endurecida de endometriose pode ser difícil de ser diferenciada do carcinoma infiltrante ou de um processo infeccioso crônico. Implantes superficiais de endometriose na região perineal podem ser confundidos com um cisto de inclusão epidermoide ou cisto vestibular.

## COMPORTAMENTO CLÍNICO E TRATAMENTO

Endometriose vulvar não é uma doença farmacológica e sim uma doença cirúrgica, na qual os sintomas são os responsáveis pela sua remoção. Pequenas lesões de endometriose podem ser removidas ambulatorialmente. Qualquer suspeição de envolvimento da mucosa retal requer uma cirurgia mais extensa, sendo mais facilmente realizada após o preparo intestinal e sob anestesia (geral ou regional), pois, com frequência, necessita do reparo esfincteriano e da parede retal. Endometriose envolvendo o monte pubiano normalmente requer uma ressecção maior na sala de cirurgia e, caso haja qualquer suspeita de envolvimento da bexiga, deve ser feita uma avaliação pré-operatória da sua integridade. Caso a endometriose seja muito extensa e sua ressecção tenha sido insuficiente, pode ser realizada terapia com agonista do hormônio liberador de gonadotrofina mensalmente, durante 3 meses no pós-operatório, para melhorar a reabsorção da endometriose residual.

## OPÇÃO TERAPÊUTICA PROGRESSIVA

A opção terapêutica progressiva é a seguinte:

1. É indicada excisão para diagnóstico e tratamento.

## TUMOR DE CÉLULA GRANULAR    (Figuras 7.8 a 7.11)

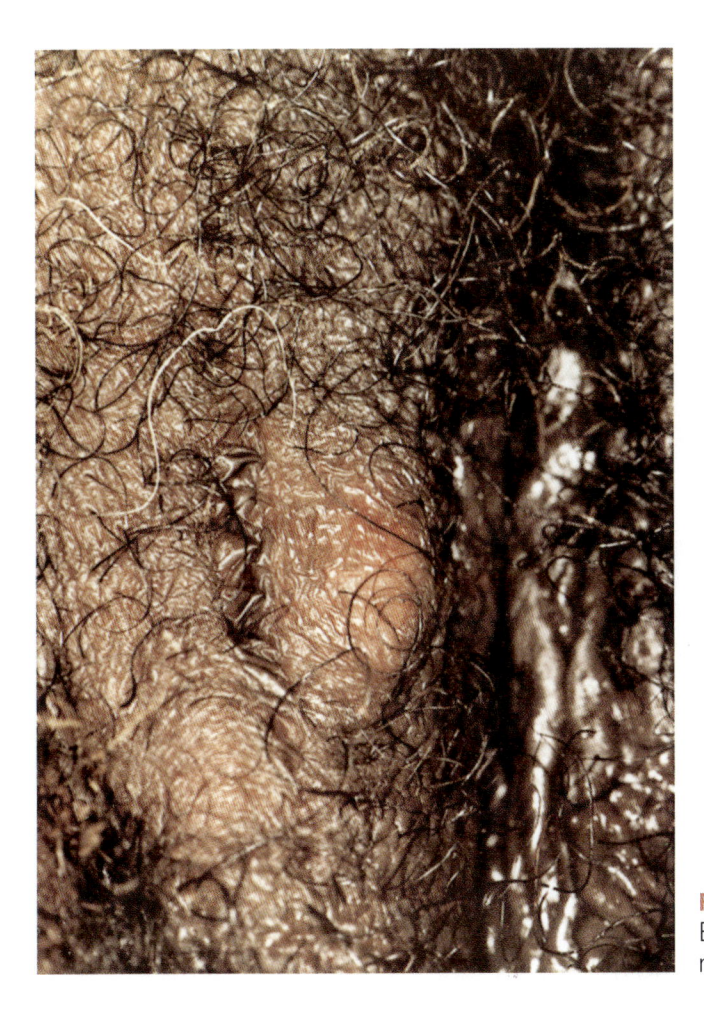

**Figura 7.8.** Tumor de célula granular no lábio maior direito. Ele foi removido há 9 anos e recorreu recentemente no mesmo local.

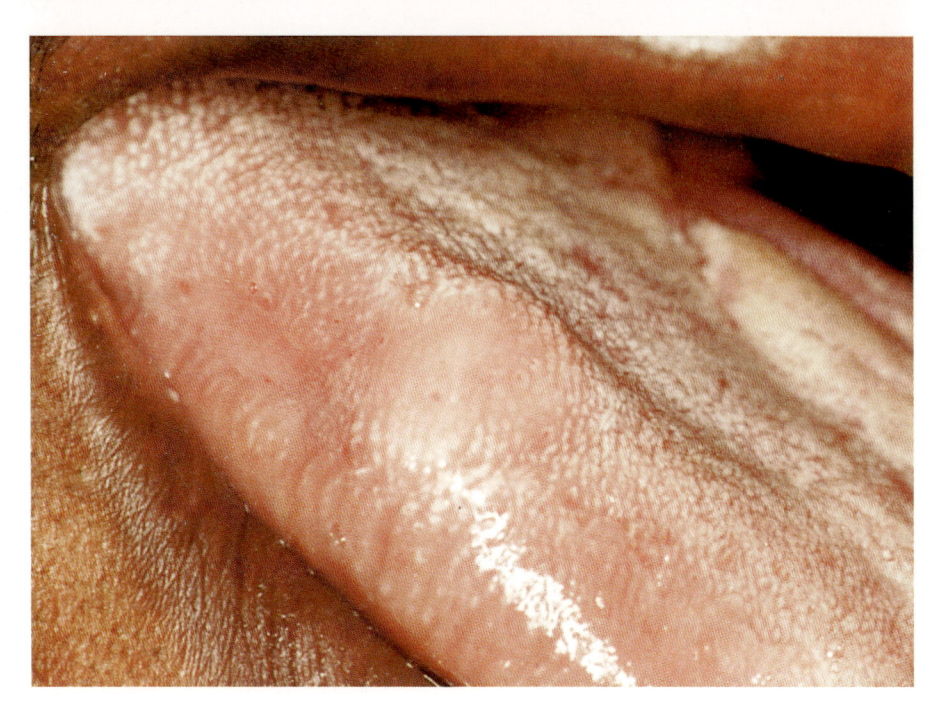

**Figura 7.9.** Tumores de célula granular na língua na mesma paciente da Figura 7.8.

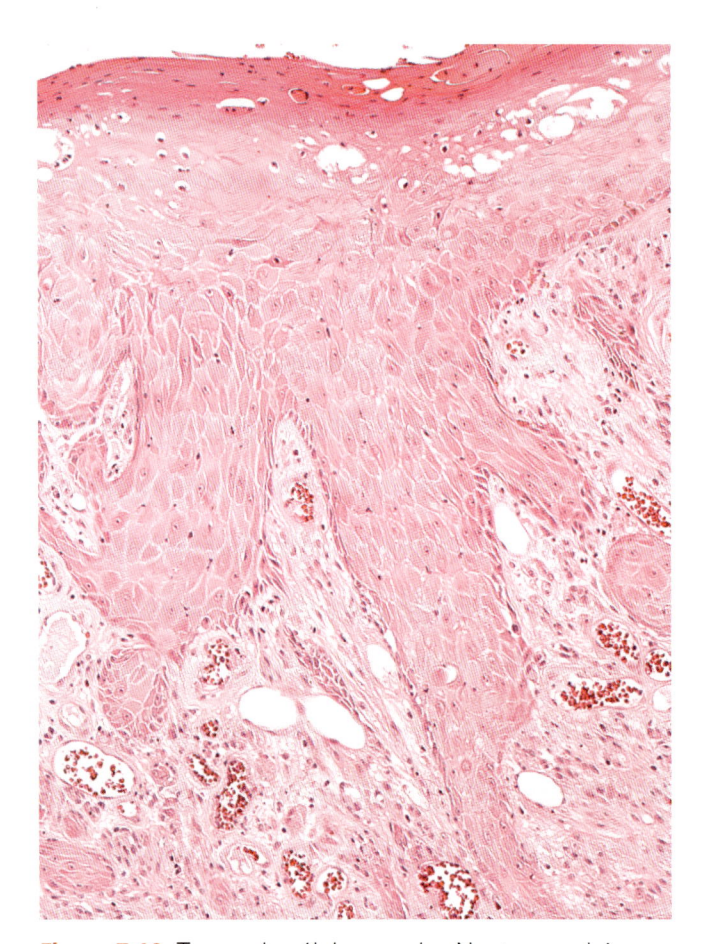

**Figura 7.10.** Tumor de célula granular. Neste caso há uma hiperplasia epitelial acentuada (hiperplasia pseudocarcinomatosa) do epitélio sobrejacente. O tumor de célula granular está no interior da derme superficial.

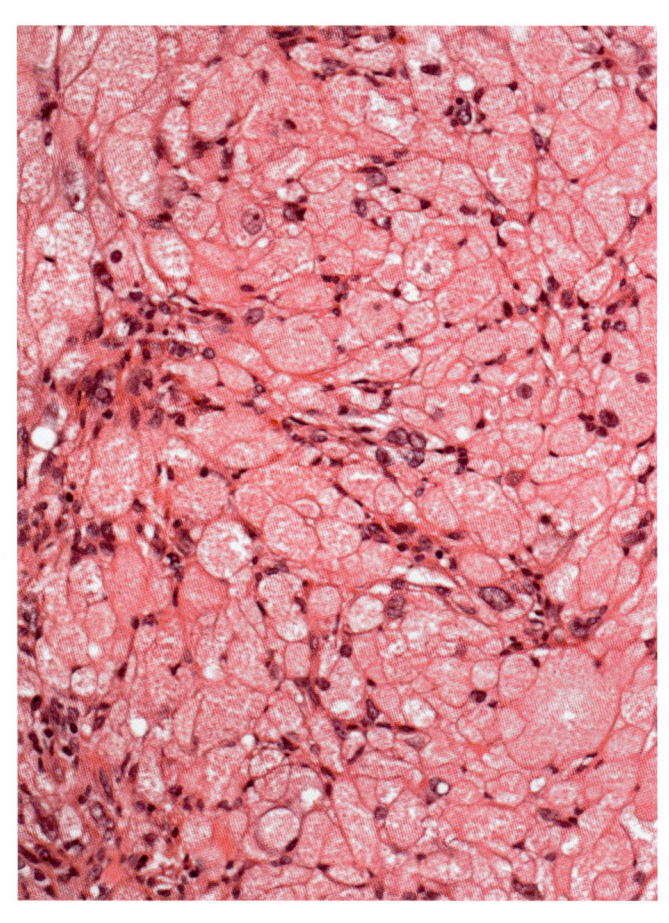

**Figura 7.11.** Tumor de célula granular. Grande aumento da figura anterior ilustrando o tumor na derme. As células granulares possuem núcleos uniformes e citoplasma granular, grosseiro, proeminente.

## DEFINIÇÃO
Tumor de célula granular é uma neoplasia benigna que se origina na bainha neural.

## CARACTERÍSTICAS GERAIS
Os tumores de célula granular podem aparecer em crianças como também em adultos e são mais comumente encontrados na pele, no tecido celular subcutâneo e na língua. Aproximadamente 7% destes tumores descritos em mulheres ocorrem na vulva. Eles têm predileção maior por mulheres, sendo que as negras são mais afetadas do que as brancas.

## APRESENTAÇÃO CLÍNICA
A paciente apresentará um nódulo no interior do grande lábio, envolvendo o clitóris ou o monte púbico. Múltiplos tumores podem ser identificados em aproximadamente 10 a 15% dos casos descritos. O envolvimento clitoridiano deve ser diferenciado da hipertrofia do clitóris e pode estar associado ao priapismo clitoridiano. A localização mais comum deste tumor é na língua, e algumas pacientes podem ter tumores das células granulares tanto na vulva quanto na língua. Ao exame, apresenta-se como um tumor endurecido podendo ser palpado dentro da derme superficial do grande lábio ou na submucosa superficial do monte púbico ou próximo ao clitóris. Os tumores de célula granular benignos podem ter crescimento rápido durante a gestação e isto não deve ser interpretado como comportamento de malignidade. Os tumores de célula granular malignos da vulva normalmente não são identificados como malignos quando são ressecados, só são reconhecidos durante o acompanhamento das pacientes, quando ocorrem metástases regionais ou à distância.

## CARACTERÍSTICAS MICROSCÓPICAS
Os tumores da célula granular consistem em grupos irregulares de aglomerados de células tipo epitelioides grandes separados por um estroma hialinizado. Esses tumores possuem a borda celular mal definida, os núcleos bem pequenos e uniformes com a cromatina nuclear densa. A aparência granular do citoplasma ocorre em razão de numerosas lisozimas eosinofílicas. Aproximadamente metade dos casos dos tumores de célula granular vulvar exibe uma hiperplasia pseudoepiteliomatosa do epitélio que os recobrem. Esses casos possuem uma marcante acantose epitelial e podem mimetizar um carcinoma escamoso invasivo. Deve ser realizada análise histopatológica das margens cirúrgicas da peça para a comprovação da ressecção total do tumor. Entretanto, recorrências locais são comuns, o que não evidencia comportamento maligno.

## ACHADOS IMUNO-HISTOQUÍMICOS
O citoplasma das células dos tumores da célula granular possui imunorreatividade à proteína S-100, à proteína básica de mielina, ao antígeno carcinoembrionário (CEA), cora com ácido periódico de Schiff (PAS) e é diástase resistente.

## DIAGNÓSTICO DIFERENCIAL
Os diagnósticos diferenciais incluem o carcinoma escamoso invasivo, o carcinoma metastático e a inflamação xantogranulomatosa. Os carcinomas de células escamosas vulvares demonstram tumor infiltrativo contíguo ao epitélio sobrejacente, estando este epitélio geralmente associado a neoplasia intraepitelial vulvar (NIV), líquen escleroso ou outras anormalidades, e podem estar erosados ou ulcerados. Tumores de célula granular estão predominantemente dentro da derme superficial e não estão associados à superfície ulcerada. Eles podem estar associados à hiperplasia epitelial pseudocarcinomatosa (veja considerações microscópicas). Xantogranulomas são mais comuns em crianças e recém-nascidos. Estes se manifestam como múltiplas pápulas ou nódulos que variam do amarelo ao amarelo amarronzado.

## COMPORTAMENTO CLÍNICO E TRATAMENTO
Embora os tumores granulares sejam quase que invariavelmente benignos, já foram descritos tumores de célula granular malignos metastáticos fatais. Dada à incerteza do diagnóstico clínico, todos os nódulos firmes devem ser excisados. Excisão ampla local deve ser realizada sob anestesia apropriada. Normalmente os tumores vulvares podem ser removidos em consultório, sem precisar de internação, porém se deve ter o cuidado de retirar o tumor completamente. Recorrências podem ocorrer e devem ser excisadas do mesmo modo. Caso sejam observadas lesões na língua de mulheres com tumor de célula granular vulvar, estas devem ser cuidadosamente referenciadas ao otorrinolaringologista ou ao cirurgião bucomaxilofacial para um parecer. O tumor vulvar recorre primariamente ou localmente, mesmo assim, o tratamento é a excisão ampla local para qualquer situação.

## OPÇÕES TERAPÊUTICAS PROGRESSIVAS
As opções terapêuticas progressivas são as seguintes:

1. Excisão ampla local para diagnóstico histopatológico e avaliação das margens cirúrgicas.
2. Seguimento periódico para afastar recorrência.
3. Excisão ampla local de qualquer recorrência detectada.

## HEMANGIOMA (Figura 7.12)

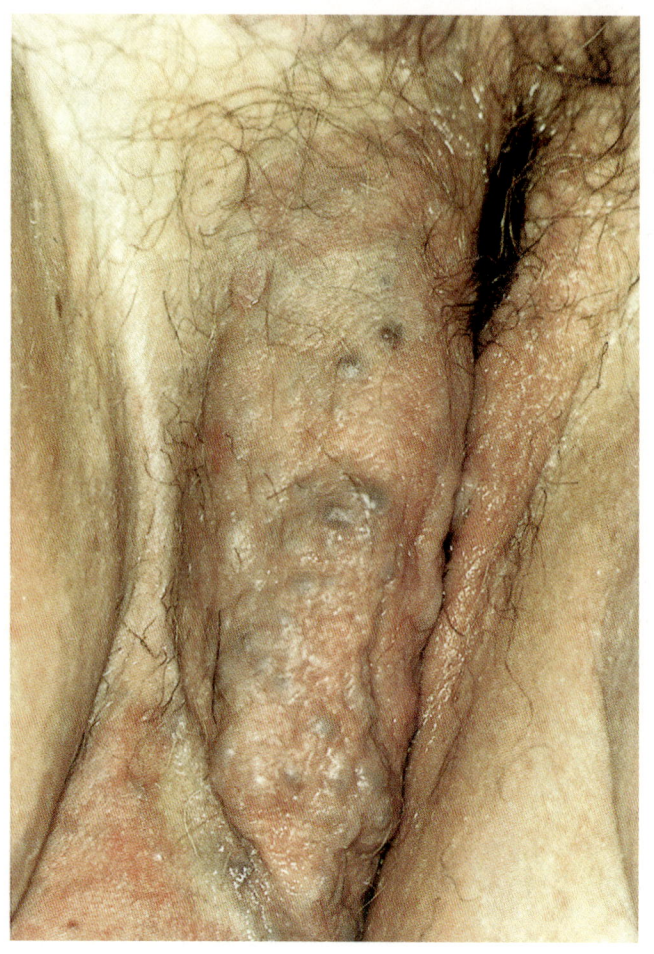

**Figura 7.12.** Hemangioma cavernoso heterogêneo, endurecido no grande lábio direito. RM com fase vascular demonstrou comunicação com um hemangioma pélvico profundo. Nenhuma terapia foi iniciada.

### DEFINIÇÃO

O hemangioma cavernoso é uma malformação vascular resultante da dilatação de vasos sanguíneos, o que forma um tumor vascular profundo no interior da derme ou do tecido subcutâneo.

### APRESENTAÇÃO CLÍNICA

Hemangiomas cavernosos normalmente aparecem nos primeiros meses de vida e frequentemente aumentam de tamanho durante os próximos meses. Depois da fase de crescimento rápido, eles podem involuir e regredir ou podem persistir sem nenhum crescimento. A criança com hemangioma cavernoso na vulva pode apresentar-se para avaliação por causa da lesão esteticamente feia. Raramente, as crianças se apresentam devido a ulceração e sangramento. A lesão envolve não somente a vulva como também a porção medial das coxas e pode estender-se profundamente no interior de estruturas pélvicas. Hemangiomas persistentes podem causar desconforto na vida adulta. Tromboses periódicas resultam em dor significativa.

O diagnóstico do hemangioma cavernoso vulvar é feito pela inspeção visual. A aparência é diagnóstica. A ressonância magnética da fase vascular (RM) pode definir a profundidade do hemangioma grande. O hemangioma pode estender-se profundamente no interior da pelve e envolver as paredes pélvicas laterais e os espaços perirretais. Esse diagnóstico tem importância clínica para as pacientes que precisam de terapia e para aquelas que planejam engravidar. Hemangioma cavernoso profundo na parede perivaginal e nos espaços perirretais podem sangrar significativamente quando expostos ao trauma do parto vaginal. Neste caso, a cesariana seria mais indicada. A definição da extensão do hemangioma é obrigatória também para pacientes em que se planeja uma cirurgia pélvica, como histerectomia. Alternativas à terapia cirúrgica devem ser fortemente consideradas quando a RM demonstrar extensão profunda do hemangioma pélvico.

### ACHADOS MICROSCÓPICOS

Hemangiomas cavernosos vulvares não devem ser biopsiados, por isso são raramente encontrados como peça cirúrgica na patologia. Considerações microscópicas incluem tamanho variado, revestimento endotelial, espaços vasculares cheios de sangue. Em alguns casos, pode ser visto sobre esses vasos um músculo liso proeminente. O estroma que o envolve é fibroso e contém macrófagos cheios de hemossiderina. As células endoteliais do hemangioma possuem o antígeno do fator VIII, porém, nas células endoteliais dos linfangiomas, este antígeno está ausente. A partir desta diferença, juntamente com a presença de hemácias nos espaços vasculares dos hemangiomas, é que se distingue hemangioma de linfangioma.

### COMPORTAMENTO CLÍNICO E TRATAMENTO

O típico hemangioma cavernoso assintomático pode ser observado na infância. Pode ocorrer regressão e desaparecimento do hemangioma sem a necessidade de intervenção. Pequenos hemangiomas cavernosos persistentes, esteticamente desfigurantes e sem envolvimento profundo, podem ser excisados quando a criança alcançar uma idade apropriada para a intervenção cirúrgica. Lesões sintomáticas e aquelas que ulceram devem ser manipuladas com *laser* de argônio ou com o *laser* de neodímio/ítrio-alumínio-granada (Nd:YAG). Uma melhor resposta ao tratamento a *laser* ocorre quando é injetado corticoide no hemangioma.

Alguns cuidados devem ser tomados para a intervenção das pacientes com a síndrome de Kasabach-Merritt (trombocitopenia e coagulopatia secundária ao hemangioma). Nestes casos, a terapia inicial deve ser feita com prednisona oral, caso não haja melhora, deve ser considerada intervenção cirúrgica ou a *laser*. A intervenção cirúrgica pode ser mais facilmente realizada após a embolização dos vasos que alimentam o hemangioma, pela diminuição do fluxo sanguíneo. É importante ressaltar que a intervenção cirúrgica do hemangioma cavernoso vulvar profundo, que se estende para o interior das paredes vaginais laterais e da pelve, não deve ser realizada, a menos que os sintomas prevaleçam sob o risco da cirurgia.

## OPÇÕES TERAPÊUTICAS PROGRESSIVAS

As opções terapêuticas progressivas são as seguintes:

1. Observação e conduta expectante para o hemangioma cavernoso na infância.
2. Fotocoagulação por *laser* de argônio ou de Nd-YAG de hemangiomas cavernosos ulcerados sangrantes.
3. Excisão cirúrgica de pequenos hemangiomas confinados na vulva.
4. Prednisona oral de 2 a 4 mg/kg por dia para pacientes com a síndrome de Kasabach-Merritt (ver texto).
5. Ressecção cirúrgica após a embolização dos hemangiomas vulvares de grande sintomatologia (os sintomas devem justificar a intervenção).
6. Evitar cirurgia para hemangiomas cavernosos profundos que envolvem espaços paravaginais e pararretais.

Nota: RM da fase vascular deve ser realizada quando o hemangioma cavernoso demonstra evidência de extensão profunda (p. ex., grandes lesões e lesões com envolvimento concomitante da perna) para definir a extensão pélvica da doença. Obtenha o estudo antes da concepção para auxiliar no tipo de parto (cesariana *versus* parto vaginal). Obtenha o estudo antes da cirurgia ao indicar cirurgia ginecológica e considerar tratamento não cirúrgico ou tratamento cirúrgico sob medida quando for observado o envolvimento vascular pélvico.

# HIDRADENOMA PAPILAR E HIDRADENOMA PAPILÍFERO
(Figuras 7.13. a 7.16)

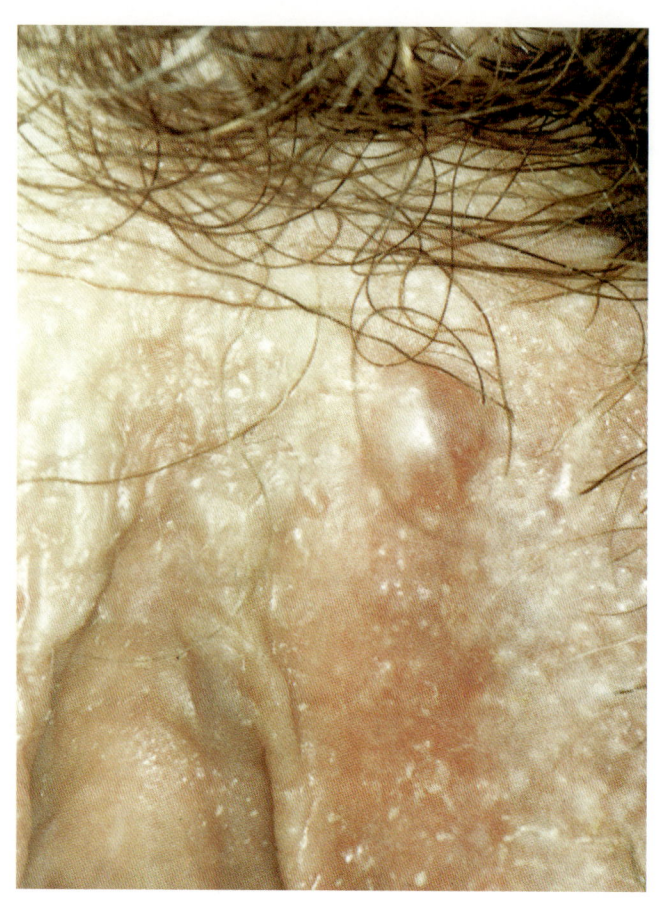

**Figura 7.13.** Hidradenoma assintomático. Note a localização no sulco entre o lábio maior e o menor.

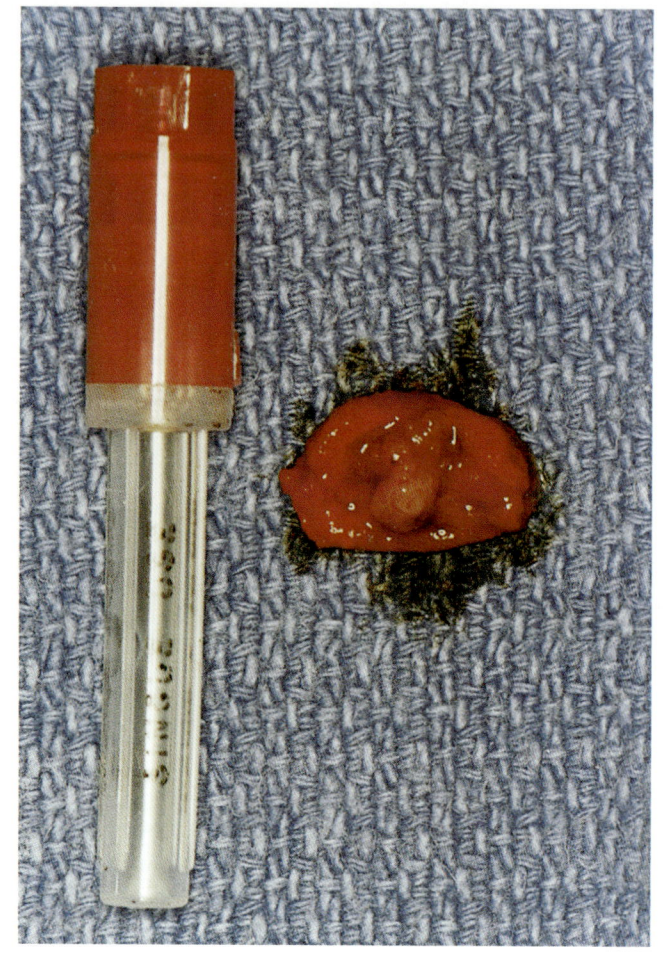

**Figura 7.14.** O hidradenoma depois da excisão. Note a projeção papilar no interior da cavidade de aparência cística.

## DEFINIÇÃO

Hidradenoma papilífero é um tumor apócrino benigno relativamente raro encontrado quase exclusivamente na vulva de mulheres brancas. A ocorrência destes tumores em negras é rara. Esses tumores vulvares derivam das glândulas anogenitais vulvares especializadas. Estas glândulas estão localizadas predominantemente no sulco interlabial e adjacente a ele, onde a maioria destes tumores é identificada.

## APRESENTAÇÃO CLÍNICA

A paciente com hidradenoma papilífero normalmente reclamará de um pequeno nódulo vulvar descoberto por ela mesma. O nódulo é móvel, mede entre 0,5 e 1 cm na sua maior dimensão e está localizado no sulco entre os pequenos e grandes lábios. Ocasionalmente estes tumores podem ser encontrados na região perineal e também já foram encontrados em sítios distantes como no mamilo e na pálpebra. O hidradenoma raramente é macio. Estes tumores podem secretar fluido claro, ulcerar ou elevar a superfície da pele. Nestes casos, a paciente pode reclamar de dor e sangramento e ao exame será notado um nódulo móvel, ulcerado na localização usual. A progressão do hidradenoma para o carcinoma é extremamente rara.

## DIAGNÓSTICO

O diagnóstico clínico do hidradenoma papilífero é fundamentado nas características clínicas do mesmo. Para a confirmação do diagnóstico é necessária a excisão da lesão e o exame histopatológico.

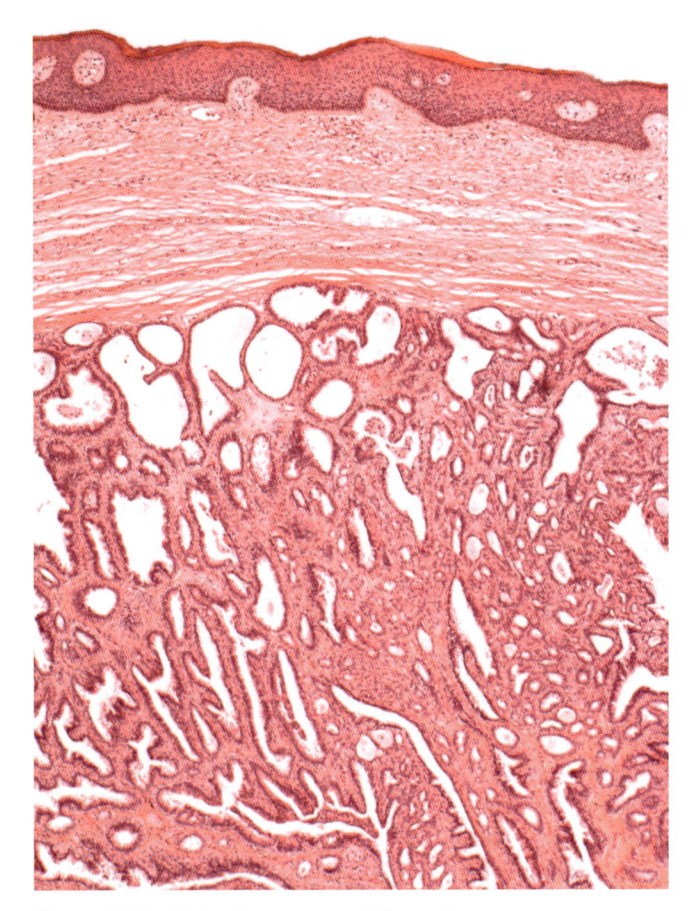

**Figura 7.15.** Hidradenoma papilífero. Pequeno aumento demonstrando a neoplasia totalmente excisada, a qual é uma neoplasia complexa tipo papilar com padrão de crescimento viloglandular. O tumor possui uma junção dérmica bem demarcada e não é infiltrativo.

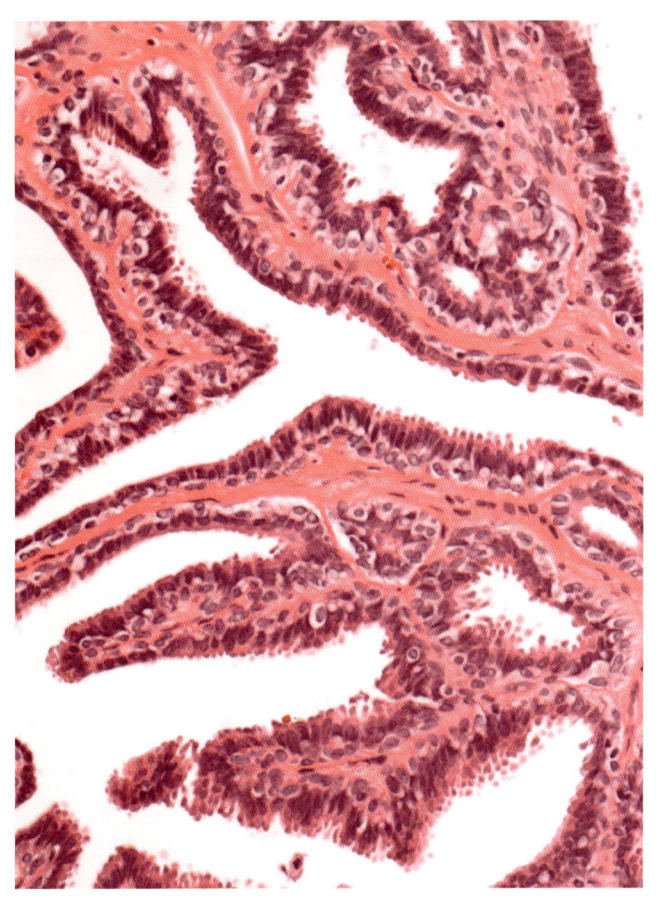

**Figura 7.16.** Hidradenoma papilífero. Grande aumento demonstrando as células mioepiteliais subjacente ao epitélio colunar secretor.

## CARACTERÍSTICAS HISTOPATOLÓGICAS

O tumor é bem circunscrito e possui uma pseudocápsula envolvendo-o. Ele é composto por células epiteliais apócrinas secretoras, na superfície, sustentadas por células mioepiteliais que são suportadas por um pedículo fibrovascular complexo e ramificado. O tumor pode ter também túbulos e espaços acinares-símiles. As células apócrinas possuem uma secreção tipo decaptação. A secreção reage ao PAS e as células, ao contrário das células ecrinas, não possuem imunorreatividade ao CEA. Algumas atipias nucleares epiteliais e figuras mitóticas podem ser identificadas. O complexo modelo de crescimento, em alguns casos, mimetiza um adenocarcinoma papilar, entretanto, o tumor não invade a derme, falta atipia nuclear significativa e possui uma interface dermoepitelial bem definida, o epitélio possui um considerável componente celular mioepitelial subepitelial. O diagnóstico pode ser mais difícil se o tumor não é excisado completamente e faltar a junção profunda com a derme. Excisão mais profunda e completa é de grande importância para solucionar esses casos.

## TRATAMENTO

A opção terapêutica para o hidradenoma papilífero é a excisão. Esta pode ser realizada ambulatorialmente com infiltração com lidocaína e excisão do pequeno nódulo. Isso tranquilizará a paciente e resultará na confirmação da hipótese diagnóstica. Certamente a paciente tem que ser consultada antes da remoção deste tumor, quase invariavelmente benigno. Caso o tumor seja assintomático e exista há muitos anos, a paciente pode optar por não remover. A paciente deve ser avisada que em raríssimas ocasiões se observou o aparecimento de um carcinoma em um hidradenoma papilífero prévio.

### OPÇÃO TERAPÊUTICA PROGRESSIVA

A opção terapêutica progressiva é a seguinte:

1. Excisão simples.

## LEIOMIOMA (Figuras 7.17 e 7.18)

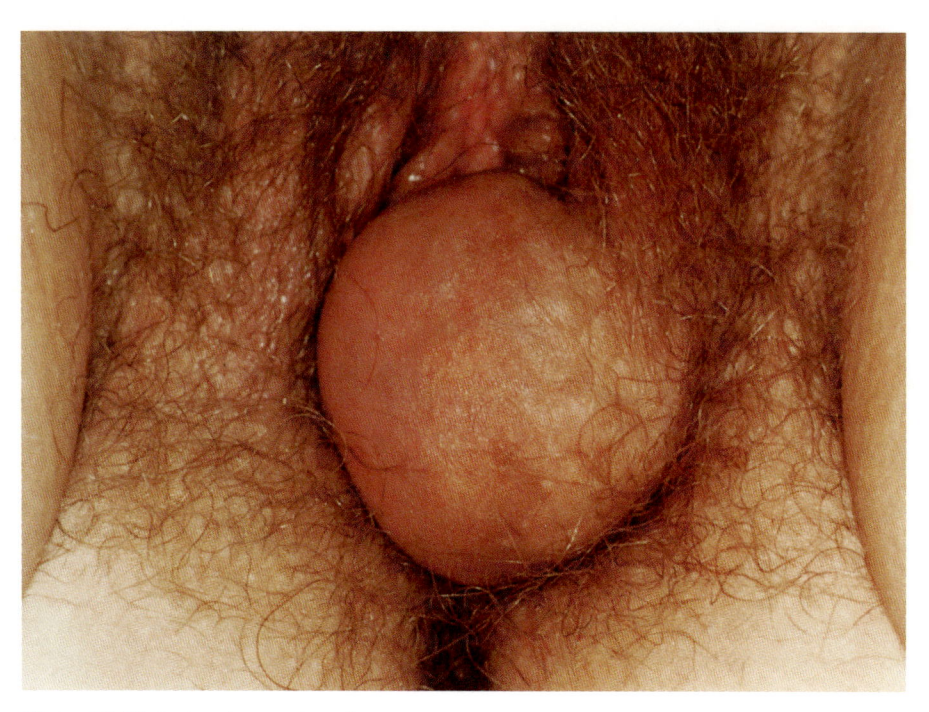

**Figura 7.17.** Leiomioma da vulva.

### DEFINIÇÃO

Leiomioma é um tumor do músculo liso que pode crescer na musculatura lisa dos vasos sanguíneos, no tecido erétil e no músculo eretor dos pelos.

### CARACTERÍSTICAS GERAIS

O leiomioma vulvar é entidade rara, diferentemente do mioma uterino, que é mais comum, embora este represente o tumor de partes moles mais comum da vulva.

### APRESENTAÇÃO CLÍNICA

Embora este tumor raramente exceda 7 cm de diâmetro, ele é mais comumente percebido pela paciente como uma massa móvel pequena no grande lábio. Na ocorrência de degeneração, o leiomioma se tornará macio e parecido com o lipoma. Caso contrário, ele terá a mesma consistência do leiomioma uterino.

### ACHADOS MICROSCÓPICOS

O leiomioma vulvar é composto por células musculares lisas organizadas em padrão entrelaçado e fascículos paralelos. As células possuem bordas indistintas e citoplasma eosinofílico, e são imunorreativas a actina, desmina e miosina, característica da musculatura lisa. Os núcleos são relativamente uniformes e ovais ou arredondados. Mitoses são raras, com menos de 5 a 10 por campo de grande aumento. A presença maior que 5 a 10 por campo de grande aumento de atipias nucleares e mitoses, como também de infiltração é característica do leiomiossarcoma. O leiomioma epitelioide, com típicas células musculares lisas arredondadas que se assemelham às células escamosas, pode ocorrer na vulva e deve ser diferenciado do carcinoma de células esca-

116  CAPÍTULO 7: Tumores

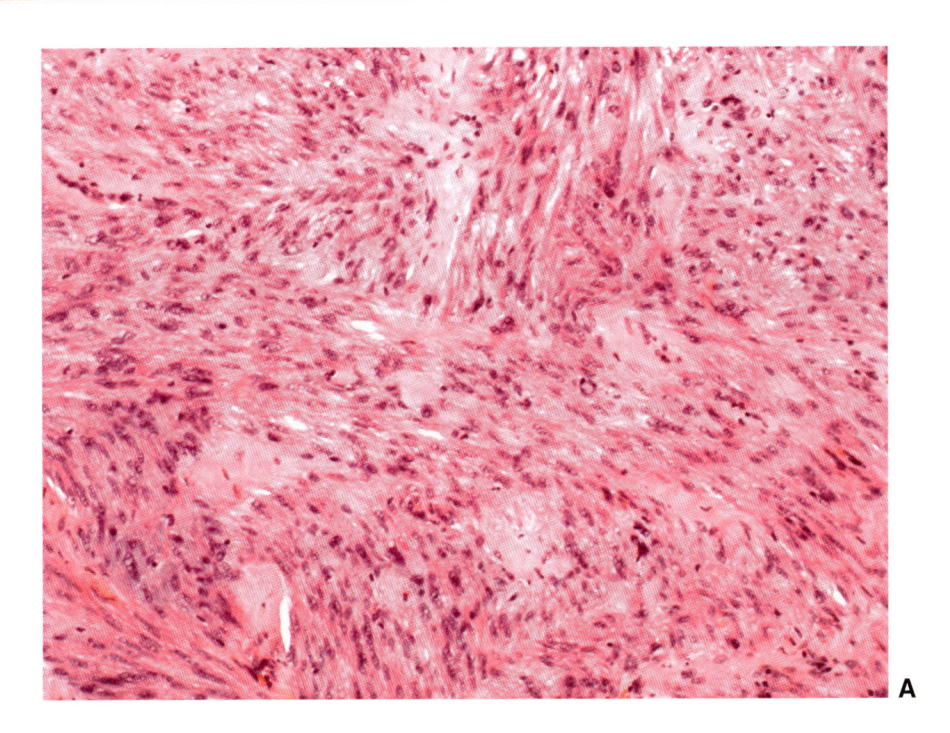

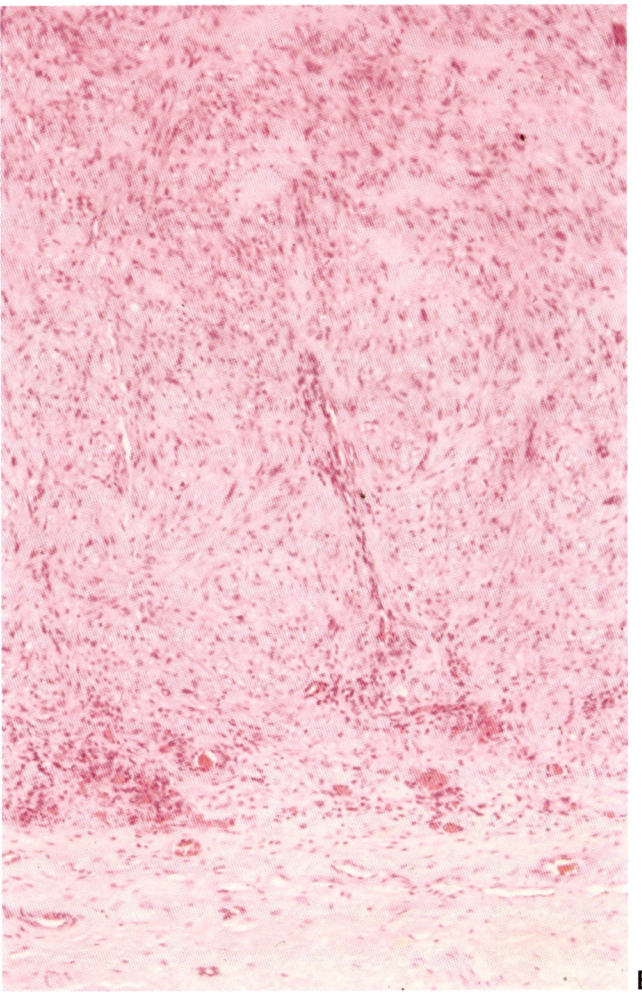

**Figura 7.18. A:** Leiomioma de vulva. O tumor é composto por células musculares lisas fusiformes arranjadas em feixes entrelaçados. No corte transversal os núcleos ficam no centro da célula e são uniformes em tamanho e forma. Raras figuras mitóticas podem ser encontradas. **B:** Leiomioma da vulva surgindo na região parauretral. O leiomioma está bem demarcado da submucosa adjacente. É composto por fascículos entrelaçados de células musculares lisas bem diferenciadas.

mosas. O rabdomioma vulvar pode assemelhar-se com o leiomioma, entretanto, esses tumores crescem no músculo estriado e contêm mioglobina.

## COMPORTAMENTO CLÍNICO E TRATAMENTO

Como o leiomioma uterino, o crescimento do leiomioma vulvar pode variar e aumentar com o tempo. Pela tendência de aumentar de tamanho e a impossibilidade de fazer o diagnóstico sem o exame histopatológico, o tratamento envolve a excisão. Depois da remoção da massa, a malignidade deve ser descartada pela avaliação histopatológica.

## OPÇÃO TERAPÊUTICA PROGRESSIVA

A opção terapêutica progressiva é a seguinte:

1. Excisão cirúrgica.

## LIPOMA (Figuras 7.19 a 7.21)

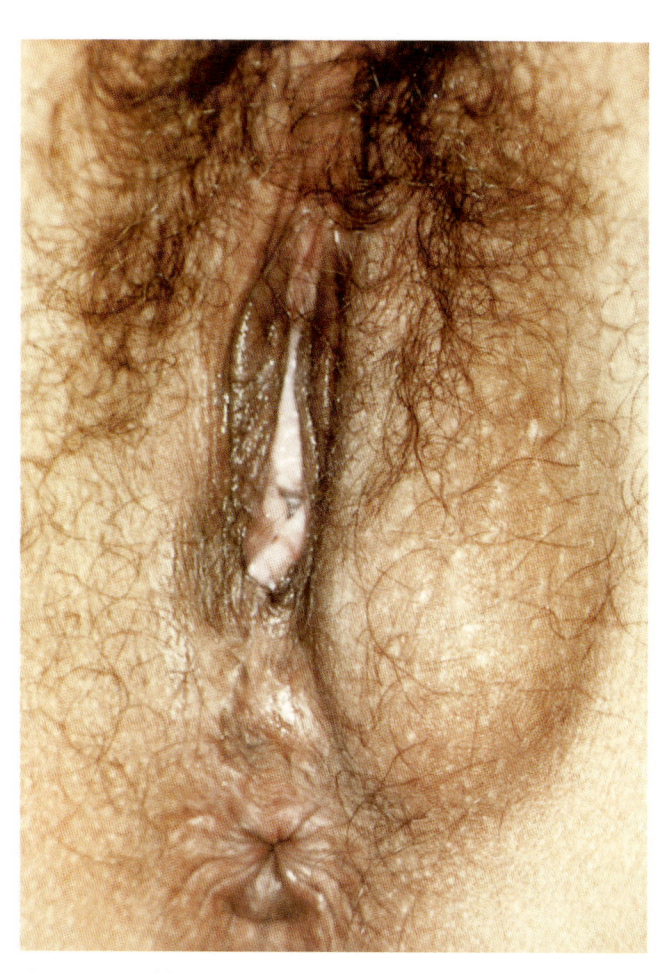

**Figura 7.19.** Lipoma doloroso de 7 cm presente há 3 anos.

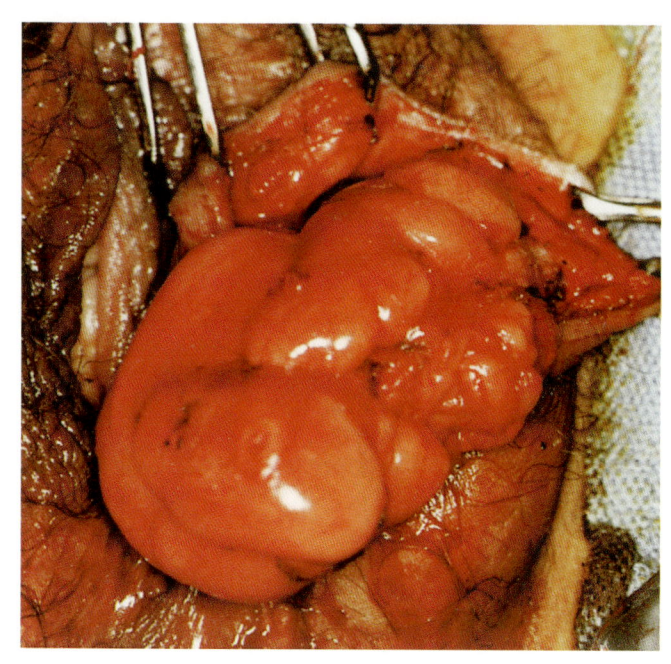

**Figura 7.20.** Aparência grosseira do lipoma excisado da Figura 7.19.

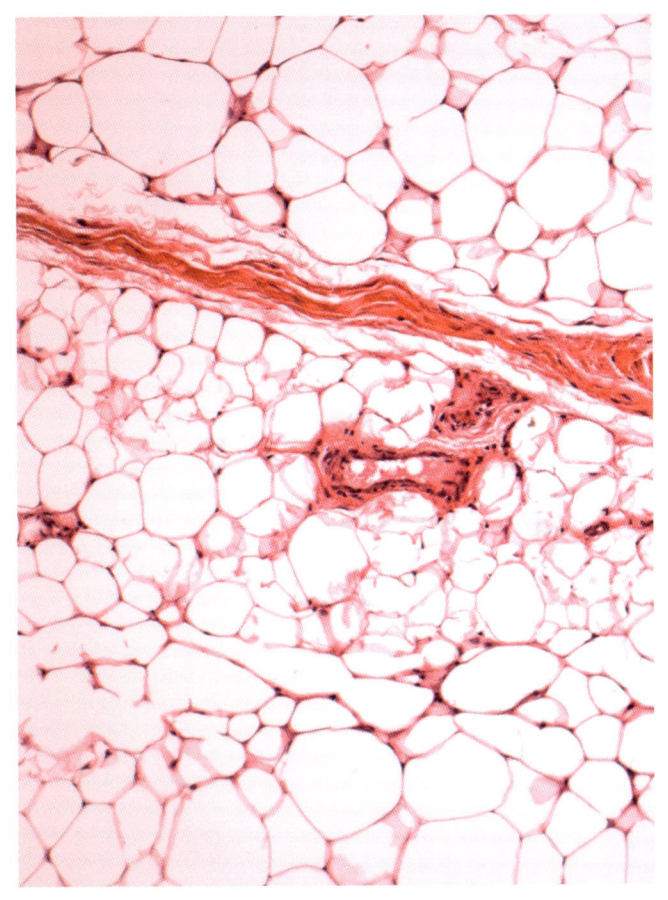

**Figura 7.21.** Lipoma vulvar. O tumor é composto por adipócitos de aparência benigna com tecido fibroso de permeio. Não apresenta pleomorfismo nuclear ou mitose.

## DEFINIÇÃO

Lipoma é um tumor benigno que ocorre na vulva e é composto principalmente por células gordurosas (adipócitos).

## APRESENTAÇÃO CLÍNICA

A paciente que possui um lipoma sintomático normalmente se queixará de uma massa vulvar no grande lábio. O lipoma vulvar pode ocorrer em qualquer idade e já foi descrito em recém-nascidos. Frequentemente, essa massa está presente há anos, porém seu crescimento causará preocupação e requer mais avaliação. O crescimento rápido dessas lesões alerta quanto à degeneração maligna.

## DIAGNÓSTICO

O diagnóstico é suspeitado quando uma massa bem circunscrita e macia é palpada no corpo do grande lábio. A pele que a recobre possui aparência normal. A massa é macia e lobulada e liga-se ao lábio por um pedículo largo. O diagnóstico diferencial inclui fibroma, fibrolipoma, angiolipoma, hemangioma, leiomioma, cisto de Bartholin e cisto do canal de Nuck. O hemangioma terá uma coloração arroxeada secundária a espaços vasculares dilatados. Leiomiomas e fibromas são mais firmes à palpação. A localização anatômica do cisto de Bartholin irá ajudar na diferenciação com o lipoma. O cisto do canal de Nuck é macio e compressível, além de poder aumentar de tamanho com o aumento da pressão intra-abdominal. O diagnóstico final do lipoma é feito com estudo histopatológico.

## ACHADOS HISTOPATOLÓGICOS

O lipoma é composto por células gordurosas maduras, intercaladas por cordões de tecido fibrovascular. O tumor é bem circunscrito. Quando o tecido fibroso é proeminente, o tumor deve ser diagnosticado como um fibrolipoma. Angiolipomas possuem células gordurosas maduras com componente vascular proeminente. Esses tumores frequentemente possuem trombos em alguns dos seus vasos. Lipomas são imunorreativos ao antígeno S-100.

## TRATAMENTO

A maioria dos lipomas não necessita de tratamento. Eles devem ser observados e enquanto eles forem assintomáticos e estáveis no tamanho e forma, nenhuma intervenção se faz necessária. Obviamente, essa abordagem exclui o diagnóstico histopatológico da massa, o que, muitas vezes, não deixa o médico nem a paciente confortável. Para as pacientes sintomáticas a excisão é necessária. Pequenos lipomas podem ser removidos no consultório sob anestesia local, entretanto, a maioria dos lipomas necessita de excisão em centro cirúrgico. Caso haja excesso de pele, uma excisão elíptica deixará o resultado esteticamente melhor quando o epitélio distendido é reaproximado após a remoção do lipoma. Sangramento raramente é um problema e pode ser normalmente controlado com eletrocoagulação e pequenas ligaduras. Ocasionalmente um lipoma dissecará profundamente para o interior dos tecidos paravaginais e pararretais, requerendo uma ressecção extensa.

## OPÇÕES TERAPÊUTICAS PROGRESSIVAS

As opções terapêuticas progressivas são as seguintes:

1. Observação clínica sem intervenção do lipoma pequeno e assintomático.
2. Excisão do lipoma sintomático ou em expansão (mais comumente sob anestesia geral ou regional em sala de cirurgia).

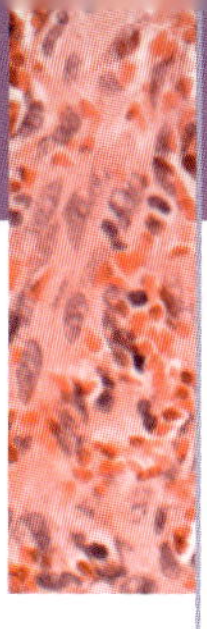

# 8 Úlceras

ÚLCERA (do latim *ulcus*, do grego *helkosis* ferida): defeito transcutâneo (epiderme e derme).

| *Diagnóstico de presunção* | *Confirmação* |
|---|---|
| AIDS | *Western blot* (HIV) |
| Doença de Behçet | Histologia |
| Carcinoma | Histologia |
| Cancroide | Cultura *(Haemophilus ducreyi)* |
| Doença de Chron | Histologia |
| *Decubitus* | Histologia |
| Herpes | Cultura (vírus herpes simples) |
| Hidradenite | Histologia |
| Linfogranuloma | Sorologia (clamídia) |
| Penfigoide | Histologia |
| Sífilis | Campo escuro/sorologia (VDRL) |
| Lúpus eritematoso sistêmico | Sorologia (anticorpo antinuclear) |

**Figura 8.1.** Algoritmo de úlcera (Tabela 8.1).

**Tabela 8.1**
**Doenças infecciosas da vulva**

| DOENÇA | MICRORGANISMO | PRINCIPAIS CARACTERÍSTICAS HISTOPATOLÓGICAS | MÉTODOS DIAGNÓSTICOS |
|---|---|---|---|
| Imunodeficiência adquirida (AIDS) | Vírus da AIDS | Ulceração | ELISA, *Western blot,* teste molecular |
| Cancroide | *Haemophilus ducreyi* | Reação granulomatosa sem caseificação | Cultura, coloração pelo Gram |
| Condiloma acuminado | Papilomavírus | Acantose, hiperceratose, paraceratose, halo perinuclear (coilócito) | Histopatologia, imuno-histoquímica, hibridização molecular |
| Condiloma *lata* | *Treponema pallidum* | Semelhante ao cancro, com hiperplasia epitelial | Igual a cancro sifilítico |
| Granuloma inguinal | *Calymmatobacterium granulomatis* | Corpúsculos de Donovan, reação granulomatosa sem caseificação, hiperplasia pseudoepiteliomatosa | Coloração por Giemsa, coloração pela prata |
| Herpes genital | Herpes simples humano tipo II | Inclusão intranuclear | Citopatologia, cultura, sorologia |
| Linfogranuloma venéreo | *Chlamydia trachomatis* | Reação granulomatosa sem caseificação | Sorologia |
| Molusco contagioso | Vírus DNA do grupo pox | Inclusão intracitoplasmática | Citopatologia, histopatologia |
| Cancro sifilítico | *Treponema pallidum* | Ulceração, vasculite inflamatória crônica | Campo escuro, fluorescência, coloração pela prata, sorologia |
| Tuberculose | *Mycobacterium tuberculosis* | Bacilo ácido-rápido (AFB), reação granulomatosa com caseificação | Coloração AFB, cultura AFB |

Modificada de Wilkinson EJ. Benign diseases of the vulva. In: Kurman RJ, ed. *Blaustein's pathology of the female genital tract.* 4th ed. New York: Spriger-Vetage, 1984.

## SÍNDROME DE IMUNODEFICIÊNCIA ADQUIRIDA (Figuras 8.2 a 8.5)

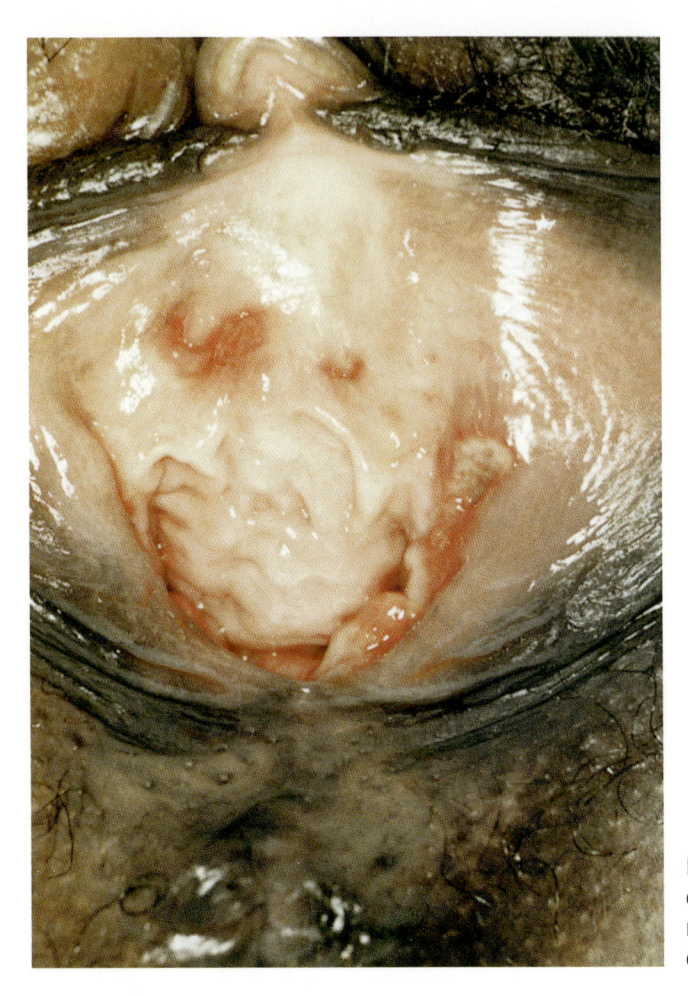

**Figura 8.2.** Ulcerações vestibulares múltiplas em paciente com vaginite erosiva portadora de AIDS. As avaliações microbiológica e sorológica foram negativas e a biópsia demonstrou inflamação.

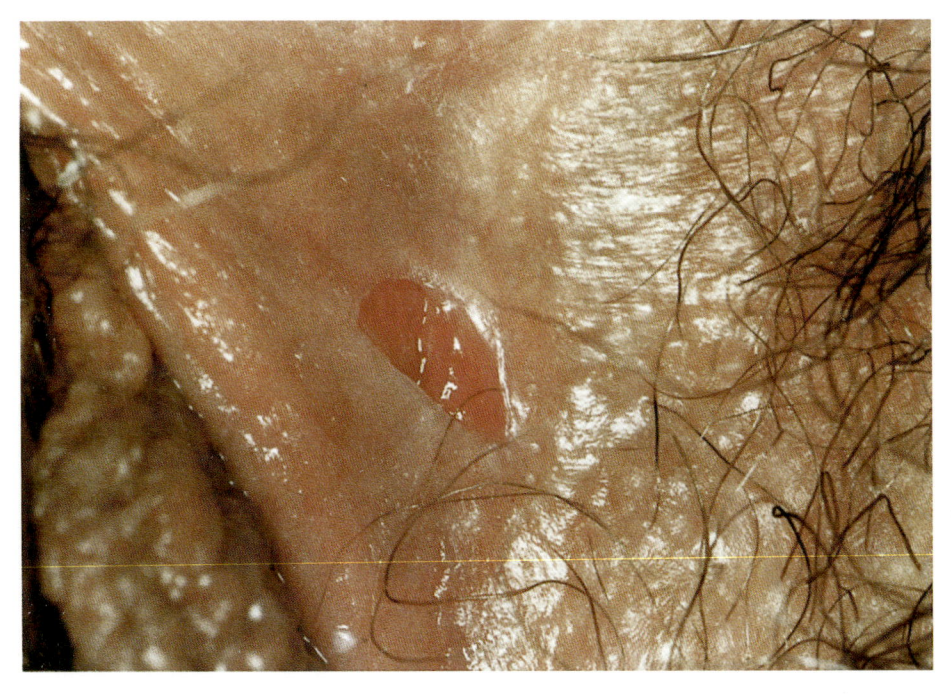

**Figura 8.3.** Úlcera profunda em paciente portadora de AIDS com avaliações microscópicas e sorológicas (campo escuro, VDRL, coloração pelo Gram, pesquisa de clamídia e cultura para HSV) negativas. Biópsia revelou inflamação.

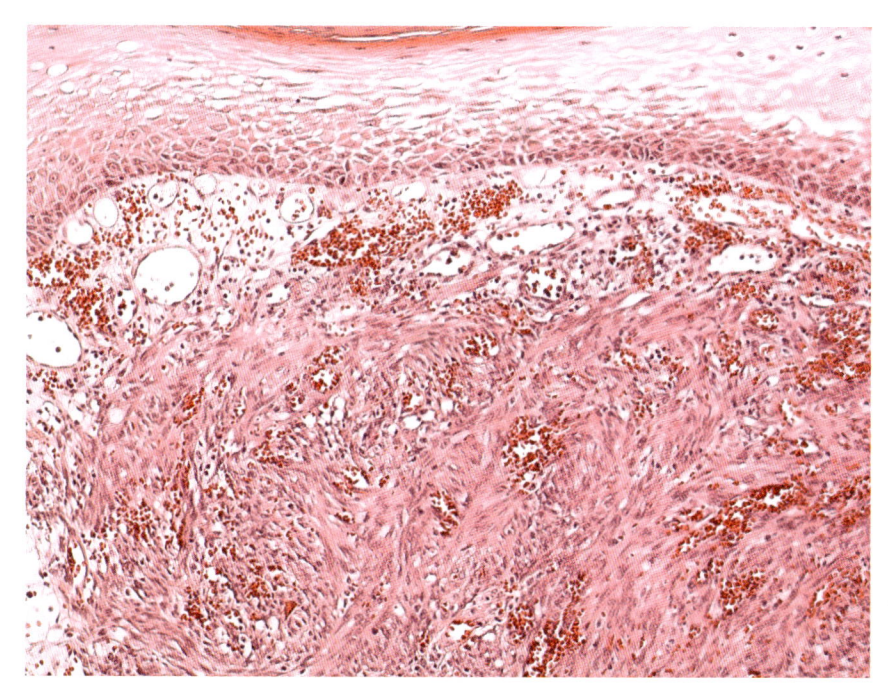

**Figura 8.4.** Sarcoma de Kaposi. Observa-se uma célula neoplásica tipo carretel na derme superficial, ao pequeno aumento. Alguns vasos superficiais também estão presentes. O tecido sobrejacente confina o processo neoplásico.

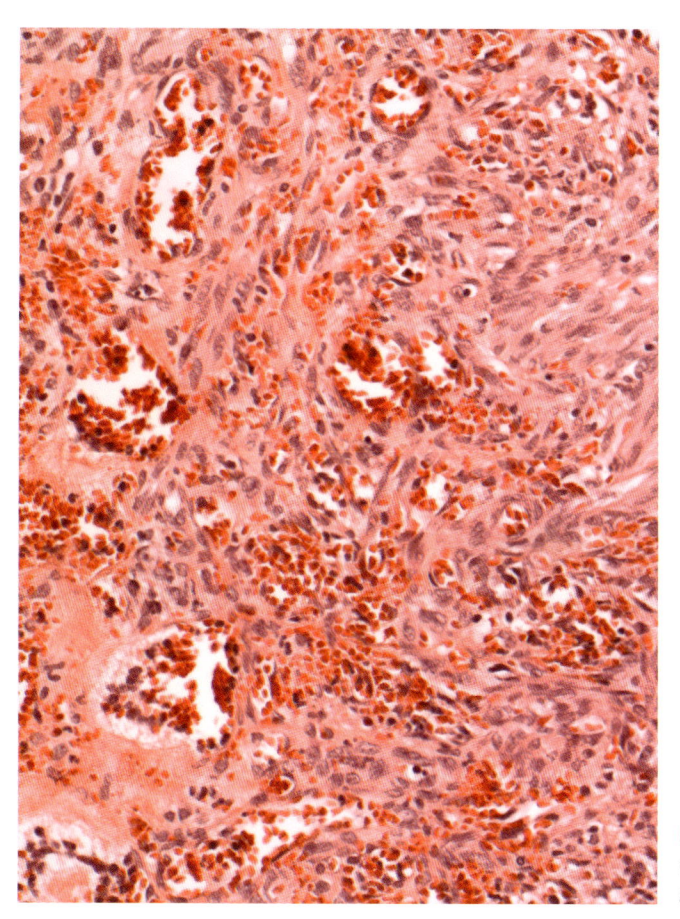

**Figura 8.5.** Sarcoma de Kaposi. Ao grande aumento observam-se vários pequenos vasos repletos de sangue e as células em fuso dispostas no colágeno da derme.

## DEFINIÇÃO

A síndrome de imunodeficiência adquirida (AIDS) é consequente ao acometimento dos linfócitos *helper* pelo retrovírus da imunodeficiência humana (HIV), resultando na falha do sistema de defesa imune do hospedeiro levando à morte como consequência da incapacidade de ação dos mecanismos de defesa.

## APRESENTAÇÃO CLÍNICA

A doença vulvar pode apresentar-se como a 1ª manifestação em pacientes infectadas pelo HIV, nas quais o *status* do HIV é desconhecido. É mais comum observarmos lesão ulcerada na vulva em pacientes sabidamente soropositivas para o HIV. Geralmente as úlceras são múltiplas, podendo envolver as superfícies das regiões perianal, vulvar e vaginal. São dolorosas na sua maioria e podem ou não apresentar infecção superposta. Apesar de geralmente o *status* do HIV da paciente ser conhecido, deve-se lembrar que estas pacientes podem não ter nenhum outro estigma clínico de AIDS e, por isso, podem queixar-se exclusivamente de ulcerações vulvar e perianal. Deve-se manter um grande índice de suspeição nesses casos.

O diagnóstico é feito por exclusão. Devido à impossibilidade de diferenciarmos uma úlcera vulvar meramente através do exame clínico, devemos pesquisar os agentes mais comumente causadores de úlcera vulvar. É necessária a realização de cultura para herpesvírus. Exames em campo escuro e imunofluorescência são fundamentais para pesquisa de *Treponema pallidum*. Exames sorológicos específicos para sífilis deverão ser feitos. É importante a realização de sorologia para *Chlamydia trachomatis* como agente etiológico do linfogranuloma venéreo, assim como cultura para *Hemophilus ducreyi*, o agente etiológico do cancroide. Se a paciente desconhece se é ou não portadora do HIV, deve-se realizar teste para HIV. Se o resultado de todos os testes for negativo e somente o do HIV for positivo, devemos fazer o diagnóstico presuntivo de ulceração vulvar primária HIV-induzida. Uma biópsia da úlcera deverá ser realizada para ajudar no diagnóstico, porém é típico o resultado de inflamação inespecífica. A biópsia poderá ajudar a afastar entidades como sarcoma de Kaposi, doença de Behçet e carcinoma da vulva.

## ACHADOS MICROSCÓPICOS

O sarcoma de Kaposi pode acometer a vulva em pacientes com AIDS, porém, na maioria dos casos, as lesões são múltiplas e encontradas em outras localidades da pele. A lesão do sarcoma de Kaposi pode apresentar-se como mancha, placa ou nódulo.

As características microscópicas na fase da placa incluem uma neoplasia vascular composta por vasos irregulares, de paredes finas, com margens mal definidas, separados pelo colágeno da derme perifericamente. Células inflamatórias mononucleares, consistindo predominantemente de linfócitos e células plasmáticas, são encontradas dispostas no tecido intersticial em espaços perivasculares. Conforme a lesão vai evoluindo para placa e posteriormente para nódulo, os vasos tornam-se mais numerosos e com forma mais irregular. Ao redor dos espaços vasculares angulados e em fenda, células atípicas em forma de fuso são observadas principalmente na fase de nódulo sendo uma característica marcante dessa fase, com formação de uma neoplasia de células atípicas em forma de fuso. O tumor é mal delimitado, muito vascularizado, com margens infiltradas. O herpesvírus tipo 8 (HHV-8) está associado a esse tipo de tumor, e o HHV-8 pode ser evidenciado através da imuno-histoquímica. As células tumorais geralmente expressam CD31, CD34 e desmina.

O diagnóstico diferencial principal é a angiomatose bacilar (epitelial), que é diagnosticada através da identificação da bactéria *Rochalimaea henselae*. Essa bactéria pode ser identificada na coloração pela prata, tal como a coloração Warthin-Starry. Quando o sarcoma de Kaposi é sólido, outras células neoplásicas em forma de fenda, incluindo o angiossarcoma e o histiocitoma fibroso, devem ser incluídos no diagnóstico diferencial.

As células neoplásicas epitelioides do angiossarcoma contêm vacúolos citoplasmáticos multiloculados. Os angiossarcomas são tipicamente mais vasculares do que o sarcoma de Kaposi. Os fibro-histiocitomas são imunorreativos para alfa 1-antitripsina e alfa 1-antiquimotripsina. As células neoplásicas são em forma de fenda, com um arranjo radiado e ausência de espaços vasculares irregulares repletos de sangue, presentes no sarcoma de Kaposi.

## COMPORTAMENTO CLÍNICO E TRATAMENTO

O início do regime antirretroviral deverá ser realizado a partir do diagnóstico nas pacientes HIV positivas não tratadas. Ulcerações também podem ocorrer na boca das pacientes HIV positivas, podendo ser uma manifestação primária do HIV. Essas úlceras não respondem à maioria dos agentes farmacológicos como aciclovir, cetoconazol, ou esteroides tópicos. Altas doses de esteroides orais têm-se mostrado eficazes na resolução dessas lesões. Utiliza-se a dose de prednisona de 40 mg/dia por 1 semana, seguida de 20 mg/dia na 2ª semana. Esse regime deverá ser considerado em pacientes com úlcera vulvar decorrente de infecção por HIV após descartarmos outras causas possíveis de úlcera genital, e naquelas não responsivas aos antiretrovirais como zidovudine.

## OPÇÕES TERAPÊUTICAS PROGRESSIVAS

As opções terapêuticas progressivas são as seguintes:

1. Após a confirmação sorológica do HIV e a negatividade para outras doenças que possam cursar com úlcera vulvar, inicia-se terapia antirretroviral com zidovudina ou lamivudina com zidovudina.
2. Considerar a intervenção com esteroide sistêmico com prednisona 40 mg/dia por 1 semana seguida de 20 mg/dia por mais 1 semana.
3. Gel de lidocaína tópica para alívio da dor.

# DOENÇA DE BEHÇET (SÍNDROME)   (Figuras 8.6 a 8.9)

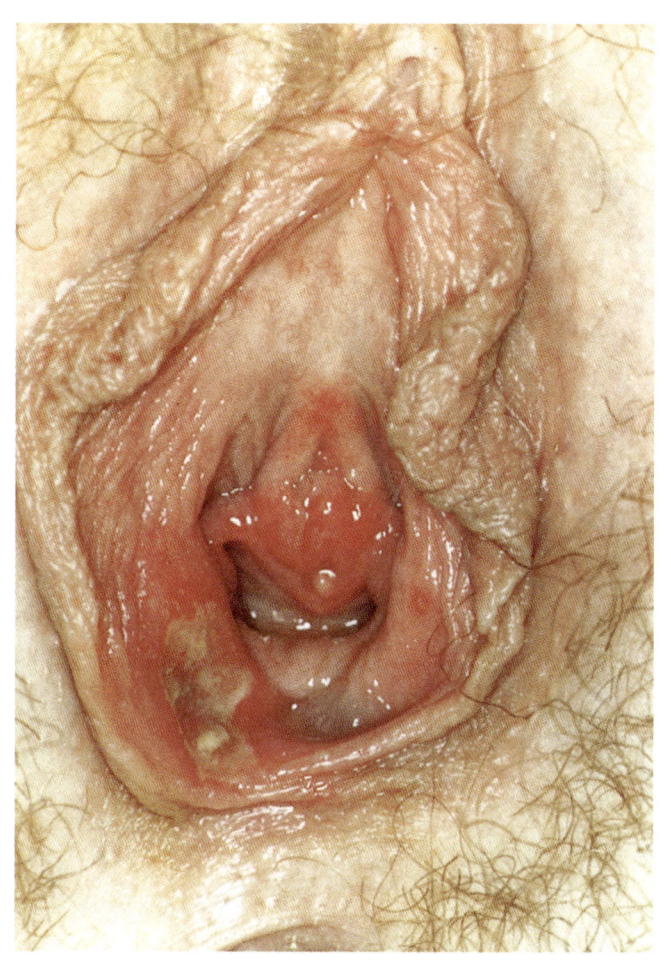

**Figura 8.6** Úlcera dolorosa em paciente com ulcerações orais e episódio de dor abdominal. Biópsia revelou vasculite consistente com doença de Behçet. Avaliação (sorológica e microbiológica) para outros patógenos potenciais foi negativa. Terapia com aciclovir resultou em resolução da úlcera e diminuição da frequência das úlceras orais.

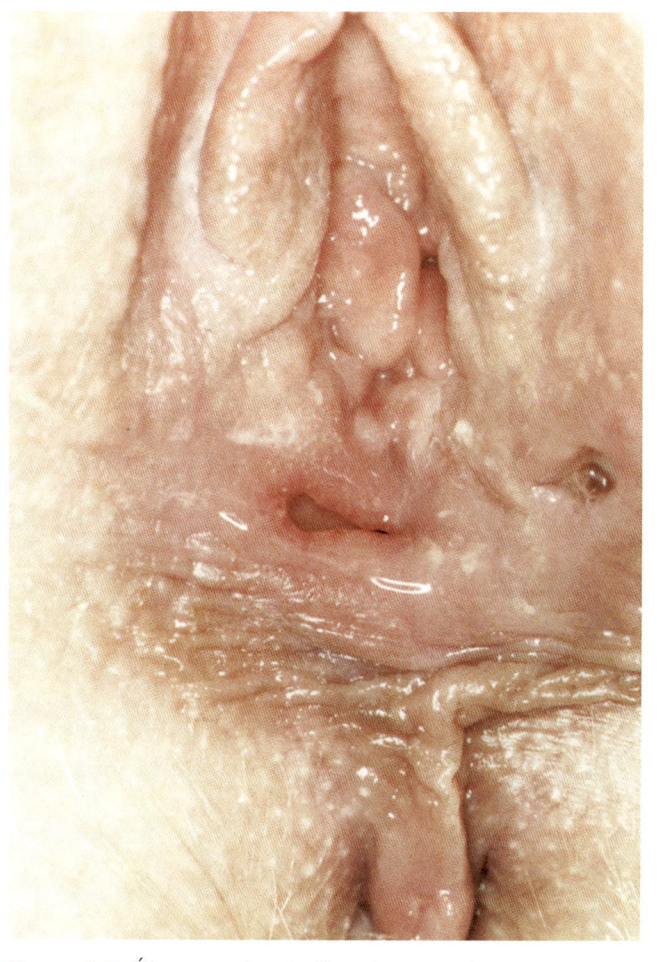

**Figura 8.7.** Úlcera profunda (2 cm) em paciente com lesões orais aftosas e doença inflamatória vesical. Biópsia revelou vasculite compatível com doença de Behçet. Iniciada terapia com prednisona e azatioprina (Imuran).

## DEFINIÇÃO

A síndrome de Behçet é uma tríade clínica constituída por úlceras orais e úlceras genitais associadas a inflamação oftalmológica.

## CARACTERÍSTICAS GERAIS

A doença de Behçet é uma doença inflamatória de caráter multicêntrico resultante de uma vasculite primária. De etiologia desconhecida, apesar de fatores genéticos e imunológicos terem sido observados. A doença é mais comum na Ásia, particularmente no Japão e nos países do Mediterrâneo, sobretudo a Turquia. Uma prevalência menor da doença é observada em pacientes do norte europeu. Tem sido observada alta prevalência do antígeno HLA-B51 em pacientes com síndrome de Behçet.

## APRESENTAÇÃO CLÍNICA

Geralmente as pacientes apresentam úlceras vulvares múltiplas, dolorosas. Vários locais podem estar envolvidos, com manifestações clínicas que variam desde pequeno desconforto decorrente da ulceração até risco à vida em razão de isquemia secundária à vasculite subjacente associada a tromboflebite. Os sistemas envolvidos podem incluir olhos, articulações, sistema nervoso central (SNC), sistema

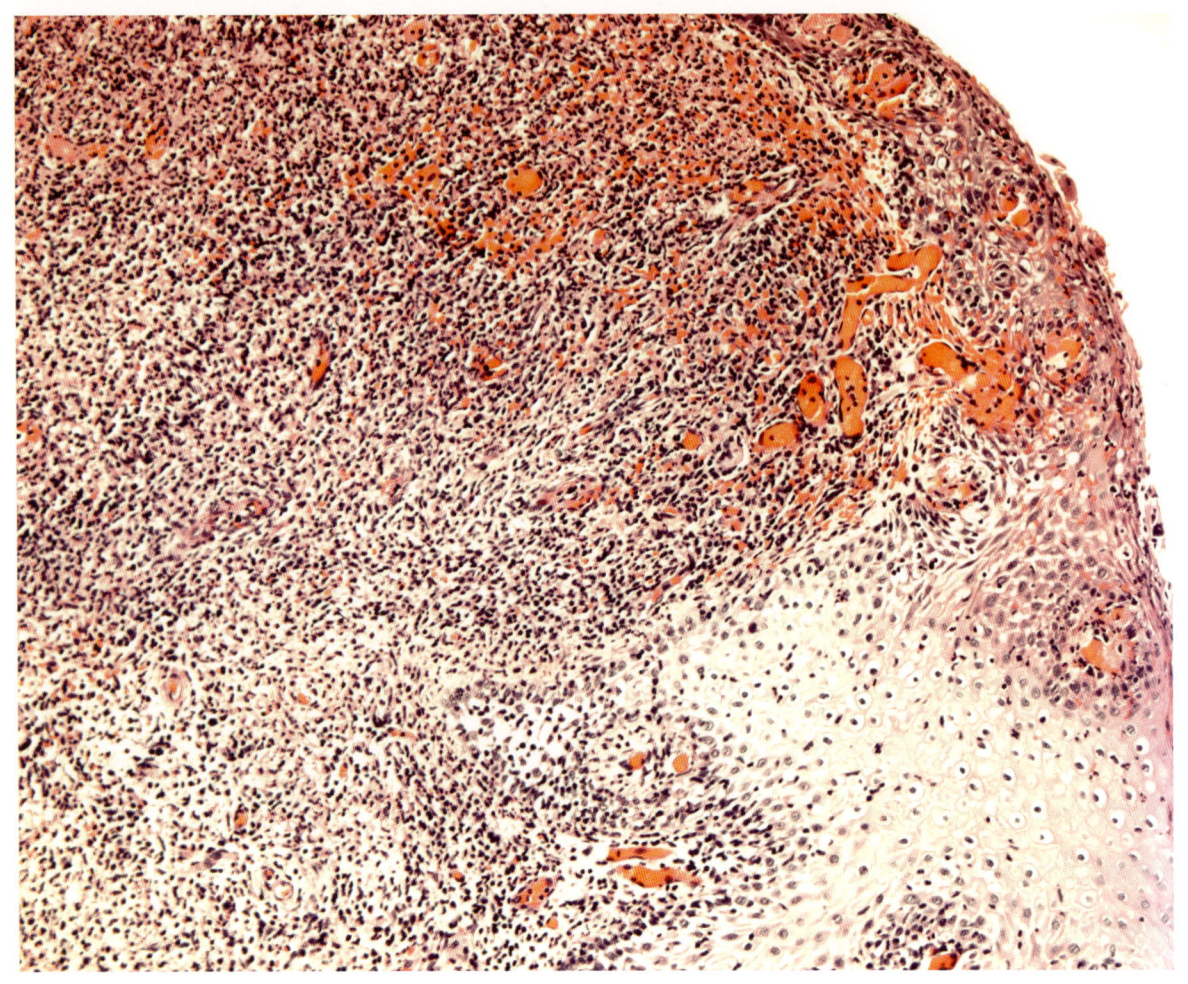

**Figura 8.8.** Doença de Behçet. O intenso infiltrado inflamatório consiste, sobretudo, de linfócitos com algumas células plasmáticas, granulócitos e eosinófilos. Vários vasos apresentam microtrombos.

gastrintestinal, pele e superfícies mucosas. A doença progressiva do olho pode evoluir para cegueira; contudo, nem todos os casos cursam com alterações oculares. O envolvimento do SNC pode manifestar-se através de cefaleia, que pode evoluir com internação devida a encefalopatia. Doença gastrintestinal com colite pode progredir para perfuração do cólon com sépsis e morte.

As pacientes que procuram atendimento ginecológico geralmente se queixam de úlceras vulvares dolorosas que impendem a relação sexual. As úlceras podem ser profundas, podendo ocorrer fenestração do lábio assim como gangrena. As úlceras são um pouco dolorosas ao toque. O exame da mucosa oral revelará com frequência a presença de múltiplas úlceras orais semelhantes às vulvares.

Os critérios diagnósticos internacionais para a doença de Behçet incluem, em associação à presença de úlceras orais, 2 das seguintes manifestações clínicas:

1. Úlceras genitais recorrentes.
2. Lesões oculares (uveíte, vaculite de retina).
3. Lesões dermatológicas (eritema nodoso, lesões pápulo-pustulosas, ou lesões acneiformes).
4. Teste de patergia positivo (injeção intradermal de água esterilizada, resultando em formação de papula ou pústula 48 horas após).

### ACHADOS MICROSCÓPICOS

O achado histológico característico é a arterite necrosante tipicamente associada a edema de células endoteliais que pode ocluir a luz arterial. É comum a associação a trombose venosa. A presença de infiltrado inflamatório perivascular é frequente, podendo estender-se dentro da parede vascular dos vasos envolvidos e estar associada a homogenização dos mesmos.

### ESTUDOS COMPLEMENTARES

Devemos realizar pesquisa para o herpes vírus nos casos de úlceras vulvares. A imunofluorescência ou a pesquisa em

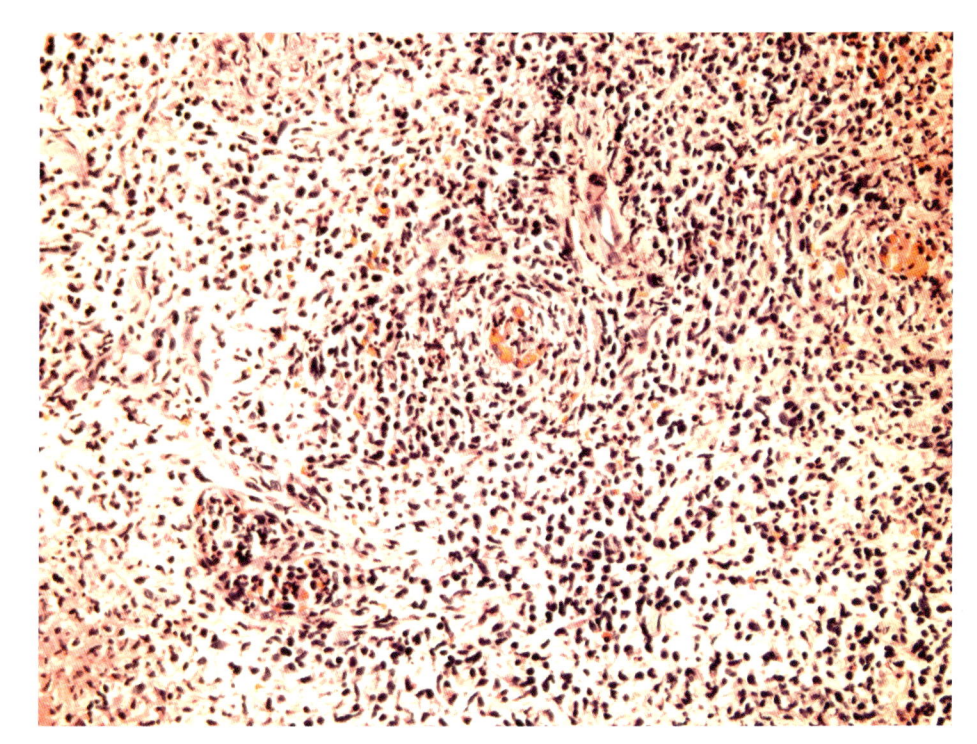

**Figura 8.9.** Doença de Behçet. Observa-se perda do epitélio sobrejacente nessa biópsia profunda de uma área ulcerada. Há um marcante infiltrado inflamatório profundo predominantemente perivascular com vasculite.

campo escuro é necessária para descartar sífilis. Da mesma forma, estudos sorológicos, como VDRL ou reagente rápido de plasmina (RPR), fazem-se necessários. As pacientes devem ser informadas e receber rastreio para o HIV. Sorologia para clamídia deverá ser obtida para afastar a possibilidade de linfogranuloma venéreo.

## DIAGNÓSTICO DIFERENCIAL

Na vigência de úlcera vulvar devemos pensar em doença de Behçet. Outras doenças que devem ser incluídas no diagnóstico diferencial são herpes, sífilis, penfigoide, pênfigos, doença de Crohn, linfogranuloma venéreo e AIDS. É difícil a exclusão da doença de Crohn; pacientes com doença de Crohn normalmente não cursam com úlceras orais. Geralmente a doença de Crohn da vulva se localiza mais lateralmente, envolvendo a pele lateral do lábio maior, resultando na lesão "em facada" entre o lábio maior e a coxa. A doença de Bechçet tende a comprometer a porção mais interna da vulva. A realização de biópsia faz-se necessária, pois nas 2 doenças pode haver comprometimento intestinal. A doença de Crohn da vulva é uma entidade granulomatosa enquanto a doença de Behçet é uma vasculite primária. O pênfigo e o penfigoide cicatricial podem acometer a mucosa oral e evoluir para úlcera. Para se fazer o diagnóstico diferencial entre essas doenças e a doença de Behçet devemos realizar biópsia da pele vulvar e submetê-la a estudos de imunofluorescência. Estudos de imunofluorescência do soro também podem ser utilizados nesses casos. O diagnóstico definitivo da síndrome de Behçet requer a exclusão de todas as causas de ulcerações vulvares.

## COMPORTAMENTO CLÍNICO E TRATAMENTO

As úlceras normalmente regridem e estão frequentemente associadas à presença de úlceras vulvares. O manejo da doença de Behçet vulvar é feito inicialmente com a aplicação de corticoides tópicos. Dermocorticoide de potência moderada como, por exemplo, a betametasona 0,1% aplicada 2 vezes ao dia por 1 a 2 semanas, pode resultar em alívio do processo inflamatório. Na tentativa de controlar a dor, pode-se utilizar a aplicação tópica de lidocaína viscosa a 2% ou de pomada de Xilocaína a 5%. Banhos de assento também podem trazer conforto. Se não obtivermos melhora do desconforto com essas medidas, utilizam-se injeções perilesionais de triancinolona (Kenalog-10), resultando em formação de pápula sob a lesão. Deve-se ter cuidado com a utilização do uso de contraceptivos orais para o controle da doença vulvar, principalmente se a paciente notar sintomas da doença em outros sítios. As pílulas contraceptivas apresentam contraindicação relativa em pacientes com doença vascular. Alguns relatos sobre a eficácia do uso de aciclovir no manejo da doença de Behçet vulvar podem estimular a realização de um ensaio clínico. Todavia, não é reconhecida a associação entre o herpesvírus e a doença de Behçet. Nos casos de úlceras genitais incapacitantes, utiliza-se corticoides sistêmicos na dose de 20 a 60 mg por dia com redução progressiva quando houver regressão do quadro clínico. Se não houver resposta satisfatória com a utilização de corticoides sistêmicos no controle da doença, a utilização de terapia imunossupressora é necessária. A administração de azatioprina 1 a 2 mg/kg por dia pode resultar em grande melhora clínica, permitindo a diminuição da dose do corticoide sistêmico. Uma monitoração clínica rigorosa deve ser feita quando da utilização de azatioprina (hemograma completo, prova de função hepática, dosagem dos níveis de amilase e lipase). Este medicamento deve ser usado por aqueles familiarizados com seu uso e potencial de toxicidade. A terapia imunossupressora deverá ser iniciada somente para controlar doença grave. A ciclosporina é um imunossupressor que pode ser benéfico em pacientes que não podem utilizar a azatioprina. No entanto, a atividade da doença deve ser grave para justificar sua utilização. Deve-se ter cuidado com o uso ciclosporina por longo prazo, pois existe associação entre a droga e a disfunção renal, bem como o desenvolvimento de neoplasia. A administração de colchicina 1,5 mg por dia pode ser útil, todavia ela parece ser mais eficaz no manejo do eritema nodoso observado juntamente com a doença de Behçet. O papel da colchicina no manejo das úlceras vulvares não está definido.

## OPÇÕES TERAPÊUTICAS PROGRESSIVAS

As opções terapêuticas são as seguintes:
1. Higiene vulvar cuidadosa com banhos de assento.
2. Betametasona tópica em pomada a 0,1%, 2 vezes ao dia por 2 semanas e depois à demanda.
3. Aplicação tópica de lidocaína viscosa a 2% ou de pomada de Xilocaína a 5%.
4. Injeções perilesionais de triancinolona (Kenalog-10), criando 2 pápulas sob a lesão.
5. Considerar o uso experimental de aciclovir 200 mg 5 vezes ao dia.
6. Considerar o uso experimental de contraceptivo oral contendo estrogênio caso não seja evidenciada vasculite em outras áreas.
7. Considerar o uso experimental de colchicina 1,5 mg por dia.
8. Nos casos graves de doenças não responsivas às medidas anteriores, iniciar prednisona oral 20 a 60 mg por dia, diminuindo a dose ao observar remissão clínica.
9. Nas doenças não responsivas ao corticoide sistêmico, considerar o uso de azatioprina (Imuran) começando com 1 a 2 mg/kg por dia, com aumento subsequente na dose de 2,5 mg/kg por dia caso nenhum efeito de toxicidade seja observado (monitoração cuidadosa com hemograma completo, provas de função hepática, dosagem de amilase e lípase). Em doenças graves, iniciar a dose com 2,5 mg/kg por dia.
10. Em pacientes não responsivas à azatioprina, considera-se o uso de ciclosporina 3 a 5 mg/kg por dia com monitoração cuidadosa do sangue (hemograma completo, provas de função hepática, colesterol, triglicerídeos, eletrólitos, ureia, creatinina, *clearance* da creatinina). As pacientes devem ser alertadas exaustivamente sobre a possibilidade da ocorrência de disfunção renal e do desenvolvimento de neoplasia extragenital. A terapia imunossupressora deve ser usada apenas por aqueles familiarizados com a dose adequada e os efeitos colaterais.

## CANCROIDE (Figura 8.10, um caso não confirmado)

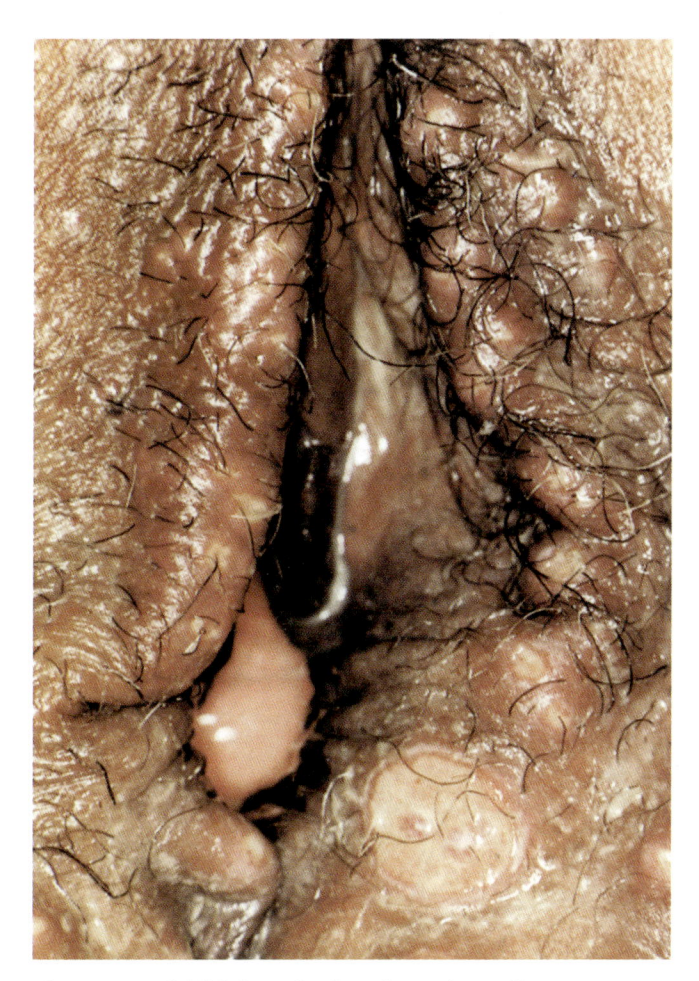

**Figura 8.10.** Múltiplas pápulas ulceradas e úlceras em vários estágios de desenvolvimento. Essas lesões permaneceram por 2 a 3 semanas em uma paciente que manteve relações sexuais 4 semanas antes do seu surgimento. As lesões eram extremamente dolorosas. Cultura para herpes negativa. VDRL não reativo e a coloração pelo Gram revelou achados inespecíficos. Rastreio para HIV negativo.

### DEFINIÇÃO

Cancroide é uma doença sexualmente transmissível causada pelo *Haemophilus ducreyi*.

### CARACTERÍSTICAS GERAIS

Cancroide é uma doença principalmente observada nos países tropicais e subtropicais, sobretudo em áreas de prostituição. A doença dificilmente é vista em nações industrializadas. Foi observada uma epidemia nos Estados Unidos, especialmente no sul e sudoeste do país. A doença é mais comum em homens do que em mulheres. Existe grande associação a infecção por HIV. O *Haemophilus ducreyi* é um microrganismo Gram-negativo, bacilo anaeróbico facultativo, que tende a apresentar encadeamento estreptobacilar na bacterioscopia pelo Gram e em cultura.

### APRESENTAÇÃO CLÍNICA

Após um período de incubação de cerca de 10 dias, lesões papulosas irão surgir na vulva, sobretudo nos lábios, fúrcula e vestíbulo, sendo raramente observadas na vagina ou no colo uterino. Quando presentes nessas áreas são, geralmente, assintomáticas, diferentemente do observado na vulva. As pápulas se tornarão pustulosas e ulceradas. Essas úlceras são friáveis, apresentando base não endurecida, eritematosa com conteúdo purulento. A superfície da úlcera pode apresentar-se de coloração acinzentada se houver infecção sobreposta. A autoinoculação é comum, portanto podemos observar lesões em vários estágios em uma mesma paciente (pápulas, pústulas e úlceras). As lesões podem estar presentes durante semanas ou meses antes que os sintomas se tornem incômodos, retardando os cuidados médicos.

A úlcera pode ser única ou múltipla. A(s) ulcera(s) inicial(is) mede(m) 1 a 2 mm de diâmetro, porém úlceras múltiplas sempre coalescem, resultando em grandes úlceras de aproximadamente 3 cm de diâmetro. As úlceras apresentam bordas irregulares, mal delimitadas, rodeadas por um halo vermelho. Poderá haver ou não discreto endurecimento, o que explica o uso do termo *cancro mole* para designar as úlceras associadas a *H. ducreyi*. Adenopatia inguinal uni ou bilateral sempre ocorre dentro de 1 a 2 semanas, com a formação de nódulos macios. Com a evolução da doença haverá a formação do bubão, que poderá romper-se formando fístula de caráter crônico. Da mesma forma, as úlceras vulvares podem evoluir com a formação de trato sinusal crônico.

### MICROBIOLOGIA

O cancroide é causado pelo *H. ducreyi*, um bacilo Gram-negativo, não móvel, que cresce em pares e cadeias paralelas na cultura. Pelo fato de os testes cutâneos poderem ser negativos e as biópsias, com coloração especial, não identificarem o bacilo, a cultura é necessária para a identificação do mesmo e consequentemente, permitir o diagnóstico (248). Os testes diagnósticos não baseados na cultura como os que utilizam a reação em cadeia pela polimerase (PCR) estão disponíveis e aumentam a nossa capacidade de diagnosticar o cancroide.

O isolamento do *H. ducreyi* em cultura requer meios seletivos (ágar base gonocócica e ágar base Mueller-Hinton com vancomicina), incubados a 33°C em dióxido de carbono em atmosfera úmida. Muitos laboratórios não têm capacidade de realizar a cultura para esse organismo e, a infecção secundária das úlceras vulvares resulta em contaminação com outros microrganismos, tornando impossível fazer-se o diagnóstico pela coloração pelo Gram. Em alguns casos, devemos fazer um diagnóstico presuntivo baseado na clínica e na realização de culturas específicas para as doenças relacionadas com o diagnóstico diferencial.

## ASPECTOS MICROSCÓPICOS

O aspecto histopatológico patognomônico é uma reação do tipo granulomatosa com predomínio de linfócitos e células plasmáticas. A coloração pelo Gram demonstra organismos Gram-negativos que podem estar presentes em grande número em cadeias paralelas. Se a ulceração encontra-se com infecção secundária sobreposta, a reação inflamatória poderá ser mista.

## DIAGNÓSTICO DIFERENCIAL

As 2 principais doenças que podem ser confundidas com cancroide são as úlceras decorrentes do herpes simples (HSV) e do *T. pallidum* (sífilis).

Às vezes é extremamente difícil diferenciarmos as lesões herpéticas das decorrentes do *H. ducreyi*. As lesões herpéticas tendem a ser mais dolorosas e associadas a manifestações sistêmicas, principalmente na primoinfecção. De um modo geral, as lesões herpéticas não surgem como lesão pápulo-pustulosa, é mais comum surgirem como vesículas que subsequentemente se ulceram. Sintomas urinários são frequentemente observados na primoinfecção herpética. A diferença entre as 2 doenças faz-se através da cultura para herpes simples ou da observação no esfregaço de Tzanck.

A diferença entre cancroide e sífilis parece ser menos complicada. Os cancros sifilíticos geralmente não são múltiplos, a menos que ocorra autoinoculação resultando em lesão tipo "beijo". O cancro sifilítico é tipicamente indolor e endurecido (a úlcera dura), e raramente irá apresentar fundo acinzentado, "sujo". Não é comum a observação da evolução pápulo-pustular nos vários estágios de desenvolvimento da doença. O diagnóstico de sífilis é feito através da pesquisa em campo escuro ou exame de imunofluorescência e sorologias repetidas.

Ulceração primária HIV-induzida deverá ser considerada no diagnóstico diferencial. Essas úlceras podem ser profundamente invasivas, com graus variados de sensibilidade. Os pacientes HIV-positivos que apresentem ulceração vulvar devem ser avaliados para todas as causas de úlcera antes de ter o diagnóstico de úlcera primária HIV-induzida. Esses pacientes apresentam risco para desenvolver cancroide, herpes e sífilis.

## COMPORTAMENTO CLÍNICO E TRATAMENTO

Se não for tratado, o cancroide pode persistir nas mulheres por vários meses, resultando em cicatrizes, fistulas e abscesso inguinal drenando secreção. Raramente, se ocorrer remissão sem tratamento, a recidiva poderá ser notada no local da infecção original. Com o início do tratamento, as ulcerações vulvares terão resolução imediata caso o diagnóstico esteja correto e não haja resistência à antibioticoterapia instituída. A terapêutica preconizada baseia-se na administração oral de eritromicina 500 mg 4 vezes ao dia por 7 dias. O regime alternativo inclui ceftriaxone 250 mg IM em dose única ou azitromicina 1 g em dose única. Para os pacientes alérgicos a esses regimes, utiliza-se ciprofloxacina 500 mg 2 vezes ao dia por 3 dias, desde que a paciente não esteja grávida.

Para os pacientes com adenopatia supurativa inguinal, pode-se realizar a drenagem do bubão sob anestesia local. O abscesso deverá ser acessado através da pele sã lateral e superior a ele. Se houver novo acúmulo de pus dentro do bubão, poderá haver necessidade de nova aspiração com agulha. O bubão não requer drenagem cirúrgica; aspiração é suficiente.

Devemos realizar pesquisa para HIV em todo paciente com diagnóstico de cancroide, e aconselhamento apropriado.

## OPÇÕES TERAPÊUTICAS PROGRESSIVAS

As opções terapêuticas progressivas são:

1. Eritromicina 500 mg 4 vezes ao dia por 7 dias (ou) ceftriaxone 250 mg IM em dose única (ou) azitromicina 1 g (ou) ciprofloxacina 500 mg 2 vezes ao dia por 3 dias (ceftriaxone e azitromicina são menos eficazes como terapia em dose única em indivíduos HIV-infectados).
2. Aspiração do bubão inguinal com agulha na porção anterior e lateral através da pele não infectada.

## ÚLCERA DE DECÚBITO   (Figuras 8.11 e 8.12)

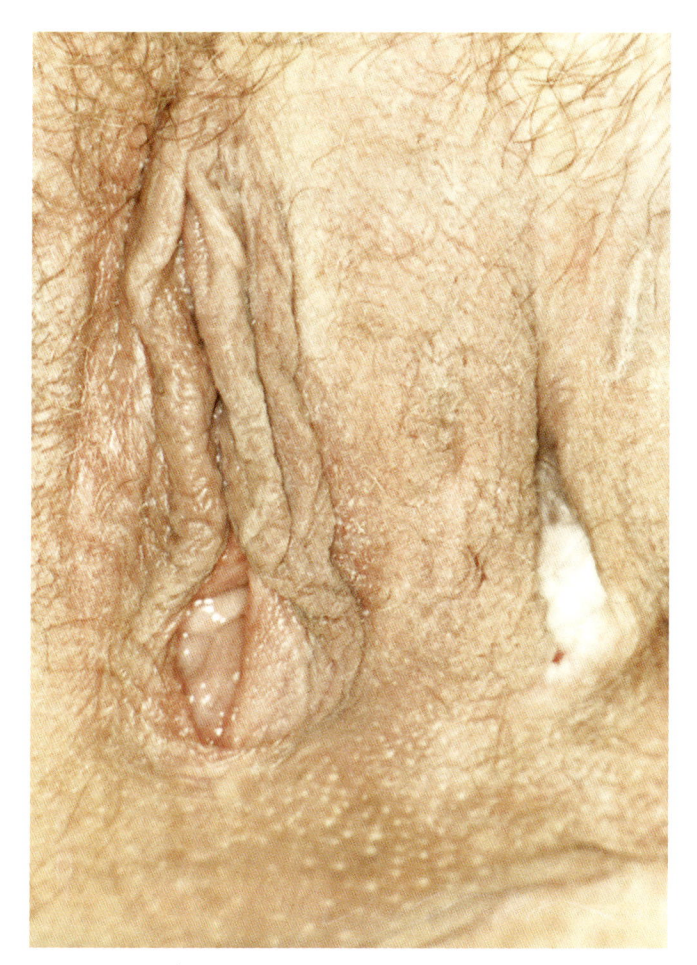

**Figura 8.11.** Úlcera de decúbito sobre a tuberosidade isquiática esquerda em paciente paraplégica. Uma lesão idêntica estava presente sobre a tuberosidade isquiática direita.

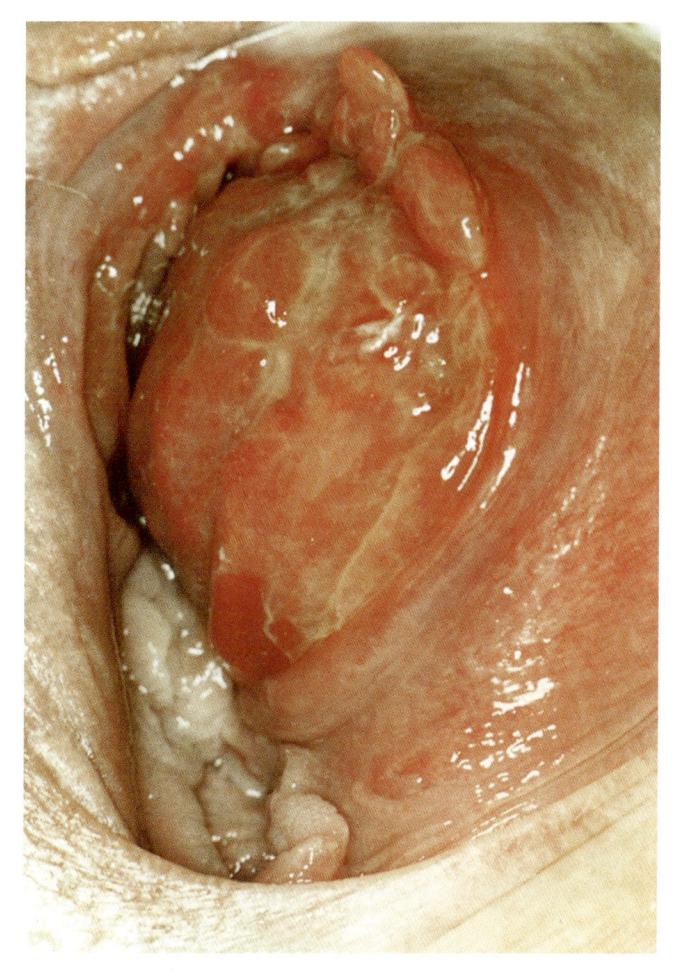

**Figura 8.12.** Úlcera de decúbito na porção inferior do ramo púbico em uma paciente paraplégica que geralmente estica o braço da sua cadeira de rodas.

### DEFINIÇÃO

A úlcera de decúbito é mais comumente vista em pacientes que não utilizam absorvente adequado para prevenir necrose da pele e do tecido subjacente resultante da pressão sobre o osso da pelve.

### APRESENTAÇÃO CLÍNICA

A paciente paraplégica com úlcera de decúbito não irá percebê-la até que uma infecção secundária desencadeie um processo infeccioso localizado, resultando na saída de grande quantidade de secreção, ou quando percebe através de autoexame. A úlcera surge na proeminência de um osso, podendo tornar-se suficientemente profunda para promover sua exteriorização. Existe o risco da ocorrência de osteíte. A localização mais comum das úlceras é na porção inferior do ramo pubiano, quando a paciente se senta no braço da cadeira de rodas por período prolongado, ou logo acima da tuberosidade isquiática, quando grande pressão é exercida sobre os glúteos se a paciente está sentada.

### ACHADOS MICROSCÓPICOS

De um modo geral, as úlceras de decúbito não são biopsiadas, sendo geralmente reconhecidas pelas localizações características observadas em pacientes acamadas, confinadas em cadeira de rodas. Os achados histopatológicos são inespecíficos e a profundidade da ulceração é muito variável. Em todos os casos, há perda do epitélio e a derme subjacente apresenta processo inflamatório crônico com vasculite. Microrganismos podem ser identificados na coloração pela prata ou por Brown e Brenn, porém estão confinados na superfície da úlcera.

### DIAGNÓSTICO DIFERENCIAL

Devemos considerar todas as possíveis causas de úlceras no diagnóstico diferencial, porém a localização típica das ulcerações sobre a tuberosidade isquiática ou logo abaixo do ramo púbico dentro do vestíbulo vulvar, geralmente, não requer investigação mais profunda. A biópsia irá excluir o carcinoma escamoso. Culturas apropriadas poderão auxiliar no diagnóstico do herpesvírus, e pesquisa em campo escuro e sorologia irão excluir sífilis.

## COMPORTAMENTO CLÍNICO E TRATAMENTO

Uma vez que essas úlceras profundas tenham sido formadas, é difícil a recuperação da arquitetura normal da pele. Pode ocorrer paralisia com perda da sensibilidade, a qual não poderá ser corrigida. Necrose decorrente de pressão na pele é sempre uma possibilidade. O uso de fraldas apropriadas nas cadeiras de rodas e evitar o contato direto com superfícies duras quando a pessoa estiver sentada será crucial para o tratamento. Na presença de infecção, o uso de antibióticos será necessário.

## OPÇÃO TERAPÊUTICA PROGRESSIVA

A opção terapêutica progressiva é a seguinte:

1. A educação se baseia em cuidados apropriados no leito e no uso de fraldas para proteção da tuberosidade isquiática e do ramo púbico quando a paciente estiver sentada.

## INFECÇÃO POR HERPESVÍRUS (Figuras 8.13 a 8.19)

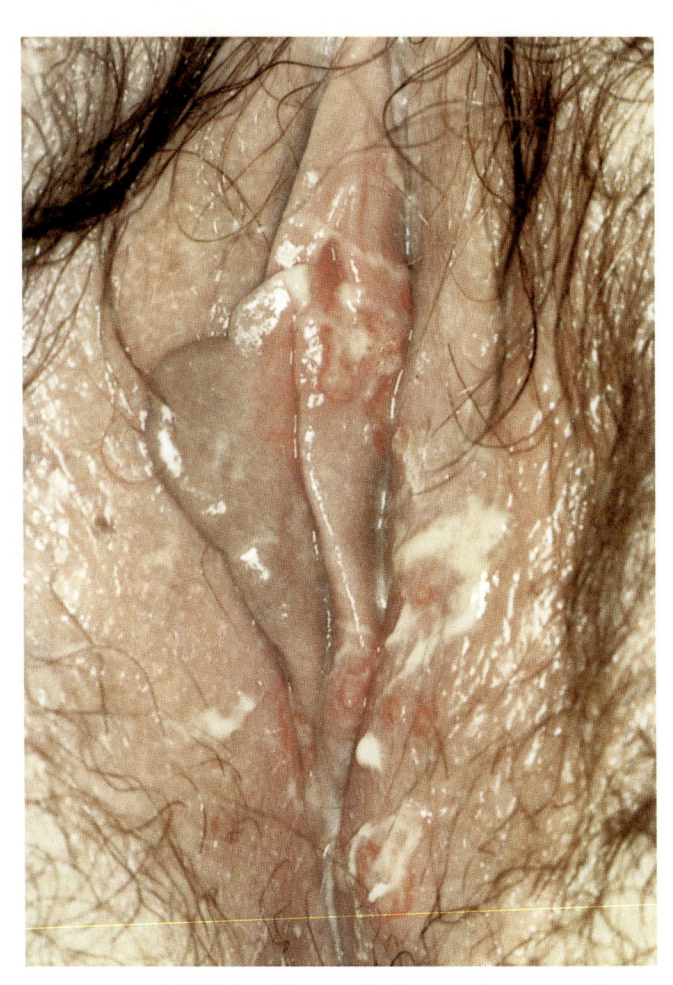

**Figura 8.13.** Múltiplas úlceras de duração incerta, cultura positiva para o HSV tipo 2. Terapia com aciclovir foi instituída para herpes simples. A paciente apresentava recorrências mensais por 5 a 7 dias.

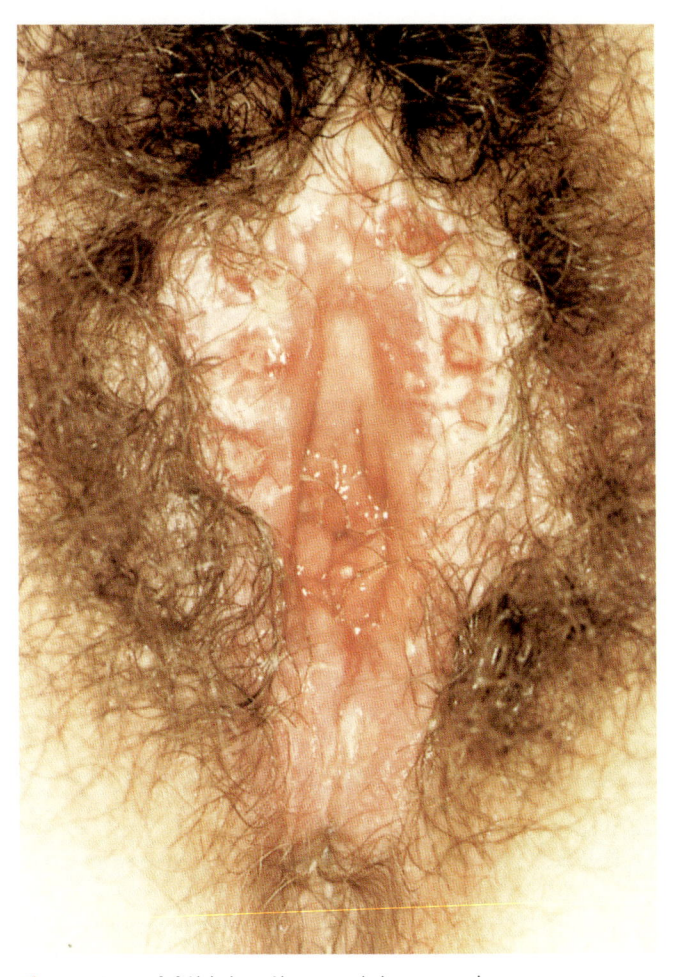

**Figura 8.14.** Múltiplas úlceras dolorosas de aproximadamente 3 dias de duração, associadas a febre e disúria. A cultura foi positiva para HSV tipo 1. Terapia com aciclovir foi instituída para herpes primário. Nenhuma recidiva foi observada em 8 meses.

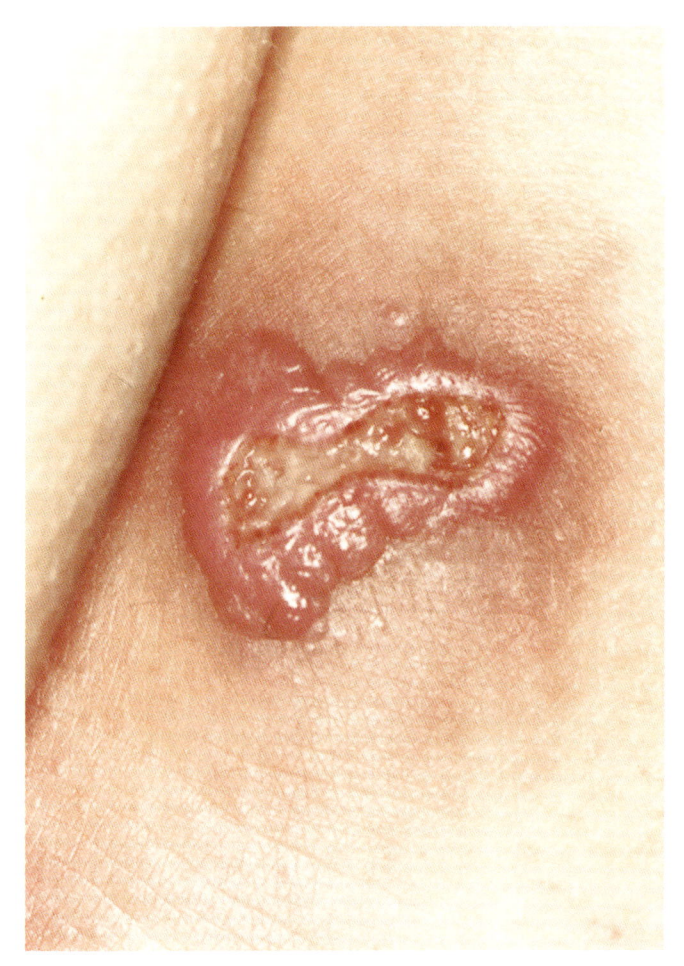

**Figura 8.15.** Uma lesão na região glútea de uma paciente HIV positiva. A úlcera teve início há 7 meses e mostrou-se positiva para HSV. A pronta resolução da úlcera ocorreu com o início de terapia com aciclovir.

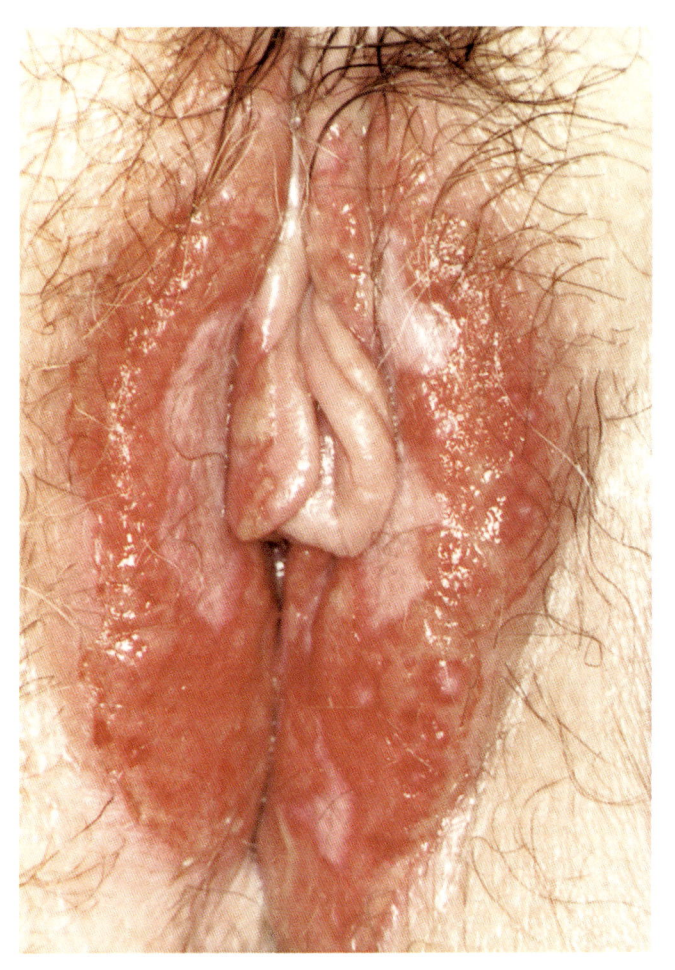

**Figura 8.16.** Herpes presente por 2 meses em uma paciente com pancitopenia e um *status* para HIV desconhecido.

## DEFINIÇÃO

A infecção pelo herpesvírus é um processo inflamatório agudo, recorrente ou crônico, causada pelo herpes simples vírus, geralmente o tipo II (HSV II).

## CARACTERÍSTICAS GERAIS

O herpes simples é um vírus DNA de fita dupla pertencente à mesma família do vírus da varicela-zóster, citomegalovírus, e Epstein-Barr. Existem 2 sorotipos de herpes simples-HSV- I e HSV-II. Apesar de o HSV II estar mais frequentemente associado a infecções genitais, o HSV tipo I poderá também ser um patógeno para a vulva. A infecção herpética é considerada uma doença sexualmente transmissível; contudo, a infecção poder ser adquirida por outro contato direto. O herpesvírus é a causa mais comum de úlcera infecciosa vulvar nos Estados Unidos. Acomete mais frequentemente jovens sexualmente ativos.

## APRESENTAÇÃO CLÍNICA

Existem 3 estados clínicos da doença causada pelo herpes vírus: infecção inicial primária, infecção inicial não primária e infecção recorrente. A infecção inicial primária ocorre em pacientes que nunca foram expostos ao HSV e não possuem anticorpos protetores. A manifestação clínica do vírus irá ocorrer tipicamente após 3 a 7 dias de incubação. Os sintomas iniciais de prurido e queimação serão seguidos pela ocorrência de erupções vesiculares na vulva em 24 a 72 horas. As vesículas poderão continuar presentes após alguns dias. A ruptura dessas vesículas irá resultar em ulcerações difusas que podem coalescer. Essas úlceras são extremamente dolorosas. Sintomas sistêmicos incluindo febre, dor de cabeça e mal-estar sempre ocorrem e podem ser graves. Geralmente haverá infecção viral da uretra e da bexiga, e a disúria será um sintoma comum na infecção primária. Poderá haver evolução para retenção urinária aguda. As lesões primárias frequentemente persistem por 2 a 6 semanas, seguidas de resolução sem formação de cicatriz.

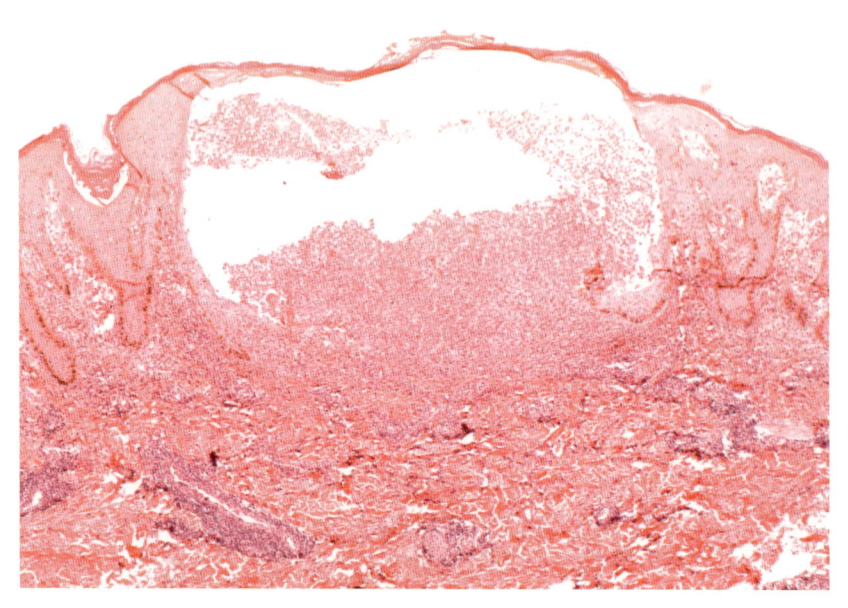

**Figura 8.17.** Infecção por herpesvírus. Essa biópsia é de uma vesícula em remissão. Necrose com inflamação aguda é evidente no epitélio. As alterações virais são observadas na borda do abscesso intraepitelial.

Paciente imunocomprometidas, incluindo pacientes com AIDS, poderão desenvolver uma infecção disseminada, que frequentemente irá terminar em óbito.

A presença de lesões extragenitais múltiplas e sintomas sistêmicos significativos devem alertar os clínicos para essa possibilidade. Infecção herpética crônica também pode ocorrer nesses pacientes, especialmente quando a(s) úlcera(s) são de caráter crônico e não cicatrizam. A realização de cultura dessas úlceras para herpes geralmente é diagnóstica.

Pacientes com infecção herpética não primária e 1º episódio e pacientes com doença recorrente terão menos desconforto e menor evidência de manifestação sistêmica do que pacientes com doença primária inicial. Pacientes com infecção herpética não primária e primeiro episódio foram infectados de forma subclínica em algum momento no passado e têm anticorpos circulantes para HSV. Esses anticorpos irão amenizar o processo da doença. As manifestações herpéticas na vulva poderão ser tão discretas que podem passar despercebidas em ambas as infecções, a não primária inicial e a recorrente. Úlceras dolorosas poderão estar presentes, mas não serão tão disseminadas como nos episódios primários. As úlceras não irão persistir por mais de 1 a 2 semanas.

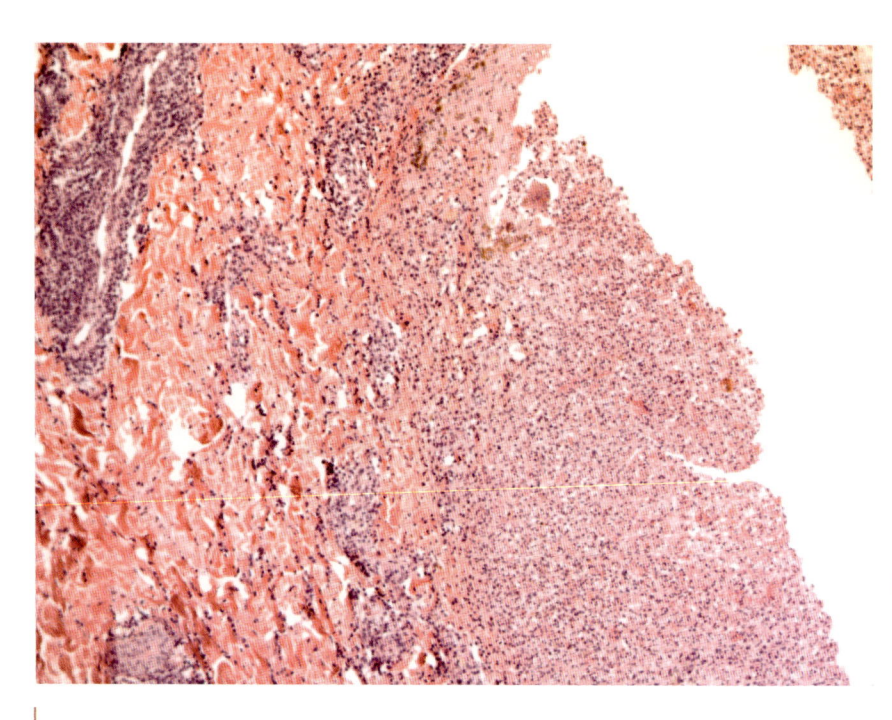

**Figura 8.18.** Infecção por herpesvírus. Células inflamatórias agudas e crônicas estão presentes na derme superficial e sobre os vasos abaixo da vesícula.

CAPÍTULO 8: Úlceras

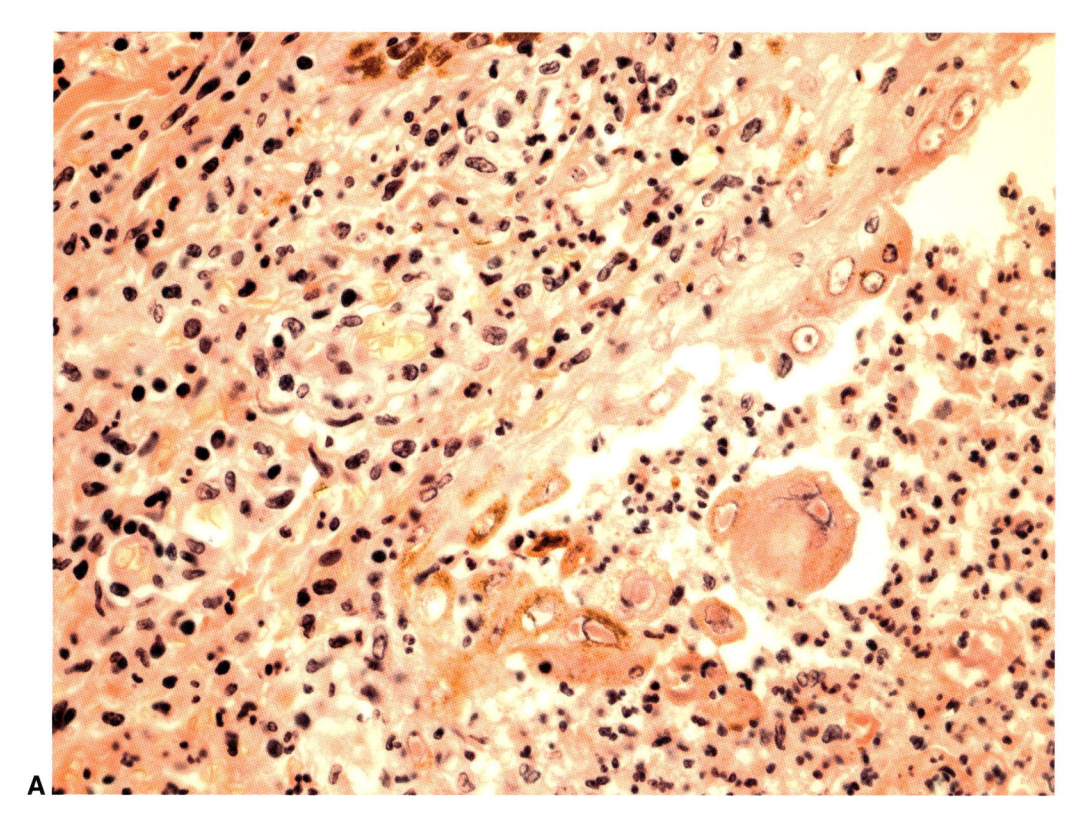

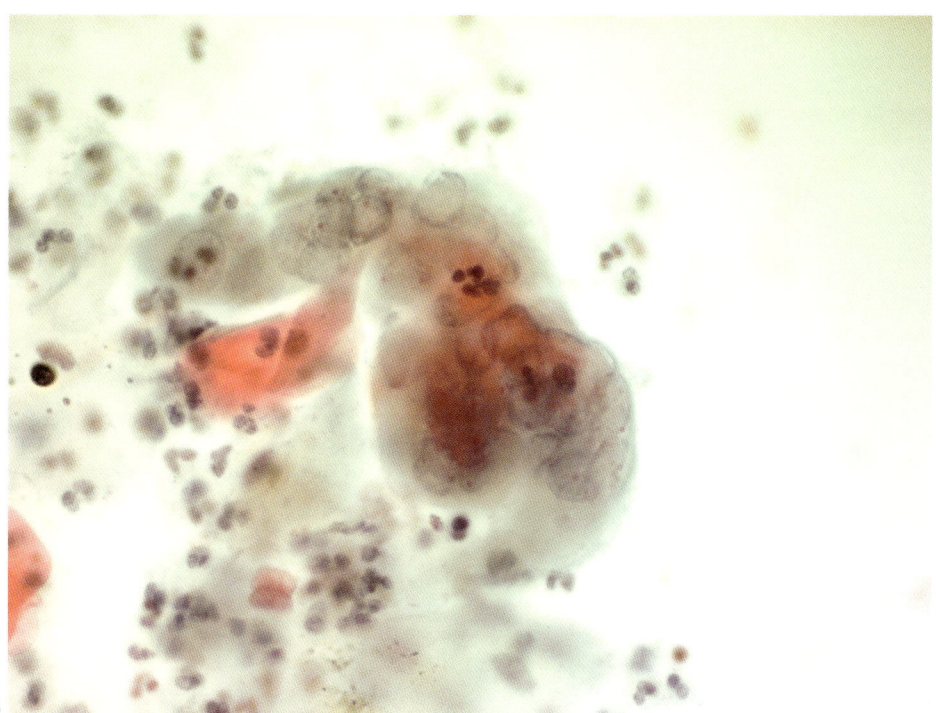

**Figura 8.19. A:** Infecção pelo vírus herpes simples. A magnificação da úlcera herpética demonstra as modificações epiteliais causadas pelo vírus. A cromatina nuclear de alguns dos ceratinócitos envolvidos é clara e outros apresentam inclusões intranucleares típicas. **B:** Infecção pelo HSV; esfregaço citológico de uma vesícula rota. Células multinucleadas estão presentes com alterações da cromatina nuclear, incluindo o aspecto de "vidro fosco" da cromatina nuclear em algumas células e inclusões intranucleares em poucas células. Esses achados citológicos são característicos da infecção pelo HSV.

Ocasionalmente, a doença poderá ser descoberta em outras partes do corpo que não a vulva, decorrentes de autoinoculação. De particular observação é o envolvimento dos dedos, nádegas e mucosa orolabial. O acometimento da mucosa oral pode ser secundário ao sexo orogenital com parceiro infectado. O diagnóstico de herpes deverá ser suspeitado em toda paciente com ulcerações vulvares. As infecções primárias iniciais com sintomas sistêmicos significativos são clássicas na aparência. As infecções iniciais não primárias e as infecções recorrentes podem ser tão discretas que passam despercebidas aos olhos no clínico. Entretanto, esse fato não é comum. A confirmação do diagnóstico é imperativa para o início da terapia e para o aconselhamento preventivo apropriado.

## ASPECTOS MICROSCÓPICOS

A infecção aguda por herpes no epitélio é caracterizada por alterações epiteliais nucleares, observando-se inicialmente homogeneização da cromatina nuclear do ceratinócito, dando o aspecto de "vidro fosco". Os ceratinócitos se tornam multinucleados e, à medida que o vírus se multiplica dentro do núcleo, as inclusões eosinofílicas intranucleares tornam-se evidentes. Com a morte da célula ocorre a cariorrexe e a lise celular, com liberação de partículas semelhantes a vírus dentro das vesículas e na superfície epitelial, quando ocorre a formação da úlcera. A vesícula intraepitelial contém, predominantemente, fluido acelular coberto por células epiteliais que mostram alterações citopatológicas virais. Essas alterações são mais evidentes ao longo da borda epitelial da vesícula. A vesícula ulcerada tem um epitélio erodido e ulcerado com infiltrado inflamatório agudo e crônico que envolve a derme e a submucosa abaixo da úlcera. Nesse momento, os achados citopatológicos típicos de ação viral podem não estar evidentes, apesar de as técnicas de imuno-histoquímica para o antígeno do herpes simples poderem demonstrar a presença do vírus no interior das células epiteliais intactas e das células endoteliais. Os achados histopatológicos não permitem distinguir uma infecção primária por herpesvírus de uma secundária, nem se a infecção é do tipo I ou II.

## ESTUDOS COMPLEMENTARES

O esfregaço de Tzanck, que é uma amostra citológica do conteúdo da úlcera ou do material contido na vesícula, a citologia cervical ou cervicovaginal, poderão ser utilizados na abordagem clínica inicial. O padrão-ouro para o diagnostico de herpes é a cultura. Além da cultura, podemos utilizar as técnicas de imunofluorescência e de imuno-histoquímica para a identificação do vírus dentro do núcleo das células envolvidas. Da mesma forma, PCR e outras técnicas moleculares também podem ser usadas para identificar o herpesvírus. Deve-se se realizar cultura para o herpesvírus em todas as pacientes portadoras de úlcera vulvar. O estágio de vesícula é o que propicia os melhores índices de positividade para a cultura, com material obtido do interior da vesícula através da ruptura de sua parede. As lesões ulceradas recentes também permitem altos índices de positividade para a cultura, entretanto, as úlceras mais antigas geram resultados falso-negativos em cerca de 50% dos casos (82% de positividade na cultura em úlceras primárias e 43% em úlceras recorrentes). Daí a grande importância de se realizar a colheita de material para cultura nos estágios iniciais da doença. A pesquisa sorológica para anticorpos do herpesvírus pode ser realizada, podendo ser útil na diferenciação entre a lesão inicial primária e lesão inicial não primária. Entretanto, não é muito realizada na prática clínica, não sendo custo-efetiva. O diagnóstico presuntivo de infecção por herpes é feito, na maioria das vezes, através da avaliação clínica, e o definitivo será realizado após o resultado da cultura. Em pacientes que chegam para atendimento após vários dias ou semanas, o resultado da cultura poderá ser falsamente negativo.

## DIAGNÓSTICO DIFERENCIAL

É importante considerarmos todas as possibilidades no diagnóstico diferencial nos casos de ulcerações vulvares e a obtenção de material para cultura para herpes. Devemos considerar a possibilidade de infecção primária por sífilis. Apesar de os cancros serem indolores, a infecção secundária pode torná-los dolorosos. Exame de campo escuro ou de imunofluorescência e estudos sorológicos devem ser realizados. A infecção pelo vírus da imunodeficiência humana pode ser causa de úlcera vulvar primária e deverá ser considerada no diagnóstico diferencial. Da mesma forma, um paciente com imunodeficiência e infecção por herpes terá um risco aumentado para desenvolver infecção herpética disseminada ou infecção secundária, e essa informação deverá estar acessível para o médico que irá tratar a paciente. A doença de Behçet pode apresentar-se com ulceração vulvar, oral e distúrbios visuais. Não há exames sorológicos para a doença de Behçet; o diagnóstico clínico baseia-se na classificação internacional para a doença de Behçet. Pênfigo e penfigoide também podem cursar com úlceras vulvares, e o diagnóstico irá basear-se em estudos histológicos e imuno-histológicos.

## COMPORTAMENTO CLÍNICO E TRATAMENTO

A infecção aguda pelo herpesvírus envolvendo o trato genital irá regredir, sem formação de cicatriz, em 6 semanas. Episódios de recorrência (não primária) são comuns e podem acontecer por muitos anos após a infecção primária. A gravidade e a duração dos episódios de recorrência geralmente diminuem com o passar do tempo até a paciente se tornar assintomática.

O tratamento inicial da paciente com a doença herpética vulvar baseia-se no controle dos sintomas. O uso de analgésicos e antipruriginosos pode ser necessário para controlar as manifestações sistêmicas da infecção primária. Nos casos de retenção urinária, o uso de cateter suprapúbico faz-se necessário. Os cateteres intrauretrais podem ser desconfortáveis, em razão da irritação uretral causada pela infecção primária. Anestésicos tópicos em gel devem ser aplicados no cateter e na uretra antes da inserção, se um cateter transuretral for utilizado para o esvaziamento vesical. Compressas geladas ajudam a aumentar o efeito dos analgésicos administrados por via oral. Banhos de assento com água salgada podem ser benéficos. A terapia com aciclovir está indicada nas infecções primárias na dose de 200 mg 5 vezes ao dia por aproximadamente 7 a 10 dias. Alternativamente, pode-se administrar o aciclovir na dose de 400 mg 3 vezes ao dia como uma forma mais conveniente. Pacientes com manifestações sistêmicas muito graves ou incapazes de fazer uso oral do aciclovir ou com suspeita de doença disseminada devem utilizá-lo por via intravenosa na dose de 5 mg/kg a cada 8 horas por 5 a 7 dias. Em pacientes imunossuprimidos, doses mais altas do tratamento oral são recomendadas para doença moderada (400 mg 5 vezes ao dia) e hospitalização na suspeita de disseminação sistêmica da doença.

O tratamento para o herpes genital recorrente é feito na dose de 200 mg via oral 5 vezes ao dia por 5 dias, desde que a infecção seja notada nos estágios iniciais da doença. Se a terapêutica for iniciada precocemente nos casos herpes genital recorrente, a carga viral poderá ser reduzida, assim como a duração do episódio.

Para a paciente com doença recorrente significativa, o uso profilático de aciclovir deverá ser considerado. Deve ser administrado na dose de 400 mg 2 vezes ao dia. A decisão de se iniciar o aciclovir profilático deverá ser baseada no número de recorrências da paciente. Isso poderá ser menos custo-efetivo que iniciar a terapia para um episódio de recorrência por ano. É imperativo que a paciente use contracepção eficaz e segura enquanto estiver fazendo uso de aciclovir profilático. Deverá ser mantido por 1 ano e após esse período seu uso precisará ser reavaliado. Os efeitos colaterais com o uso prolongado de aciclovir ainda permanecem indefinidos. Os efeitos adversos *versus* os benefícios deverão ser pesados. A possibilidade de resistência ao aciclovir também deverá ser considerada. O uso crônico de aciclovir, sobretudo em pacientes imunocomprometidos, pode levar ao aparecimento de cepas resistentes de herpesvírus desencadeando implicações significativas para a paciente.

As pacientes deverão ser informadas de que pode ocorrer aumento da carga viral de forma assintomática a qualquer momento, na ausência clínica de lesões herpéticas. As pacientes deverão abster-se de qualquer forma de contato direto quando da presença de lesões típicas, e deverão usar contracepção de barreira com espuma ou gel com atividade anti-herpética. As pacientes deverão ser informadas do desdobramento futuro do que será uma vida com infecção com o herpesvírus. Deverá ficar claro para a paciente que o vírus do herpes irá permanecer sob uma forma adormecida nas raízes ganglionares dorsais de S2, S3 e S4 podendo manifestar-se a qualquer momento, desencadeado por fatores desconhecidos. Avisar, de forma enfática, sobre o risco potencial de um futuro concepto nascer através de um canal de parto apresentando lesão herpética. A infecção herpética neonatal tem elevados índices de mortalidade.

## OPÇÕES TERAPÊUTICAS PROGRESSIVAS

As opções terapêuticas progressivas são as seguintes:

1. Infecção primária inicial: aciclovir 200 mg VO 5 vezes ao dia por 7 a 10 dias.*
   a. Analgésicos e antipruriginosos orais para os sintomas sistêmicos.
   b. Cateterização suprapúbica ou uretral para retenção urinária (suprapúbica de preferência).
2. Para herpes recorrente: aciclovir 200 mg VO 5 vezes ao dia por 5 dias.**
   a. Profilaxia para herpes recorrente de impacto significante: aciclovir 400 mg 2 vezes ao dia por 1 ano e reavaliação e orientação para a paciente. Contracepção eficaz apropriada é obrigatória quando em uso de aciclovir profilático.
3. Para as pacientes imunocomprometidas (AIDS): em paciente com doença primária moderada, considerar o aumento da dose de aciclovir para 400 mg 5 vezes ao dia e avaliar a duração da terapia de acordo com a resposta clínica.
4. Para pacientes HIV-positivas com evidência de herpes genital mucocutâneo disseminado: hospitalização para administração de aciclovir intravenoso.
5. Para pacientes com herpes primário disseminado, administrar aciclovir 5 mg/kg 3 vezes ao dia por 5 a 7 dias ou mais, dependendo da resposta clínica.

---

*Tratamento alternativo ao aciclovir é o valaciclovir, 1g 2 vezes ao dia por 10 dias.
**Tratamento alternativo ao aciclovir é o valaciclovir, 500 mg 2 vezes ao dia por 3 dias.

# HIDRADENITE SUPURATIVA (Figuras 8.20 a 8.26)

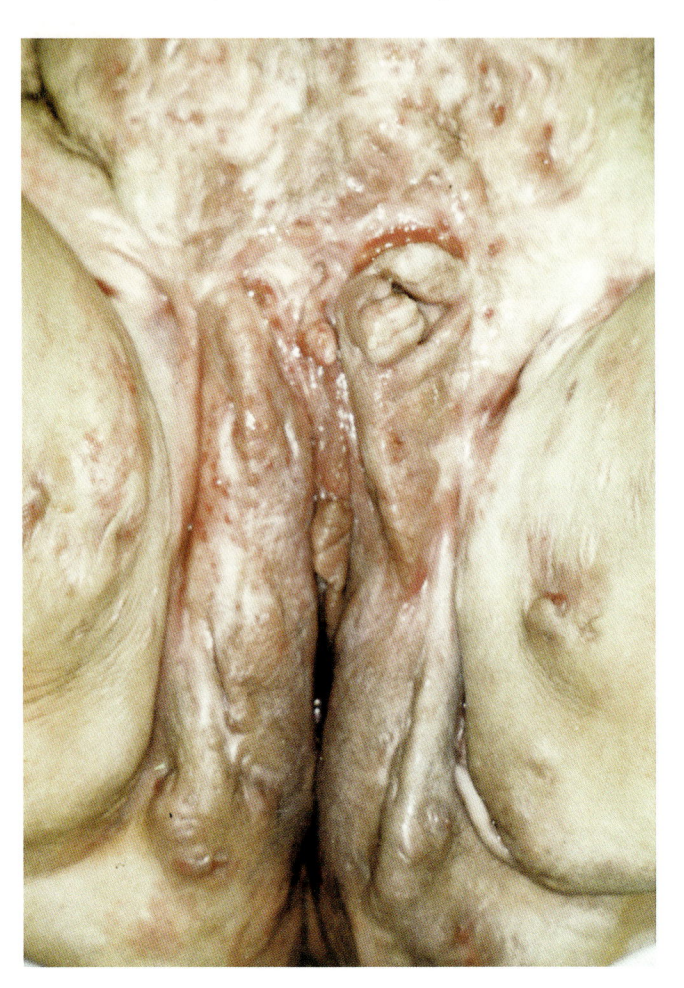

**Figura 8.20.** Tratos sinusais múltiplos e úlceras em paciente com hidradenite diagnosticada inicialmente na axila, 9 anos antes.

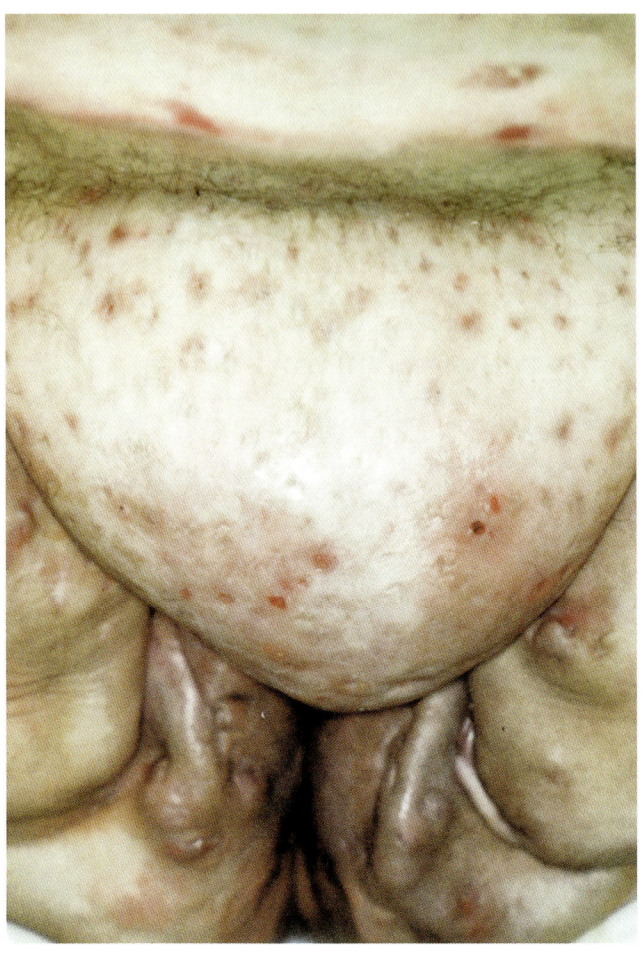

**Figura 8.21.** Monte de Vênus edemaciado acometido por hidradenite.

## DEFINIÇÃO

Hidradenite supurativa é uma doença crônica, sempre debilitante, iniciada pela obstrução e subsequente inflamação das glândulas apócrinas com consequente formação de trato sinusal e abscesso.

## ASPECTOS GERAIS

A etiologia da hidradenite supurativa é especulativa, porém é sabido que a obstrução das glândulas apócrinas pode resultar em ruptura do ducto, resultando em autoinoculação da secreção apócrina retida e invasão pela flora cutânea oportunista, desencadeando inflamação grave que pode espalhar-se para as glândulas apócrinas adjacentes e a pele periglandular. Essa condição já foi reproduzida em humanos voluntários através de obstrução intencional das glândulas apócrinas. Parece haver uma associação a herança mendeliana, com uma predisposição familiar sugerindo predisposição genética. A hipersensibilidade aos androgênios tem sido sugerida como uma etiologia possível. Uma redução nos linfócitos T e aumento na frequência de antígenos HLA, A1 e B8 tem sido observada e pode levar à predisposição de doença mais grave. A doença não é observada antes do início da puberdade, e uma elevação da testosterona total, assim como aumento do androgênio livre, têm sido relatados, quando comparados com um grupo-controle, sugerindo relação com os níveis de androgênio. Observa-se abundância de bactérias nos tecidos afetados, e os organismos comumente isolados incluem *Staphylococcus aureus*, estreptococos anaeróbios e espécies *Bacterioides*. Esses microrganismos não são, necessariamente, os iniciadores do processo, porém, são prováveis invasores secundários.

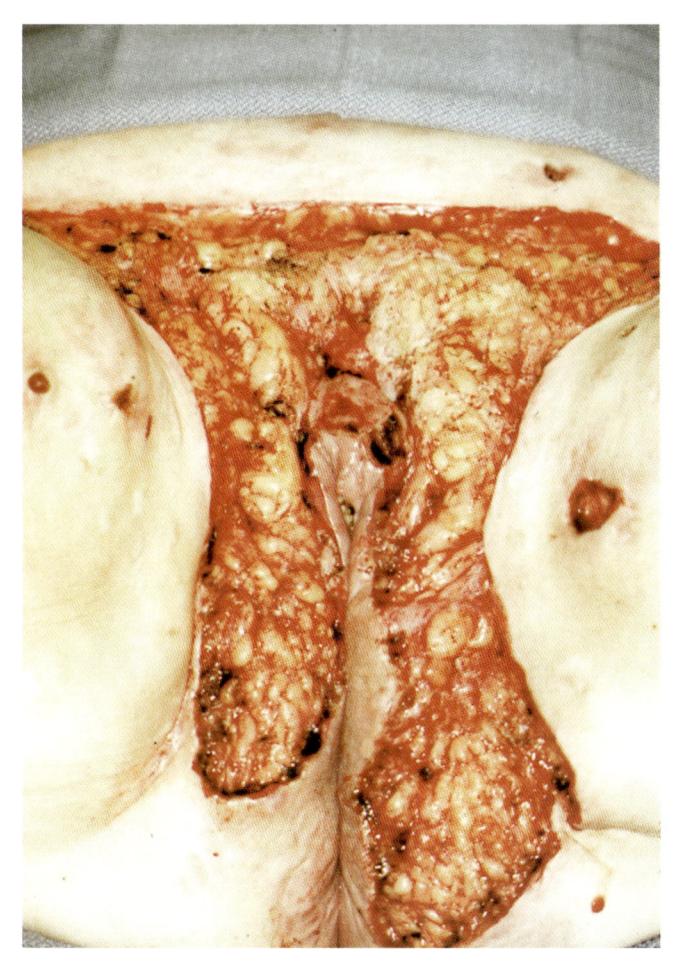

**Figura 8.22.** Excisão cirúrgica da vulva, incluindo o monte de Vênus.

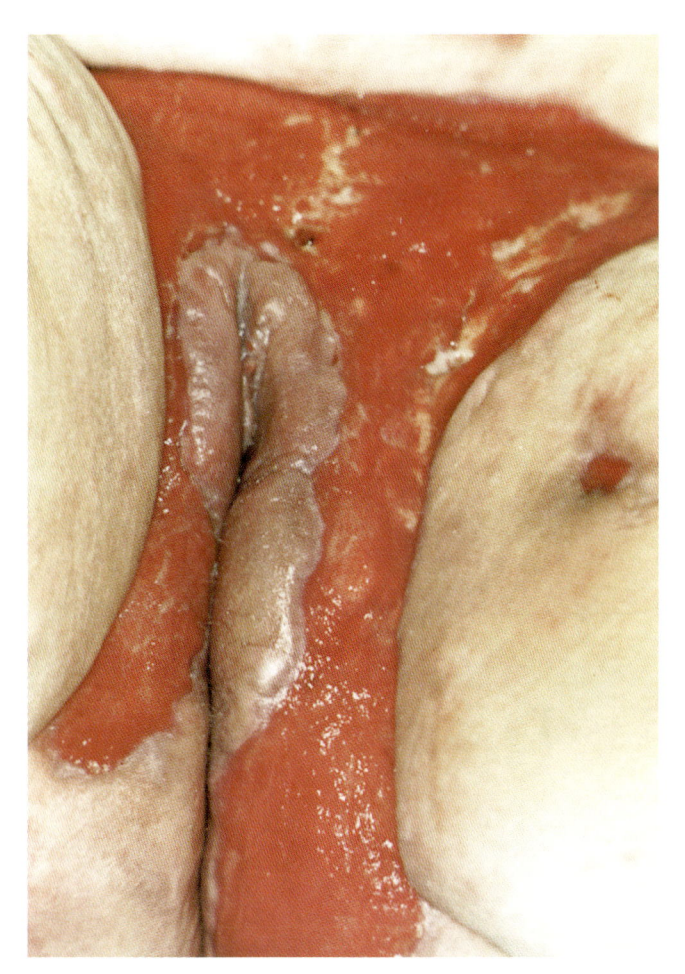

**Figura 8.23.** Tecido de granulação, 4 semanas após vulvectomia.

## APRESENTAÇÃO CLÍNICA

As pacientes poderão queixar-se de desconforto nas glândulas apócrinas da pele com pelo em qualquer idade, após o início da puberdade. Vários locais encontram-se envolvidos em cerca de metade das pacientes. Os locais envolvidos incluem axila, virilha, períneo, área perirretal e mama. A doença inicial geralmente se apresenta como abscessos localizados. O diagnóstico de suspeição deverá ser realizado em pacientes que apresentem lesões sugestivas nessas localizações. Apesar de culturas serem feitas com frequência, elas não parecem ter grande utilidade clínica. Com a progressão da doença, abscessos crônicos recorrentes, fístulas drenando secreção e cicatrizes irão ocorrer. A formação de tratos sinusais com múltiplos abscessos, cicatrizes e perda da arquitetura normal são sequelas tardias. O ato sexual poderá ser muito desconfortável e até mesmo impossível em razão da reação inflamatória da pele vulvar.

## ACHADOS MICROSCÓPICOS

Os estágios iniciais da hidradenite supurativa são caracterizados por perifoliculite com dilatação dos ductos apócrinos contendo secreção e ceratina, incluindo rolhas de ceratina ao exame microscópico. A esse quadro associa-se inflamação aguda e crônica dérmica periglandular. Com o avançar da doença, as características dominantes são processo inflamatório crônico na intimidade do tecido subcutâneo, com destruição dos anexos cutâneos adjacentes. Uma epiderme ulcerada é encontrada recobrindo o abscesso subcutâneo que é, frequentemente, múltiplo e comunica-se com os seios subcutâneos. Ao redor da área de inflamação observam-se fibrose e cicatriz, com perda dos anexos da pele.

## ACHADOS HISTOQUÍMICOS E IMUNO-HISTOQUÍMICOS

Coloração especial para microrganismos, incluindo bacilos rápidos-ácidos (BRA); espiroquetas, fungos, e bactéria; e as colorações para bactérias geralmente não demonstram organismos no interior dos tecidos inflamados.

## DIAGNÓSTICO DIFERENCIAL

Hidradenite supurativa vulvar avançada pode ser confundida com doença de Crohn vulvar. Um aspecto crítico no diagnóstico diferencial é que a doença de Crohn vulvar é

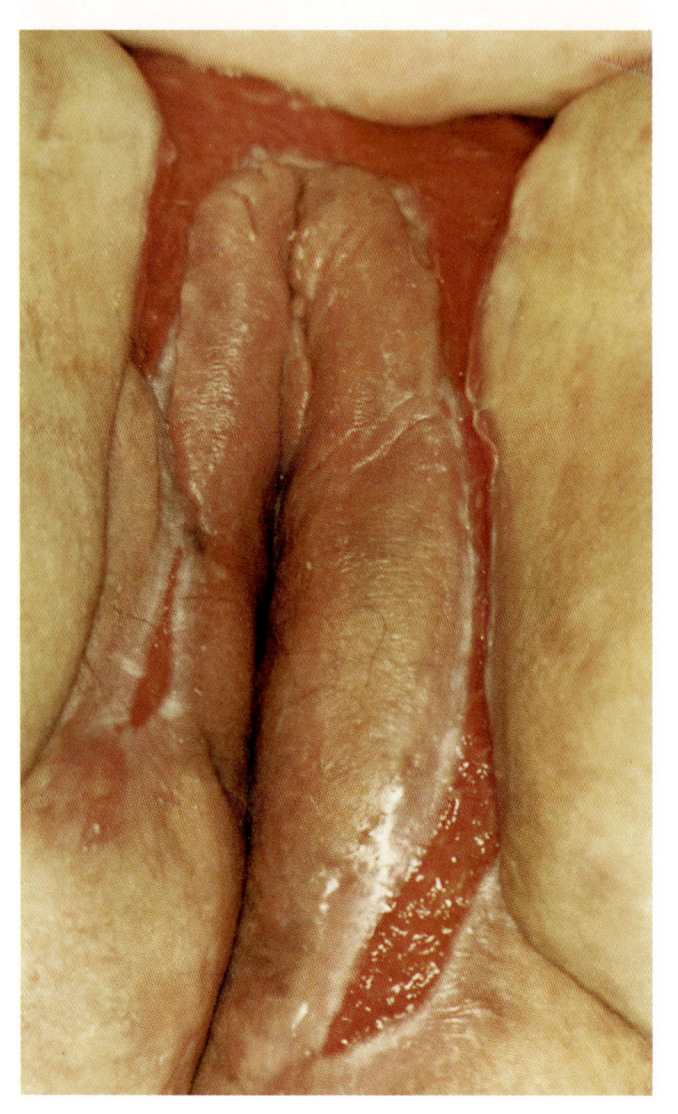

**Figura 8.24.** Cicatrização por segunda intenção quase completa após 8 semanas de vulvectomia.

primariamente um processo ulcerativo. As úlceras observadas na doença de Crohn vulvar podem ser extensas e profundamente localizadas, geralmente, seguindo uma distribuição linear lateral ao lábio maior. A doença de Crohn vulvar já foi observada em concomitância com a hidradenite supurativa. É importante obter-se uma história completa a respeito dos sintomas intestinais, que poderá sugerir doença inflamatória intestinal e que exigirá investigação endoscópica para afastar doença de Crohn. A doença de Fox-Fordyce pode lembrar a hidradenite supurativa ou ocorrer concomitantemente a ela; contudo, vesículas intraepiteliais e associação a ductos apócrinos dilatados com inflamação crônica da derme, associados a secreção de mucina positiva são encontrados dentro dos ductos e tecidos adjacentes.

O linfogranuloma venéreo pode levar à formação de lesões anogenitais que poderão ser indistinguíveis das observadas na hidradenite supurativa. O sinal clássico do sulco descrito em pacientes com linfogranuloma venéreo pode ser observado em pacientes com hidradenite supurativa. Os nódulos inguinais e a pele inflamada poderão projetar-se acima do ligamento inguinal em ambas as condições, resultando em achados não específicos. Uma sorologia para clamídia deverá ser solicitada. Pacientes com hidradenite supurativa poderão cursar com sorologia elevada para clamídia. Incertezas existem a respeito da existência de uma relação etiológica. Essa associação pode ser meramente coincidente, porque a clamídia é uma das mais prevalentes doenças sexualmente transmissíveis.

A biópsia vulvar ocasionalmente se fará necessária para se chegar ao diagnóstico correto. Geralmente, ela não se faz necessária, especialmente em pacientes com manifestação axilar de hidradenite supurativa associada à doença vulvar.

## COMPORTAMENTO CLÍNICO E TRATAMENTO

As pacientes que apresentam manifestações menores de hidradenite supurativa podem ser tratadas com interven-

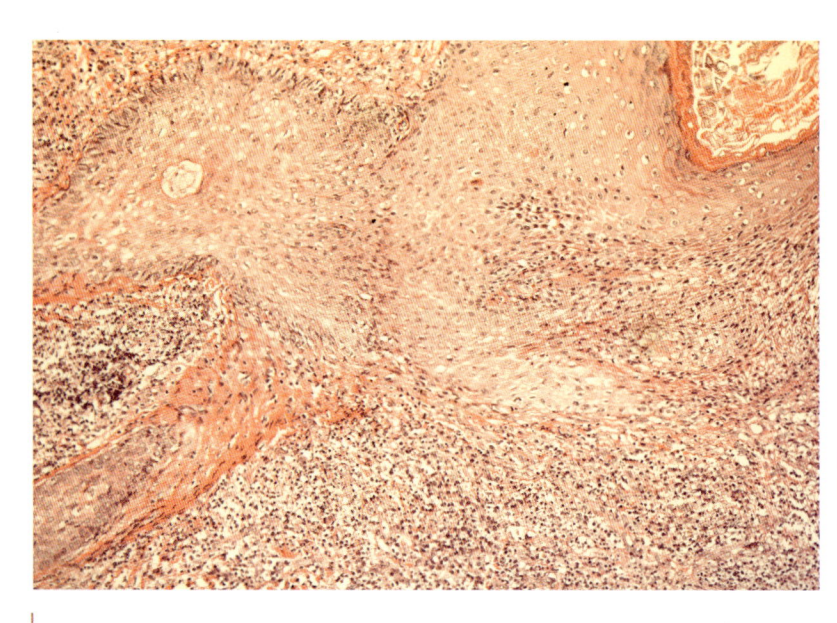

**Figura 8.25.** Hidradenite supurativa. Há inflamação grave e profunda com perifoliculite. O tecido adjacente aos anexos da pele está envolvido no processo inflamatório e um trato sinusal está presente.

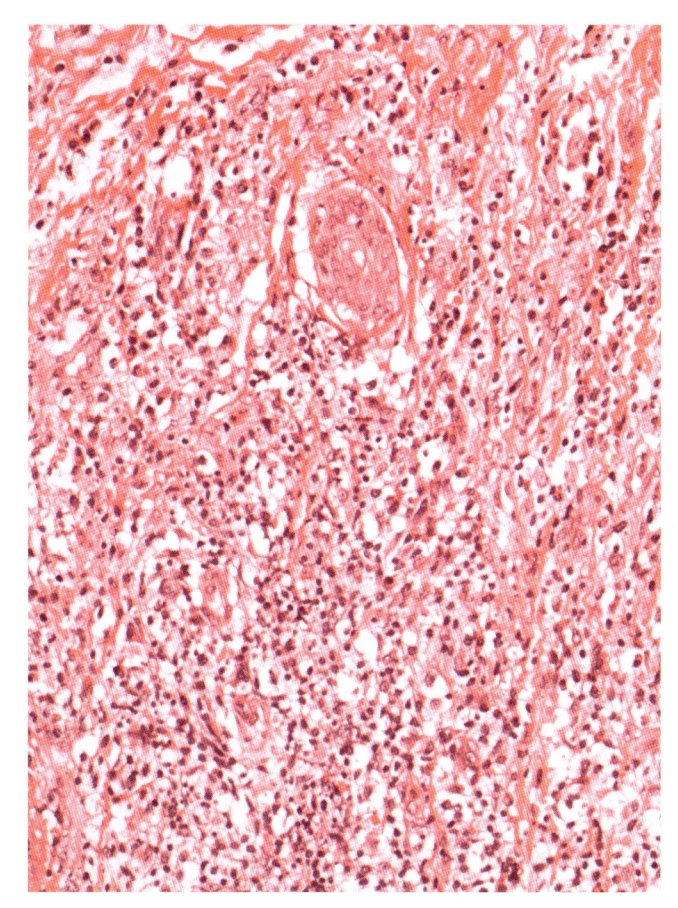

**Figura 8.26.** Hidradenite supurativa. Importante inflamação aguda e crônica presente na derme profunda.

ções farmacológicas relativamente simples. A primeira escolha de terapia sistêmica oral é o uso de contraceptivos. É amplamente aceito que os contraceptivos orais aumentam as globulinas ligadoras de hormônios sexuais e consequentemente diminuem a quantidade de testosterona livre capaz de afetar a pele sensível ao androgênio. Os contraceptivos mais modernos são mais vantajosos no manejo dessa condição androgênio-sensitiva.

Antibióticos orais ou tópicos dirigidos contra os organismos isolados mais comuns podem ser eficazes no manejo da hidradenite supurativa menor. Se a paciente estiver fazendo uso do contraceptivo oral, deverá ser avisada que o efeito contraceptivo pode diminuir pelo uso concomitante de antibióticos. A tetraciclina na dose de 2 g por dia poderá ser usada por longo tempo na hidradenite supurativa. De forma alternativa, a aplicação tópica diária de clindamicina pode diminuir a resposta inflamatória.

Se houver evolução persistente da doença em atividade sob o regime descrito, deve-se optar por tratamento mais agressivo. A isotretinoína (Accutene) é mais eficaz no manejo de hidradenite supurativa mais avançada. A dose utilizada é de 1 mg/kg por dia. As pacientes deverão ser informadas sobre os efeitos teratogênicos da isotretinoína, e o uso de contraceptivo oral deverá ser iniciado, a menos que esteja contraindicado. As pacientes deverão ser monitoradas com provas de função hepática, dosagem dos níveis de colesterol e triglicerídeos e contagem completa de células sanguíneas de forma regular.

Tem sido observado sucesso com o uso de dexametasona para suprimir a contribuição adrenal para os níveis de androgênio. Da mesma forma, a terapia agonista (leuprolide) com hormônio liberador de gonadotrofina (GnRH) demonstrou melhora nos casos de hidradenite supurativa. Com a interrupção dessas medicações, a doença retorna ao estágio pré-tratamento. Adicionalmente, tais agentes como agonistas de GnRH irão gerar elevado custo financeiro. Pequenos abscessos poderão ser drenados, e a paciente deverá ser orientada quanto à higiene vulvar, com ênfase na manutenção da pele o mais seca possível. Para a hidradenite supurativa avançada, a terapia mais eficaz é a excisão cirúrgica ampla. As tentativas de se tratar a doença avançada com medicamentos foi desapontadora. A doença extensa poderá ser tratada em mais de um tempo ou em uma única excisão local ampla. Todo o tecido inflamado das glândulas apócrinas na área de pelo deverá ser removido para diminuir a incidência de recorrência. Isso irá requerer dissecção profunda até a fáscia. Pode-se deixar cicatrizar por 2ª intenção, apesar de podermos utilizar enxertos de pele após o leito cirúrgico estar isento de tecido desvitalizado ou infectado. O manejo pós-operatório das pacientes submetidas à excisão ampla de lesão requer maior tempo de internação com banhos de hidromassagem frequentes e troca de roupa. As feridas devem ser abordadas com queimaduras, com aplicação de sulfadiazina de prata. Colostomia de derivação não se faz necessária. A paciente deverá ser informada sobre o longo tempo de recuperação e a necessidade de higiene meticulosa até a completa cicatrização. Recorrências fora da área excisada deverão ser abordadas com excisões locais.

## OPÇÕES TERAPÊUTICAS PROGRESSIVAS

As opções terapêuticas progressivas são as seguintes:

1. Incisão e drenagem de abscessos localizados, com ênfase na higiene vulvar e no controle da transpiração.
2. Iniciar contraceptivos orais (combinação de estrogênio e progesterona).
3. Iniciar terapia antibiótica oral (mais comumente tetraciclina).
4. Isotretinoína (Accutane) 1 mg/kg por dia (dividido em 2 tomadas) com aconselhamento apropriado sobre os efeitos teratogênicos e a importância de se iniciar contraceptivos orais; avaliação mensal do sangue (contagem completa das células sanguíneas, provas de função hepática, colesterol e triglicerídeos).
5. Intervenção cirúrgica com excisão local ampla e cicatrização por 2ª intenção ou enxerto.

# LINFOGRANULOMA VENÉREO (Figuras 8.27 e 8.28)

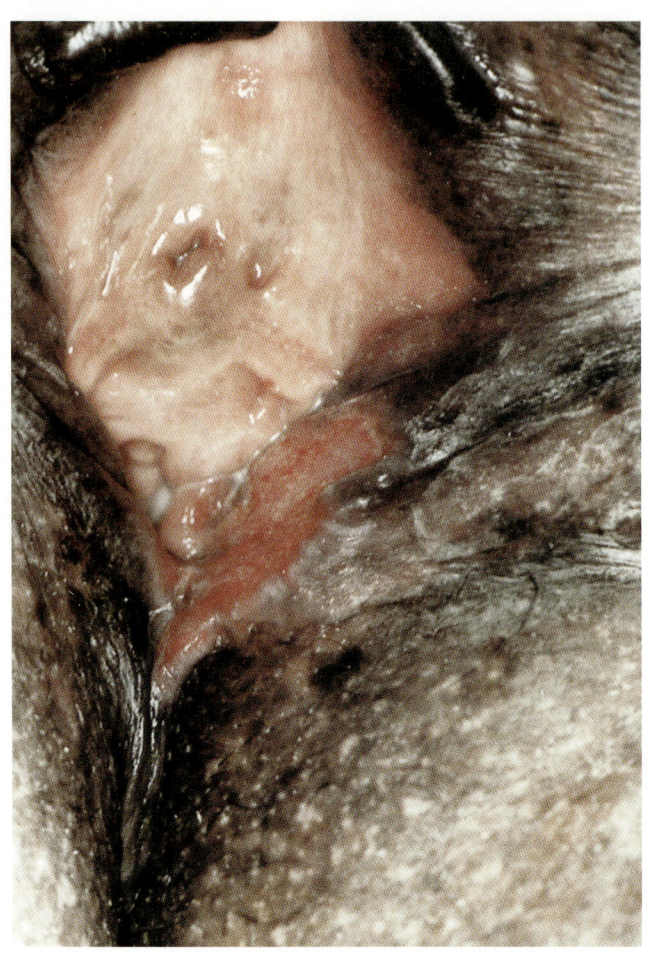

**Figura 8.27.** Úlcera dolorosa existente há vários meses. A biópsia revelou processo inflamatório intenso. Os estudos de imunofluorescência se mostraram inespecíficos. A sorologia para clamídia foi positiva (1:28). A úlcera regrediu após 3 semanas de tratamento com doxiciclina.

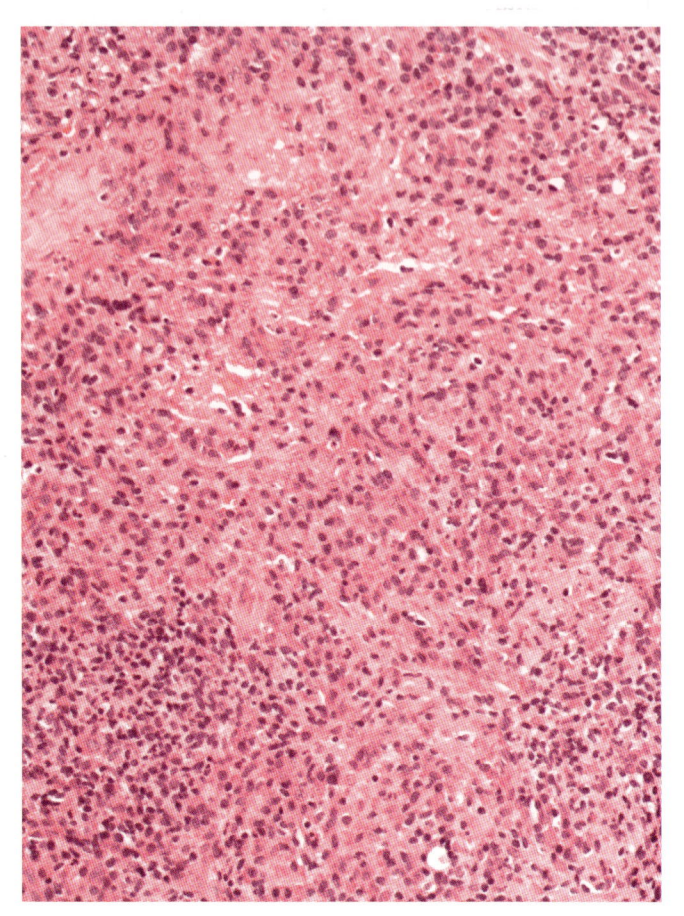

**Figura 8.28.** Linfogranuloma venéreo. A característica histopatológica do linfogranuloma venéreo consiste em um infiltrado inflamatório crônico superficial e profundo, composto predominantemente por linfócitos e células plasmáticas com algumas células gigantes. O aspecto histopatológico não permite o diagnóstico por si só, sendo necessária a realização de cultura e estudos imuno-histológicos específicos para o diagnóstico definitivo.

## DEFINIÇÃO

O linfogranuloma venéreo é uma doença sexualmente transmissível causada pelos sorotipos L1, L2 e L3 da *Chlamydia trachomatis*. É mais comumente observado em países tropicais e subtropicais, sendo doença rara nos Estados Unidos.

## APRESENTAÇÃO CLÍNICA

O linfogranuloma venéreo apresenta 3 estágios relativamente distintos de apresentação clínica. No 1º estágio, observa-se uma vesícula ou pápula genital que poderá progredir para ulceração dolorosa aproximadamente 3 a 10 dias após a inoculação. A menos que a paciente palpe a lesão, ela passa despercebida na maioria dos casos. A lesão poderá ser observada na porção posterior da vulva ou vestíbulo, podendo também ser notada na vagina e no colo. Pacientes que praticam sexo anal podem cursar com proctite associada a tenesmo e secreção sanguínea ou diarreia. A úlcera ou vesícula primária poderá desaparecer rapidamente com o estágio secundário, nos meses seguintes. Durante esse estágio, os vasos linfáticos e os linfonodos tornam-se inflamados. Dependendo da localização inicial da lesão genital, haverá o envolvimento dos linfonodos específicos da região em questão. Os linfonodos da região inguinal mostram-se menos comprometidos nas mulheres do que nos homens. O envolvimento poderá ser uni ou bilateral. À medida que os linfonodos crescem, o ligamento inguinal irá manter sua posição anatômica original, resultando no aspecto de sulco, o tão chamado sinal do sulco. Esse sinal não é específico do linfogranuloma venéreo, podendo ser observado em outras doenças que cursem com adenopatia regional como é o caso da hidradenite supurativa. Os gânglios podem absceder, romper e drenar. Esse processo resultará em um trato sinusal crônico drenando secreção de forma constante. Poderá ocorrer drenagem para nódulos regionais posteriormente, resultando em nódulos abscedados que podem não ser aparentes clinicamente. A paciente poderá queixar-se de dor grave no abdome inferior e na pelve. Sintomas sistêmicos, como febre, poderão ser observados.

Haverá formação de edema genital após o envolvimento contínuo dos gânglios e canais linfáticos, fibrose e cicatriz. O 3º estágio do linfogranuloma venéreo está associado a elefantíase da vulva, o que denominamos *estiomene*. A drenagem contínua do trato sinusal e de estruturas retais associada ao envolvimento anal e genital são debilitantes e, dependendo da gravidade do comprometimento das estruturas anais, pode ser um risco à vida.

## DIAGNÓSTICO

Raramente as pacientes são vistas nos estágios iniciais da doença. A baixa prevalência da doença nos Estados Unidos raramente permitiria sua inclusão no diagnóstico diferencial da lesão primária. Um grande índice de suspeição será a experiência do médico em diagnosticar essa doença. De modo geral, o diagnóstico é feito por sorologia. Apesar de os exames de fixação de complemento não serem específicos e refletirem infecção por clamídia sem especificar qual o sorotipo, um título superior a 1:64 é considerado altamente sugestivo de granuloma venéreo em paciente com lesão clinicamente compatível com a doença. A pesquisa de anticorpos específicos obtidos por microimunofluorescência para sorotipos específicos aos do linfogranuloma venéreo estão disponíveis em laboratórios de referência, não sendo comum na maioria dos hospitais. Dificilmente realiza aspiração de material dos linfonodos com abscesso, através da pele íntegra, para ser submetido à cultura para células de McCoy. Devemos ter em mente que o diagnóstico deverá ser suspeitado nas pacientes que se apresentem com abscessos perirretais, retais ou estenose anal. Estenose vaginal também pode estar presente nessas pacientes. No caso de estenose retal, será necessária a realização de colostomia. Biópsia para excluir câncer, assim como testes sorológicos pré-operatórios e cultura positiva para *C. trachomatis*, o agente causal do linfogranuloma venéreo, terão importância em futuras intervenções e tratamentos.

## ACHADOS HISTOPATOLÓGICOS

Os aspectos histopatológicos do linfogranuloma venéreo não são diagnósticos, e a clamídia não é identificável em hematoxilina e eosina ou em esfregaços pela prata, apesar testes imuno-histoquímicos específicos poderem ser úteis. Os materiais obtidos por esfregaços e biópsia devem ser analisados para outros microrganismos (espiroquetas, corpúsculos de Donovan) para excluir doenças com apresentação clínica semelhante à do linfogranuloma venéreo. Células gigantes com linfócitos e células plasmáticas estão geralmente presentes. Nas lesões antigas, observa-se fibrose extensa da derme. Os tratos sinusais são típicos de doença estabelecida. O diagnóstico irá depender do reconhecimento das lesões clínicas e sua correlação com testes de fixação de complemento positivo e cultura para *C. trachomatis* na amostra tecidual. Estudo imuno-histoquímico para os organismos na amostra tecidual pode ajudar no diagnóstico de linfogranuloma venéreo se estes forem identificados.

## TRATAMENTO

Os estágios iniciais do linfogranuloma venéreo são tratados com tetraciclina oral na dose de 500 mg 4 vezes ao dia, por aproximadamente 3 semanas. O tempo de tratamento poderá ser aumentado de acordo com a resposta clínica. Alternativamente, os regimes terapêuticos incluem doxiciclina 100 mg 2 vezes ao dia pelo mesmo período de tempo. Aquelas que forem alérgicas à tetraciclina ou que estejam grávidas poderão utilizar 500 mg de eritromicina 4 vezes ao dia. Um regime alternativo é a sulfadiazina 1 g 4 vezes ao dia por 14 a 21 dias após uma dose inicial de 2 gramas. Novamente, a duração do tratamento irá depender da resposta clínica.

Os bubões não deverão ser incisados e drenados. Esse procedimento cirúrgico resultará em formação de trato sinusal. Se a drenagem for necessária, ela deverá ser feita com a aspiração do material por agulha através da pele normal, tendo-se o cuidado para não provocar a ruptura dos grandes bubões distendidos. O material aspirado poderá ser enviado para cultura. Pacientes que cursarem com estenose de reto necessitarão de desvio intestinal para permitir evacuação apropriada do conteúdo intestinal.

### OPÇÕES TERAPÊUTICAS PROGRESSIVAS

As opções terapêuticas são as seguintes:

1. Doxiciclina 100 mg via oral 2 vezes ao dia por 21 dias (ou) tetraciclina 500 mg via oral 4 vezes ao dia por 21 dias (ou) eritromicina 500 mg via oral 4 vezes ao dia por 21 dias (ou) sulfadiazina 1 g via oral 4 vezes ao dia (depois de 2 g como dose inicial) por 21 dias (*gestantes não deverão fazer uso de tetraciclina*).
2. Aspiração dos bubões que estiverem muito distendidos através da pele normal para prevenção de ruptura e subsequente formação sinusal.
3. Manejo cirúrgico da síndrome anogenital crônica, debilitante do 3º estágio, após o inicio da cobertura antibiótica.
4. Derivação intestinal para as pacientes com sinais de envolvimento ano genital significante e estenose retal grave, resultando em constipação. Será necessária cobertura antibiótica apropriada para linfogranuloma venéreo e para agentes causadores de infecção secundária.

## PENFIGOIDE (Figuras 8.29 a 8.34)

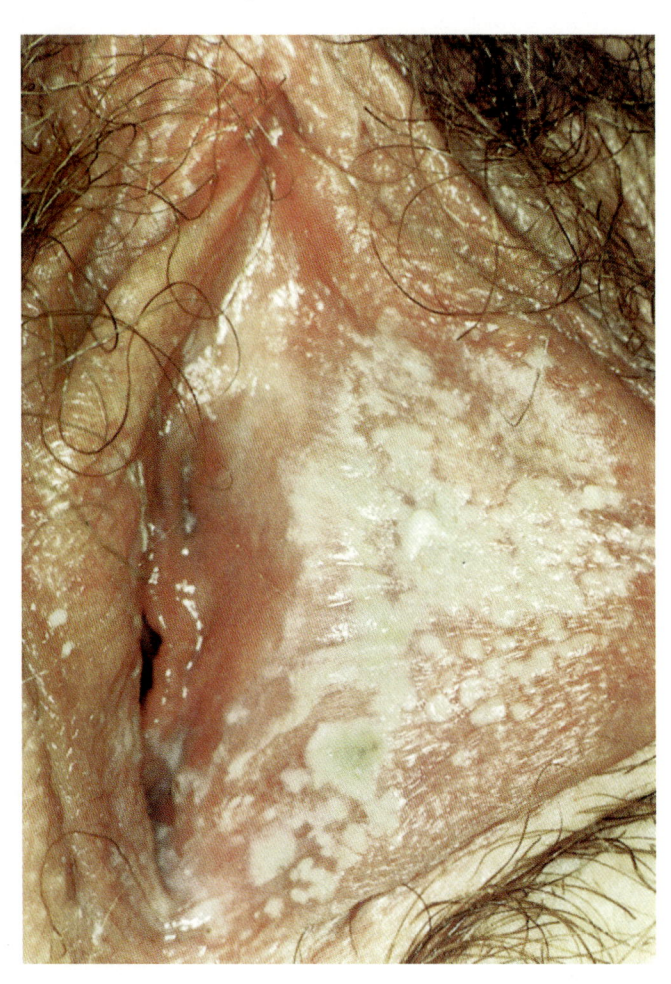

**Figura 8.29.** Erupção tipo placa, dolorosa no lábio menor consistente com penfigoide na biópsia.

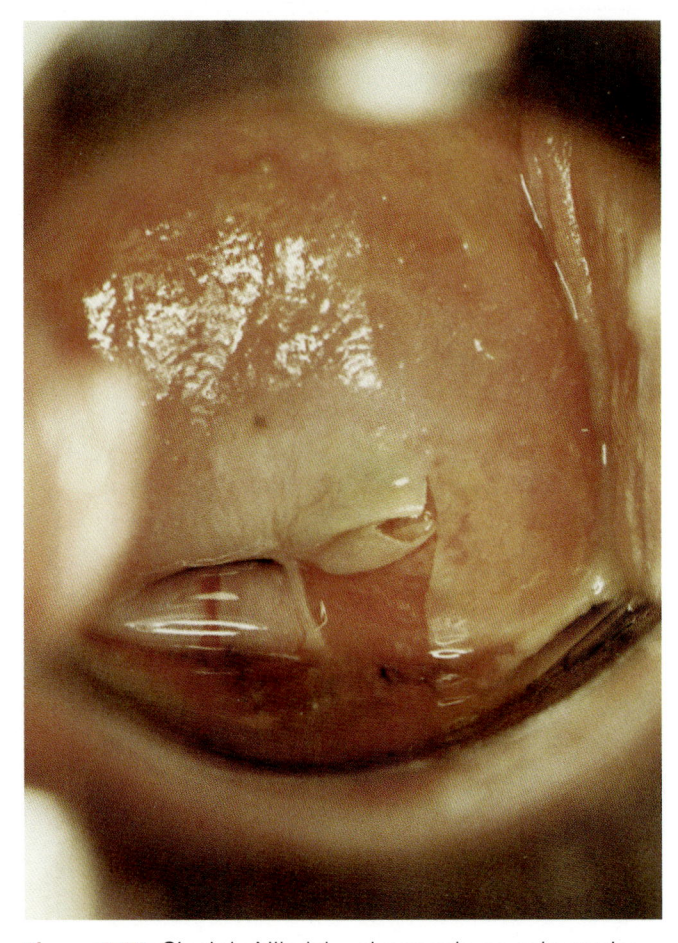

**Figura 8.30.** Sinal de Nikolsky observado no colo uterino de paciente com penfigoide (Fig. 8.29). O epitélio desnuda quando tocado, devido à presença de fluido subepitelial.

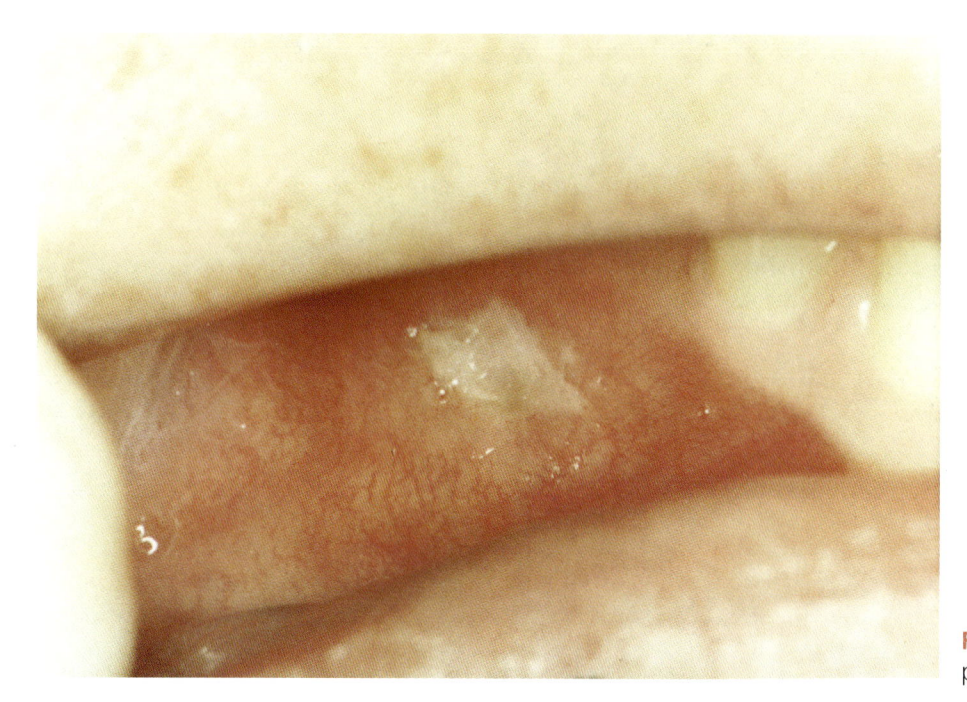

**Figura 8.31.** Úlcera oral dolorosa em paciente com penfigoide (Fig. 8.29).

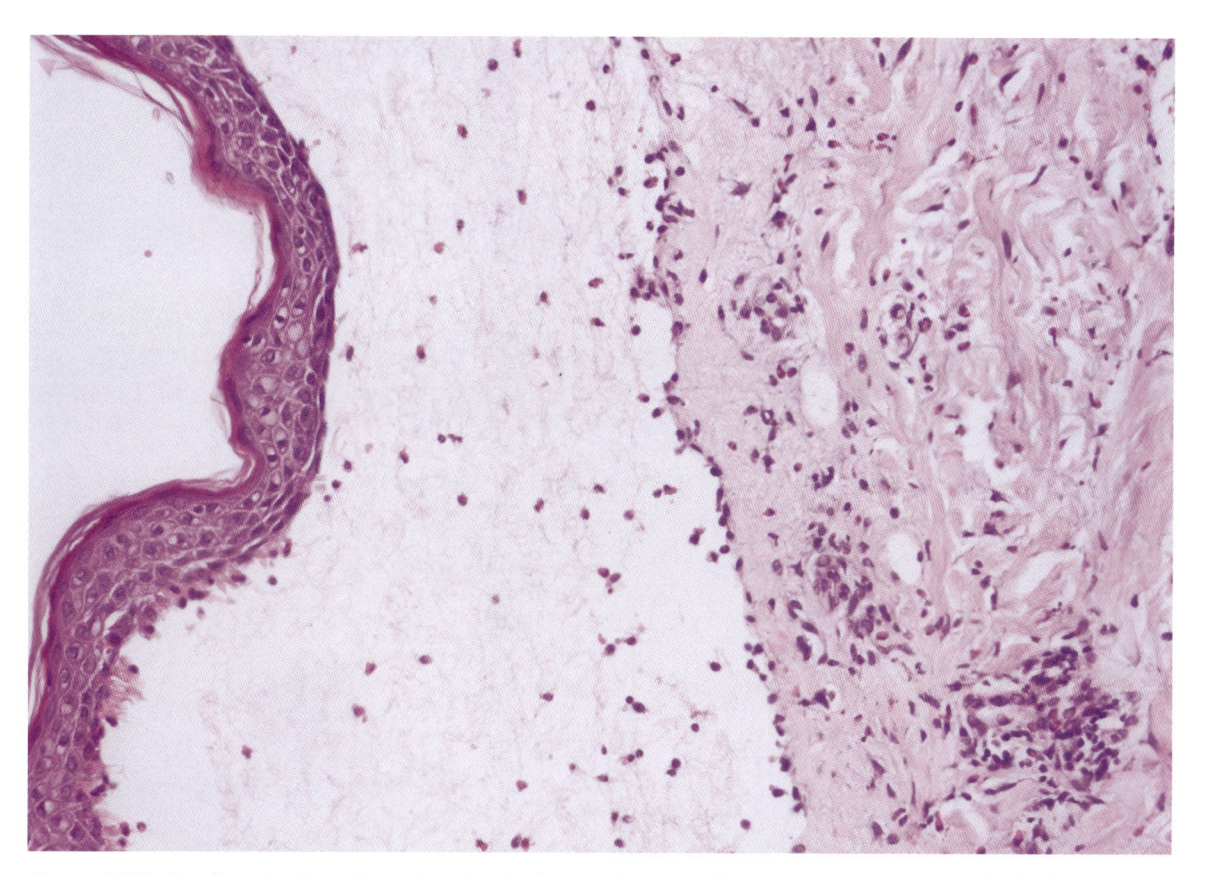

**Figura 8.32.** Penfigoide. A vesícula é subepitelial e todo o epitélio encontra-se destacado da derme subjacente. Há um infiltrado inflamatório agudo e crônico na derme superficial (Cortesia de Vladimir Vincek, MD, Gainesville, FL).

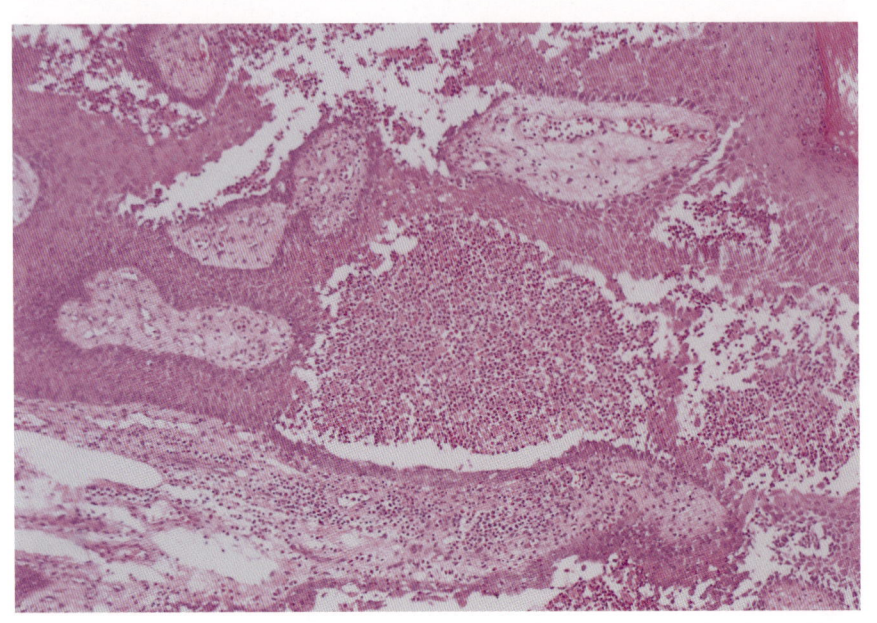

**Figura 8.33.** Pênfigo vegetante. Acantose proeminente está presente com formação vesicular suprabasal. Presença típica de eosinófilos na intimidade da derme (cortesia de Vladimir Vincek, MD, Gainesville, FL).

## DEFINIÇÃO

O penfigoide é uma doença autoimune com formação de bolhas subepidérmicas, sendo mais frequente em pacientes mais velhas ou de meia-idade.

## APRESENTAÇÃO CLÍNICA

A localização vulvar do penfigoide é rara. Quando lesões vulvares e vaginais são observadas, é mais provável que seja o penfigoide cicatricial do que o bolhoso. O penfigoide cicatricial tem uma tendência maior de acometer as membranas mucosas, enquanto o bolhoso acomete preferencialmente a pele e, raramente, é observado em membranas mucosas. A vulva e a vagina podem ser as únicas regiões anatômicas acometidas inicialmente pelo penfigoide. Com a progressão da doença, pode haver o surgimento de lesões na boca, pele e nos olhos. A apresentação mais comum do penfigoide na região vulvovaginal é a presença de bolhas na vulva. Essas bolhas podem ter a aparência de pústulas, podendo ser confundidas com foliculite. O exame vaginal pode demonstrar descamação do epitélio vaginal. Se alguma pressão for exercida no colo ou nas paredes vaginais pode desencadear descamação epitelial. A fragilidade do epitélio, que rapidamente se torna desnudo, é denominada sinal positivo de Nikolsky. Apesar de o sinal de Nikolsky ser mais comumente observado com penfigoide, na vagina ele também poderá ser visto com penfigoide. Lesões orais

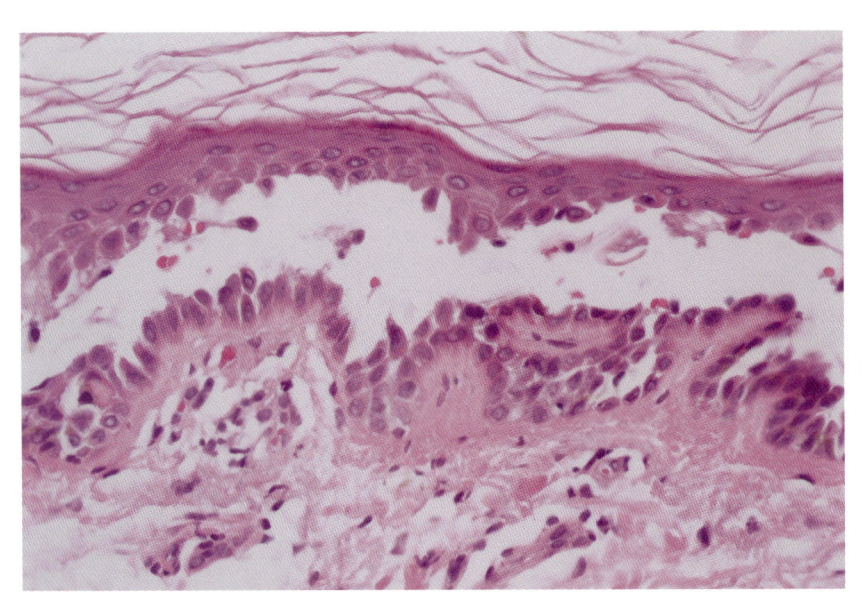

**Figura 8.34.** Pênfigo vulgar. As vesículas são suprabasais com arranjo das células basais residuais agarradas à membrana basal com a forma característica em "cerca de piquete". É evidente a presença de acantose com perda das pontes intracelulares (cortesia de Vladimir Vincek, MD, Gainesville, FL).

são uma manifestação mais tardia do processo descamativo. Ulcerações transitórias da gengiva e da mucosa bucal podem ser vistas. No penfigoide cicatricial, as lesões bolhosas observadas na pele geralmente curam com a formação de cicatriz. O envolvimento ocular pode manifestar-se como conjuntivite uni ou bilateral. Conforme a doença progride, as várias cicatrizes podem levar a cegueira. Lesões laríngeas e esofagianas com consequente estenose podem ocorrer.

O diagnóstico de penfigoide vulvovaginal baseia-se obviamente na forte suspeita clínica da doença. A realização de biópsia da lesão vulvar irá ajudar a definir se é uma doença bolhosa intraepidérmica ou subepidérmica, permitindo, dessa forma, a diferenciação entre pênfigo e penfigoide. Além da análise histológica, estudos de imunofluorescência direta deverão ser obtidos. O diagnóstico final irá basear-se em: (1) cicatrizes bolhosas, (2) bolhas subepiteliais ao exame histológico, e (3) estudos de imunofluorescência direta demonstrando depósito de IgG e complemento ao longo da membrana basal. O material para biópsia deverá ser obtido do epitélio perilesional, porque o epitélio lesado irá sempre descamar, não permitindo a leitura correta dos estudos de imunofluorescência direta. Nem todas as pacientes apresentarão imunofluorescência direta positiva, e a suspeita clínica deverá ser mantida para penfigoide cicatricial, mesmo na ausência de estudo de imunofluorescência positivo, caso a paciente apresente as alterações histológicas e manifestações pertinentes. De modo geral, a imunofluorescência indireta mostra-se negativa. É aconselhável a obtenção de tais estudos, se a possibilidade de pênfigo está sendo suspeitada. Anticorpos geralmente estão presentes na circulação de pacientes com pênfigo.

## ACHADOS MICROSCÓPICOS

As bolhas ou a grande bolha do penfigoide bolhoso são subepidérmicas, com a derme exibindo infiltrado inflamatório formado por células inflamatórias agudas e crônicas. Estudos de imunofluorescência direta demonstram um depósito de IgG de forma linear dentro da membrana basal. Também podemos encontrar imunoglobulinas IgA e IgM, assim como os complementos C3 e C5, porém de forma inconsistente. O conhecimento da história clínica e dos achados físicos é essencial na distinção entre penfigoides bolhoso e cicatricial.

## COMPORTAMENTO CLÍNICO E TRATAMENTO

O penfigoide cicatricial encontra-se tipicamente associado a pequenas bolhas e erosões, que sempre levam à formação de cicatrizes e retrações na vulva, vagina e no períneo, diferentemente do penfigoide bolhoso. O penfigoide cicatricial pode estar relacionado com o uso de medicamentos. O envolvimento ocular poderá acontecer de forma concomitante ou subsequente.

O tratamento para o penfigoide não extenso, localizado na região vulvovaginal pode ser feito com a aplicação tópica de esteroides. Pequenos cursos de esteroides como o halobetasol (Ultravate) ou o clobetasol (Temovate) permitem o alívio do desconforto vulvar. De um modo geral, o uso oral de prednisona faz-se necessário. O tratamento será iniciado com 60 mg de prednisona por dia, com diminuição gradativa. Os esteroides poderão ser interrompidos após a cura clínica; contudo, devemos manter a paciente com baixas doses de esteroides por tempo indeterminado, caso não haja resolução completa. Para diminuir a dose do esteroide, podemos associar dapsone na dose de 50 mg por dia, podendo ser aumentada em 50 mg nas semanas seguintes (atingindo uma dose máxima diária de 200 a 250 mg). Antes de iniciar o uso de dapsone, a paciente deverá realizar pesquisa da glicose-6-fosfato desidrogenase (G-6-PD). Pacientes com deficiência de G-6-PD podem sofrer hemólise dos glóbulos vermelhos durante o uso de dapsone, devendo ser aconselhadas a interromper o uso da droga. As pacientes em uso dessa droga deverão estar constantemente sob vigilância com relação à contagem de células vermelhas. Algumas pacientes poderão cursar com anemia, mesmo com pesquisa negativa para a G-6-PD. Apesar do uso de niacinamida e tetraciclina para o tratamento do penfigoide bolhoso, essas drogas não se mostraram eficazes no tratamento do penfigoide cicatricial.

Naquelas que não respondem ao uso de prednisona ou dapsone oral, será necessária a terapia imunossupressora. A ciclofosfamida é o imunossupressor mais eficaz nos casos de acometimento ocular. A dose requerida é de 1 a 2 mg/kg por dia durante 18 a 24 meses. Muitos pacientes apresentarão remissão clínica com esse regime; entretanto, será necessária a análise sanguínea durante todo o curso da terapia. Uma terapia alternativa, com menos efeitos colaterais e pouca preocupação com o uso prolongado, é a azatioprina (Imuran). Essa é a droga de escolha para as pacientes com penfigoide cicatricial vulvovaginal sem envolvimento de olhos ou outros órgãos e que não são responsivas a prednisona e/ou ao dapsone. Apesar de se utilizarem altas doses na faixa de 3 a 5 mg/kg por dia para pacientes transplantados, é prudente começarmos com doses menores, na faixa de 1 mg/kg por dia, para determinarmos a resposta clínica e o nível de toxicidade. Após 6 a 8 semanas, pode-se aumentar a dose, se necessário. Podem levar algumas semanas para se observar boa resposta. As pacientes deverão ser monitoradas com contagem completa das células sanguíneas, provas de função hepática com análise dos níveis de amilase e lipase. Na vigência de níveis inaceitáveis de toxicidade, a medicação deverá ser interrompida. Um outro imunossupressor que deverá ser considerado é a ciclosporina. Existem preocupações relacionadas com o uso prolongado de ciclosporina com relação à função renal e tem-se pouca experiência com essa droga na abordagem do penfigoide cicatricial. Outra opção terapêutica para potencializar a resposta aos esteroides seria o uso do imunossupressor não esteroide, que é o micofenolato mofetil. Ainda é incerta a eficácia do uso de prednisona associada ao micofenolato mofetil, porém pode ser promissora.

## OPÇÕES TERAPÊUTICAS PROGRESSIVAS

As opções terapêuticas são as seguintes:

1. Aplicação tópica de esteroides de média potência (betametasona 0,1%) ou pequenos cursos de esteroides superpotentes (halobetasol ou clobetasol 0,05%).

2. Dapsone 50 mg por dia após rastreio negativo para G-6-PD. A dose poderá ser aumentada em 50 mg até o máximo de 200 a 250 mg por dia. Deverá ser realizada a contagem de células sanguíneas.

3. Tentativa de usar tetraciclina 1 a 2 g por dia com niacinamida na dose de 1 a 2 g por dia se existirem dúvidas no diagnóstico (penfigoide bolhoso *versus* penfigoide cicatricial). O penfigoide bolhoso apresenta melhor resposta.

4. Esteroides sistêmicos na dose de 60 mg via oral por dia, com diminuição gradativa quando observarmos diminuição da atividade da doença.

5. Azatioprina (Imuran) deverá ser acrescentada na dose de 1 a 2 mg/kg por dia se houver atividade marcante da doença. A dose de prednisona poderá ser diminuída e da azatioprina, mantida. Devem-se realizar contagem completa das células sanguíneas, prova de função hepática, dosagem de amilase e lipase.

6. Considerar o uso de ciclofosfamida (1 a 2 mg/dia) em pacientes com envolvimento ocular.

## CARCINOMA ESCAMOSO DE VULVA (VER TAMBÉM CARCINOMA ESCAMOSO ESTÁDIO IA)
(Figuras 8.35 a 8.45)

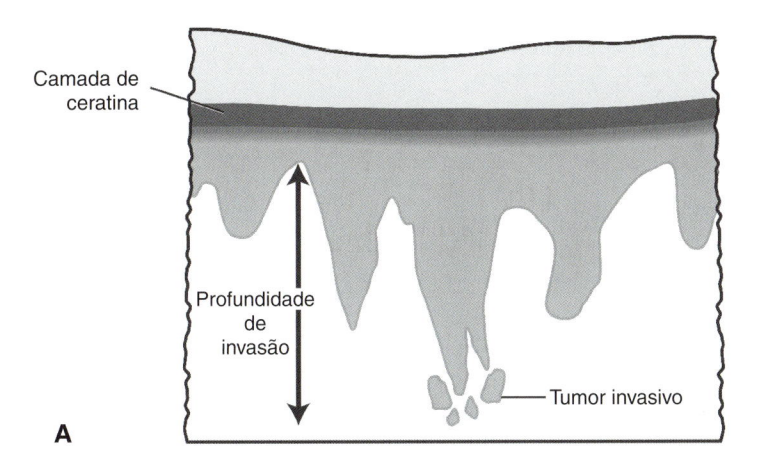

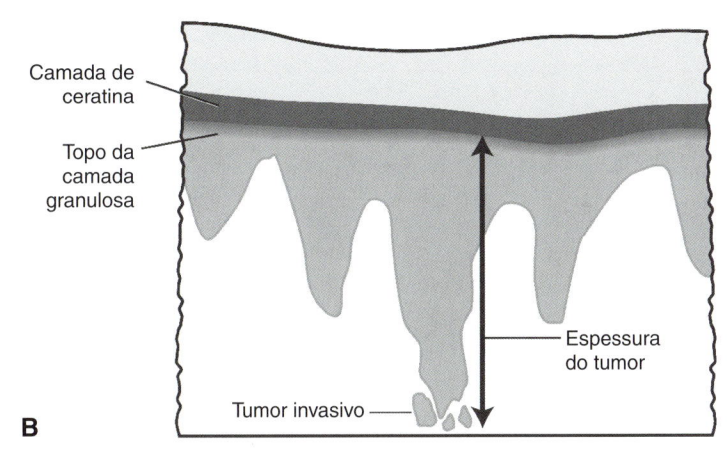

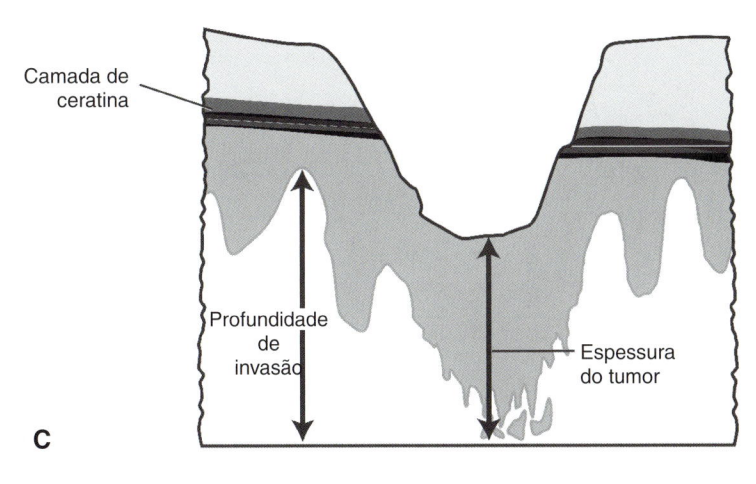

**Figura 8.35. A:** Carcinoma de células escamosas; medida da profundidade de invasão. A profundidade de invasão é medida desde a junção epitélio-dermal da porção mais superficial da papila dermal adjacente até o ponto mais profundo de invasão. Essa medida é aplicada mesmo se a superfície do epitélio estiver ulcerada ou ceratinizada. Esse é o método de medida dos carcinomas de células escamosas vulvar recomendado pela AJCC, determinando se o tumor é estádio T1a, ou T1b. (Com permissão do *AJCC Cancer Staging Manual*, 6th ed. New York: Lippincott, Williams & Wilkins; 2002. Figura @ E.J. Wilkinson, 2007.) **B:** Carcinoma de células escamosas; medida da espessura do tumor quando o epitélio superficial está intacto. Se o tumor estiver ceratinizado, sua espessura é medida da camada granulosa até o ponto mais profundo de invasão. Para os carcinomas de células escamosas, convencionou-se realizar a medida a partir da porção mais inferior da camada granulosa. Para o melanoma, convencionou-se realizar a medida a partir da porção mais superior da camada granulosa. Se o epitélio não for ceratinizado, a espessura do tumor será medida desde a superfície do tumor até o ponto mais profundo de invasão. (Figura @ E.J. Wilkinson, 2007.) **C:** Melanoma e carcinomas de células escamosas; medidas para a espessura do tumor quando o tumor é ulcerado.
A espessura do tumor é medida da superfície do tumor ulcerado até o ponto mais profundo de invasão. Para os melanomas, o nível de invasão é medido e expresso como nível de Clark. Para os carcinomas de células escamosas, a profundidade de invasão é a medida de maior acurácia da verdadeira profundidade do tumor, visto que é medida desde a junção epitélio-dermal da papila dermal adjacente até o ponto mais profundo de invasão. (Figura @ E.J. Wilkinson, 2007.)

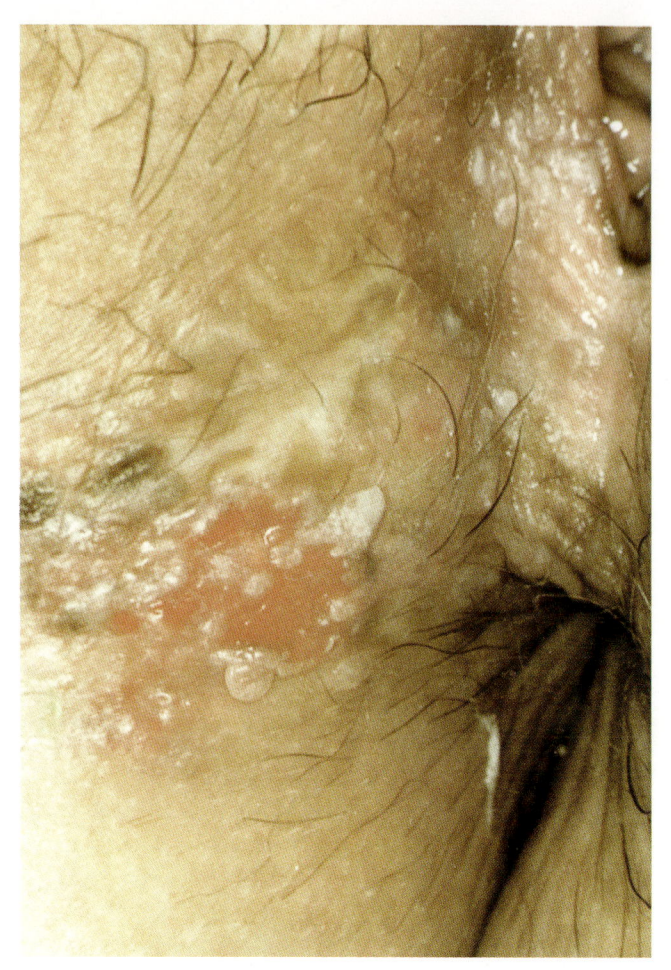

**Figura 8.36.** Carcinoma de células escamosas. Lesão presente em paciente com 9 anos de história de HPV/NIV. A biópsia revelou invasão superficial de 0,8 mm, estádio 1a, carcinoma de células escamosas que foi tratado com excisão ampla da lesão (a invasão máxima foi de 1 mm).

## DEFINIÇÃO

O carcinoma de células escamosas é um tumor epitelial maligno que revela exclusivamente diferenciação escamosa.

## CARACTERÍSTICAS GERAIS

O carcinoma de células escamosas é o tumor maligno mais comum na vulva, respondendo por cerca de 95% dos tumores malignos. A incidência aumenta com a idade e nos Estados Unidos ocorre em 1.5 por 100.000 mulheres por ano. A média de idade para seu surgimento está entre 60 e 74 anos, entretanto, pode acometer mulheres jovens. Existem vários fatores de risco reconhecidos, dos quais o mais importante é a infecção por HPV oncogênico observado nos casos de NIV, condiloma acuminado vulvar e câncer cervical. Outros fatores de risco incluem líquen escleroso vulvar, fumo, imunodeficiência, pouca higiene perineal e doença granulomatosa genital. Fatores adicionais incluem idade avançada, número de parceiros sexuais e doenças ocupacionais, como exposição a óleos industriais, corantes e pesticidas.

## CARACTERÍSTICAS CLÍNICAS

O carcinoma escamoso de vulva pode ser assintomático. Os sintomas mais comuns incluem prurido, dor, secreção, sangramento, disúria e odor. Os locais mais comuns para seu aparecimento são os lábios maiores, menores, corpo perineal e clitóris. O tumor geralmente se localiza perto ou na linha de Hart, acometendo a área de transição da junção do epitélio não ceratinizado do vestíbulo vulvar e o epitélio ceratinizado adjacente. A maioria dos carcinomas é única, com lesões isoladas. Apesar disso, em cerca de 10% dos casos haverá lesão primária em mais de um local. Cerca de metade das pacientes irá apresentar tumores maiores do que 2 cm de diâmetro. É frequente a presença de VIN nas adjacências do tumor invasivo nas mulheres jovens. Apesar de o líquen escleroso não ser considerado, um processo intraepitelial neoplásico, ele encontra-se associado ao carcinoma em mulheres mais velhas e, raramente, em mulheres mais novas. Nesses casos, o líquen escleroso é de longa data. Nessas pacientes, o tumor localiza-se na área do líquen escleroso. O tumor pode apresentar-se como uma área branco-acizentada ou hiperceratótica, ulcerada ou nodular. Essas alterações podem estar associadas à NIV diferenciada, adjacente ao tumor invasivo. A NIV diferenciada é considerada lesão precursora do carcinoma escamoso ceratinizado vulvar, não estando associada ao HPV. O risco de desenvolver carcinoma de vulva durante a vida em pacientes com líquen escleroso vulvar é de 20%; entretanto, com tratamento apropriado, o risco parece ser infinitamente menor, embora estudos controlados de longo prazo em pacientes com tratamento eficaz necessitem ser realizados. Estudos retrospectivos de espécimes de vulvectomia de mulheres com carcinoma de células escamosas vulvar reportam uma frequência de associação a líquen escleroso de 15-40%.

## ACHADOS MICROSCÓPICOS

Os 3 tipos histológicos mais comuns de carcinoma de células escamosas de vulva são: (1) carcinoma de células escamosas do tipo usual, que pode ser ceratinizante ou não ceratinizante, (2) carcinoma condilomatoso, e (3) carcinoma basaloide. Numerosos outros tipos foram descritos (Tabela 8.2).

Desses, somente o carcinoma verrucoso tem excelente prognóstico, diferentemente dos outros carcinomas escamosos. A suspeita clínica do carcinoma verrucoso deve-se ao fato de ter tamanho volumoso e apresentar-se de maneira confinada. Os carcinomas escamosos associados a líquen escleroso são do tipo usual e sempre ceratinizantes. Não estão associados à infecção por HPV oncogênicos, como os tipos condilomatosos e basaloides.

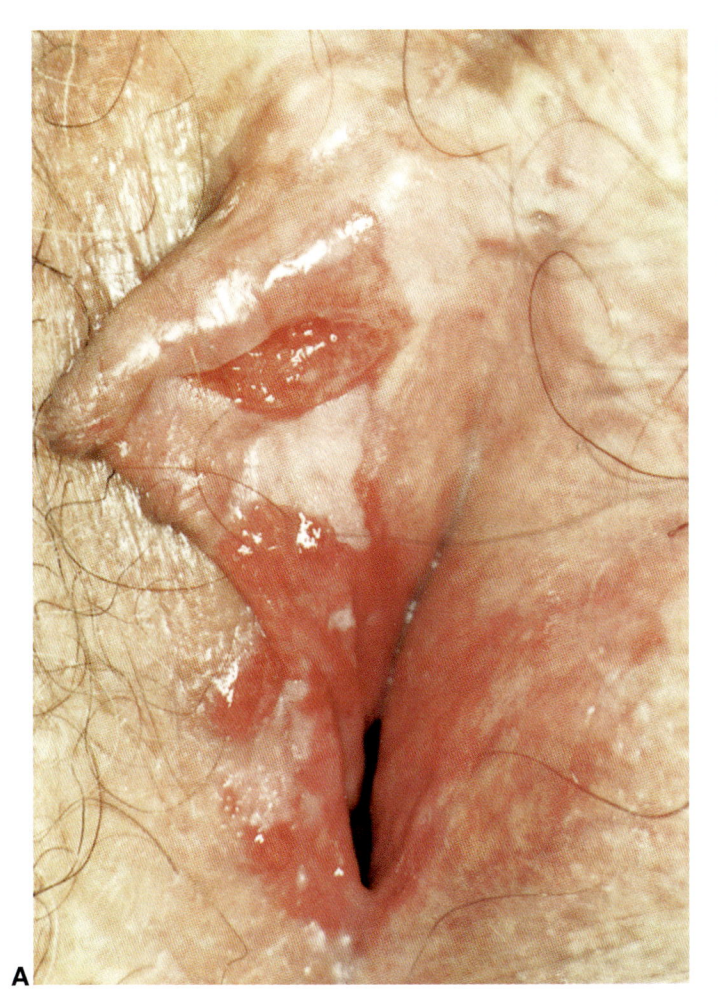

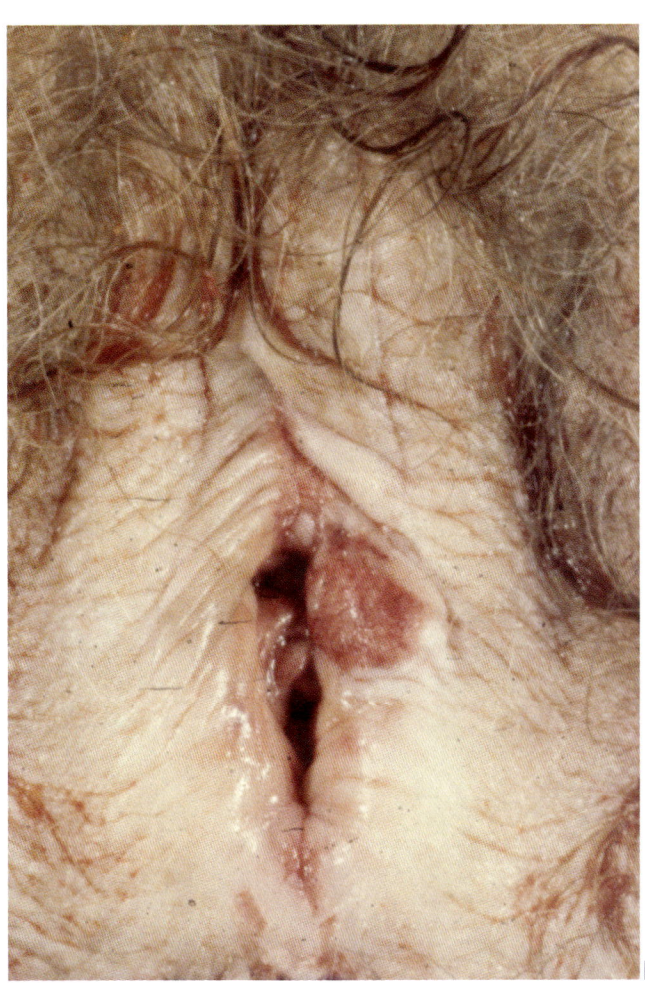

**Figura 8.37. A:** Carcinoma de células escamosas. Úlcera no lábio direito em área de NIV e líquen escleroso. A biópsia revelou carcinoma de células escamosas (> 2 mm de invasão), e a paciente foi submetida a vulvectomia radical à direita e vulvectomia simples parcial esquerda. A profundidade máxima de invasão foi de 3,8 mm, e os 14 linfonodos inguinais direitos foram negativos para carcinoma. **B:** Espécime de vulvectomia total demonstrando carcinoma ulcerado de células escamosas em área de líquen escleroso.

Os tumores podem apresentar padrão de crescimento confluente, uma característica dos tumores com invasão mais profunda. O crescimento confluente é caracterizado por cordões de tumor na derme excedendo mais de 1 mm de diâmetro. Ao se avaliarem os tumores mais avançados do que o estádio Ia, observa-se que o padrão de crescimento tumoral tem correlação com a metástase para os linfonodos. Tumores com padrão difuso de crescimento infiltrativo estão associados a maior frequência de metástase para linfonodos regionais que aqueles com padrão de crescimento compacto. Tumores com profundidade de invasão maior do que 2 mm e comprometimento dos espaços vasculares têm significativamente maior frequência de metástase para linfonodos que tumores sem invasão vascular.

**TABELA 8.2 Carcinoma de células escamosas vulvar: Tipos histológicos**

| TIPOS COMUNS | TIPOS RAROS |
| --- | --- |
| Carcinoma de células escamosas tipo ceratinizante | Carcinoma de células escamosas acantolítico |
| Carcinoma de células escamosas tipo não ceratinizante | Carcinoma de células escamosas gigantes |
| Carcinoma basaloide | Carcinoma de células espiculadas |
| Carcinoma condilomatoso | Carcinoma linfoepitelial |
|  | Carcinoma verrucoso |

## GRADUAÇÃO TUMORAL

O *American Joint Committee on Cancer* (AJCC) recomenda o seguinte sistema de graduação para o carcinoma de vulva: GX: o grau não pode ser avaliado; G1: bem diferenciado; G2: moderadamente diferenciado; G3: pouco diferenciado; e G4: indiferenciado.

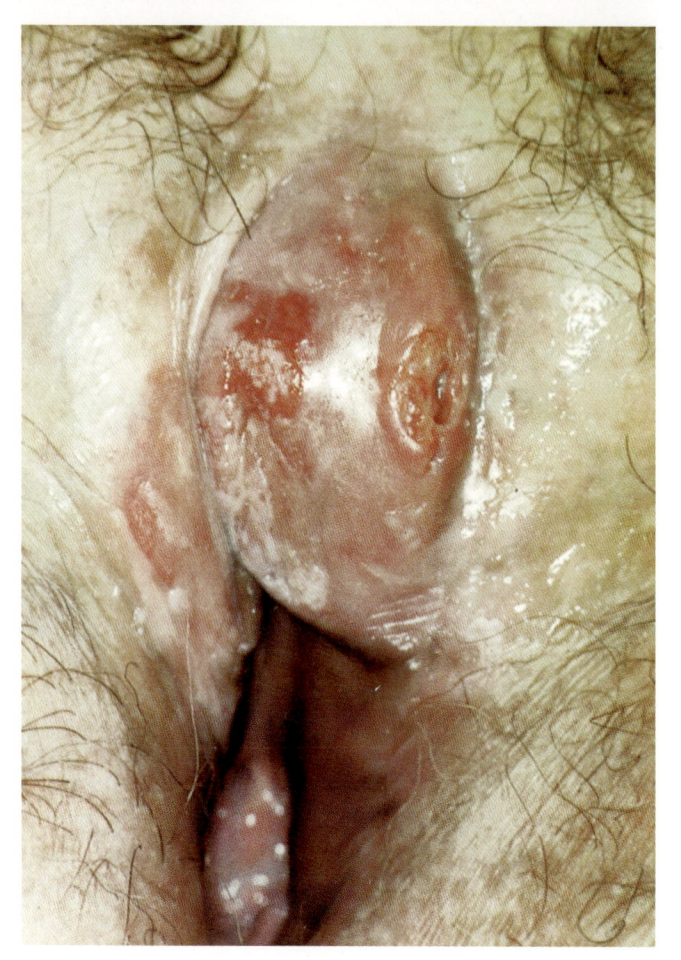

A graduação para os tumores de vulva não é realizada de forma rotineira pela maioria dos laboratórios.

### DIAGNÓSTICO DIFERENCIAL

O diagnóstico diferencial do carcinoma de células escamosas de vulva inclui metástase de carcinoma de células escamosas de outros sítios, como colo e reto; NIV com envolvimento de anexos cutâneos; melanoma maligno; hiperplasia epiteliomatosa (hiperplasia pseudocarcinomatosa), especialmente quando associada a tumor de células da granulosa; ceratoacantoma; ceratose folicular invertida; sarcoma epitelioide; amiloidose vulvar, dentre outras causas.

### ESTADIAMENTO CLINICOPATOLÓGICO

O estadiamento clínico deverá ser conduzido de acordo com as diretrizes da *International Federation of Gynecology and Obstetrics* (FIGO) e AJCC (Tabela 8.3). O *College of American Pathologists* recomenda que a informação a respeito do tumor na Tabela 8.4 seja incluída no laudo final da patologia, além de o diagnóstico e da informação descritiva apropriada. Em um eventual questionamento se existe ou não invasão presente, e a realização de mais cortes não responder à questão, é recomendado que a invasão não seja diagnosticada.

### COMPORTAMENTO CLÍNICO

O carcinoma escamoso de vulva pode espalhar-se localmente através dos linfáticos e vasos sanguíneos. O envolvimento da vagina e da uretra distal pode acontecer. Quando o tumor se torna avançado, pode estender-se para a bexiga, o tecido perirretal e os ossos pélvicos. Em cerca de metade dos casos ocorre recidiva na região perineal. Pode acontecer também comprometimento dos linfonodos

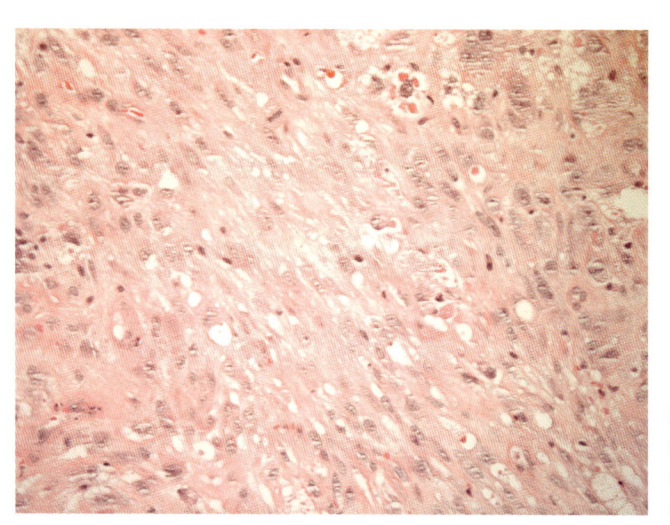

**Figura 8.38.** Carcinoma de células escamosas. Volumosa massa ulcerada no meio e à esquerda do clitóris. A lesão iniciou há 5 meses e a biópsia inicial revelou "inflamação". Como não respondeu à administração de antibióticos, uma 2ª biópsia revelou a presença de "carcinoma escamoso invasor, bem diferenciado, do tipo ceratinizante". A paciente foi submetida à vulvectomia com linfadenectomia.

**Figura 8.39.** Carcinoma de células escamosas do tipo espiculado. As células escamosas são de forma espiculada e apresentam núcleo pleomórfico. Não se evidencia ceratina.

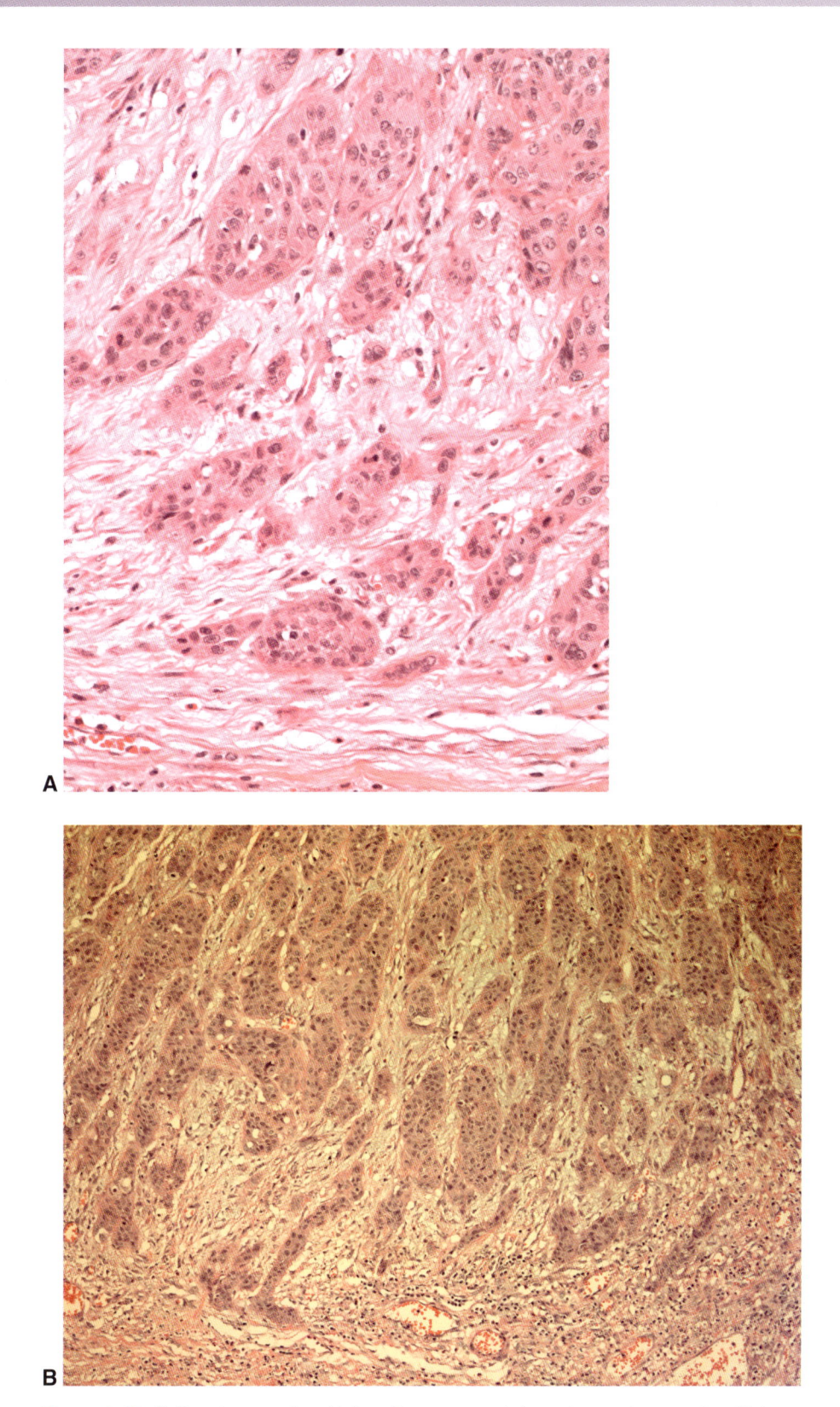

**Figura 8.40. A:** Carcinoma de células. Pequenos ninhos de carcinoma de células escamosas pouco diferenciados com estroma fibroso e células inflamatórias. O tumor tem um padrão de crescimento difuso. **B:** Carcinoma de células escamosas basaloides. O carcinoma invasivo de células escamosas basaloides tem padrão de invasão "difuso" ou "espalhado". Os grupamentos de células tumorais dentro da derme são de tamanhos variados e algumas células tumorais invasoras também podem ser identificadas. Células inflamatórias crônicas também estão presentes.

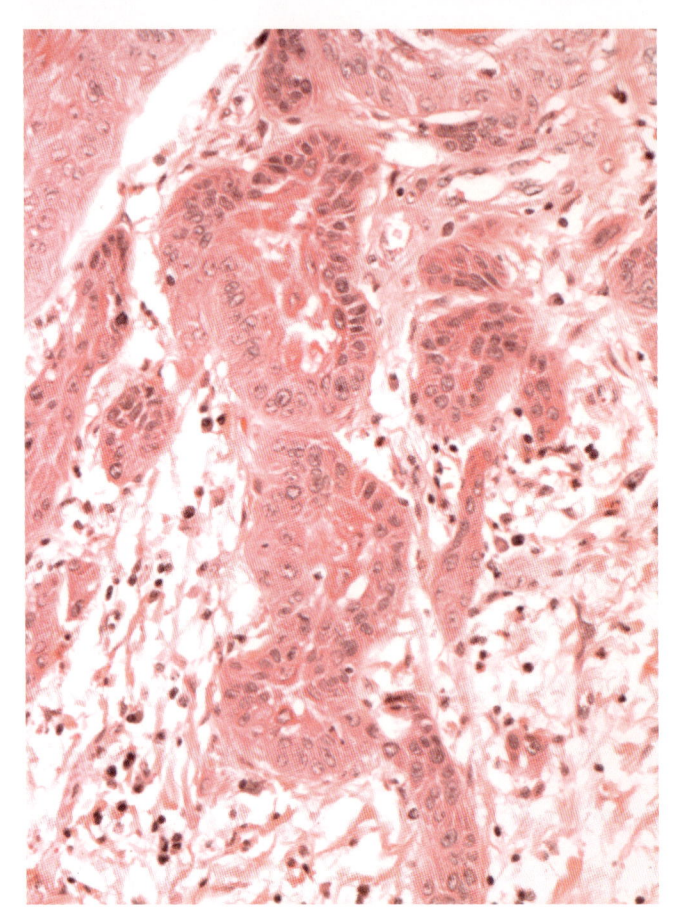

**Figura 8.41.** Carcinoma de células escamosas, do tipo acantótico (adenoide escamoso). O grupamento celular do tumor tem um foco central de necrose, resultando em um padrão de crescimento pseudoglandular.

profundos da pelve, com metástases à distância para os outros órgãos. Quando ocorre metástase para os linfonodos, os inguinofemorais superficiais ipsilaterais são os mais frequentemente envolvidos. São raras as metástases para os linfonodos contralaterais. O envolvimento metastático bilateral dos linfonodos inguinofemorais pode acontecer nos tumores da linha média. Sabe-se que se os linfonodos superficiais inguinofemorais estiverem livres de tumor, não há risco de comprometimento dos linfonodos pélvicos profundos e há risco mínimo de metástase para os linfonodos femorais profundos. Quando os linfonodos superficiais se apresentam comprometidos, cerca de 1/4 das pacientes têm comprometimento dos linfonodos pélvicos profundos. O gânglio de Cloquet (ou Rosenmüller), que é linfonodo superficial inguinal mais proximal, é frequentemente retirado para a avaliação intraoperatória antes de se planejar a cirurgia vulvar, porque o comprometimento desse linfonodo indica o tratamento dos nódulos pélvicos profundos. Amostra do linfonodo sentinela, empregando coloide radioativo, é utilizada em alguns centros para determinar quais nódulos serão estudados.

Apesar de a recorrência local do carcinoma escamoso de vulva estar associada a maior risco de metástase para linfonodo e sobrevida pequena, a ocorrência de um 2º carcinoma escamoso em um sítio distante na vulva como um tumor primário não parece exercer influência significativa na sobrevida (Tabela 8.5).

## TRATAMENTO

A probabilidade de metástase é de praticamente zero, quando a profundidade da invasão é de 1 mm. A terapêutica preconizada para as pacientes que preenchem os crité-

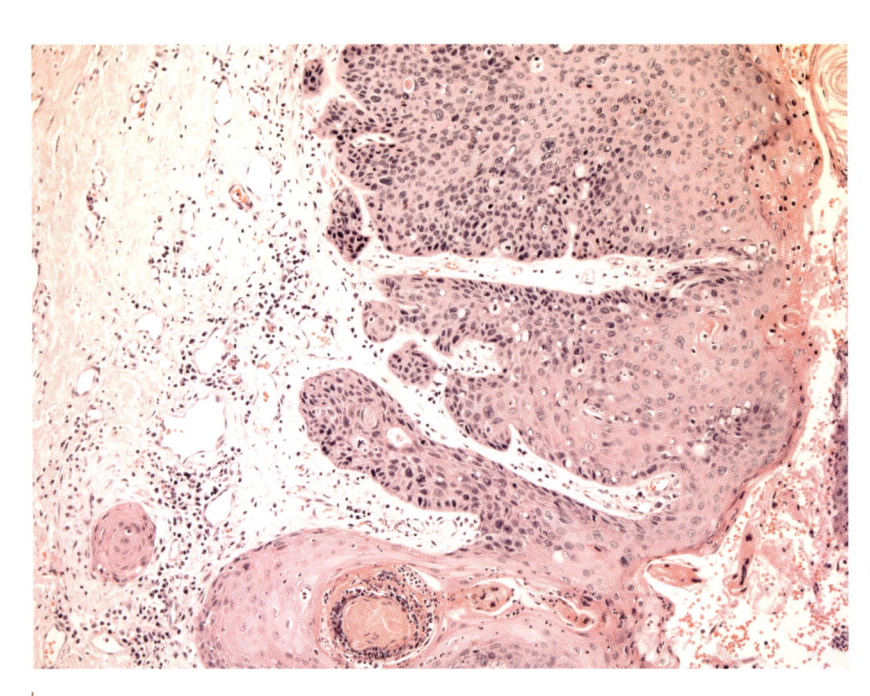

**Figura 8.42.** Carcinoma de células escamosas; NIV verrucosa com carcinoma condilomatoso. Presença de foco de invasão.

## Tabela 8.3
### Estadiamento do carcinoma vulvar (FIGO e AJCC/TNM)

| | |
|---|---|
| TX | Tumor primário não pode ser acessado |
| T0 | Não há evidência de tumor primário |
| **Estádio 0** | |
| Tis | Carcinoma *in situ*, carcinoma intraepitelial (NIV 3) |
| **Estádio I** | |
| T1 N0 M0 | Tumor confinado a vulva e/ou períneo; 2 cm ou menos na maior dimensão; linfonodos não palpados |
| T1a | Estádio IA; tumor tem profundidade de invasão de 1 mm ou menos |
| T1b | Estádio IB, tumor tem profundidade de invasão maior de 1 mm |
| **Estádio II** | |
| T2 N0 M0 | Tumor confinado a vulva e/ou ao períneo, maior de 2 cm em seu maior diâmetro |
| **Estádio III** | |
| T3 | Tumor de qualquer tamanho com crescimento para a uretra inferior, vagina ou ânus |
| T3 N1 M0 | 1. Crescimento adjacente para a uretra inferior, vagina ou ânus, T1 N1 M0; T3 N0 M0 e |
| | 2. Metástase para linfonodo regional unilateral, T2 N1 M0; T3 N1 M0 |
| **Estádio IVA** | |
| T1 N2 M0 | O tumor invade uma das seguintes estruturas: |
| T2 N2 M0 | Uretra superior, mucosa vesical, mucosa retal, ossos pélvicos e/ou metástase para linfonodos regionais bilaterais |
| T3 N2 M0 | |
| T4 qualquer N M0 | |
| T4 | Tumor invade qualquer das seguintes estruturas: mucosa uretal superior, mucosa vesical, mucosa retal, ou está fixo ao osso pélvico |
| **Estádio IVB** | Qualquer T; qualquer N; M1, metástase à distância incluindo linfonodos pélvicos |

De The Federation Internationale de Gynecologie et Obstetrique (International Federation of Gynecologists and Obstetricians) (F.I.G.O.) e de American Joint Commission on Cancer (AJCC). *AJCC cancer staging manual,* 6th ed. American Cancer Society. Lippincott, Williams & Wilkins, 2002, com permissão.

## Tabela 8.4
### Informações recomendadas a serem incluídas no laudo final do patologista

1. Profundidade de invasão em milímetros
   A profundidade de invasão é definida como a medida obtida da junção epiteliodermal (estromal) da papila dermal superficial mais adjacente até o ponto mais profundo de invasão (Fig. 8.35)
2. A espessura do tumor
   A espessura do tumor não é usada para estadiamento. A medida é definida a partir da superfície do tumor até o ponto mais profundo de invasão (Figs. 8.35A e B)
3. O método de medida de profundidade de invasão
4. A presença ou não de envolvimento dos espaços vasculares pelo tumor
5. A maior dimensão horizontal do tumor, medida *in natura* e/ou no estágio de fixação ou ambos
6. Presença de metástase para linfonodos regionais, incluindo o total de linfonodos por tamanho e lado, e a presença ou não de tumor nos nódulos
7. Presença de outras metástases
8. O estadiamento patológico do tumor (pT; N; M) ou (FIGO)

De Wilkinson EJ. Protocol for the examination of specimens from patients with carcinomas and malignant melanomas of the vulva: a basis for checklists. Cancer Committee of the American College of Pathologists. *Arch Pathol Lab Med* 2000;124:51-56.

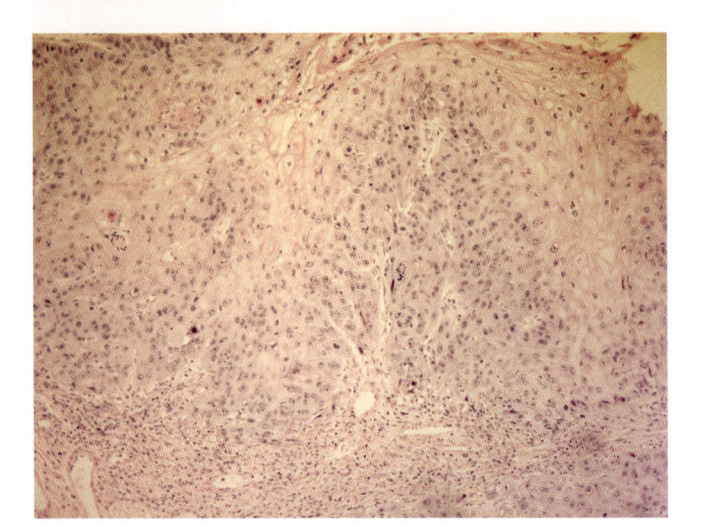

**Figura 8.43.** Carcinoma de células escamosas. NIV condilomatosa com carcinoma condilomatoso. Presença de grupamentos de tumor escamoso invasor na interface dermal do tumor na derme adjacente. Estão presentes coilocitos e multinucleação.

**Tabela 8.5**
**Fatores relacionados com recorrência tumoral e baixa sobrevida**

1. Presença de tumor nas margens cirúrgicas
2. Tumor com profundidade de invasão maior de 5 mm
3. Tumor com estádio II ou mais pela FIGO
4. Tumor presente nos linfonodos inguinais femorais
5. Tumor com mais de 1 mm de profundidade de invasão com envolvimento dos espaços linfocapilares (vasculares)

rios da ISSVD para carcinoma de vulva estágio I, deverá ser a excisão local ampla sem vulvectomia. Linfadenectomia inguinofemoral bilateral não é necessária nessas pacientes.

Pacientes com mais de um foco de invasão ou carcinoma com invasão superior a 1 mm de profundidade, ou 2 cm em diâmetro, requerem terapêutica cirúrgica mais extensa, geralmente incluindo excisão local radical com 3 cm de margens cirúrgicas e pelo menos linfadenectomia inguinofemoral ipsolateral, se o tumor tiver uma profundidade de invasão maior de 1 mm, mas menor de 3 mm, com linfonodos clinicamente negativos. Se os linfonodos superficiais estiverem comprometidos por metástase tumoral, será necessária a irradiação dos linfonodos pélvicos. Os tumores desse tamanho, localizados na linha média, requerem linfadenectomia inguinofemoral bilateral. Os tumores mais avançados requerem vulvectomia total ou hemivulvectomia com linfadenectomia inguinofemoral bilateral e, se esses linfonodos estiverem comprometidos, a irradiação dos linfonodos pélvicos se fará necessária.

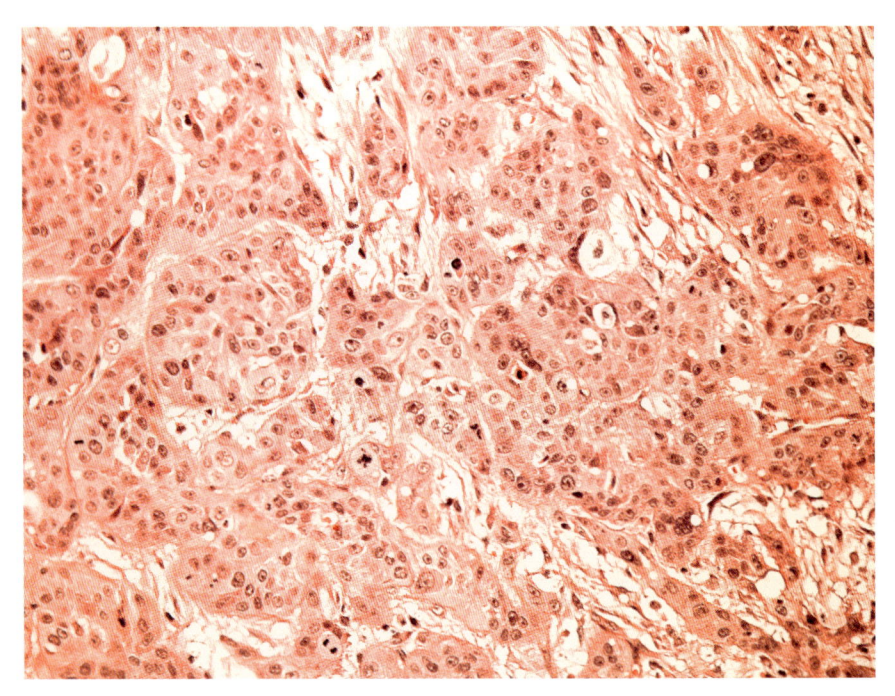

**Figura 8.44.** Carcinoma de células escamosas, bem diferenciado, não ceratinizado. O tumor é composto de células escamosas bem diferenciadas com citoplasma eosinofílico. O tumor tem um padrão de crescimento confluente nessa área.

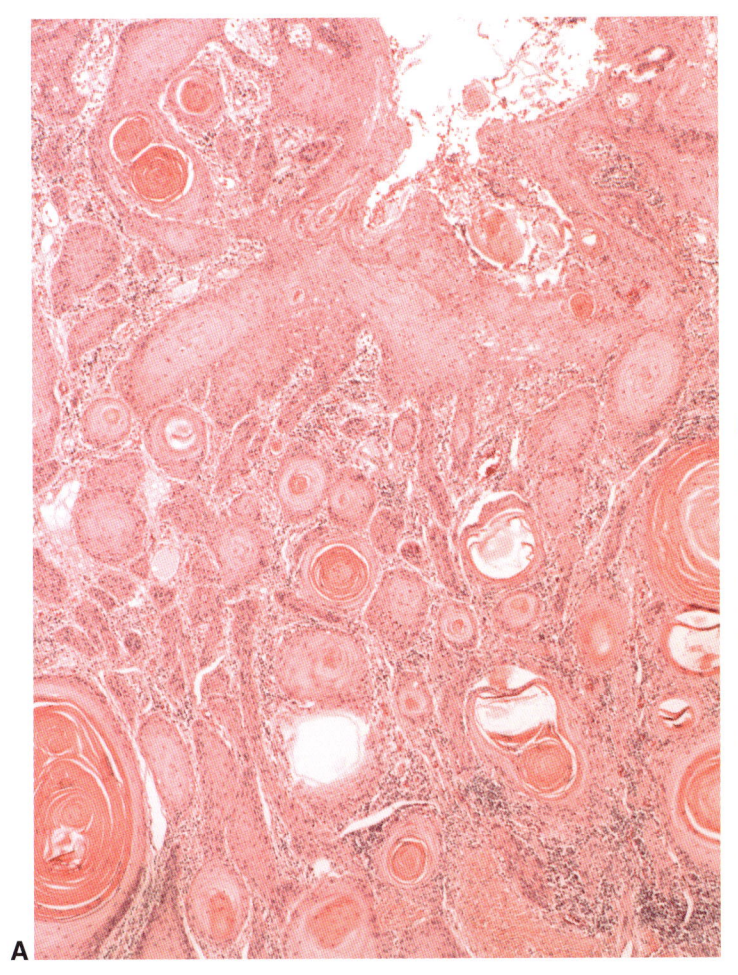

**Figura 8.45. A:** Carcinoma de células escamosas, bem diferenciado, ceratinizado. O tumor tem cordões e ninhos de células escamosas com citoplasma eosinofílico proeminente, pleomorfismo nuclear moderado e formação de ceratina. O estroma é desmoplásico e algumas células inflamatórias encontram-se presentes e adjacentes ao tumor.
**B:** Carcinoma de vulva linfoepitelial. Grandes células tumorais pleomórficas estão circundadas por um infiltrado de células inflamatórias composto principalmente por linfócitos. Ao exame microscópico, essa variante do carcinoma de células escamosas parece-se com linfoma, ou algum processo inflamatório; entretanto, ele se apresenta clinicamente na vulva como tumor cutâneo envolvendo o epitélio sobrejacente de forma típica. O padrão de crescimento infiltrativo é observado em biópsias profundas.

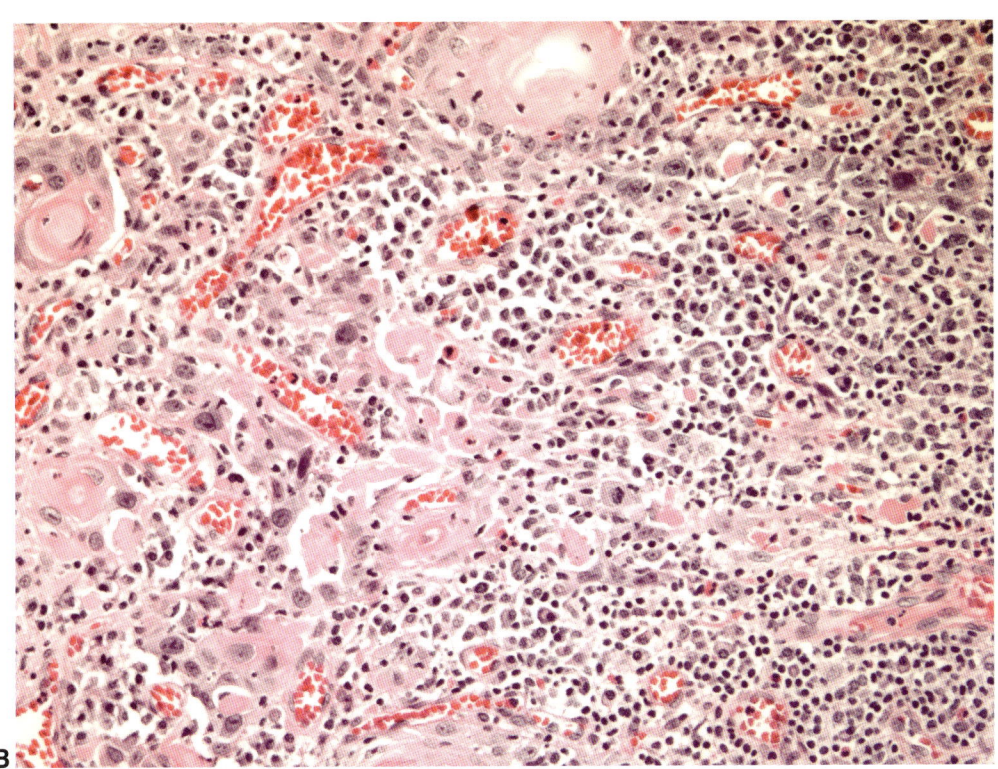

# CARCINOMA DE CÉLULAS ESCAMOSAS ESTÁDIO IA (Ver Carcinoma de Células Escamosas, Tabela 8.4) (Figuras 8.35 a 8.44)

## DEFINIÇÃO

Carcinoma de células escamosas de vulva, único, primário, com 2 cm ou menos em diâmetro, com profundidade de invasão de 1 mm ou menos. Um tumor desse tamanho e dimensões é classificado pela FIGO como estádio IA, TNM estádio Ia.

## CARACTERÍSTICAS GERAIS

A identificação de um carcinoma vulvar de células escamosas superficialmente invasor que não apresenta risco de metástase para os linfonodos inguinofemorais e ou regionais progrediu através de uma série de definições de microinvasão proposta por inúmeros autores. Os estudos iniciais, seguindo o caminho utilizado para o câncer de colo, usando 5 mm de profundidade de invasão como base da divisão. Foi observado que com 5 mm de profundidade de invasão, cerca de 15% das mulheres iriam apresentar metástase para linfonodos inguinais. Então foi proposta uma profundidade de invasão de 3 mm; entretanto, essa profundidade de invasão estava associada a uma probabilidade de comprometimento de linfonodos inguinais em 10% dos casos. Os estudos recentes mostraram que para atingir uma profundidade não associada a metástase de linfonodos inguinais, a profundidade de invasão não poderá ser maior que 1 mm.

## CARACTERÍSTICAS CLÍNICAS

Clinicamente, o carcinoma de células escamosas pode ser ulcerado, exofítico, ou aparecer como placas hiperceratóticas. O carcinoma superficialmente invasor sempre se apresenta associado a NIV. Nesses casos, pode não haver nenhum sinal clínico específico que nos faça suspeitar de invasão e a probabilidade de identificar-se a invasão focal ao exame histológico é de cerca de 15% dos casos. Em outros casos, o foco de invasão associada a lesão de NIV poderá ser suspeitado pelo associação, a áreas granulosas, ulceradas ou hiperceratóticas.

Em 1983, a ISSVD desenvolveu a definição usada atualmente para o estádio IA do carcinoma de vulva. Foi inicialmente referenciado como estádio IA carcinoma de vulva da ISSVD. Posteriormente, em colaboração com a Sociedade Internacional de Ginecologistas Patologistas (ISGYP), a definição para "profundidade de invasão" foi estabelecida. O carcinoma estádio IA foi definido como uma lesão única medindo 2 cm ou menos em diâmetro e com profundidade de invasão de 1 mm ou menos. Pacientes com mais de 1 foco de invasão não estarão incluídas nessa definição. A medida é feita a partir da junção epitélio estromal da papila dérmica mais adjacente até o ponto mais profundo de invasão (definido como profundidade de invasão). Essa definição irá incluir casos de invasão de espaço capilar por tumor, de modo que nenhum tumor tenha profundidade de invasão maior que 1 mm. O estádio IA, TNM estádio Ia, foi posteriormente aceito tanto pela FIGO quanto pela AJCC. O termo *carcinoma microinvasor* não é recomendado para tumores da vulva, tanto pela ISSVD quanto pela ISGYP, pelo fato de o termo ser ambíguo e relacionado com definições históricas anteriores.

O estadiamento de carcinoma escamoso invasor de vulva estádio Ia não poderá ser estabelecido, a menos que todo o tumor tenha sido estudado. Uma biópsia única e pequena, revelando um tumor raso, não consegue predizer se o tumor apresenta profundidade de invasão maior além das bordas da biópsia. O espécime preferido para exame é através de uma excisão elíptica do tumor com pelo menos 1 cm de margem. O espécime deverá ter as margens profundas e laterais marcadas com tinta índia ou outro marcador permanente, e ser completamente seccionado e totalmente submetido a exame histológico. Dessa forma, podemos assegurar que iremos identificar a área mais profunda de invasão, assim como realizar a análise das margens cirúrgicas.

## ACHADOS MICROSCÓPICOS

O estágio Ia do carcinoma invasor de células escamosas está sempre associado a NIV, e a NIV poderá ser do tipo verrucoso, basaloide ou diferenciado. Os tipos verrucoso e basaloide estão associados a HPV oncogênico, geralmente o tipo 16, enquanto o diferenciado está mais comumente associado a líquen esceloroso. O carcinoma vulvar de células escamosas poderá crescer de forma compacta, difusa ou através de digitações. O ponto de profundidade máxima de invasão em um tumor de crescimento difuso requer análise meticulosa, procurando por pequenas ilhas de tumor profundas no sítio do tumor primário (Tabela 8.4).

## MEDIDAS MICROSCÓPICAS HISTOPATOLÓGICAS

Havia certa controvérsia no passado, relacionada com o estadiamento apropriado do carcinoma de vulva superficialmente invasor como TNM estádio Ia relativo ao método de medição usado para determinar a profundidade de invasão. Todos os pesquisadores concordam que o ponto mais profundo de invasão é a medida de profundidade correta. Todos os patologistas concordam que o uso de uma ocular calibrada ou outro equipamento de medida apropriado é necessário para a realização precisa e acurada de medida. No passado, algumas opiniões foram discordantes com relação ao ponto superficial de medição selecionado para determinar a profundidade de invasão. A Organização Mundial de Saúde, a FIGO e a AJCC agora concordam que a medida proposta para determinar se é um tumor estádio Ia ou não deverá ser a profundidade de invasão (Fig. 8.35A). A medida de profundidade de invasão é feita desde a junção epiteliodermal (estromal) da papila dérmica superficial mais adjacente até o ponto mais profundo de invasão. A espessura do tumor não é utilizada para estadiamento, porém é feita medindo-se a superfície do tumor até o ponto mais profundo de invasão (Fig. 8.35B). No caso de ulceração da superfície do epitélio, a medida da superfície poderá não refletir uma verdadeira invasão, e pode subestimar seriamente a profundidade de invasão (Fig. 8.35C). Casos de hiperceratose intensa também podem subestimar a medida de invasão. Nesses casos, a medida da espessura do tumor poderá ser feita a partir da camada granulosa do epitélio sobrejacente. Essa medida só será possível se a superfície do epitélio estiver intacta e a camada granulosa, presente. Tumores que surgem dentro do vestíbulo vulvar podem não apresentar a camada granulosa, pelo fato de essa área não possuir superfície ceratinizada. A medida da superfície da camada granulosa, se ceratinizada, até o ponto mais profundo de invasão é relatada como a *espessura do tumor*. A medida da junção epitélio-dermal (estromal) da papila dérmica superficial mais adjacente até o ponto mais profundo de invasão é relatada como a profundidade de invasão e pode ser encontrada em todas as áreas da vulva, não sendo influenciada de forma significativa em caso de hiperceratose, ulceração da superfície tumoral, ou neoplasia epitelial adjacente ou hiperplasia. A realização dessa medida poderá não ser possível em tumores profundamente invasivos, pelo seu tamanho. Nos tumores superficialmente invasivos, a profundidade de invasão faz-se necessária para o estadiamento apropriado; entretanto, nos tumores mais profundamente invasivos, a espessura tumoral é geralmente mais fácil de ser medida. O maior fator limitador está em lidar com os casos em que não há pele adjacente normal ou membrana mucosa adjacente ao tumor na lâmina, sendo usada para a medição.

## COMPORTAMENTO CLÍNICO E TRATAMENTO

Nos carcinomas escamosos de vulva estádio Ia TNM, tendo um tumor com 1 mm de profundidade de invasão ou menos, a probabilidade de metástase para linfonodos inguinofemorais é zero. Nas pacientes que preenchem o critério do estadiamento TNM IA do câncer de vulva, o tratamento preconizado é a excisão local ampla do tumor (vulvectomia parcial profunda). A linfadenectomia inguinofemoral normalmente não se faz necessária nesses casos. Pacientes com mais de um foco de invasão, ou carcinoma com invasão superior a 1 mm de profundidade, ou 2 cm em diâmetro requerem terapêutica cirúrgica mais extensa, geralmente incluindo excisão local radical com 3 cm de margens cirúrgicas (vulvectomia parcial profunda) e pelo menos linfadenectomia inguinofemoral ipsolateral. Se o tumor tiver uma profundidade de invasão maior que 1 mm, mas menor que 3 mm, com linfonodos clinicamente negativos, deve-se realizar vulvectomia parcial profunda, com possível amostra de linfonodo-sentinela. Se os linfonodos superficiais estiverem comprometidos por metástase tumoral, será necessária a realização de linfadenectomia inguinofemoral e a irradiação dos linfonodos pélvicos. Os tumores mais avançados requerem vulvectomia parcial profunda, hemivulvectomia ou vulvectomia total profunda, dependendo do tamanho e da localização do tumor. Nesses casos, linfadenectomia inguinofemoral bilateral faz-se necessária. Se esses linfonodos estiverem comprometidos, a irradiação dos linfonodos pélvicos deverá ser realizada.

# SÍFILIS   (Figuras 8.46 a 8.48)

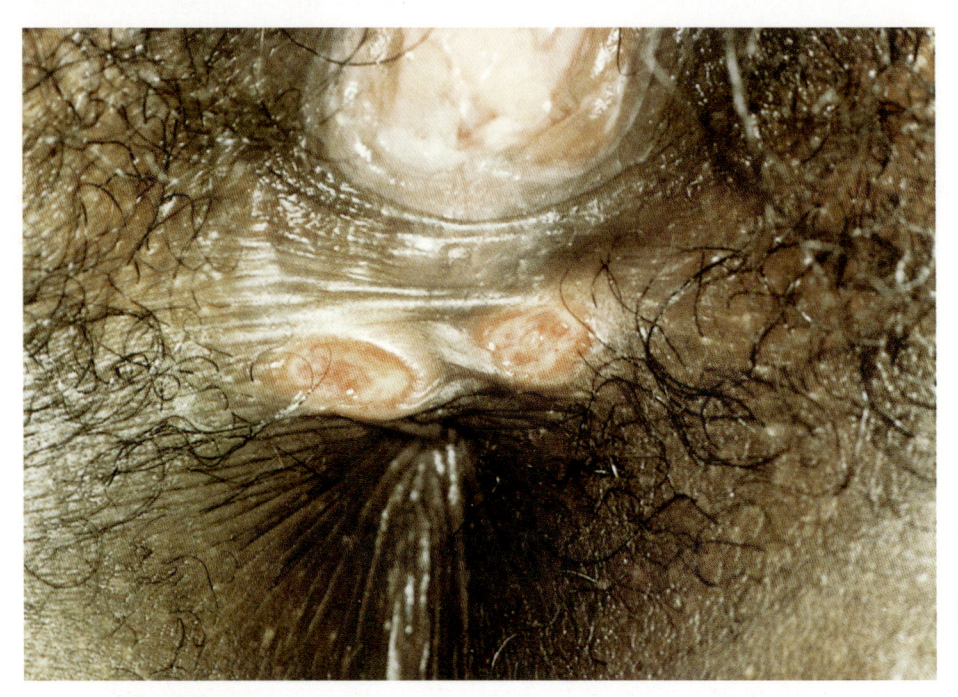

**Figura 8.46.** Cancros indolores ("lesões em beijo") em paciente com sífilis primária.

## DEFINIÇÃO

Sífilis é uma doença sexualmente transmissível causada pelo *Treponema pallidum*.

## CARACTERÍSTICAS GERAIS

Apesar da diminuição dos casos de sífilis desde a introdução da penicilina após a Segunda Guerra Mundial, sua prevalência tem aumentado. Parece estar havendo uma correlação entre o aumento na incidência de sífilis e o aumento da prevalência de HIV na população. Enquanto que era raro vermos sífilis primária nos anos 1970 e 1980, um aumento no número de pacientes infectados com essa bactéria está sendo observado em clínicas ginecológicas movimentadas. O agente causal, *T. pallidum*, é um organismo delicado, em espiral, que é transmitido por contato direto. O organismo é muito sensível a ambientes secos e não sobreviverá fora do organismo humano.

## APRESENTAÇÃO CLÍNICA

A sífilis tem 3 estágios distintos: primário, secundário e terciário. Existem períodos de latência interpostos entre esses 3 estágios. O 1º sinal clínico de infecção irá ocorrer aproximadamente 21 dias após a inoculação do *Treponema* (varia entre 10 a 90 dias). Uma úlcera indolor irá aparecer na vulva e, a menos que seja palpada ou visualizada durante autoexame, passará despercebida pela paciente. A úlcera é nitidamente demarcada, dura e geralmente indolor. Normalmente não há exsudato purulento, a menos que seja secundariamente infectada. Linfadenopatia regional poderá ser notada na região inguinal de forma unilateral ou bilateral. A úlcera irá regredir após 3 a 8 semanas e, após semanas ou meses, surgirá a sífilis secundária.

As manifestações de sífilis secundária são devidas à disseminação do *Treponema* pelo corpo. Poderão ser observados sintomas sistêmicos, como febre, artralgias, dores ósseas e indisposição. Lesões difusas em pele do tipo anular, maculopapular, papular ou macular poderão estar presentes. As lesões mais frequentemente observadas são as maculopapulares de coloração marrom, sendo frequentemente encontradas nas regiões palmares e plantares. A lesão clássica da sífilis secundária na genitália é o condiloma *latum*. Essa lesão está repleta de *Treponema* e apresenta-se com múltiplas placas de base ampla de coloração cinza-róseo para branca. Poderão ser notadas em outras partes do corpo, como axilas e sulco mamário. O envolvimento do periósteo pode resultar em dor óssea, principalmente se for no crânio, na clavícula, na tíbia e no rádio. O comprometimento hepático pode resultar em desconforto abdominal e icterícia. O envolvimento ocular pode ocorrer acompanhado de conjuntivite avermelhada e dolorosa. Irite pode resultar em fotofobia e visão turva.

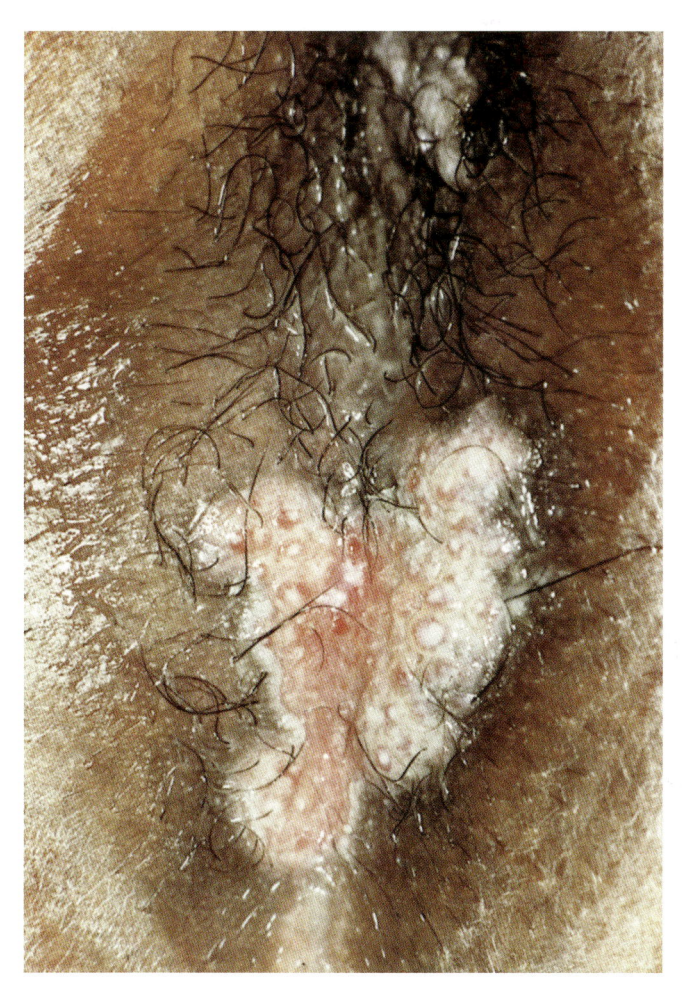

**Figura 8.47.** Condiloma *latum* em paciente com sífilis secundária. A paciente foi tratada anteriormente com método destrutivo tópico, pensando em condiloma acuminado.

A sífilis tardia ou terciária apresenta-se com manifestações neurológicas ou cardíacas secundárias ao desenvolvimento de goma dentro dessas estruturas vitais.

O diagnóstico de sífilis deverá ser considerado em toda paciente com ulceração vulvar única. Apesar de o cancro, que é a lesão primária de sífilis, ser geralmente firme, de base limpa, bem delimitado e indolor, a infecção secundária poderá resultar em um padrão sugestivo de infecção pelo herpes ou *H. ducreyi*. Tanto o herpes quanto o *H. ducreyi* levam à formação de úlceras tipicamente dolorosas. O linfogranuloma venéreo também poderá estar associado a ulcerações vulvares e linfoadenopatia. A infecção por HIV pode manifestar-se através de ulcerações na vulva que são indistinguíveis daquelas observadas nos casos de sífilis. O exame de campo escuro do conteúdo do cancro pode revelar a presença de espiroquetas. A abordagem preconizada é a realização de exame de campo escuro seguido por testes sorológicos. O VDRL e RPR são exames de medidas de anticorpos contra a cardiolipina qualitativos e quantitativos. Infelizmente, esses testes podem ser falsos-positivos em pacientes portadoras de lúpus, hepatite, sarcoidose, imunização recente, uso de drogas e gravidez. Ainda na sífilis secundária, existe o fenômeno prozona, no qual esses testes são falsamente negativos, pela elevação marcante dos anticorpos de anticardiolipina, que pode interferir no resultado. Será necessário diluir o soro para obtermos a verdadeira atividade. Um teste mais específico para a infecção por treponema é o teste de fluorescência de anticorpos treponêmicos. Sorologias específicas e não específicas deverão ser realizadas para a avaliação de úlcera vulvar. Se há suspeita de infecção por outros agentes, deve-se realizar cultura para herpes, para *H. ducreyi* e sorologia para *C. trachomatis*. Toda paciente com úlcera vulvar sugestiva de sífilis deverá ser investigada para HIV. Não só estes testes têm ramificações diagnósticas, existem importantes implicações terapêuticas, como será discutido mais tarde.

O diagnóstico de lesões de sífilis secundária será baseada em testes sorológicos. Secreção de lesões mucocutâneas poderão ser confirmadas no exame de campo escuro. Teste sorológico com VDRL (ou RPR) e teste de fluorescência de anticorpos treponêmicos deverão ser realizados. Deve-se realizar teste para HIV, assim como para sífilis primária. As lesões do condiloma *latum* da sífilis secundária são sempre confundidas com condiloma acuminado e tratadas com agentes tópicos por diagnóstico errado. Em caso de falha no tratamento do condiloma acuminado com agentes tópicos, devemos pensar em sífilis secundária. Pacientes com sífilis tardia com mais de 1 ano de duração, aqueles com sífilis terciária e, possivelmente, todos os pacientes HIV-positivos deveriam ser submetidos à punção lombar. A punção lombar poderá ajudar a identificar a presença de *T. pallidum* no SNC. Devemos salientar que aproximadamente 50% dos pacientes com sífilis primária terão envolvimento neurológico; entretanto, antes da epidemia de HIV, dificilmente se observam casos de neurossífilis após iniciado o tratamento com penicilina. Após a evolução da epidemia de AIDS, existe uma preocupação quanto à eficácia com os regimes tradicionais de penicilina no manejo da sífilis e na prevenção das neurossífilis nos indivíduos HIV-positivos.

## ACHADOS MICROSCÓPICOS

O cancro primário da sífilis caracteriza-se por lesão ulcerada com infiltrado inflamatório agudo e crônico caracterizado por arterite perivascular de células plasmáticas. A utilização de coloração pela prata (Dieterle ou Warthin-Starry) para espiroquetas irá ajudar a identificar os organismos ao redor dos vasos dentro da derme. Diferentemente do cancro sifilítico primário, o condiloma acuminado não é ulcerado, porém apresenta sinais de hiperplasia epitelial, incluindo acantose e hiperceratose marcantes. Evidencia-se infiltrado perivascular de células plasmáticas

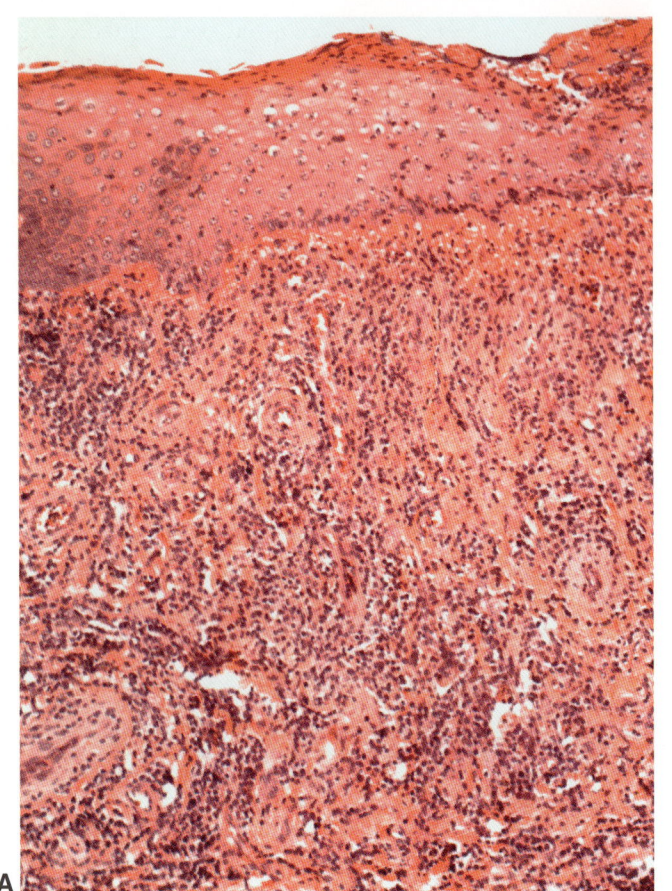

**Figura 8.48. A:** Sífilis. Os aspectos histopatológicos são inespecíficos e irão variar na dependência do estágio da doença. A úlcera do cancro primário apresenta-se associada a inflamação aguda e crônica dentro da derme, podendo ser superficial e profunda. No interior da derme, a inflamação é inicialmente perivascular e associada à arterite. São observados número elevado de células plasmáticas no infiltrado inflamatório, sendo uma grande pista para o diagnostico. **B:** Cancro sifilítico. Aspectos histopatológicos. Observa-se inflamação perivascular marcante associada à arterite. Muitas das células inflamatórias são células plasmáticas. A coloração pela prata para espiroqueta irá revelar as espiroquetas características, entretanto sua identificação será difícil se qualquer tipo de tratamento tiver sido iniciado antes da biópsia, portanto esse não é o melhor método para o diagnóstico.

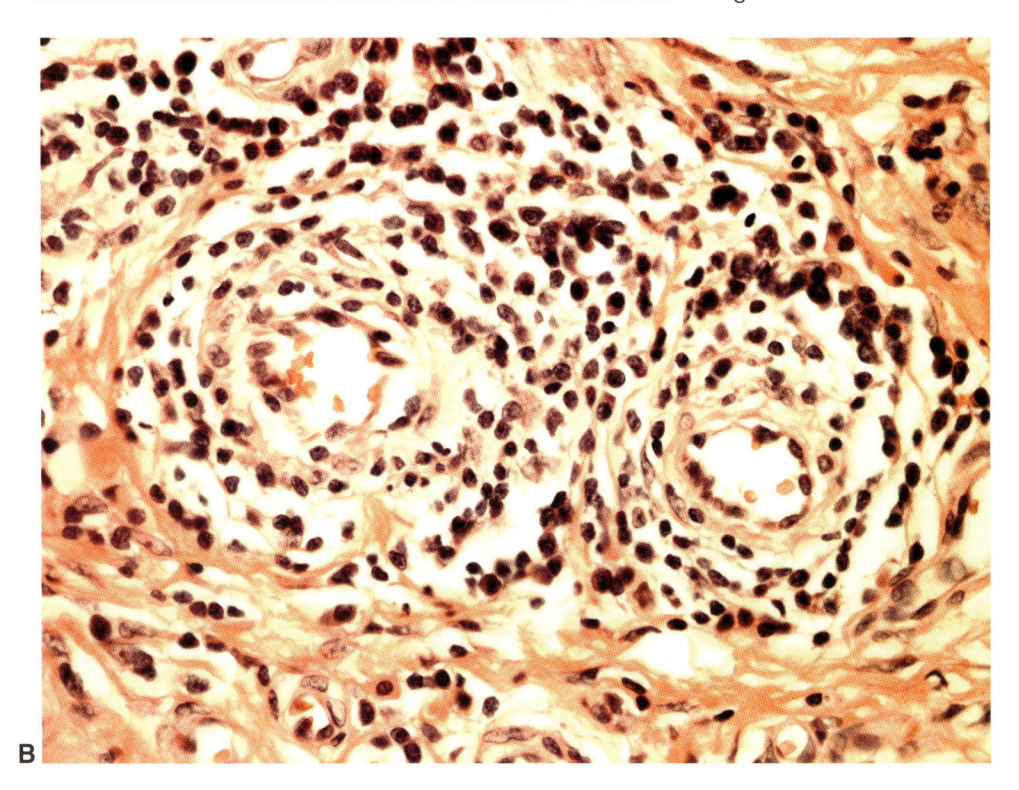

misturado a células inflamatórias crônicas no interior da derme. A coloração pela prata revela grande número de espiroquetas dentro da lesão, inicialmente no interior da derme, como também na intimidade do epitélio.

O método preferido para diagnosticar cancro primário ou condiloma *latum* é realizar uma raspagem ou obter fluido da lesão, secar e aplicar anticorpos conjugados fluorescentes para espiroquetas. Um outro método alternativo é o exame de campo escuro do líquido colhido ou do material obtido da escarificação da lesão. Isso requer cuidados para que o material não resseque e forneça resultados falso-negativos. Ambos os métodos são mais eficazes na identificação das espiroquetas do que a coloração pela prata realizada em material de biópsia. O *T. pallidum* é espiralado e contém 6 a 14 espirais.

O *T. pallidum* mede mais de 15 μm em extensão e 0.20 um em diâmetro. Os estudos sorológicos para *T. pallidum* estão indicados em todos os casos suspeitos de sífilis. Mais de 30% das mulheres com cancro e organismos identificáveis terão sorologia negativa no momento da 1ª visita.

## COMPORTAMENTO CLÍNICO E TRATAMENTO

O tratamento tradicional para a sífilis inicial (sífilis primária, secundária e latente com menos de 1 ano de duração) consiste na administração de 2,4 milhões de unidades de penicilina G benzatina intramuscular em dose única (pode ser administrada 1,2 milhão de unidades em cada glúteo). Para as pacientes alérgicas à penicilina e que não estão grávidas, um regime alternativo é a administração de doxiciclina 100 mg, 2 vezes ao dia por 14 dias (ou tetraciclina 500 mg, 4 vezes ao dia por 14 dias). As gestantes alérgicas à penicilina poderão ser tratadas com eritromicina 500 mg, 4 vezes ao dia, por aproximadamente 14 dias. Contudo, esse regime tem altas taxas de recorrência e as pacientes deverão ser seguidas de forma rigorosa com exames sorológicos para confirmar a cura. Pacientes com sífilis tardia, que é a presença da doença por mais de 1 ano, deverão receber 2,4 milhões de unidades de penicilina G benzatina semanal por via intramuscular durante 3 semanas.

Pacientes com neurossífilis deverão ser tratadas com penicilina G, 2 a 4 milhões de unidades por via intravenosa a cada 4 horas, por 10 a 14 dias. Uma abordagem alternativa seria penicilina G procaína 2,4 milhões de unidades por via intramuscular (associada a probenecida 500 mg 4 vezes ao dia) durante 10 a 14 dias. Esse regime exige internação hospitalar. O regime de tratamento ideal para as pacientes HIV-positivas que apresentam sífilis concomitante é controverso. Têm sido observadas altas taxas de recidiva com regimes terapêuticos convencionais. O retratamento faz-se sempre necessário e existem controvérsias sobre qual seria o melhor esquema de tratamento para neurossífilis nesse subgrupo de pacientes. Uma avaliação com especialista em doenças infecciosas com experiência em infecção por HIV seria mais apropriada. É aconselhável que todo paciente HIV-positivo portador de sífilis deva ser submetido à punção lombar. Na presença de neurossífilis, preconiza-se a internação do paciente e administrar aproximadamente 12 milhões de unidades de penicilina G (em doses subdivididas) por via intramuscular, diariamente por cerca de 10 dias, ou tratar em regime ambulatorial administrando penicilina procaína 2,4 milhões de unidades intramuscular por 10 dias. Evidências sorológicas de recorrência deverão indicar reinicio do tratamento.

## OPÇÕES TERAPÊUTICAS PROGRESSIVAS

As opções terapêuticas são as seguintes:

1. Sífilis primária, sífilis secundária e latente com menos de 1 ano de duração: 2,4 milhões de unidades de penicilina G benzatina intramuscular (1,2 milhão de unidades em cada glúteo).
   a. Terapia alternativa para as pacientes alérgicas a penicilina ou gestantes: doxiciclina 100 mg 2 vezes ao dia por 14 dias (*ou*) tetraciclina 500 mg VO 4 vezes ao dia por 14 dias.
   b. Para as pacientes alérgicas à penicilina e que estejam grávidas: eritromicina 500 mg VO 4 vezes ao dia por 14 dias (altas taxas de recidiva quando comparada ao esquema tradicional).
2. Sífilis tardia (mais de 1 ano de duração): penicilina G benzatina 2,4 milhões de unidades intramuscular por semana durante 3 semanas.
3. Neurossífilis: penicilina G 2 a 4 milhões de unidades por via venosa a cada 4 horas por 10 a 14 dias (ou) penicilina G procaína 2,4 milhões de unidades diariamente por 10 a 14 dias associada ao probenecida 500 mg 4 vezes ao dia.
4. Para as pacientes com sífilis e infecção por HIV: discutir com especialista em doenças infecciosas a respeito de se realizar punção lombar para todos os estágios de sífilis e, se o resultado for positivo, iniciar penicilina G 12 milhões de unidades por dia (em doses subdivididas) por via intravenosa, por cerca de 10 dias.

# LÚPUS ERITEMATOSO SISTÊMICO    (Figura 8.49)

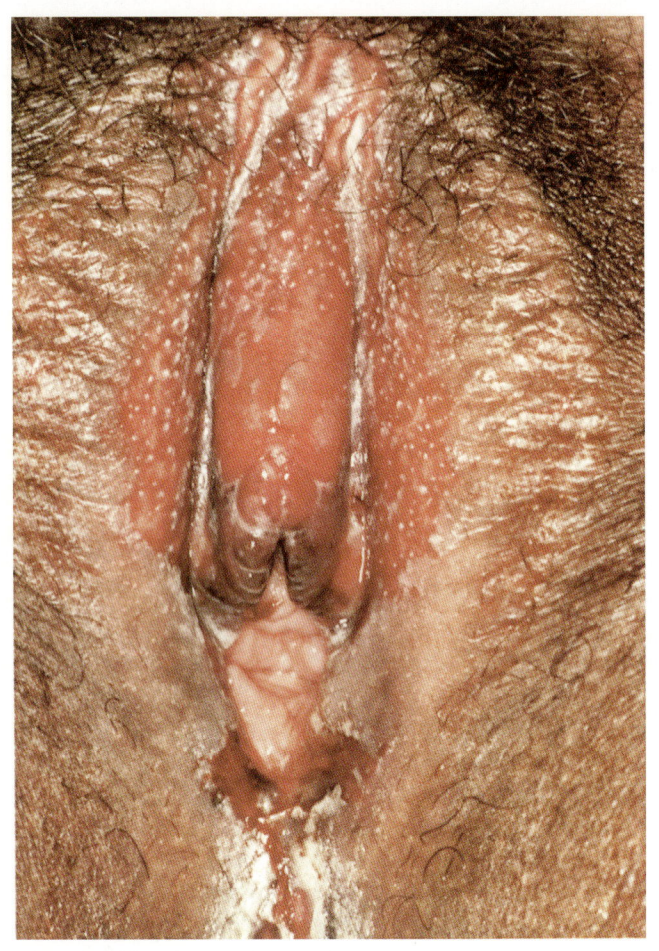

**Figura 8.49.** Úlceras vulvares (e vaginais) dolorosas e fissuras em paciente com LES. As lesões também se encontram presentes na boca da paciente.

## DEFINIÇÃO

O lúpus eritematoso sistêmico (LES) é uma doença do tecido conectivo que afeta múltiplos órgãos e está associada a anticorpos para antígenos nucleares.

## CARACTERÍSTICAS GERAIS

LES é mais comumente observado em mulheres do que em homens. Com probabilidade maior de ocorrência em população negra. Parece haver uma predisposição genética para essa minoria de pacientes com a doença. Raramente, a doença poderá ser desencadeada pelo uso de determinadas drogas, como procainamida, hidralazina, isoniazida, metildopa, sulfonamidas e fenitoína. Os contraceptivos orais estão envolvidos na exacerbação da doença. A exposição ao sol também pode ativar o processo da doença. A patogênese do LES esta relacionada com a presença de autoanticorpos contra o DNA. Os anticorpos se ligam aos antígenos, criando um complexo imunológico que afeta a função glomerular de forma adversa, levando à falência renal. Outros complexos causam uma vasculite difusa que afeta múltiplos órgãos.

## APRESENTAÇÃO CLÍNICA

Pacientes com LES geralmente se apresentam com uma variedade de lesões cutâneas, sendo a mais clássica um exantema eritematoso maculopapular, podendo ser observado em qualquer local do corpo. Ulcerações orais ou vulvovaginais podem ser notadas em um número significante de pacientes, sobretudo nos casos avançados da doença sistêmica. Essas úlceras podem ser assintomáticas ou associadas a desconforto grave. Algumas pacientes podem apresentar úlceras genitais associadas a sintomas da doença quando atinge rins, pulmões, coração, SNC, sistema gastrintestinal, sistema hematológico e articulações. A manifestação da doença pode ser leve, atingindo apenas a pele, ou grave, desencadeando falência múltipla dos órgãos. Geralmente a paciente que apresenta úlcera vulvovaginal já tem um diagnóstico prévio de lúpus, sendo desnecessária a realização de biópsia para a confirmação do diagnóstico. As úlceras irão envolver o vestíbulo e a vagina. Podem se manifestar como fissuras ou erupções maculares eritematosas difusas, envolvendo a mucosa vaginal e o vestíbulo. A paciente que se apresentar com essa clínica e desconhecer ser portadora de lúpus, e deverá ser avaliada para essa entidade como parte da investigação diagnóstica inicial. A pesquisa de anticorpos antinucleares deverá ser realizada como rastreio. Outros anticorpos como anti-sm, apesar de bastante específicos para pacientes com lúpus, não se encontram presentes na maioria das pacientes. Os níveis de complemento poderão ser úteis, principalmente em pacientes com nefrite lúpica ativa. C4 e C3 poderão apresentar-se muito diminuídos na nefrite em atividade. Testes de função hepática poderão revelar falência do fígado. Estudos hematológicos podem evidenciar leucopenia, anemia e trombocitopenia. A avaliação renal pode evidenciar disfunção significativa (proteinúria, elevação sanguínea de ureia e creatinina).

## ACHADOS MICROSCÓPICOS

O envolvimento da pele vulvar poderá acontecer com o LES ou com o lúpus eritematoso discoide (cutâneo). A presença de vacuolização dos ceratinócitos basais e parabasais, com formação de vacúolos intracitoplasmáticos nos ceratinócitos na interface epidérmica-dérmica são as principais características tanto no lúpus eritematoso sistêmico quanto no discoide. Além disso, ambos os tipos apresentam infiltrado linfocitário dentro da derme, o qual é superficial e profundo, envolvendo as áreas perivascular e peri-infundibular. Mucina na derme reticular pode ser observada em ambas as formas, porém é mais pronunciada no LES. O envolvimento da gordura subjacente é um aspecto importante de caracterização do lúpus. Linfócitos podem ser observados nas áreas intralobulares superficiais do tecido adiposo adjacente. A parede dos adipócitos pode ser espessada e basofílica. No LES, o epitélio não apresenta alterações significativas, contudo, no lúpus eritematoso discoide o epitélio poderá sofrer alterações importantes, variando de um espessamento marcante e acantótico até se apresentar fino e atrófico. É frequente a ocorrência de hiperceratose, mas não é um achado consistente. A presença de vacuolização nos ceratinócitos pode estar associada a disceratose e corpos coloides.

Os estudos de imunofluorescência (teste para lúpus) para IgG, IgM e complemento podem ser complementares no LES, no qual depósitos granulares são geralmente vistos em um ou em todos esses componentes. Esses depósitos não são observados no lúpus eritematoso discoide; entretanto, os estudos de imunofluorescência não são considerados como totalmente confiáveis na distinção das 2 formas e lúpus eritematoso.

## ESTUDOS COMPLEMENTARES

Não são necessários estudos complementares em doentes com história conhecida de lúpus, principalmente quando há comprometimento dos vários órgãos potencialmente afetados pela doença. É limitado o diagnóstico diferencial de úlcera genital em paciente sabidamente portadora de lúpus. O estado da doença é razoavelmente característico; entretanto, qualquer processo ulcerativo pode somar para a doença e deverá ser considerado no diagnóstico diferencial. As pacientes sexualmente ativas com ulcerações vulvares podem estar apresentando herpes, e o *status* imune da paciente poderá estar alterado de forma significativa se ela estiver usando corticoide para controlar o LES. Ulcerações associadas com HSV são dolorosas e são precedidas por erupção vesicular. A paciente deverá ser indagada a respeito da sua história sexual e sobre passado de infecção herpética. A obtenção de cultura para herpes poderá ser útil nos casos de dúvida no diagnóstico. As pacientes sexualmente ativas também poderão estar em risco para sífilis; entretanto, a sífilis não é um processo difuso que envolva a vagina e a vulva e, raramente é confundido com lúpus. A doença de Behçet também é uma vasculite que poderá se apresentar com manifestação sistêmica e úlceras vulvares e orais. Todavia, na doença de Behçet não há o acometimento eritematoso da vagina, o que poderá ser útil no diagnóstico diferencial. As úlceras na doença de Behçet poderão ser profundas e localizadas na região vulvar, o que não é característico no lúpus. As úlceras do lúpus são mais superficiais. Os anticorpos antinucleares não estão elevados na síndrome de Behçet. Pacientes com AIDS podem apresentar-se com um processo ulcerativo envolvendo a vulva e a vagina. A localização vaginal poderá apresentar-se como processo hemorrágico. O comprometimento imunológico poderá resultar em úlceras aftosas na boca. Rastreio sorológico para HIV deverá ser realizado para esclarecer o diagnóstico.

## COMPORTAMENTO CLÍNICO E TRATAMENTO

As úlceras vulvovaginais apresentam-se diretamente relacionadas à atividade da doença, e com a melhora da doença nos outros órgãos o acometimento genital também irá melhorar. Esse processo irá requerer doses crescentes de corticoides para amenizar a atividade da doença sistêmica. Enquanto aguarda a ação do corticoide oral ou venoso, a paciente poderá beneficiar-se de banhos de assento com solução de Burow. Se não houver melhora do acometimento genital com o uso de corticoides sistêmicos, deve-se iniciar terapia com agentes imunossupressores, como dapsone ou azatioprina (Imuran) e drogas antimaláricas como a hidroxicloroquina. Outras alternativas incluem talidomida e isotretinoína. Todas essas drogas imunossupressoras potentes deverão ser utilizadas em acordo com o médico que está cuidando da doença sistêmica. Os casos de insuficiência renal irão requerer ajustes nas doses e deverão ser manejados por aqueles familiarizados com a farmacocinética da imunossupressão nesses casos.

## OPÇÕES TERAPÊUTICAS PROGRESSIVAS

As opções terapêuticas progressivas são as seguintes:

1. Manutenção crescente da dose de esteroide através da administração da terapia em pulso, tanto intravenosa quanto oral. A terapia oral irá requerer 30 a 60 mg de prednisona para o controle inicial, e de acordo com a resposta uma subida rápida para a dose máxima de manutenção deverá ser realizada.

2. Dapsone poderá ser administrada na dose de 50 a 100 mg por dia. Antes de sua administração, deve-se realizar a dosagem de G6PD. Caso esteja normal, a droga poderá ser empregada; entretanto, deve-se realizar uma contagem completa das células sanguíneas semanalmente. A droga deverá ser interrompida nos casos de anemia. Dapsone não poderá ser administrada para pacientes com deficiência de G6PD. Dapsone poderá estar associada a neuropatia motora, devendo ter seu uso interrompido nesses casos.

3. Drogas antimaláricas, como hidroxicloroquina (Plaquenil) a 400 mg uma ou 2 vezes por dia, poderão ser utilizadas. Como terapia de manutenção, doses menores (200 a 400 mg por dia) poderão ser prescritas. A hidroxicloroquina pode desencadear dano na retina de caráter reversível. Uma avaliação oftalmológica deverá ser realizada antes do início do tratamento e, posteriormente, de forma periódica (a cada 3 meses). É obrigatória a interrupção da medicação nos casos de alterações na acuidade ou no campo visual, ou qualquer outro sintoma na visão; todavia, as alterações de retina poderão progredir após o término do tratamento.

# DOENÇA DE CROHN VULVAR (Figuras 8.50 a 8.54)

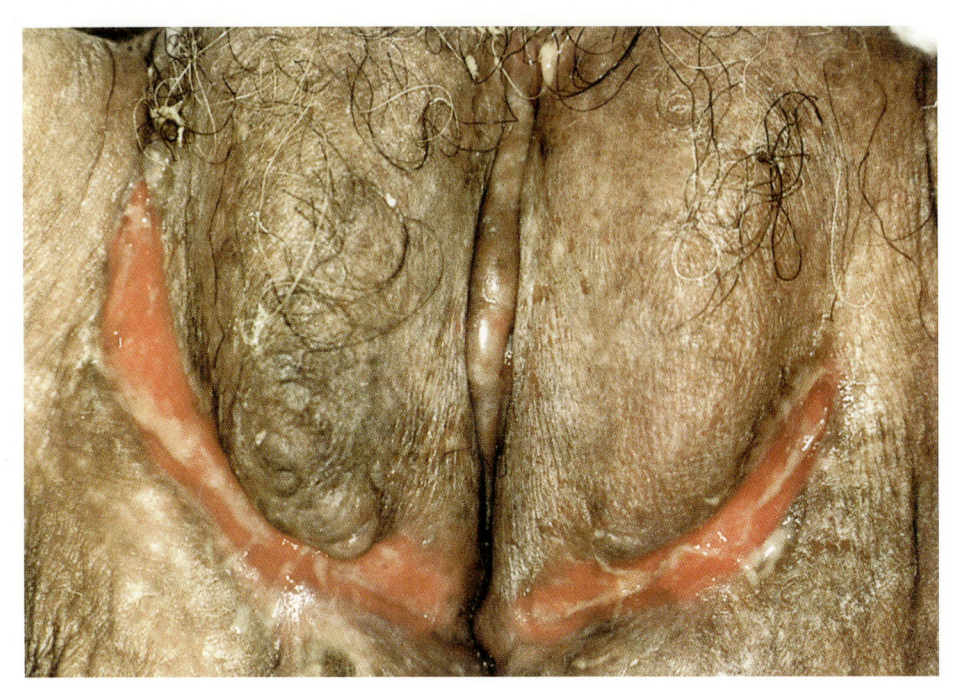

**Figura 8.50.** Úlceras clássicas do "tipo facada" em paciente com doença de Crohn vulvar.

## DEFINIÇÃO

A doença de Crohn é uma doença crônica, granulomatosa, não caseosa, que afeta primariamente o intestino, porém poderá manifestar-se na vulva e no períneo de forma significativa. A etiologia da doença de Crohn é desconhecida até o momento.

## APRESENTAÇÃO CLÍNICA

A doença de Crohn da vulva é uma entidade rara, podendo acometer crianças e adultos. Geralmente, encontra-se associada à doença inflamatória intestinal, principalmente o íleo distal e o cólon. Raramente a doença vulvar antecede a manifestação intestinal. A doença de Crohn vulvar poderá ser contígua com a patologia inflamatória intestinal ou poderá ser metastática. Na forma metastática da doença de Crohn, não se observa comunicação entre as lesões vulvares e as intestinais. Dessa forma, a paciente com doença de Crohn metastática pode não suspeitar de envolvimento intestinal, pois nesses casos os sintomas vulvares precedem os intestinais. A maioria das pacientes com doença de Crohn vulvar vai apresentar-se com úlceras de aspecto característico tipo facada. Essas úlceras surgem nas dobras vulvares, entre os lábios maiores e a porção medial das coxas ou entre os lábios maiores e menores. Elas poderão progredir para úlceras profundas. A dor associada à presença das úlceras poderá limitar a mobilização da paciente e o ato sexual poderá tornar-se impossível. Apesar de essas úlceras poderem parecer infectadas e os tratos sinusais drenarem líquido fluido semelhante ao conteúdo intestinal, a doença é essencialmente inflamatória e as pacientes não apresentarão evidência de sépsis.

O diagnóstico da doença de Crohn da vulva deverá ser cogitado em pacientes apresentando ulcerações características do tipo facada nas dobras da pele. Essa lesão é considerada patognomônica de doença de Crohn vulvar. Úlceras vulvares em pacientes sabidamente portadoras de doença de Crohn com envolvimento intestinal podem ser geralmente atribuídas à doença granulomatosa primária sem avaliação mais profunda.

## ASPECTOS MICROSCÓPICOS

As características histopatológicas na doença de Crohn vulvar incluem inflamação granulomatosa não caseosa, envolvendo a derme superficial e profunda. A superfície ulcerada e o trato sinusal, se presentes, encontram-se associados ao tecido granulomatoso, principalmente nas bordas da úlcera. Coloração para fungo, AFB, espiroquetas e bactérias não revelam a presença de organismos.

## DIAGNÓSTICO DIFERENCIAL

Outras doenças a serem consideradas no diagnóstico diferencial incluem hidradenite supurativa, linfogranuloma venéreo, doença de Behçet e tuberculose. A realização de biópsia poderá ser necessária para definir a etiologia do processo ulcerativo. Adicionalmente, exames radiológicos

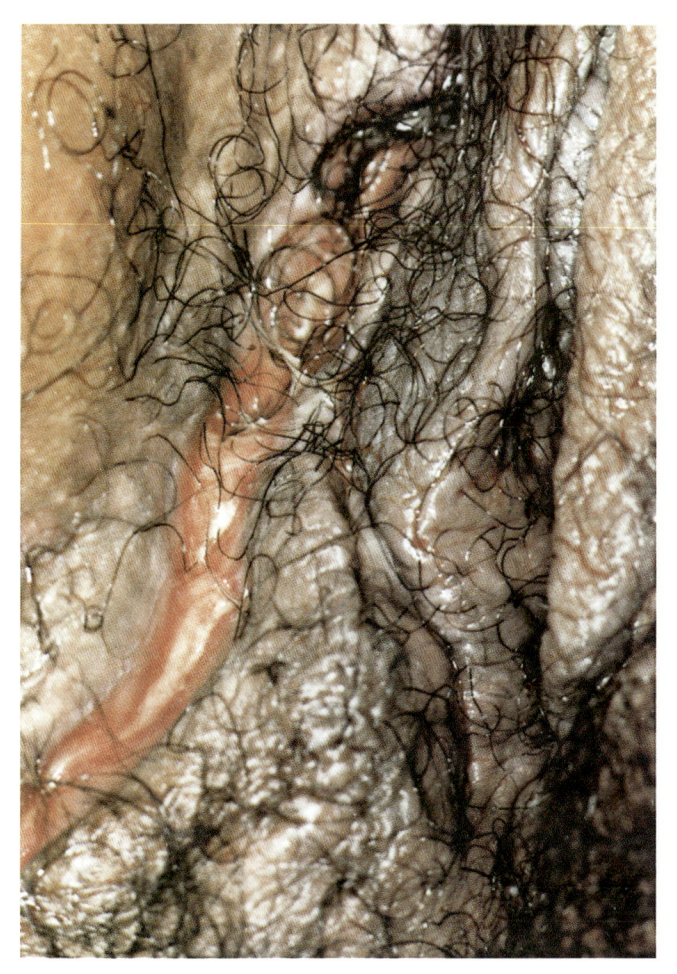

**Figura 8.51.** Ulceração vulvar profunda em paciente com doença de Crohn vulvar e intestinal por cerca de 9 anos. Exacerbação da doença vulvar não foi responsiva a prednisona oral 60 mg por dia e metronidazol oral 500 mg 3 × ao dia. Iniciado Imuran 100 mg via oral diariamente.

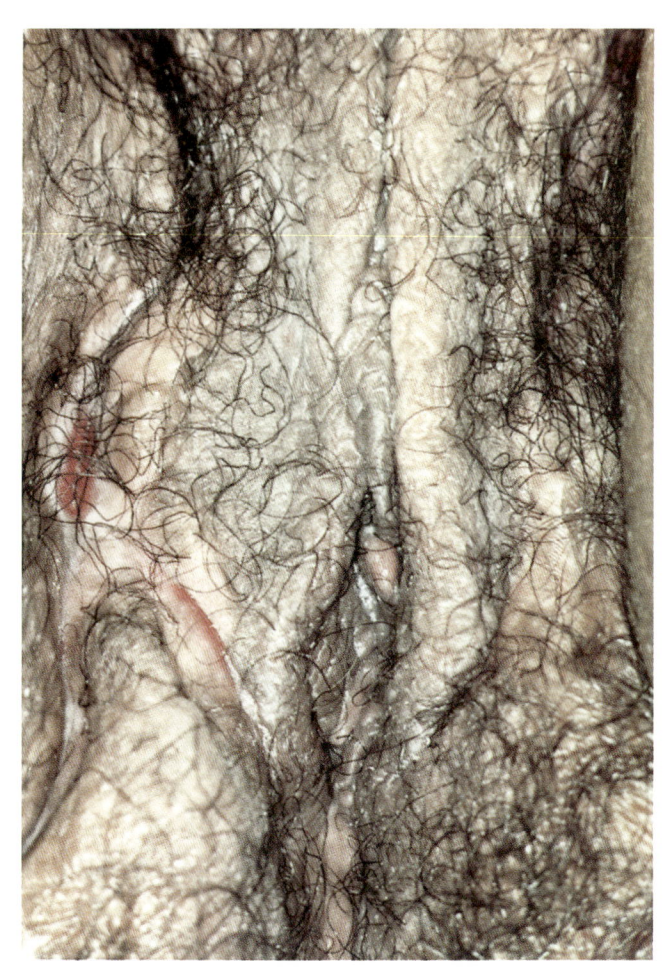

**Figura 8.52.** Paciente da Figura 8.49 após cerca de 8 semanas de uso de Imuran e prednisona.

e endoscópicos para a avaliação intestinal poderão ser necessários para pesquisar doença inflamatória em paciente com manifestação vulvar, porém sem sintomas intestinais da doença.

## COMPORTAMENTO CLÍNICO E TRATAMENTO

A doença de Crohn é um processo inflamatório crônico que pode apresentar períodos de exacerbação e de atenuação da manifestação clínica. Nos casos de manifestação vulvar leve, aplicação tópica de corticoides poderá ser eficaz; entretanto, a maioria das pacientes irá requerer o uso de terapêutica sistêmica. O uso de metronidazol tem demonstrado grande eficácia no controle da manifestação clínica da doença de Crohn vulvar. Pode-se iniciar com doses orais de 250 a 500 mg 3 × ao dia. Essa dose deverá ser ajustada para mais ou para menos, dependendo da resposta clínica. Será necessária a sua manutenção por vários meses na dose de 250 mg 3 × ao dia. As pacientes deverão ser alertadas sobre a possibilidade de ocorrência de neuropatia periférica com o uso prolongado de metronidazol. Pacientes com passado de problemas neurológicos deverão ser monitoradas de perto e um tratamento alternativo deverá ser considerado. As pacientes em uso de metronidazol deverão ser advertidas de que o consumo de álcool poderá desencadear náusea e vômito. Exames periódicos para a avaliação dos glóbulos brancos e das plaquetas serão necessários, pois a terapia prolongada com metronidazol pode levar à diminuição desses elementos do sangue.

O uso de prednisona oral será necessário para controlar a atividade da doença. Uma terapia de manutenção com baixas doses poderá ser útil durante os períodos de inatividade relativa; entretanto, na vigência de exacerbação importante da doença serão necessárias doses elevadas de corticoides, especialmente a prednisona 60 mg por dia, com diminuição progressiva em semanas, à medida que a atividade da doença diminui. A exacerbação da doença de

Crohn requer higiene vulvar rigorosa realizada com banhos de hidromassagem. O banho diário com hidromassagem funciona como um disparo e parece melhorar o processo de cura.

Nas pacientes com doença recorrente e com pouca resposta a altas doses de corticoides e dose máxima de metronidazol, deve-se considerar a possibilidade do uso de azatioprina (Imuran) que é um imunossupressor. O medicamento deverá ser administrado em dose de 1 mg/kg por dia. Após 6 semanas, a dose poderá ser aumentada para 2 mg/kg por dia com monitoramento rigoroso dos parâmetros sanguíneos, caso não tenha havido toxicidade e nenhuma resposta clínica. Os parâmetros a serem seguidos incluem hemograma completo, testes de função hepática e níveis de lipase e amilase. A raridade da doença de Crohn vulvar impossibilita a realização de estudos controlados sobre o uso de terapia imunossupressora; entretanto, observa-se, na doença inflamatória do cólon, que a imunoterapia supressiva pode ser benéfica no manejo das condições incapacitantes. As pacientes que não respondem ao tratamento clínico, tornam-se candidatas à excisão cirúrgica das áreas afetadas pela doença de Crohn. De um modo geral, a terapêutica cirúrgica consiste na excisão local ampla. A cicatrização poderá ser demorada, sobretudo nas pacientes tratadas com corticoides por longo tempo. A excisão é semelhante à utilizada para tratar pacientes com hidradenite supurativa. Frequentemente, a paciente com doença de Crohn que irá submeter-se à vulvectomia parcial já teve um procedimento cirúrgico para o envolvimento intestinal; portanto, menos tecido no campo operatório após a cirurgia é esperado com desvio local nessa área.

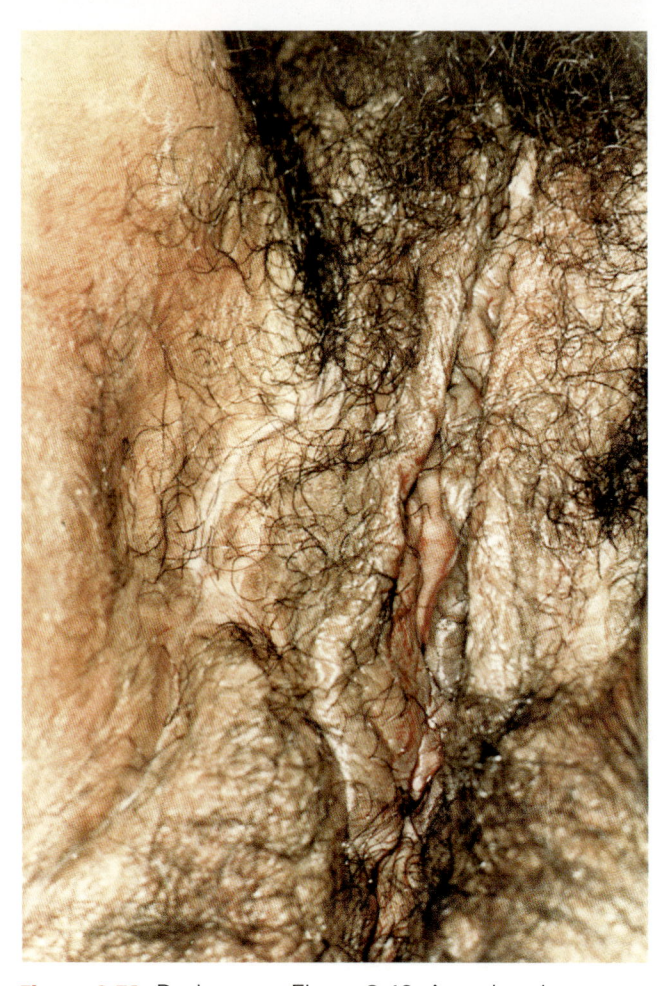

**Figura 8.53.** Paciente na Figura 8.49. Aproximadamente 12 semanas de Imuran e prednisona. A úlcera cicatrizou. Início da interrupção da prednisona. Resposta completa após 14 dias de Imuran.

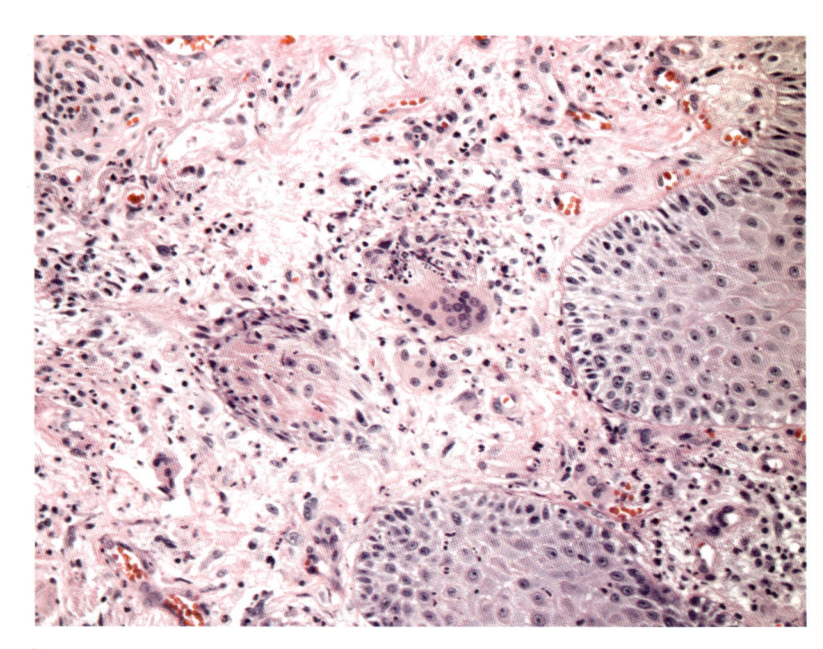

**Figura 8.54.** Doença de Crohn. O infiltrado inflamatório agudo e crônico é superficial e profundo, associado a granulomas não caseosos.

## OPÇÕES TERAPÊUTICAS PROGRESSIVAS

As opções terapêuticas progressivas são as seguintes:

1. Metronidazol oral 250-500 mg 3 × ao dia com ajuste da dose para mais ou menos, baseada na resposta clínica (será necessária terapia prolongada).
2. Prednisona oral:
   a. Doença com atividade leve: 5 a 10 mg diariamente ou em dias alternados.
   b. Exacerbação aguda: 60 mg ao dia, seguidos por diminuição progressiva.
3. Para doença recidivante, considerar o uso de azatioprina 1 mg a 2 mg/kg por dia (monitoração das células sanguíneas, função hepática, amilase e lipase).
4. Nos casos de insucesso com o tratamento farmacológico, considerar a possibilidade de excisão.

# 9 Verrugas

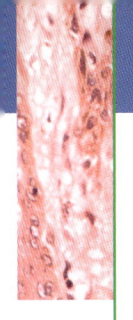

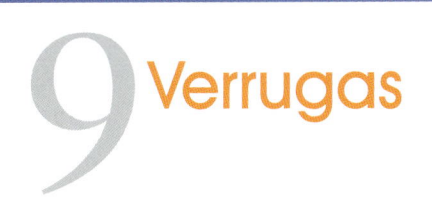

| VERRUGA (do latim *verruca*; verruga): lesão hiperplásica, lobulada com superfície córnea. | |
|---|---|
| *Descrição* | *Diagnóstico presumido* |
| Multifocal | Condilomas acuminados |
| Unifocal | Condiloma acuminado<br>Carcinoma verrucoso |

## CONDILOMA ACUMINADO (Figuras 9.2 a 9.11)

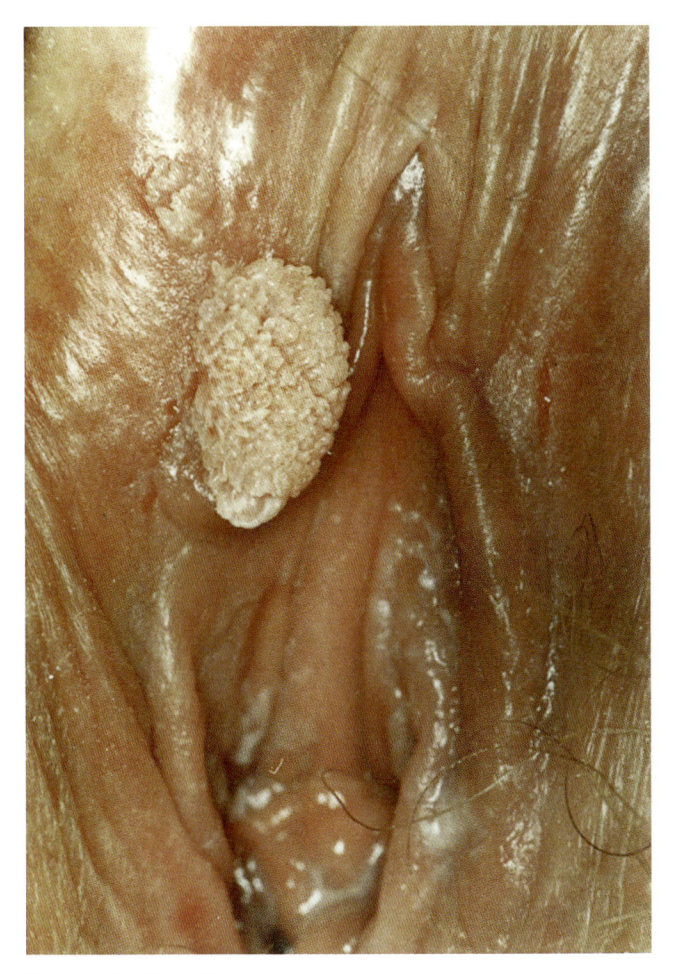

**Figura 9.2.** Condiloma acuminado recorrente em uma paciente previamente tratada com podofilina, 5-fluorouracil 5%, eletrocoagulação e 2 aplicações de ablação a *laser*. O condiloma foi tratado com excisão e um curso de interferon, com recorrência.

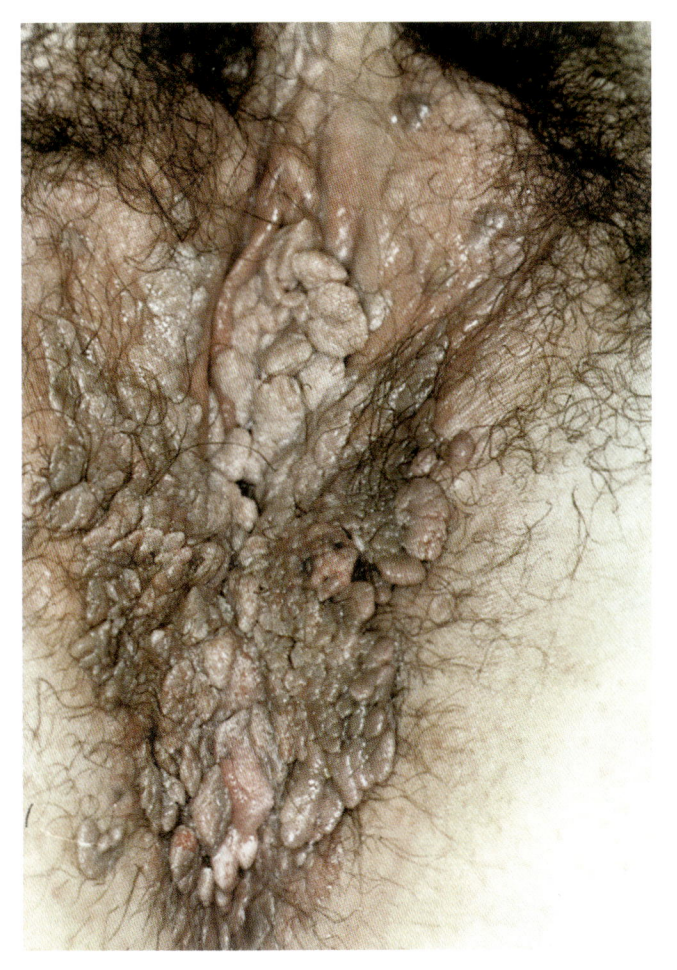

**Figura 9.3.** Condilomas acuminados vulvares extensos em uma paciente tratada com ablação a *laser*.

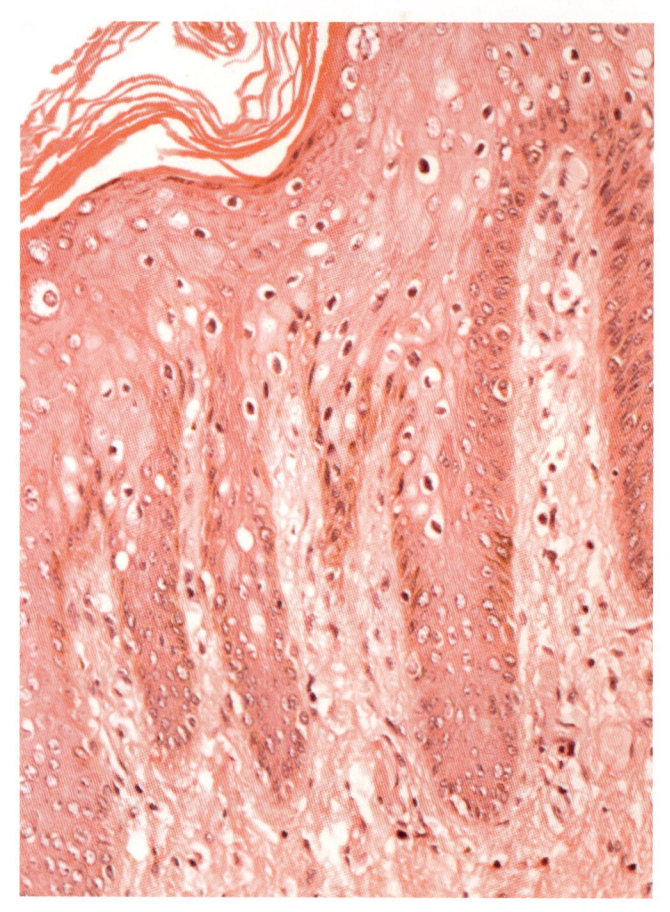

**Figura 9.4.** Condiloma acuminado. A superfície epitelial é verrucoide e o epitélio é espessado e acantótico. É evidente certa falha na maturação celular. Algumas células próximas da superfície têm coilocitose. Estão presentes hiperceratose e hipergranulose. Há leve reação inflamatória crônica na derme.

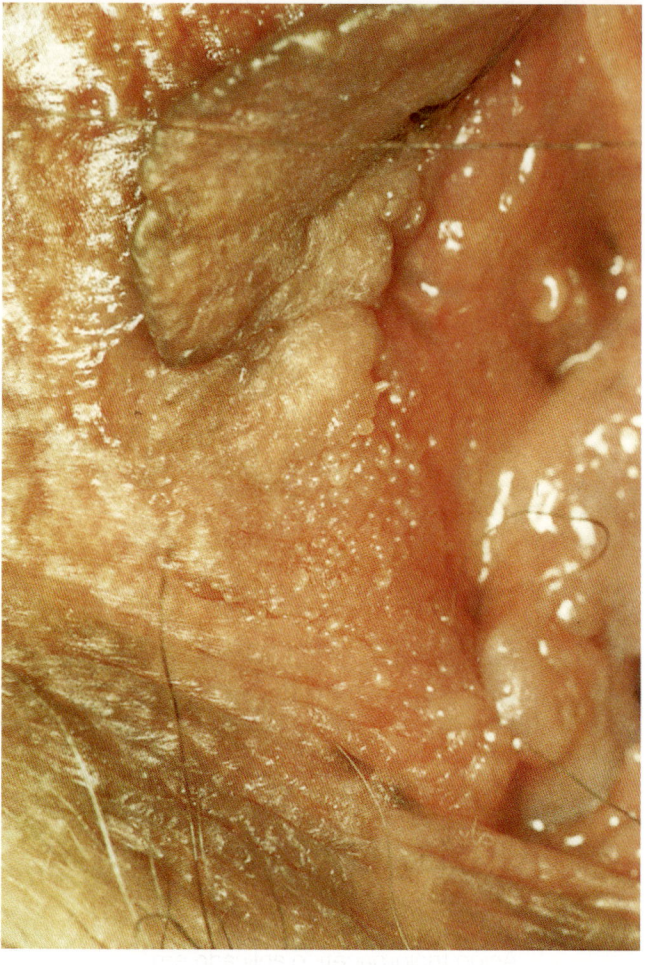

**Figura 9.5.** Projeções no vestíbulo associadas a desconforto e não responsividade a injeções de corticosteroides e a cremes. Os achados da biópsia foram compatíveis com condiloma acuminado.

## DEFINIÇÃO

O termo *condiloma acuminado* é derivado do termo grego para carúncula ou nódulo e do termo do latino para ponta aguda. Condiloma acuminado é um neoplasma cutâneo benigno causado pelo papilomavírus humano (HPV), usualmente HPV tipos 6 ou 11, os quais tipicamente têm aparência verrucosa, papilar ou séssil e exibem efeitos citopatológicos do HPV, caracterizados por espessamento epitelial com acantose, incluindo alongamento e espessamento das papilas epidérmicas e coilocitose nos ceratinócitos superficiais.

## CARACTERÍSTICAS GERAIS

A frequência dos condilomas acuminados na população adulta em geral excede 1 em 100 indivíduos (1%), mas varia com a população estudada. Estas lesões benignas causadas pelo HPV são tipicamente múltiplas, e em mulheres envolve o vestíbulo vulvar, os lábios menores, os lábios maiores, a pele adjacente com pelos e a região perianal. Condilomas podem variar grandemente em tamanho, no entanto, pequenas lesões são comuns e frequentemente difíceis de detectar. O uso tópico de ácido acético 3 a 5% com exame sob magnificação iluminada é importante. Condilomas podem envolver a vulva, assim como a vagina e a cérvice. Menos comumente, a uretra, a pele perianal ou o ânus podem também ser envolvidos. Condilomas típicos são benignos, autolimitados; no entanto, em algumas mulheres pode haver neoplasia intraepitelial associada ou carcinoma escamoso de vulva, cérvice, ou ânus, associado a essas lesões. Nestas mulheres, a lesão pré-maligna ou maligna está tipicamente associada a HPV oncogênico, como os HPV 16 e 18, enquanto as lesões verrucosas são associadas a HPV 6 e 11. Um tumor raro, carcinoma verrucoso (condiloma gigante de Buschke-Lowenstein)

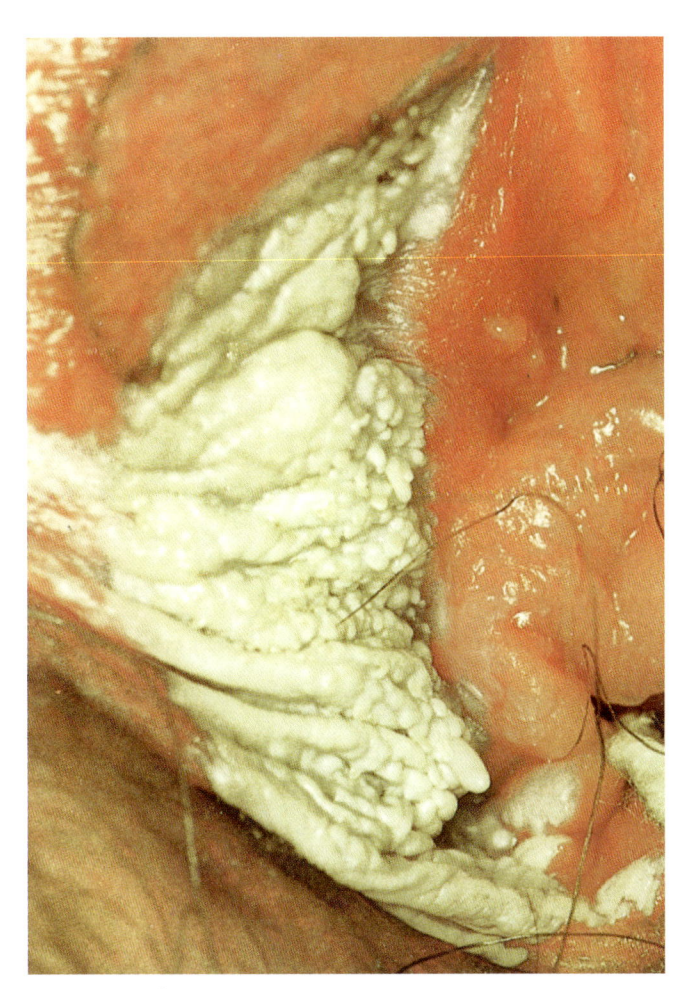

**Figure 9.6.** Ácido tricloroacético aplicado em papilomavírus humano vestibular.

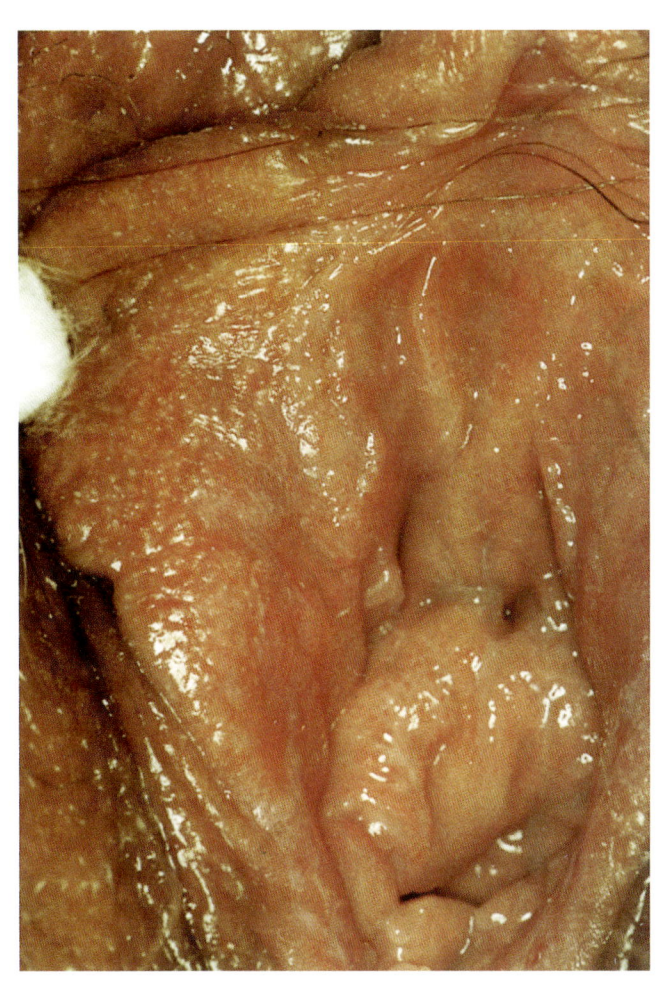

**Figura 9.7.** Quatro semanas depois da aplicação do ácido tricloroacético os condilomas desapareceram. Com a completa cicatrização, o desconforto foi resolvido.

pode estar associado a condilomas. Estes tumores também estão associados a HPV 6 e 11, mas podem ser localmente invasivos (ver discussão sobre carcinoma verrucoso).

Estudos com a reação em cadeia da polimerase (PCR), extremamente específica e sensível, indicam que o HPV tem uma prevalência difundida na população geral. Embora o período de incubação para o HPV seja de aproximadamente 3 meses, a impossibilidade de estudo do vírus em um modelo animal resultou em uma epidemiologia pobremente compreendida. É possível que o período de incubação possa ser muito grandemente subestimado. Infecção subclínica causada por HPV pode ficar presente por meses ou anos antes que a evidência clínica da doença se manifeste.

## APRESENTAÇÃO CLÍNICA

Pacientes com doença clínica apresentarão queixas de projeções verrucosas na pele vulvar. Elas podem estar presentes por períodos de tempo variáveis, e ocasionalmente uma paciente esperará meses antes de se apresentar para a avaliação. Ao exame, verrugas típicas e lesões papilares serão notadas na pele vulvar. Mais comumente, serão notadas lesões múltiplas. As lesões podem ser observadas no vestíbulo e nos lábios menores, lábios maiores e região perianal. O exame da vagina frequentemente demonstrará doença na vagina e na cérvice. Aproximadamente 30% das mulheres com condilomas vulvares têm associação a condilomas cervicais, vaginais ou neoplasia intraepitelial. A doença é especialmente difundida em indivíduos imunossuprimidas, pacientes transplantados e pacientes com diabetes, com doença autoimune ou com síndrome da imunodeficiência adquirida (AIDS). Frequentemente, em pacientes imunossuprimidas evidência da doença viral pode ser notada em outros locais, como nas extremidades, onde verrugas comuns são observadas. Crescimento excessivo de lesões verrucosas pode impedir a paciente de manter coito vaginal. A manutenção correta da higiene após a defecação pode tornar-se impossível.

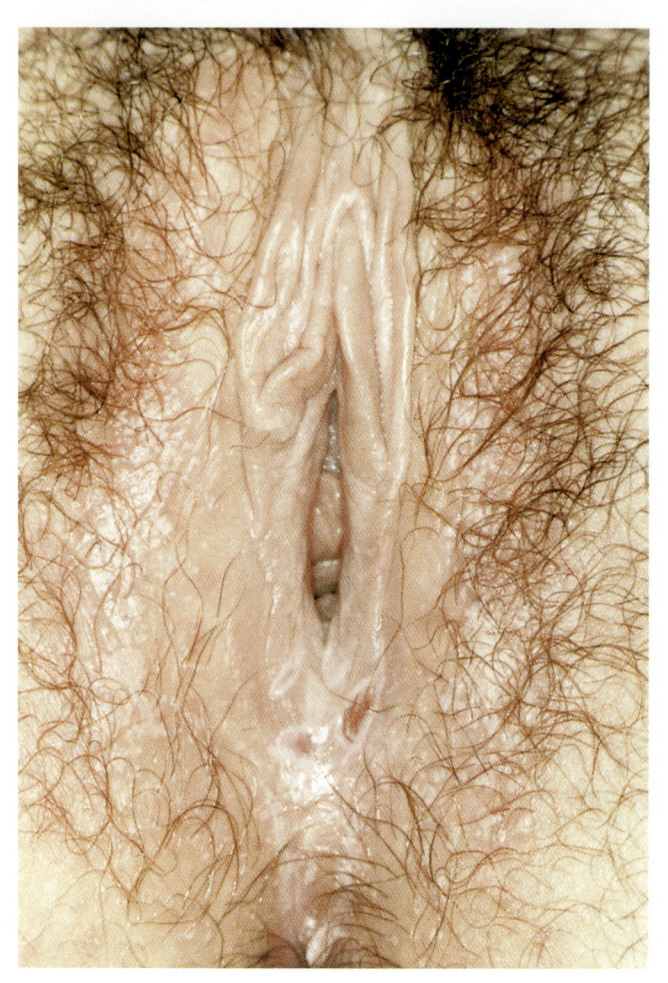

**Figura 9.8.** Epitélio acetobranco em paciente não responsiva ao *laser*, Condylox e 5-fluorouracil 5%.

**Figura 9.9.** Ablação a *laser* passando pelo 1º plano e chegando ao 2º plano cirúrgico na paciente da Figura 9.8. Foi usado um aparelho de *laser* Sharplan Swiftlase.

## DIAGNÓSTICO

O diagnóstico do condiloma cuminado é mais frequentemente feito pela inspeção visual. As clássicas excrescências verrucosas são bem conhecidas dos clínicos. Raramente é necessária biópsia destas lesões. Lesões pequenas, unifocais podem ser confundidas com marcas de pele ou nevos intradérmicos (ou dérmicos). Lesões mais difusas podem raramente ser confundidas com condiloma *latum*, neoplasia intraepitelial vulvar (NIV) ou carcinoma verrucoso. Quando não existir certeza, ou quando a terapia para melhorar a afecção falhar, deve ser realizada biópsia para a confirmação diagnóstica. A utilidade clínica da serotipagem do HPV não tem sido documentada e atualmente não é custo-efetiva. Independentemente do sorotipo de HPV envolvido, as pacientes devem ser observadas de perto, a longo prazo, quanto a evidências de crescimento displásico ou neoplásico.

## ACHADOS MICROSCÓPICOS

Condilomas acuminados têm uma variedade de características arquiteturais ao corte tangencial, incluindo crescimento de padrão verrucoso, papilar ou séssil. Alguns podem ter um padrão de crescimento maculopapular. Lesões papilares exofíticas maiores têm uma complexa ramificação de papilas. Epitélio espessado é característico da infecção por HPV e expressa-se como acantose com hiperplasia parabasal e apinhado de células parabasais. Condilomas que crescem em pele ceratinizada podem ter proeminente disceratose, parceratose e hiperceratose. As mudanças epiteliais hiperplásicas estão associadas a exageradas pontes intracelulares. Dentro dos ceratinócitos mais superficiais, espaço ou cavitação citoplasmática perinuclear é frequentemente vista e referida como coilocitose ("vazio", origem do Grego). O coilócito também tem um aumento nuclear, com enrugamento da membrana nuclear. A cromatina nuclear é hipercromática ou manchada, indicando que o conteúdo nuclear das células inclui total reunião de partículas de HPV, refletindo uma lesão viral permissiva e produtiva. Aproximadamente 1/4 dos condilomas típicos têm partículas de HPV identificáveis nos núcleos por microscopia eletrônica. O HPV é um DNA-vírus; é peque-

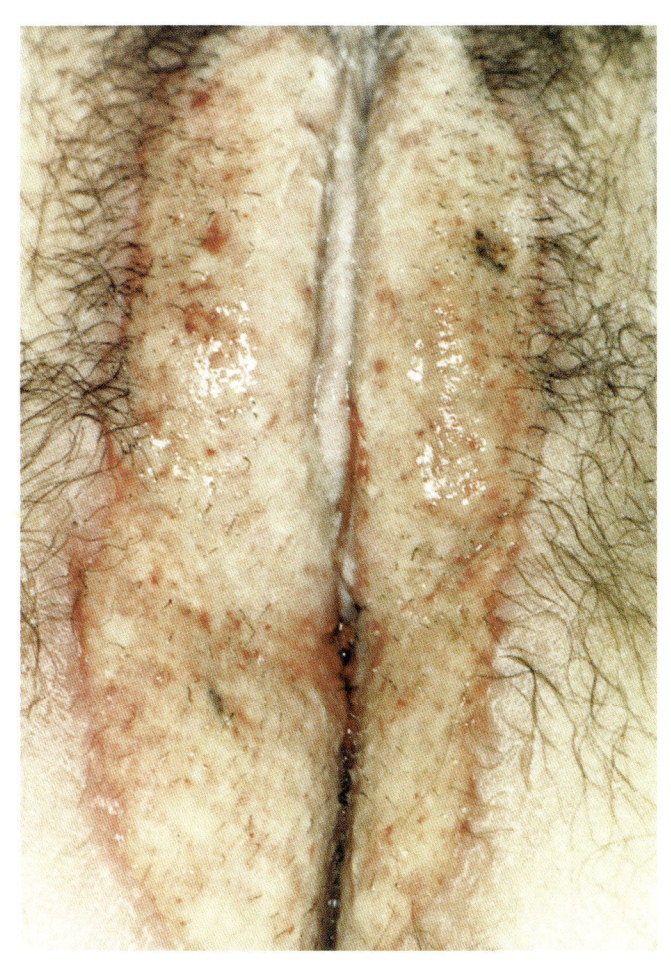

**Figura 9.10.** Reação inflamatória notada 4 dias depois da aplicação de *laser* no começo da potencialização com interferon.

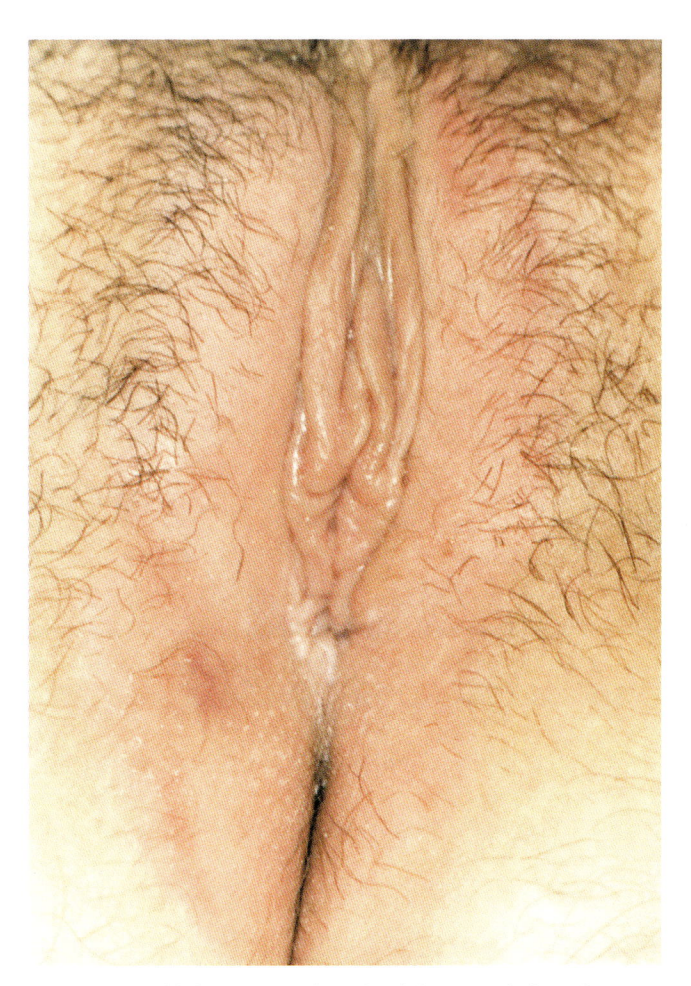

**Figura 9.11.** Vulva ao término das injeções de interferon 10 semanas depois da ablação a *laser*. O exame colposcópico não demonstrou mais epitélio acetobranco.

no, medindo aproximadamente 55 nm em diâmetro; e ocasionalmente presente em forma de filamentos. O número de partículas virais tem o seu pico em 6 a 12 meses após a inoculação, e decresce em 24 a 36 meses. Figuras mitóticas nas células epiteliais são caracteristicamente normais, mas podem aumentar em número comparadas com o epitélio normal adjacente. Condilomas são tipicamente DNA diploide.

Aproximadamente 10% das lesões com características de condiloma têm atipia nuclear variável no exame microscópico. Quando a lesão com características histopatológicas de condiloma acuminado está associada a atipia nuclear moderada ou acentuada com falha na maturação celular, esta deve ser classificada como condiloma acuminado com NIV, alto grau (NIV 2-3) (ver discussão de NIV).

## DIAGNÓSTICO DIFERENCIAL

O diagnóstico diferencial do condiloma acuminado inclui pólipo fibroepitelial, papiloma vestibular, amiloidose vulvar, carcinoma verrucoso, carcinoma condilomatoso invasivo, ceratoacantoma e NIV. Pólipo fibroepitelial e papiloma vestibular não contêm HPV e não têm coilocitose (ver discussão de estudos molecular e imuno-histoquímico). Amiloidose vulvar pode assemelhar-se clinicamente à condiloma ou à carcinoma, mas é diferenciada do condiloma pela presença de amiloidose na derme superficial e pela falta de coilocitose. Carcinoma verrucoso tem papila alargada com margem comprimindo-se e pode ser profundamente infiltrativa e localmente destrutiva; coilocitose está ausente (ver discussão de carcinoma verrucoso). Carcinoma verrucoso (condilomatoso) pode assemelhar-se clinicamente ao condiloma acuminado, no entanto, o tumor é infiltrativo com moderada ou acentuada atipia nuclear. Coilocitose é frequentemente presente e não é uma característica distinguidora. Ceratoacantoma é caracterizada por uma tampa de ceratina central e uma interface dérmica irregular. NIV tem significante atipia nuclear de células epiteliais com variável maturação e usualmente tem figuras de mitose anormais com hipercromasia da cromatina nuclear. Um condiloma acuminado que foi tratado por poucas semanas com podofilina pode ter mudanças nucleares assemelhando-se à NIV, mas estas mudanças desaparecem dentro de poucas semanas; a biópsia deve ser postergada se a podofilina tiver sido usada.

## ACHADOS MOLECULARES E IMUNO-HISTOQUÍMICOS

Hibridização *in situ*, PCR, e outros métodos moleculares podem ser usados para determinar o tipo de HPV associado a condiloma acuminado vulvar. A maioria é HPV tipo 6 ou tipo 11 positivo. Alguns têm tipos 31/33/51 ou 16/18. Condilomas com HPV de alto risco usualmente têm alguma atipia nuclear e características suficientes para classificá-los como NIV.

O uso do marcador de proliferação celular MIB-1 (Ki-67) pode ser estudado por imuno-histoquímica para avaliar as células epiteliais em vários estados de proliferação por todo o epitélio. Mib-1 pode ser usado para distinguir condilomas de pólipo fibroepiteliais ou papilomas vestibulares. Em condiloma com crescimento ativo, a expressão do MIB-1 pode ser encontrada nos 2/3 superiores do epitélio. Em contraste, pólipos fibroepiteliais e papilomas expressa MIB-1 somente no terço inferior do epitélio.

## TRATAMENTO

Pequena lesão unifocal ou multifocal pode ser facilmente tratada no ambulatório com aplicação de ácido bicloroacético ou tricloroacético. Esta terapia dissecante é muito efetiva em manejar pequenas lesões. Deve ser lembrado que a pele vulvar normal é muito sensível a estes dissecantes e o líquido deve ser aplicado, primariamente, na verruga e em uma pequena margem em volta da pele. Para prevenir que o agente cáustico se espalhe para outras áreas, vaselina líquida pode ser aplicada na pele em volta da verruga antes da aplicação do ácido. A aplicação do dessecante é bastante dolorosa e a paciente deve ser previamente avisada de que o desconforto será transitório, mas significante. Ácido bicloroacético e tricloroacético não são conhecidos como senda embriotóxicos ou teratogênicos e, portanto, podem ser usados na vulva durante a gravidez. O mesmo não pode ser dito da podofilina e seus derivados. Há um conceito de que estes agentes podem induzir efeitos adversos fetais e de que seu uso é contraindicado na gravidez. Frequentemente não se sabe se a paciente está grávida, e o uso do ácido bi e tricloroacético não necessita de teste de gravidez prévio. Recentemente, um derivado da podofilina, podofiloxina, foi liberado para uso em casa. Enquanto aplicações de ácido tricloroacético requerem visitas de retorno com intervalos de 1 a 2 semanas até que todas as verrugas tenham sido dessecadas, solução de podofilotoxina 0,5% pode ser aplicada em casa pela paciente. A solução é aplicada nas verrugas genitais por 3 dias consecutivos, seguido por 4 dias de descanso, durante 4 ciclos. Assim como o uso do ácido tricloroacético, a podofilotoxina é mais eficaz em nas lesões menores. Pequenas lesões são tratadas por ablação com administração tópica de ácido bicloroacético ou tricloroacético, derivado da podofilina tópico ou imunomodulador tópico, como o imiquimode. Lesões maiores podem ser excisadas cirurgicamente usando excisão superficial, excisão e/ou ablação eletrocirúrgica excisão e/ou vaporização a *laser*.

Lesões maiores podem ser excisadas no ambulatório se forem pedunculadas. Lesões maiores, sésseis causam dificuldades, a menos que elas sejam unifocais ou em número pequeno. Excisão em consultório pode ser realizada depois de feita a anestesia local. Grandes defeitos permanecem depois da verruga removida e requererá fechamento com sutura. O aparelho de excisão com alça diatérmica pode ser usado para excisar condiloma no consultório sob anestesia local adequada. Aterramento elétrico é obrigatório. A paciente e os membros da equipe de saúde devem estar protegidos com máscaras de proteção viral e a fumaça gerada deve ser aspirada por sucção.

Lesões multifocais são mais facilmente tratadas com *laser*. Estas requererão frequentemente anestesia regional ou geral em sala de operação. Avaliação cuidadosa antes de uso do *laser* definirá a extensão da doença. Isto requererá o exame vulvoscópico após aplicação de ácido acético a 3 ou 5% na vulva. Regiões de infecção subclínicas por HPV aparecerão brancas sob exame vulvoscópico e devem ser incluídas na ablação a *laser*. Atenção deve ser dada à vagina e à cérvice antes da intervenção cirúrgica. Envolvimento significante da cérvice com HPV ou processo displásico pode requerer tratamento cirúrgico. Dever-se tomar cuidado durante a ablação dos condilomas para aspirar a fumaça. Os membros da equipe devem usar máscaras apropriadas para prevenir a aspiração de partículas virais. O condiloma deverá ser ablado a *laser* no primeiro plano da epiderme em regiões não pilossebáceas. Nas regiões pilossebáceas a ablação a *laser* será mais eficaz se forem feitas em segundo plano cirúrgico, logo abaixo da derme reticular, onde a coloração amarela típica é notada durante a ablação. Ablação mais profunda na região pilossebácea é necessária para destruir o vírus localizado nas glândulas e ductos pilossebáceos. Atenção deve ser dada à uretra e ao ânus. Doença persistente nestas duas áreas pode servir como um foco de recorrência do condiloma depois da ablação cirúrgica. Se a região perianal for removido, uma esponja molhada deverá ser colocada no ânus para prevenir explosão do gás intestinal resultante do trauma tecidual. A potência para ablação a *laser* de condiloma deverá alcançar 750 watts. O sangramento pode ser controlado pelo próprio *laser* desfocado. Uma varredura com o *laser* ao redor da pele vulvar deverá ser realizado. Isto, teoricamente, destrói o vírus presente no epitélio aparentemente normal. Isto pode ser alcançado colocando o *laser* no superpulsador e movendo rapidamente para trás e para a frente. A pele formará uma bolha que será facilmente descamada com uma esponja molhada. Resfriamento periódico da vulva deverá ser realizado com compressas frias durante a ablação a *laser*. No pós-operatório, Silvadene pode ser aplicado na vulva e analgésicos orais, comumente, serão necessários.

Doença extensa, especialmente em pacientes imunossuprimidas, podem beneficiar-se da potencialização pós-*laser* com injeções de interferon por 8 a 10 semanas. Injeções de interferon podem ser iniciadas no pré-operatório e podem ser repetidas às segundas, quartas e sextas-feiras ou alternativamente podem ser usadas às terças e quintas-feiras. Interferon-n3 pode ser administrado 0,5cc (2,5 milhões UI) 2 vezes semanalmente por cerca de 8 semanas. Embora injeções de interferon possam ser eficazes como terapia isolada para condiloma acuminado, o custo-efetividade pode excluir o seu uso em lesões pequenas. Lesões múltiplas e grandes são facilmente tratadas com o *laser*.

Em pacientes acentuadamente imunossuprimidas que tenham sido submetidas à ablação a *laser* e que tenham começado interferon profilático, uma consideração adicional é a aplicação de 5-fluorouracil 5% (5-FU) na pele vulvar depois que se obtém a cicatrização do leito cirúrgico. No entanto, 5-FU 5% não deverá ser usado em pacientes grávidas ou pacientes que praticam coito não protegido. O agente tópico causará intensa reação na pele vulvar, mas poderá ser usado uma a 2 vezes diariamente para potencializar a resposta à terapia pelo *laser*. O uso prolongado de 5-FU 5% pode reduzir a recorrência do condiloma depois que a cicatrização, após a ablação a *laser*, tiver sido observada. O creme pode ser aplicado na vulva a cada 2 semanas por vários meses após a cirurgia. A aceitação da paciente será baseada no grau de resposta inflamatória observada.

## PROGNÓSTICO

A paciente com condiloma acuminado deverá ser prevenida de que a doença é extremamente difícil de ser erradicada. A ablação a *laser* não significa uma garantia de supressão a longo prazo. É impossível erradicar o vírus de paciente imunossuprimida, e pode ser necessário periodicamente retornar à sala de operações para ablar a *laser* condilomas acuminados que se tornam sintomáticos ou interferem com o estilo de vida normal da paciente. Se a doença recorrente é evidência de HPV persistente ou representa reaquisição através de contato sexual será, frequentemente, difícil de discernir. A eficácia da contracepção de barreira para prevenir a aquisição de HPV é incerta. Acompanhamento a longo prazo e observação estrita com vista ao desenvolvimento de doença recorrente, com especial atenção ao desenvolvimento de displasia cervical, é obrigatório. Em doença persistente, deve-se fazer biópsia para descartar displasia. Deve-se realizar biópsia em áreas com aparência ulcerada ou sugestiva de processo invasivo antes de qualquer esforço para remover a *laser*. Doença invasora não deve ser tratada a *laser*.

## OPÇÕES TERAPÊUTICAS PROGRESSIVAS

As opções terapêuticas são as seguintes:

1. Para lesões pequenas, aplicar ácido bicloroacético ou tricloroacético focadamente na lesão e em pequena margem em volta da pele normal. A paciente deverá retornar em intervalos semanais para reaplicação até que a dessecação da lesão ou lesões tiver sido alcançada.

2. Para pacientes com pequenas lesões que desejam tentar o autotratamento em casa, existem duas opções: (a) Imiquimode (Aldara) 5% creme aplicado 3 vezes semanalmente antes de dormir e deixado por 6 a 10 horas (p. ex., segunda, quarta, sexta-feira) até o desaparecimento das lesões ou, no máximo por 16 semanas, uso aprovado para verrugas externas em pacientes acima de 12 anos; categoria C para gravidez. (b) Solução de Podofilotoxina pode ser aplicada com 3 dias de terapia seguidos de 4 dias de abstinência, repetido por um total de 4 ciclos. A solução é aplicada 2 vezes diariamente com um cotonete e não mais que 0,5 cc de solução deverá ser aplicada por dia. Esta substância não deverá ser usada em pacientes grávidas.

3. Para pacientes com doença extensa, a ablação a *laser* oferece as maiores chances de melhora bem-sucedida. A ablação a *laser* é mais comumente realizada na sala de operação sob anestesia regional ou geral. Não somente os condilomas deverão ser ablados, mas a pele normal em volta deverá ser varrida para diminuir a possibilidade de recorrência. Cuidadosa atenção deverá ser dada a lesões envolvendo a uretra e o ânus. Se a presença de doença à vista desarmada ou colposcópica é evidente, a ablação deverá ser realizada nestas regiões. Uma esponja umidecida deverá ser colocada no ânus para prevenir explosões induzidas pelo contato do *laser* com o gás intestinal. A ablação a *laser* deverá ser realizada no 1º plano cirúrgico (segundo plano cirúrgico na região pilossebácea) para diminuir o risco de recorrência. Aplicação pós-operatória de Silvadene deverá ser aconselhada.

4. Para pacientes imunossuprimidos ou pacientes com condiloma acuminado recalcitrante, a ablação a *laser* pode ser potencializada pela administração pós-operatória de interferon por 8 a 10 semanas injetado na região vulvar. Potencialização adicional da resposta pode ser alcançada pela aplicação tópica de 5-FU 5% na vulva uma ou 2 vezes por dia por várias semanas após ter-se observado a cicatrização do leito cirúrgico. A

duração da terapia será baseada na capacidade da paciente de resistir à reação cáustica que ocorre depois da aplicação de 5-FU 5%.
5. Profilaxia a longo prazo de condiloma acuminado recorrente pode ser alcançada, em paciente não grávida e que está usando método contraceptivo, com a aplicação de 5-FU 5% na vulva a cada 2 semanas. Se a paciente não pode assegurar contracepção adequada, 5-FU 5% não deverá ser administrado porque pode ser teratogênico ou embriotóxico.
6. Doença persistente não responsiva à intervenção farmacológica ou intervenção cirúrgica requer biópsia para descartar NIV ou carcinoma. Uma biópsia deverá ser realizada em qualquer lesão não habitual antes de iniciar a terapia. Aumento na prevalência de sífilis resultará em grande número de pacientes com condiloma lata, os quais são, frequentemente, confundidos com condiloma acuminado. Biópsias apropriadas, exame em campo escuro e estudos sorológicos são obrigatórios.

## CARCINOMA VERRUCOSO (Figuras 9.12 a 9.14)

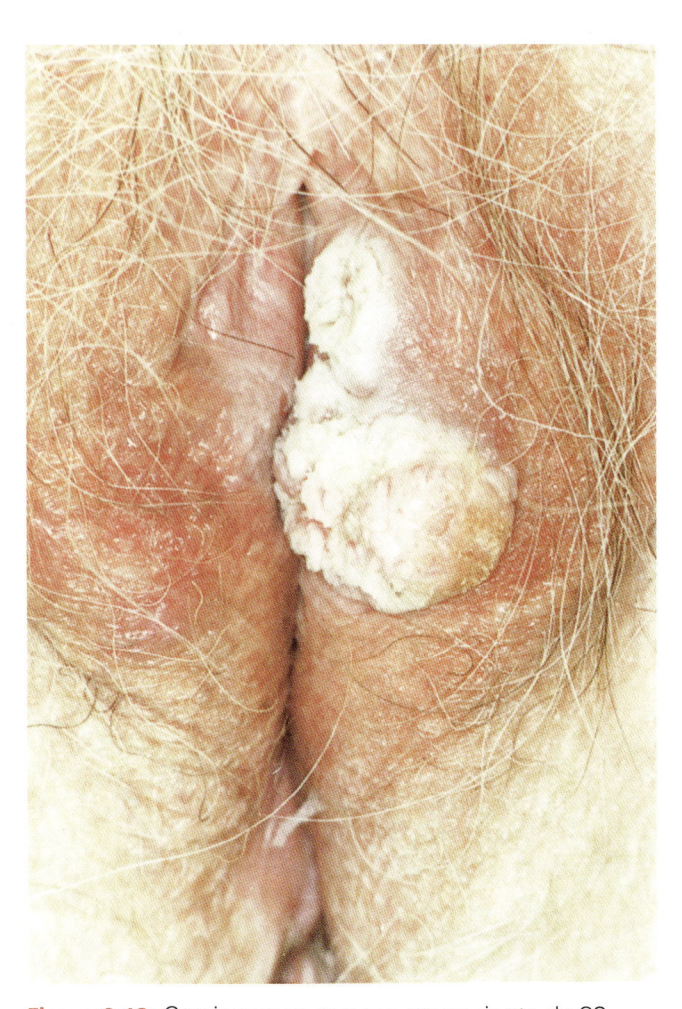

**Figura 9.12.** Carcinoma verrucoso em paciente de 83 anos. A lesão foi incisada no ambulatório. Sob anestesia local. A análise histológica demonstrou profundidade máxima de invasão de 1 mm.

### DEFINIÇÃO

Carcinoma verrucoso é um carcinoma escamoso bem diferenciado exibindo um padrão verrucoso de crescimento com um padrão localizado de invasão. Um termo sinônimo é condiloma gigante de Buschke-Lowenstein, um termo que, geralmente, não é usado ou recomendado para este tumor

### CARACTERÍSTICAS GERAIS

Carcinoma verrucoso é um raro carcinoma localmente invasor que mais comumente é identificado em mulheres mais idosas. Não está associado com metástase em linfonodo ou à distância, mas pode ser localmente destrutivo.

### APRESENTAÇÃO CLÍNICA

A paciente normalmente apresentará queixa de massa na vulva. O desconforto é causado pelo fenômeno da pressão. Ao exame, haverá uma massa séssil fazendo protuberância na vulva, a qual envolverá e distorcerá a vulva inteira e será, secundariamente, infectada e associada a corrimento fétido.

### CARACTERÍSTICAS MICROSCÓPICAS

O tumor tem aparência papilomatosa, com superfície irregular e granulosa, Ao exame microscópico há, usualmente, acentuada hiperceratose com proeminente acantose e ninhos de bulbos epiteliais com uma interface de empurro tumor-derme. Ninhos de bulbos de epitélio escamoso com uma junção dermoepitelial relativamente regular caracteriza a avançada margem profunda do tumor. Há um mínimo pleomorfismo nuclear, com um maior grau de atipia nuclear próximo da interface dérmica. Os núcleos podem ter cromatina grosseira e nucléolo de tamanhos variáveis, distinguindo-os dos ceratinócitos normais adjacentes. Figuras de mitose são raras e quando presentes são

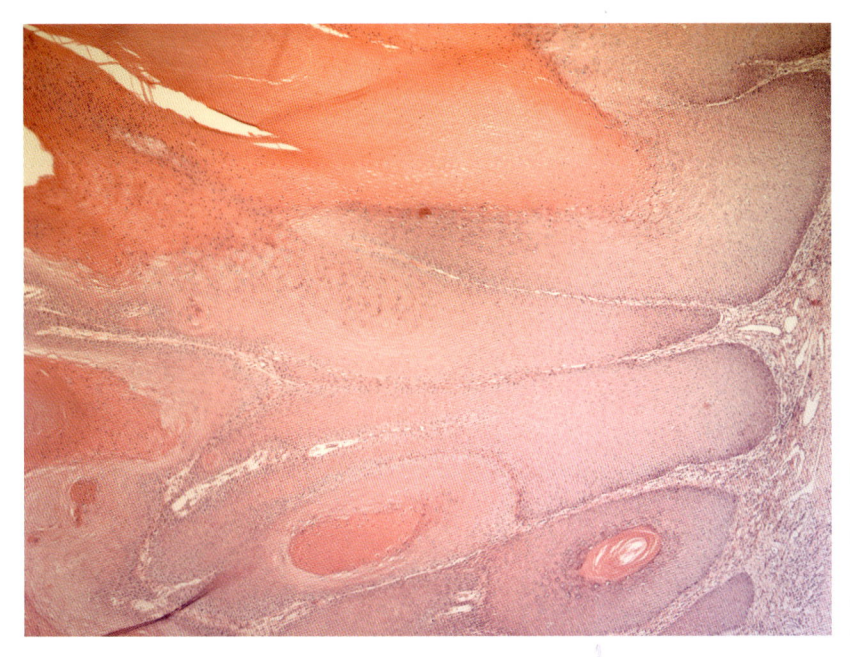

**Figura 9.13.** Carcinoma verrucoso. O tumor é uma neoplasia escamosa bem diferenciada com uma superfície epitelial neoplásica acentuadamente espessada e acantose. O tumor tem uma bem definida aparência de "apertão" na interface dérmica.

normais. O abundante citoplasma das células do tumor é eosinofílico, sem disceratose. Coilocitose nos ceratinócitos superficiais não é uma característica deste tumor. Paraceratose ou hiperceratose está, frequentemente, presente e pode ser notória. Há uma ausência de núcleos fibrovasculares proeminente, separando os bulbos epiteliais, que são comprimidos lateralmente. Um infiltrado inflamatório no interior da derme está usualmente presente. Carcinoma verrucoso está associado ao HPV, tipicamente o tipo 6 ou variantes do tipo 6. Estes tumores são tipicamente diploides na quantificação do DNA. Condiloma acuminado e carcinoma de células escamosas podem ocasionalmente ser encontrados adjacentes ao carcinoma verrucoso.

## DIAGNÓSTICO DIFERENCIAL

O diagnóstico diferencial inclui carcinoma escamoso exofítico do tipo usual, carcinoma verrucoide e condiloma acuminado. Carcinoma escamoso do tipo usual tem maior

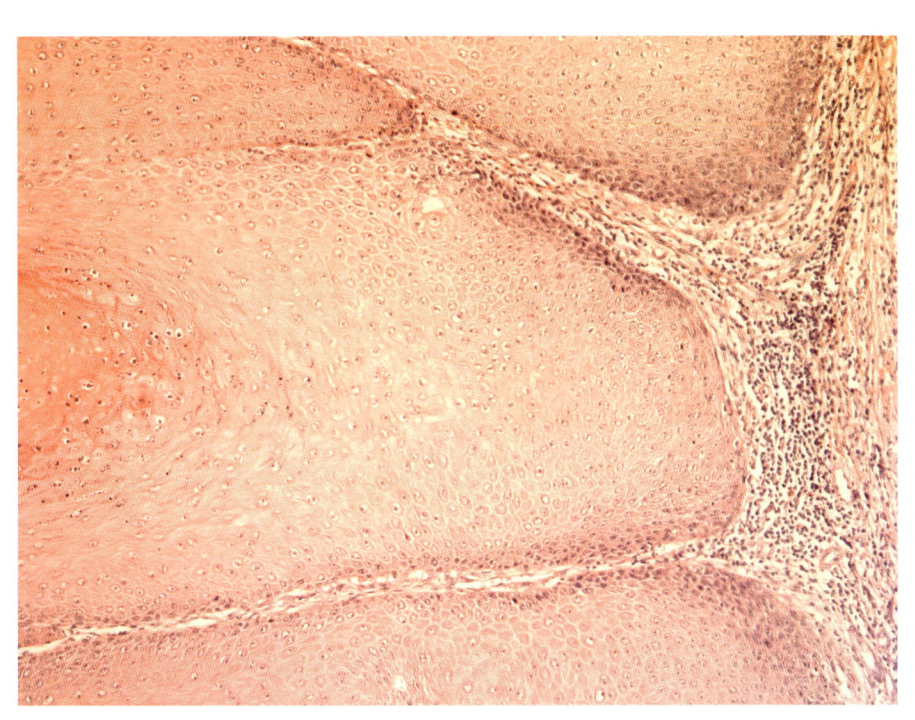

**Figura 9.14.** Carcinoma verrucoso. Grande aumento de um campo adjacente. Os ceratinócitos, bem diferenciados do tumor, têm crescimento relativamente denso, mas alguma maturação.
Os ceratinócitos têm citoplasma eosinofílico proeminente e núcleos com cromatina vesicular. Está mantida a orientação paliçada dos ceratinócitos ao longo da membrana basal, sem crescimento infiltrativo em "digitiforme". É evidente o aspecto arredondado e acantótico do epitélio.

CAPÍTULO 9: Verrugas

pleomorfismo nuclear e padrão infiltrativo de invasão mais irregular dentro da derme comparado com os bulbos da pregas dermoepidérmicas do carcinoma verrucoso. Carcinoma verrucoide tem núcleos fibrovasculares, ao contrário do carcinoma verrucoso, dentro dos ramos papilares. Além disso, estes tumores mostram maior atipia nuclear e coilocitose e sua margem profunda invade como um típico carcinoma escamoso. Condiloma acuminado é caracterizado por uma complexa ramificação papilar com papilas vasculares, normalmente exofítico, sem bulbos dérmicos e tipicamente mostra coilocitose com mínima ou nenhuma atipia nuclear. Biópsia adequada para demonstrar o tumor e a interface tumor-derme adjacente é necessária para o diagnóstico histopatológico.

## COMPORTAMENTO CLÍNICO E TRATAMENTO

Carcinoma verrucoso é um carcinoma localmente invasor e que não metastiza. É facilmente removido e, dependendo do tamanho da lesão, pode ser removido no ambulatório sob anestesia local. Há uma tendência para recidiva, que poderá ser tratada com excisão local. Lesões extremamente grandes podem requerer excisão na sala de operação. Metástase em linfonodo é extremamente rara e, se presente, exigirá reavaliação da lesão por áreas de carcinoma escamoso do tipo usual. Excisão ampla local (vulvectomia parcial profunda) sem linfadenectomia é o método mais comum de tratamento. Se o tumor é completamente excisado, o prognóstico é excelente.

## ESTUDOS COMPLEMENTARES

Nenhum estudo complementar é necessário além da biópsia, a qual deve ser significativamente grande para oferecer ao patologista um tecido e epitélio adequados para discernir a etiologia do processo.

## OPÇÃO TERAPÊUTICA PROGRESSIVA

A opção terapêutica progressiva é a seguinte:

1. Excisão ampla local, vulvectomia parcial profunda.

# 10 Vesículas

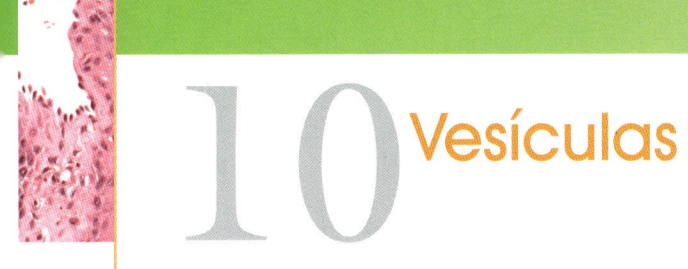

| |
|---|
| VESÍCULA (do latim *vesica*: bexiga): uma elevação epidérmica, menor do que 0,5 cm de diâmetro, contendo fluido claro. |
| Linfangioma circunscrito |
| Infecção pelo vírus do herpes simples |
| Varicela (catapora) |

**Figura 10.1.** Algoritmo da vesícula, excluindo dermatoses (Tabela 10.1)

**Tabela 10.1**
**Diagnóstico diferencial das doenças bolhosas e semelhantes a bolhas da vulva**

| | LOCALIZAÇÃO DA VESÍCULA | | | | |
|---|---|---|---|---|---|
| DOENÇA | SUBE-PIDÉR-MICA | INTRA-EPIDÉRMICA E/OU SUPRABASAL | ACANTÓLISE CÉLULAS SUPRABASAIS | MANIFES-TAÇÃO SISTÊMICA | LOCALIZAÇÃO IMUNOFLUO-RESCENTE |
| Pênfigo vulgar | Não | Sim | Sim | Sim | IgG intercelular |
| Pênfigo vegetante | Não | Sim | Sim | Não | IgG intercelular |
| Pênfigo (bolhoso) (Penfigoide cicatricial) | Sim | Não | Não | Sim Cicatriz localizada (às vezes debilitante) | IgG linear ao longo da membrana basal,.IgA, IgM, $C^3$, $C^5$ podem estar na membrana de base |
| Herpes genital | Sim | Não | Não | Sim | $C^3$, linear ao longo da membrana basal; IgG pode estar presente. IgM, IgA são raros. |
| Erupção polimórfica da gravidez, urticária pruriginosa em placas e placas da gravidez | Sim | Não | Não | Sim | Negativo |
| Doença de Darier | Não | Sim, disceratose | Sim, 3+ | Sim | Negativo |
| Disceratoma verrucoso | Não | Sim | Sim | Não | Negativo |
| Eritema multiforme (Síndrome de Stevens-Johnson) | Não | Sim, necróticos, ceratinócitos, degeneração hidrópica de ceratinócitos basais | Não | Sim | IgM complemento dentro e ao redor de vasos dérmicos superficiais alguns casos |
| Hailey-Hailey | Não | Sim | Sim, 4+ | Não | Negativo |
| Doença acantolítica localizada da vulva | Não | Sim | Sim | Não | Negativa |
| Bolhas benignas crônicas doença de criança (doença IgA linear) | Sim | Não | Microabscessos em papila dérmica pode proceder resultados | Não Pode ser um achado de gripe | IgA linear ao longo da membrana basal. $C^3$, IgA, IgG, IgM podem estar presentes |
| Dermatite herpetiforme | Sim | Não | Não Prurido acentuado alguns casos | Não | IgA depositado na ponta da papila emdérmica e/ou ao longo da membrana basal |
| Linfangioma circunscrito | Sim Na derme | Não | Não | Não | Negativa |

Modificada de Wilkinson EJ. Benign diseases of the vulva. In: Kurman RJ, ed. *Blaustein's Pathology of the Female Genital Tract*, 5th ed. New York: Springer Verlag, 1994.

## LINFANGIOMA CIRCUNSCRITO (Figuras 10.2 e 10.3)

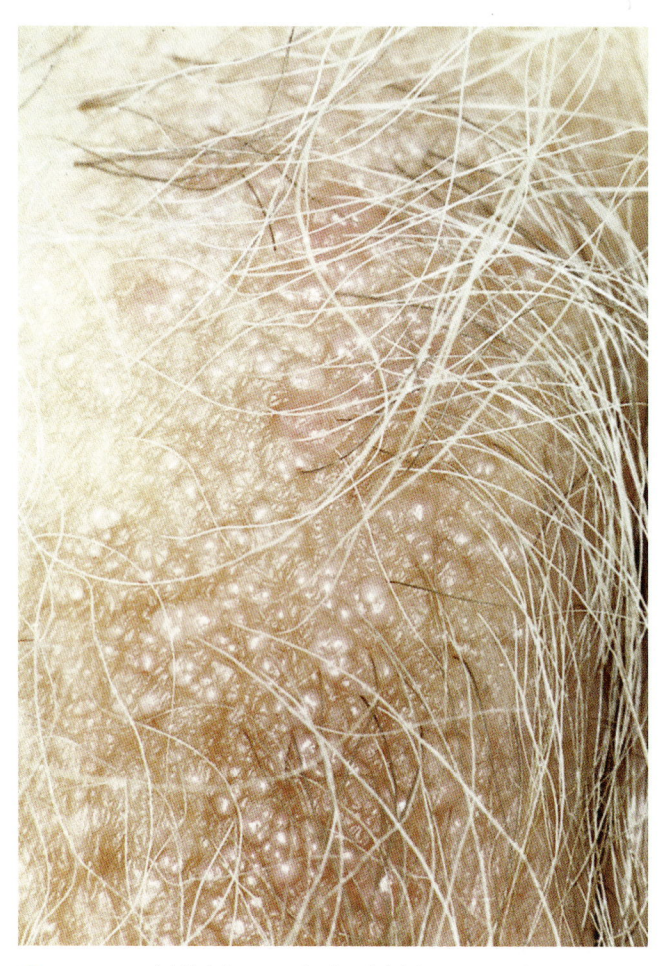

**Figura 10.2.** Múltiplas vesículas labiais em paciente com história de radioterapia prévia para carcinoma endometrial.

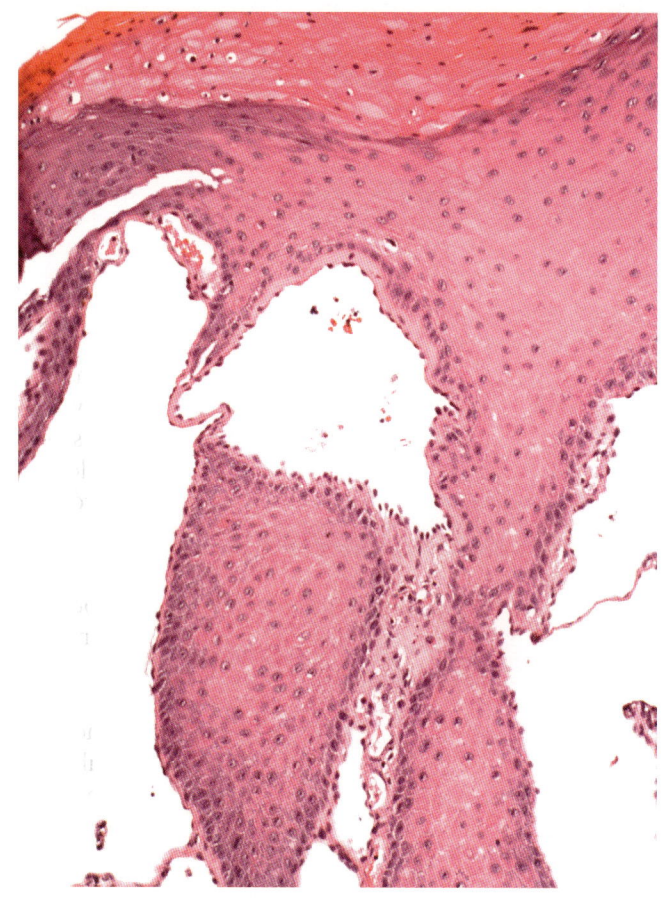

**Figura 10.3.** Linfangioma circunscrito. Espaços vasculares são evidentes imediatamente abaixo do epitélio. Estes espaços têm uma linha endotelial e contêm fluido eosinofílico acelular. A superfície do epitélio é elevada acima da vesícula e um tanto fino.

### DEFINIÇÃO

Linfangioma circunscrito é uma condição benigna caracterizada por dilatação dos canais linfáticos da derme superficial resultando em agrupamento localizado de pápulas e vesículas.

### CARACTERÍSTICAS GERAIS

Linfangioma circunscrito é uma entidade extremamente rara que, em crianças, pode ser secundária a um defeito no desenvolvimento localizado ou na malformação dos linfáticos da derme. Quando identificado na vulva, pode inicialmente se apresentar em mulheres no grupo entre 30 e 40 anos de idade. Nestes casos, pode haver uma história prévia de trauma, edema ou radioterapia prévia da pelve ou do baixo-ventre por malignidade ginecológica. Nestes casos, a obstrução linfática é adquirida e resulta em dilatação dos canais linfáticos da derme subepitelial com a formação de vesículas epiteliais na pele vulvar. As vesículas podem também envolver a pele suprapúbica.

### APRESENTAÇÃO CLÍNICA

A paciente pode apresentar-se com "ovas de rã" agrupadas aparentando pápulas e vesículas ou queixando-se de exsudação em "bolha" na pele vulvar. A perda de fluido pode ser extensiva o bastante para requerer um curativo e a troca deste durante o dia. Ao exame pequenas vesículas poderão ser notadas na região pilossebácea da vulva e poderão envolver a área suprapúbica. Pode haver evidência de edema e fibrose na região do monte de Vênus. Pode ser identificada evidência de irradiação prévia. As vesículas podem variar em cor do branco ao marrom ou lilás. Elas são tipicamente agrupadas e de vários tamanhos, raramente excedendo 2 cm em diâmetro. As vesículas do linfangioma circunscrito podem tornar-se erosadas, ulceradas e, secundariamente, infectadas. Nestes casos, as pacientes podem apresentar-se com dor e celulite secundária. O diagnóstico usualmente é feito pela aparência clínica e pela biópsia.

## ACHADOS MICROSCÓPICOS

Ao exame microscópico, estão presentes a evidente linha endotelial da derme superficial dilatada e os espaços linfocísticos. Estes espaços cisticamente dilatados estão predominantemente na derme papilar, mas também podem ser encontrados na derme reticular. Os espaços vasculares na derme papilar podem quase tocar a camada basal do epitélio sobrejacente. A este respeito, as mudanças podem assemelhar-se a angioceratomas; no entanto os canais vasculares contêm linfa, que é eosinofílica e acelular, em vez de sangue, como vistos no angioceratoma. Os espaços císticos da linha endotelial podem ser multiloculados. O epitélio sobrejacente pode ser erosado ou hiperceratótico.

## DIAGNÓSTICO DIFERENCIAL

Observar vesículas na pele da vulva levantará a suspeita de infecção causada pelo herpesvírus. As vesículas do linfangioma circunscrito poderão permanecer por longo tempo com sintomas mínimos, enquanto as vesículas do herpes são usualmente dolorosas e agudas. Somente em pacientes imunocomprometidas as infecções herpéticas resultariam em lesões prolongadas, as quais se apresentam como úlceras em vez de vesículas.

## COMPORTAMENTO CLÍNICO E TRATAMENTO

Sem tratamento, a paciente pode esperar ter uma contínua drenagem das vesículas. Se a paciente deseja ter este problema de qualidade de vida corrigida, uma opção envolveria a ablação a *laser* com um *laser* de dióxido de carbono ($CO_2$). Os objetivos do tratamento a *laser* são destruir as vesículas e selar os linfáticos superficiais. Magnificação deve ser considerada quando se tentar remover o processo com *laser* de $CO_2$. Um esforço deve ser feito para selar a base das vesículas e dos canais linfáticos supridores da região. Uma abordagem alternativa para o *laser* de $CO_2$ é o uso do *flash* da luminária-bomba do *laser* para destruir as vesículas. Para este tratamento do linfangioma circunscrito deve conter um significante componente hemorrágico para permitir absorção da luz emitida pela oxiemoglobina. Embora esta forma de laserterapia tenha sido usada para tratar mancha de vinho do porto, a experiência é limitada com linfangioma circunscrito. O *laser* de $CO_2$ tem sido mais extensivamente usado.

Embora o *laser* de $CO_2$ e o *laser* de pulso profundo tenham sido usados para tratar o linfangioma circunscrito, excisão cirúrgica ampla superficial tem sido o cuidado padrão para lesões localizadas. Lesões mais extensas, que requereriam emprego de grandes retalhos, seriam mais bem manejadas com uma tentativa inicial de ablação a *laser*. Recorrência pode ser uma possibilidade. O mesmo pode ser dito da excisão ampla local. É possível que a lesão retorne se persistir a comunicação em profundidade dos canais linfáticos e resulta em erupção das vesículas recorrentes. Congelação para estudar as margens (lateral e profunda) pode auxiliar na excisão cirúrgica do linfangioma circunscrito.

## OPÇÕES TERAPÊUTICAS PROGRESSIVAS

As opções terapêuticas progressivas são as seguintes:

1. Dar confiança se os sintomas não são significantes.
2. Para lesões bem localizadas, excisão ampla local com um esforço para remover os canais profundos de comunicação (pode avaliar as margens por congelação).
3. Ablação pelo *laser* das lesões usando o *laser* de $CO_2$.
4. Para lesões com um significante componente de hemácias, terapia pelo *laser* de pulso profundo pode ser considerada.

# 11 Pediatria

## COALESCÊNCIA E AGLUTINAÇÃO   (Figuras 11.1 e 11.2)

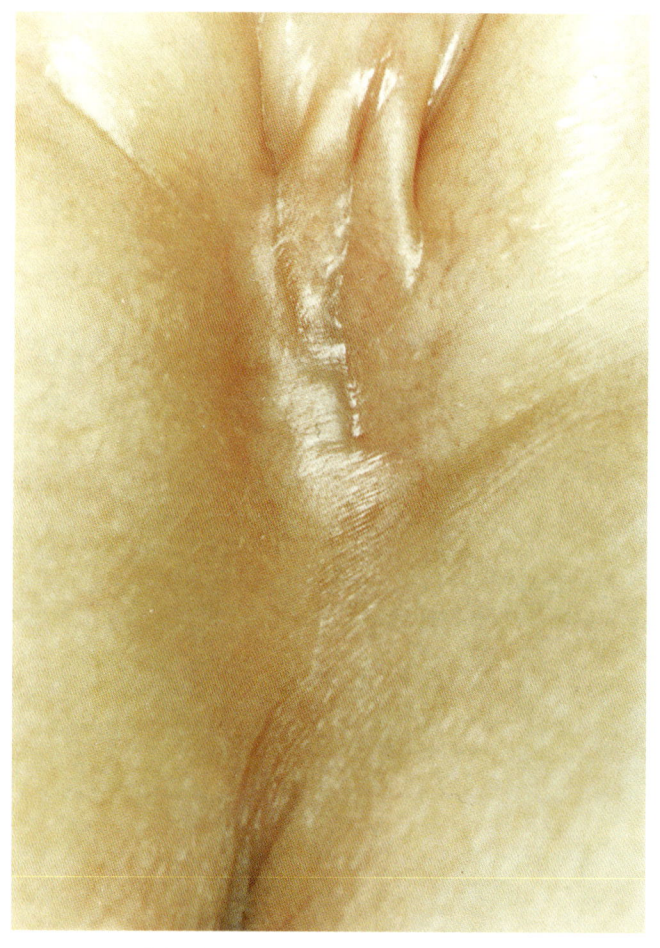

**Figura 11.1.** Menina de 2 anos com lábios aglutinados.

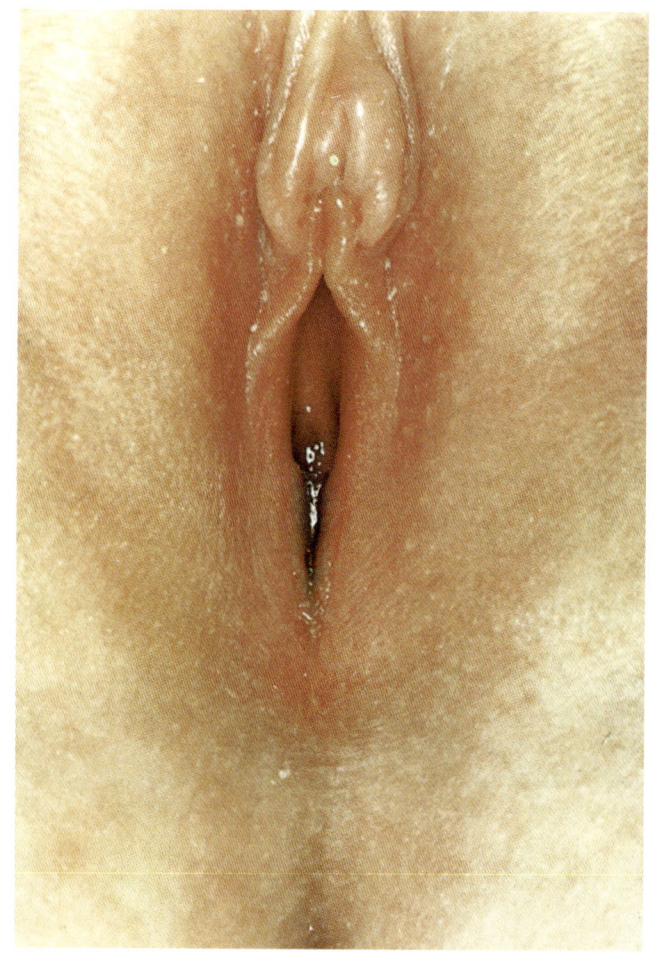

**Figura 11.2.** Coalescências labiais lisadas sobre anestesia geral. Os pais da paciente foram alertados para manter a separação. Após 1 ano houve recorrência da aglutinação e a paciente foi acompanhada sem intervenção.

## DEFINIÇÃO

A fusão dos lábios menores resulta em coalescência e aglutinação labial.

## CARACTERÍSTICAS GERAIS

A incidência de aglutinação labial na infância é desconhecida, embora pareça ser um problema raro. A etiologia desta condição é pouco entendida. A aglutinação dos lábios pode ser consequência de uma anormalidade de desenvolvimento (congênita) ou pode evoluir como consequência de irritação labial e vestibular iniciando um desnudamento epitelial das superfícies que aderem uma à outra como consequência de sua estreita proximidade.

## APRESENTAÇÃO CLÍNICA

A paciente habitual com coalescência de pequenos lábios será aquela trazida para a clínica pela sua mãe preocupada que notou não ter nenhum orifício na abertura vaginal. Ela descreverá o que parece ser uma anormalidade e pedirá uma avaliação. Ocasionalmente, uma criança com coalescência dos lábios menores apresentará infecções vaginais recorrentes e dificuldades urinárias tal como cistite. Se ocorrer a fusão dos lábios menores, o resultado será a quase completa obliteração do vestíbulo.

## ACHADOS MICROSCÓPICOS

Os achados clínicos não requerem biópsia. O epitélio vestibular da criança, com exceção do recém-nascido, não é rico em glicogênio nem ceratinizado. Achados patológicos específicos e conhecidos não têm sido associados à aglutinação de pequenos lábios de recém-nascidos. Em algumas sociedades em que é prática a circuncisão feminina, a aglutinação labial é relativamente comum e pode ser associada a estenose de introito e cistos ceratinizados.

## ESTUDOS COMPLEMENTARES

Nenhum.

## DIAGNÓSTICO DIFERENCIAL

A paciente com coalescência acentuada no introito pode gerar preocupações quanto à possibilidade de ser atresia do canal vaginal por agenesia do ducto de Müller ou síndrome de insensibilidade androgênica. A colocação de um cotonete lubrificado no interior do introito demonstrará o estreito orifício representando a coalescência labial.

## COMPORTAMENTO CLÍNICO E TRATAMENTO

A criança assintomática com aglutinação de lábios muito aderidos, separar delicadamente no consultório, com creme tópico de estrogênio, que pode ser aplicado 1 vez toda noite por 2 semanas, pode resolver a aglutinação, sem nenhuma outra terapia. Não é interessante que a paciente seja submetida a procedimento invasivo com anestesia geral para separação de coalescência assintomática de lábios. Se a paciente está sofrendo de infecção vaginal ou urinária recorrentes, o procedimento é indicado. Se a indicação para o procedimento estiver confirmada por demonstração de aglutinação acentuada dos lábios, o procedimento é mais bem indicado sob apropriada anestesia. Usualmente, a colocação de uma sonda ou um cotonete na coalescência, com tração suave para cima do períneo, resultará na separação dos lábios. Sem separação pós-operatória das superfícies epiteliais desnudadas, a fusão recorrerá. A prática convencional para resolver este problema seria a aplicação de creme de estrogênio diariamente no introito vaginal. Embora nenhum dado farmacológico exista para confirmar o efeito anticoalescência do creme de estrogênio, o efeito pode ser relatado pela maturação do epitélio dos lábios menores e do vestíbulo. Estrogênio tópico é regularmente usado e frequentemente com sucesso. Pode ser que o benefício da aplicação seja em parte mecânico e a separação diária dos lábios, enquanto se aplica o creme de estrogênio, permita que a epitelização ocorra e diminua a chance de subsequente coalescência dos lábios. Esta abordagem pode ser usada como substituta do procedimento cirúrgico na paciente com evidência de aglutinação mínima.

Os pais das crianças podem ser tranquilizados de que não existem maiores anormalidades, e se a criança é assintomática, os pais podem ter certeza de que o orifício labial vai expandir-se com o passar do tempo.

## OPÇÕES TERAPÊUTICAS PROGRESSIVAS

Opções terapêuticas progressivas são as seguintes:

1. Em paciente assintomática, somente a observação com tranquilização pode ser adequada. Se os pais desejarem "intervir", a aplicação diária de creme de estrogênio por 2 semanas pode ser tentada, acompanhada de leve tração.

2. Para paciente sintomática, tenta-se a separação de forma suave em consultório. A coalescência labial notória requererá lise em centro cirúrgico se não houver resposta ao creme tópico de estrogênio. Um "coquetel analgésico pediátrico" pode ser administrado para evitar anestesia; entretanto, monitoramento cardiopulmonar será necessário. A separação diária no pós-operatório pelos pais é obrigatória até que a reepitelização esteja completa. Creme de estrogênio pode ser aplicado durante estes dias de esforço.

# CONDILOMA ACUMINADO EM CRIANÇAS (Figuras 11.3 e 11.4)

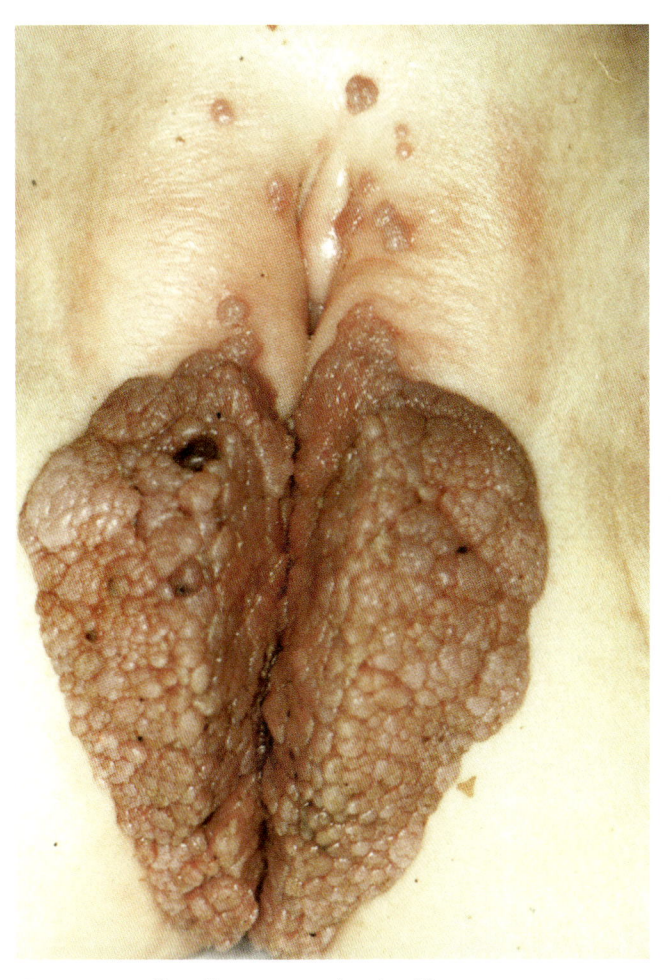

**Figura 11.3.** Condiloma acuminado difuso em uma recém-nascida.

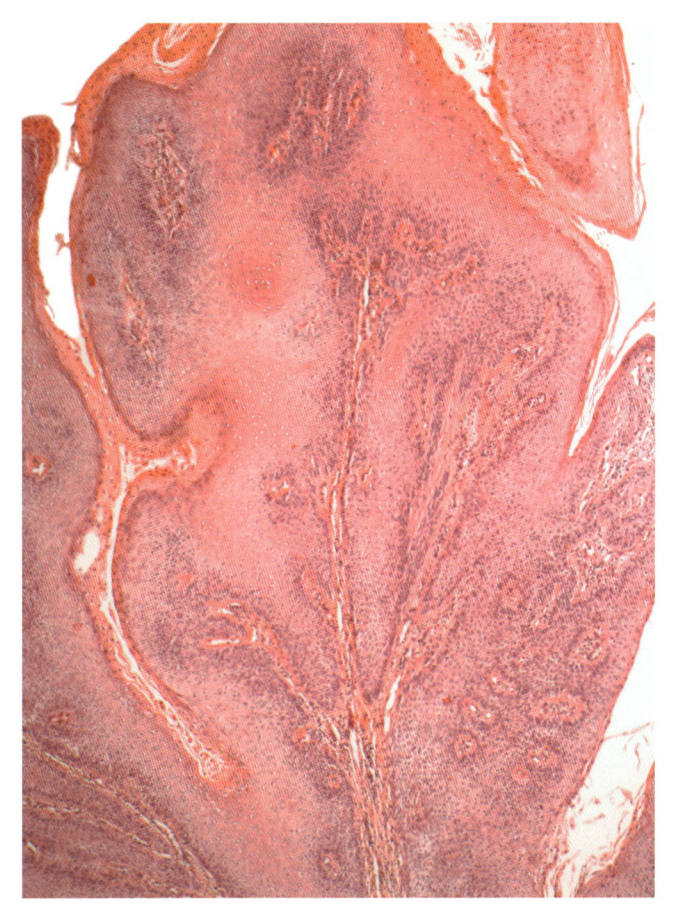

**Figura 11.4.** Condiloma acuminado em uma criança. É evidente o crescimento papilomatoso, com cordões fibrovasculares subjacentes ao epitélio hiperplásico hiperceratótico é evidente. Alguma falta de maturação celular estar presente.

## DEFINIÇÃO

Condiloma acuminado (verruga genital, verruga venérea) é derivado da palavra grega carúncula e do latim pontudo, é como tal terminologia adequadamente define a condição causada pelo papilomavírus humano (HPV).

## CARACTERÍSTICAS GERAIS

A infecção genital relacionada com HPV é a doença sexualmente transmissível mais comumente vista por obstetras e ginecologistas. Como consequência de infecção causada pelo HPV, adolescentes sexualmente ativos tem apresentado verrugas genitais, de forma crescente e, mais frequentemente alteração de citologia cervical. Verrugas vulvares podem ser observadas precocemente na infância e podem ter sido adquiridas através da passagem no canal de parto infectado ou, em alguns casos, como consequência de abuso sexual.

O período de incubação do HPV pode ser prolongado e evidências clínicas de infecção viral adquirida no canal de parto podem não ser visualizadas por meses ou talvez por anos após o nascimento. Frequentemente em crianças, a atual modalidade de transmissão permanece desconhecida. Com o início da atividade sexual na adolescência precoce ou tardia, a modalidade de transmissão torna-se muito mais clara.

## APRESENTAÇÃO CLÍNICA

A criança com condiloma acuminado vulvar usualmente será trazida ao médico para a avaliação de verrugas ou lesões maculares ou papulares. Frequentemente, isso ocorre de forma tardia e o processo pode estar difuso quando é visto pelo primeiro médico. Pacientes imunossuprimidos, especialmente crianças diabéticas, podem manifestar a doença de forma difusa. Em tais pacientes, é comum ver verrugas não apenas na vulva como também em outras superfícies do corpo.

Condilomas são tipicamente múltiplos e podem envolver a região vestibular da vulva; lábios maiores e menores, incluindo áreas de pelos; pele e região perianal. A aplicação tópica de ácido acético a 3% (ou vinagre branco), o qual torna as lesões brancas e distintas da pele e da mucosa normal. O exame com um aparelho de magnificação e iluminação, ou colposcópico, é usualmente de grande ajuda porque as lesões podem ser pequenas e a pele pode ser colorida, embora algumas lesões sejam vermelhas ou rosadas.

## CARACTERÍSTICAS MICROSCÓPICAS

O condiloma acuminado pode ser verrucoso, papilar ou séssil, embora alguns possam ter característica macular ou papular. Nas maiores lesões papilares exofíticas, um complexo de papilas ramificadas estão usualmente presentes. Variáveis graus de adelgaçamento epitelial são usualmente vistos com acantose e hiperplasia de células parabasais. A coilocitose é frequentemente observada em alguns ceratinócitos no terço superior do epitélio, embora possa não ser evidente nas lesões que tem evidente disceratose, paraceratose e hiperceratose. As mudanças no epitélio hiperplásico estão associadas a exageradas pontes intracelulares. Os núcleos não são usualmente atípicos, embora alguma figura de mitose normal possa ser evidenciada. O condiloma acuminado que tenha atipia nuclear moderada a acentuada será classificado como condiloma acuminado com neoplasia intraepitelial vulvar (NIV 2-3).

## ESTUDOS COMPLEMENTARES

A criança com condiloma acuminado vulvar levantará suspeita de outras doenças sexualmente transmissíveis e estudos apropriados podem ser realizados. Estes podem incluir cultura para gonorreia, pesquisa de clamídia, sorologia para sífilis e sorologia para o vírus da imunodeficiência humana (HIV). Considerações devem ser feitas para avaliar doenças sistêmicas, como a diabetes, que altera o sistema imune.

Considerações deverão ser feitas também sobre a possibilidade de abuso sexual, e deve ser iniciada a inclusão de profissionais apropriados da área de direito da saúde.

## DIAGNÓSTICO DIFERENCIAL

Doenças que são vistas nos adultos e podem ser confundidas com condiloma acuminado são muito menos frequentes em crianças; entretanto, algumas destas entidades fazem parte do diagnóstico diferencial. Pequenas projeções papilares com umbilicação central podem ser, frequentemente, confundidas com condiloma, mas parecem ser mais lesões de molusco contagioso. Quando existe dúvida, um esfregaço citológico pode expressar as lesões de moluscos demonstrando os corpos de molusco. Pode ser realizada biópsia se a citologia não esclarecer. Em alguns casos, o molusco contagioso pode ser extenso, apresentar-se como tumores "carnudos" e o diagnóstico ser impossível sem exame histopatológico. As lesões secundárias da sífilis, lesões de base larga (condiloma *latum*), podem ser confundidas com condiloma acuminado e receber tratamento inapropriado com agentes tópicos dessecantes. O clínico deve lembrar-se de que a criança demonstrando evidências de uma doença sexualmente transmissível pode ser considerada de risco para outras doenças. Para diferenciar o condiloma acuminado do condiloma *latum*, pode-se usar no exame das lesões úmidas por microscopia de campo escuro, estudo imuno-histoquímico de lâminas secas ao ar para sorologia da espiroqueta, e exame histopatológico, quando necessário.

## COMPORTAMENTO CLÍNICO E TRATAMENTO

A terapia para o condiloma acuminado na infância é igual à instituída para os pacientes adultos. O leitor deve-se referir à seção de condiloma acuminado no texto. Pacientes imunossuprimidas, tal como aquelas com diabetes, que requerem ablação com *laser*, podem beneficiar-se com a aplicação de interferon na pele vulvar; entretanto, alfainterferon não foi aprovado para o uso em crianças ou em pacientes abaixo de 18 anos. Deve-se lembrar também que, quando conduzir casos de crianças com condiloma acuminado, a perda sanguínea associada a terapia a *laser* deve ser bem monitorada. Para o clínico que está acostumado com a perda sanguínea durante a ablação de lesões vulvares, o volume absoluto de perda na criança representará uma grande proporção real de volume sanguíneo com relação ao adulto. Hemostasia apropriada é obrigatória, e o controle do volume sanguíneo deve ser meticuloso. Cuidados pós-operatórios dependerão das instruções dadas aos pais no que concerne aos cuidados de higiene. Diários e frequentes banhos de assento para manter o leito cirúrgico limpo e livre de infecções. O clínico que trata de criança, frequentemente, reconhece infecção secundária precocemente antes de infecção mais significante iniciar.

## VACINA CONTRA O PAPILOMAVÍRUS HUMANO

Vacinas preventivas estão agora liberadas e vacinação com vacina contendo antígenos de HPV tanto para HPV 6, 11, 16 e 18 como para HPV 16 e 18, dependendo do fabricante, está disponível e fornecerá altas taxas de anticorpos específicos para o tipo de HPV da vacina. Não são vacinas terapêuticas e não foram aprovadas para tratamento, apenas para prevenção. O condiloma acuminado típico é usualmente causado pelo HPV tipo 6 e 11. A vacina preventiva contra HPV pode ser aplicada nas meninas com verrugas genitais, porque a vacina protegerá de futuras exposições aos tipos de HPV com o qual não está atualmente infectada, que são os tipos não relacionados com verrugas genitais. Não é necessário realizar a tipagem para identificar o tipo de HPV que está causando a lesão para aplicar a vacina (veja as instruções do fabricante, Merck ou Glaxo Smith Klein, fornecida na vacina contra HPV).

## OPÇÕES TERAPÊUTICAS PROGRESSIVAS

As opções de terapêutica progressiva são as seguintes:

1. Para lesões pequenas, dessecantes tópicos como ácido tricloracético ou bicloracético aplicado em intervalos semanais. Se aplicações frequentes e múltiplas forem prováveis, deve ser considerada uma sessão de *laser*.

2. Para pacientes que desejam tratar as lesões em casa, o autotratamento, ou preferencialmente tratamento realizado pelos pais, pode ser efetuado com podofilotoxina aplicada 2 vezes ao dia por 3 dias seguindo-se 4 dias de abstinência, repetida por um total de 4 ciclos. Este tratamento não deve ser usado em pacientes grávidas.

3. Para pacientes com doença extensa, lesões volumosas e grandes podem, sob anestesia, ser mais rapidamente excisadas cirurgicamente, por eletrocirurgia, excisão a *laser* e ablação, ou outro tipo de excisão eletrocirúrgica ou técnicas ablativas. A excisão pode ser potencializada com o *laser* de dióxido de carbono ($CO_2$) na mesma sessão.

## HÍMEN (IMPERFURADO, CRIBRIFORME)   (Figuras 11.5 e 11.6)

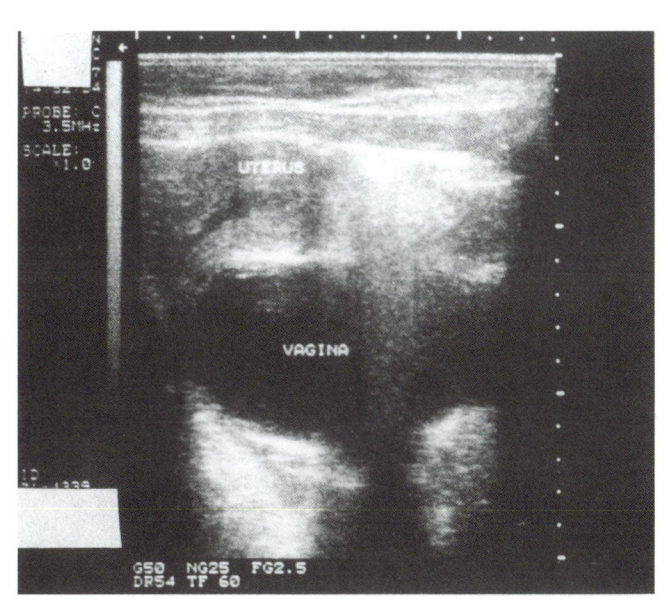

**Figura 11.5.** Ultrassonografia de hematocolpos secundários a hímen imperfurado

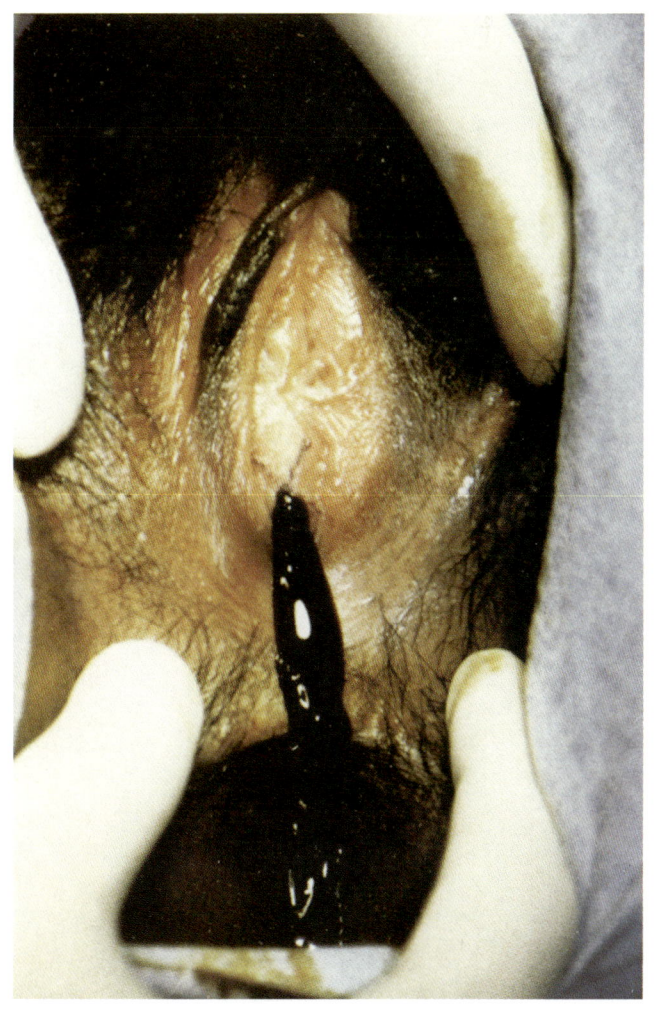

**Figura 11.6.** Fluxo menstrual observado após a incisão de hímen imperfurado.

## DEFINIÇÃO

O hímen imperfurado resulta da falha de canalização embrionária do endoderma do seio urogenital, resultando em falha de comunicação entre a vagina e o vestíbulo. A canalização parcial resulta em hímen com um ou mais pequenos orifícios (hímen cribriforme).

## CARACTERÍSTICAS GERAIS

Esta entidade é pouco comum e raramente diagnosticada antes da menarca, quando a obstrução à passagem do fluxo, torna o hímen imperfurado sintomático.

## APRESENTAÇÃO CLÍNICA

A paciente típica com hímen imperfurado apresentará na idade da menarca queixas de acentuado desconforto em baixo ventre. Este desconforto pode ser bem observado ciclicamente por 1 a 3 meses ou mais. A paciente se preocupa por não apresentar qualquer fluxo menstrual. O exame pode ser difícil pelo grau de desconforto que a paciente experimenta. O exame físico pode demonstrar a distensão do hímen e nenhum orifício no vestíbulo a não ser o meato uretral. O exame retal pode mostrar frequentemente massa dolorosa em baixo ventre. Ocasionalmente, a paciente com canalização parcial do hímen pode ter queixas, na fase da menarca, de infecções recorrentes vaginais. Ao exame, uma pequena abertura ou aberturas podem ser observadas; o termo *hímen cribriforme* é aplicado a esta situação.

## ESTUDOS COMPLEMENTARES

A paciente com hímen imperfurado pode ser avaliada com ultrassonografia para definir o hematocolpos e identificar massas pélvicas.

## DIAGNÓSTICO DIFERENCIAL

A possibilidade de hímen imperfurado em uma criança recém-nascida com massa abdominal deve ser considerada; entretanto, o exame cuidadoso do introito vaginal pode demonstrar a abertura da uretra que, quando examinada endoscopicamente, chegar à bexiga. Se uma ultrassonografia prévia tiver demonstrado uma estrutura cística em baixo ventre, a possibilidade de hidrometrocolpos secundário a um septo transverso vaginal, relacionado à síndrome de McKusick-Kaufman, pode ser considerada. Esta afecção também pode ser diagnosticada antes do parto em uma ultrassonografia de rastreio que demonstre uma hidronefrose e uma massa pélvica cística. Esta síndrome é secundária à fusão incompleta dos ductos de Müller e o seio urogenital, e não secundária à falha de canalização do hímen.

## ACHADOS MICROSCÓPICOS

O tecido ressecado do hímen imperfurado tem epitélio escamoso estratificado não ceratinizado e está presente na superfície da vagina e da vulva. Pode ser distinguido prontamente do tecido ressecado de septo transversal vaginal, o qual tem epitélio escamoso estratificado da superfície da vulva e epitélio glandular, usualmente do tipo endocervical, na superfície da vagina.

## COMPORTAMENTO CLÍNICO E TRATAMENTO

O hímen imperfurado deve ser incisado na sala de cirurgia sob anestesia apropriada. O procedimento recomendado é incisão em cruz no hímen distendido. Os segmentos triangulares resultantes do hímen incisado nas bases ou perto delas, e epitélio vaginal pode então ser suturado no epitélio vestibular com pontos interrompidos de fio absorvível. Não são necessários procedimentos invasivos na vagina ou no útero na ocasião da drenagem. A drenagem é facilmente realizada e a curetagem uterina não é indicada para drenagem da hematométrio. A paciente com hímen cribriforme sintomático deve também se submeter à excisão do hímen sob anestesia apropriada.

## OPÇÃO TERAPÊUTICA PROGRESSIVA

A opção terapêutica progressiva é a seguinte:

1. Incisão e excisão do hímen.

## LENTIGO SIMPLES E MELANOSE VULVAR (MÁCULA MELANOCÍTICA)   (Figura 11.7)

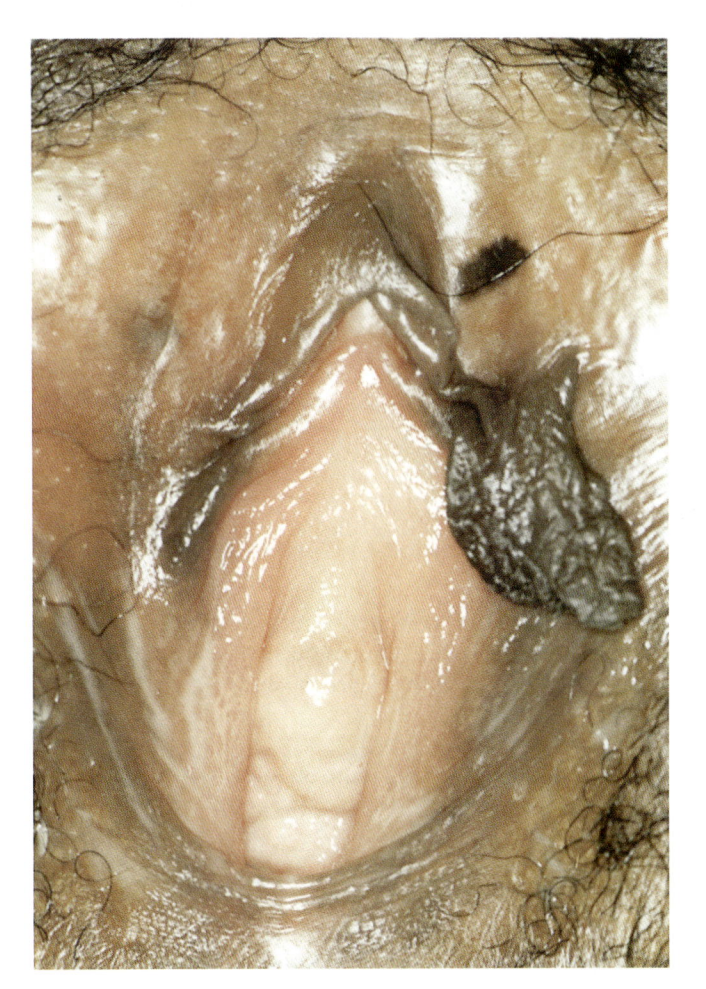

**Figura 11.7.** Uma menina com 14 anos de idade com incômodo por redundância no lábio menor esquerdo. A pedido da menina e da família o lábio foi reduzido cirurgicamente. Em adição, a lesão hiperpigmentada à esquerda foi removida e o achado histopatológico foi compatível com melanose.

### DEFINIÇÃO

Veja a definição de lentigo simples e melanose vulvar, no Capítulo 3.

### CARACTERÍSTICAS GERAIS

O lentigo simples e a melanose vulvar são as afecções pigmentadas benignas mais comumente vistas em adultas, mas em raras ocasiões vistas em crianças; e que podem clinicamente se parecer com nevo.

### APRESENTAÇÃO CLÍNICA

As lesões podem ser assintomáticas, e a causa usual de apresentação é a preocupação dos pais sobre a lesão hiperpigmentada descoberta ao exame da criança. A lesão será uma mácula mais escura que a pele adjacente. A melanose envolve tanto a mucosa quanto a pele. O lentigo simples envolve a pele e tem, tipicamente, 4 mm ou menos em sua maior dimensão. Ambos preservam as características da pele sem significativa elevação da superfície. A cor é usualmente uniforme.

### CARACTERÍSTICAS MICROSCÓPICAS

O lentigo simples é clinicamente uma lesão pigmentada que ocorre em pele não exposta ao sol e tem tipicamente 4 mm ou menos de diâmetro. Os ceratinócitos na lesão ou perto da camada basal e, algumas vezes na epiderme, contêm grânulos melânicos citoplasmáticos. Os melanócitos funcionais estão também presentes um tanto aumentados em número. O epitélio pode ser relativamente semelhante ao epitélio adjacente, mas pode ser acantótico, com uma papila alargada. Uma leve infiltração inflamatória crônica pode ser vista abaixo da lesão pigmentada.

A melanose vulvar é caracterizada por áreas pigmentadas no vestíbulo, lábios menores, ou na porção medial dos lábios maiores. A área pigmentada pode ser única ou multifocal e pode estender-se para a mucosa vaginal. As áreas pigmentadas, tipicamente, excedem 4 mm de diâmetro. A melanose tem achados histológicos similares àqueles observados no lentigo simples. Entretanto, os melanócitos não estão aumentados e, tipicamente, acantose e inflamação não são vistas.

### ESTUDOS COMPLEMENTARES

Nenhum.

### DIAGNÓSTICO DIFERENCIAL

A preocupação primária é que a paciente pode ter nevo ou nevo displásico e com o passar do tempo possa evoluir para melanoma. Isto não é possível de ser distinguido clinicamente. A avaliação pelo histopatológico é necessária para alguns tipos de lesões clinicamente suspeitas e para o diagnóstico de certeza considerar-se a possibilidade de ser nevo.

### COMPORTAMENTO CLÍNICO E TRATAMENTO

Lentigo simples e melanose são tipicamente benignos e não são considerados pré-neoplásico. Nevos hiperpigmentados na infância, entretanto, podem ter um risco aumentado de degeneração maligna durante a vida da paciente, e forte consideração sobre este risco deve ser feita para removê-los. Isto é especialmente verdadeiro na vulva, onde o exame é frequentemente difícil. Lentigo simples pode não ser clinicamente distinguido do nevo, e histologicamente é necessário para a opinião final se a lesão é do tipo duvidoso no exame clínico. A biópsia excisional é a garantia nestes casos.

## OPÇÃO TERAPÊUTICA PROGRESSIVA

A opção de terapêutica progressiva é a seguinte:

1. Biópsia excisional quando clinicamente indicada.

## LÍQUEN ESCLEROSO

Veja discussão sobre líquen escleroso no Capítulo 3.

### DEFINIÇÃO

O líquen escleroso é uma afecção dermatológica crônica de etiologia desconhecida que pode manifestar-se em qualquer idade. O líquen está associado a adelgaçamento epitelial, inflamação, retração e degeneração do lábio.

### CARACTERÍSTICAS

O líquen escleroso é mais comumente visto em mulheres na perimenopausa. Raramente é visto na população pediátrica. A causa é desconhecida, embora vários mecanismos tenham sido propostos, incluindo imunológico, genéticos e inativação ou deficiência de receptor de androgênio.

### APRESENTAÇÃO CLÍNICA

As pacientes pediátricas exibem mudanças que podem ser trazidas ao clínico para exame por uma mãe preocupada que notou óbvio adelgaçamento epitelial ou liquenificação da pele. Na criança, o líquen escleroso pode envolver a vulva, o corpo do períneo e o epitélio perianal. Dor e sangramento com a evacuação podem ser relatados como sintoma inicial pela fissura na pele envolvida da região perianal e na mucosa. A paciente sintomática, frequentemente, queixar-se-á de prurido. Ao exame, será observado o epitélio semelhante a pergaminho. Nos estágios iniciais, o líquen terá uma mácula epitelial, mas como a irritação e o autotrauma induzidos pelos arranhões aumentam, a doença pode manifestar-se como placa. O diagnóstico é, usualmente, com base na inspeção visual. A biópsia neste grupo é traumática, mas pode ser considerada se existem dúvidas dificultando o diagnóstico.

### ACHADOS MICROSCÓPICOS

Características distintas do líquen escleroso incluem perda da rede de rugosidades, fibrose e edema da derme imediatamente embaixo do epitélio, com aparente diminuição dos vasos da derme. Imediatamente abaixo desta mudança da derme, linfócitos estão presentes e estão primariamente localizados entre a junção da área de fibrose e a profundidade da derme aparentemente normal. Na dependência da duração do processo, sua localização e traumas secundários externos dos arranhões, as características morfológicas podem ser altamente variáveis. No líquen escleroso muito inicial, a fibrose subepitelial pode ser apenas focal e a papila dérmica pode ainda estar relativamente intacta. Algumas células inflamatórias, consistindo predominantemente de linfócitos, podem ser identificadas na interface dermoepidérmica. Como a doença vai progredindo, o epitélio torna-se mais delgado, com perda da papila dérmica. Em alguns casos, bolhas subepiteliais podem ser evidenciadas. A inflamação estende-se mais profundamente em nível inferior à fibrose da derme. Os melanossomas e os melanócitos tipicamente estão ausentes. Se ocorrer prurido e escoriações, erosões e ulcerações também podem estar presentes, associadas a focos inflamatórios agudos e crônicos. Sangue pode ser achado imediatamente embaixo do epitélio e na derme superficial oriundo de sangramento localizado subepitelial. Em casos avançados, o epitélio pode variar de muito delgado a acentuadamente espesso e hiperceratótico. A mudança da derme torna-se mais pronunciada, e o adelgaçamento da derme envolvida pode crescer e ficar mais esclerosada. Nos estágios mais tardios, fica impossível definitivamente distinguir líquen escleroso de líquen plano avançado. Morfea (esclerodermia localizada) também pode ser difícil de excluir. A terapia tópica com corticosteroide pode melhorar as características microscópicas do líquen escleroso; entretanto, achados patológicos podem persistir mesmo após os sintomas e a aparência clínica terem melhorado. Uma situação semelhante pode ser observada em crianças com líquen escleroso, onde, com o início da puberdade, os sintomas e achados clínicos de líquen escleroso podem melhorar ou regredir; entretanto, a biópsia de áreas sabidamente envolvidas usualmente identificará doença persistente se especialmente procurada.

### DIAGNÓSTICO DIFERENCIAL

O vitiligo pode também estar presente como epitélio branco na vulva. Esta condição é raramente sintomática. O vitiligo é simétrico e macular. Se a pele da vulva estiver irritada e com equimose, candidíase vulvovaginal pode ser considerada e o diagnóstico deve ser feito com solução de hidróxido de potássio (KOH).

## COMPORTAMENTO CLÍNICO E TRATAMENTO

A doença frequentemente evoluirá para remissão no início da adrenarca e da menarca. Esta observação sugeriu o argumento de que a insensibilidade ou a ausência do androgênio pode ser o início do desenvolvimento da afecção. Estudos subsequentes não conseguiram provar isso, e a testosterona tópica, uma vez usada em adultos para controlar o líquen escleroso, não é mais uma prática recomendada. A terapia atual para o líquen escleroso emprega corticosteroide tópico, usualmente esteroides de média a alta potência diariamente até que a resposta ocorra, então se diminui lentamente para manter o controle da enfermidade. Uma abordagem alternativa é a aplicação tópica de óleo de progesterona (400 mg podem ser misturados a 4 gotas de vaselina e aplicado 2 vezes diariamente).

## OPÇÕES TERAPÊUTICAS PROGRESSIVAS

As opções terapêuticas progressivas são as seguintes:

1. Tranquilizar a paciente de que frequentemente a condição regride com a chegada da adrenarca e menarca.
2. Progesterona em óleo (400 mg misturada a 4 gotas de vaselina) aplicada 2 vezes diariamente.
3. Betametasona a 0,1% pomada (Valisone) aplicada 1 a 2 vezes diariamente por 1 ou 2 semanas, ou até a remissão dos sintomas, depois gradativamente a frequência.
4. Corticosteroide tópico de alta potência (Temovate creme a 0,05%) 2 vezes por dia por 2 a 3 semanas, depois diminuir gradativamente para 2 vezes por semana ou menos frequentemente até minimizar seu uso.

# LÁBIOS MENORES REDUNDANTES (Figura 11.7)

## DEFINIÇÃO

A hipertrofia dos lábios menores é referida clinicamente como lábios menores redundantes.

## CARACTERÍSTICAS GERAIS

A hipertrofia excessiva dos lábios menores ou ambos os lábios maiores é raramente vista e mais raramente é sintomática.

## APRESENTAÇÃO CLÍNICA

A paciente sintomática queixa-se de sensação de desconforto e talvez associado à irritação com o alongamento do tecido, especialmente notado quando caminha ou durante o coito.

## CARACTERÍSTICAS MICROSCÓPICAS

Não é usual que os lábios menores tenham que ser retirados pela hipertrofia. Quando retirados, os lábios menores podem ter áreas hiperceratóticas, edema intersticial e fibrose. Os lábios menores, usualmente, não contêm elementos glandulares ou glândulas sebáceas. Quando glândulas sebáceas são vistas em tais espécimes retirados, pode representar mais tecido periférico excisado próximo a base dos lábios menores.

## ESTUDOS COMPLEMENTARES

Nenhum.

## DIAGNÓSTICO DIFERENCIAL

Nenhuma outra entidade precisa ser considerada.

## COMPORTAMENTO CLÍNICO E TRATAMENTO

O lábio menor redundante sintomático na adulta pode ser facilmente removido com anestesia local apropriada. Na criança ou no bebê que possua tal condição não deve ser candidata à anestesia local e a excisão deve ser realizada em centro cirúrgico. O excesso de tecido é removido e a pele é então aproximada com sutura interrompida usando fio absorvível. A paciente assintomática, mas preocupada com o excesso de tecido, pode ser orientada que é uma variante do normal e nenhum tratamento é indicado.

## OPÇÕES TERAPÊUTICAS PROGRESSIVAS

As opções terapêuticas progressivas são as seguintes:

1. Tranquilização.
2. Nos casos sintomáticos, excisão e aproximação da pele com pontos interrompidos de fio absorvível.

# 12 Trauma

## COALESCÊNCIAS (Figura 12.1)

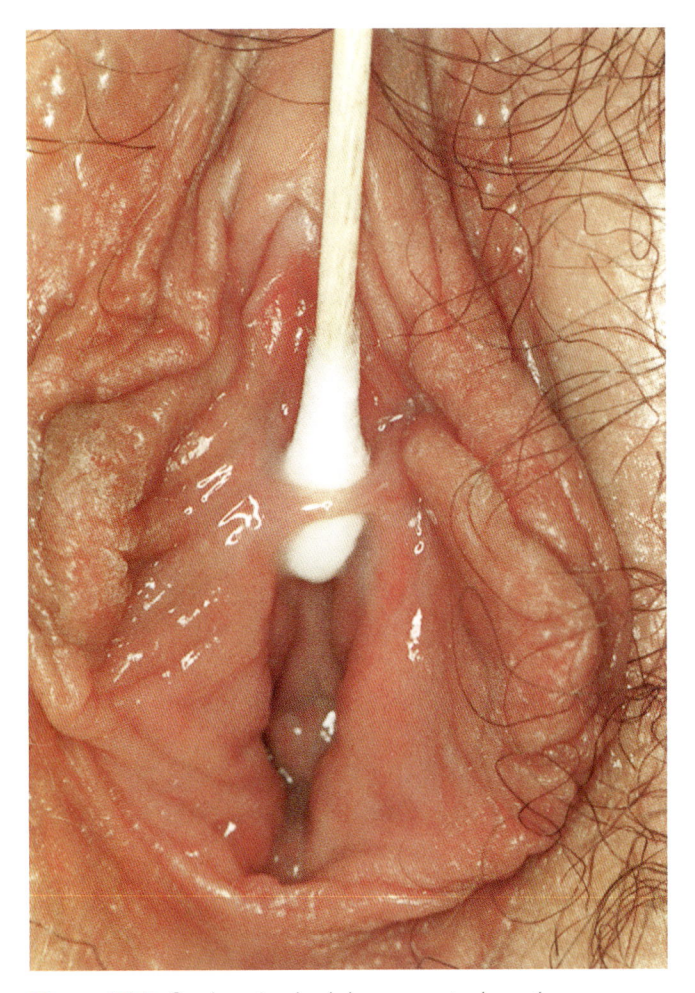

**Figura 12.1.** Coalescência dolorosa notada após laceração obstétrica. A coalescência foi excisada no ambulatório.

### DEFINIÇÃO

Coalescências são faixas de tecidos fibrosos que ocorrem como consequência da fisiologia normal da ferida, quando áreas desnudas do epitélio são apostas.

### CARACTERÍSTICAS GERAIS

Coalescências vulvares são raras na população adulta. Elas são mais comumente observadas após um parto vaginal quando lacerações vulvares são seguidas pela aposição de tecidos desnudos. Elas podem ser percebidas em neonatos com coalescências labiais associadas a dermatoses inflamatórias e relacionadas com circuncisão feminina.

### APRESENTAÇÃO CLÍNICA

A paciente adulta com coalescência vulvar pode apresentar desconforto no introito vaginal. Se as coalescências estão estrategicamente localizadas e obstruem o fluxo urinário, pode ser observada uma micção espalhada. A relação sexual pode tornar-se dolorosa. Podem-se observar faixas de tecidos fibrosos no introito vaginal.

### ACHADOS MICROSCÓPICOS

As coalescências excisadas têm características microscópicas de cicatrizes com afinamento do epitélio e da fibrose da derme subjacente com perda localizada dos apêndices da pele. Inflamações crônicas podem apresentar-se com coalescências recentes ou irritadas.

### ESTUDOS COMPLEMENTARES

Não é necessário um estudo complementar para avaliar uma paciente com coalescência vulvar, que é tida como secundária a traumas de parto vaginal.

### DIAGNÓSTICO DIFERENCIAL

O diagnóstico de coalescência vulvar secundária ao trauma é evidente ao exame clínico. Essa condição não deve ser confundida com o hímen parcialmente perfurado porque as faixas são distais ao hímen e são primariamente de localização vestibular.

### COMPORTAMENTO CLÍNICO E TRATAMENTO

Coalescências sintomáticas podem ser lisadas facilmente no ambulatório. Um pequeno botão de anestésico tópico pode ser injetado na base de cada origem ou na inserção antes da incisão e extirpação da coalescência. A fim de prevenir recidivas, será necessário que a paciente mantenha os tecidos separados, impedindo a aposição das bordas mediais do vestíbulo para evitar a reconstrução da coalescência. Não há evidência de que prove o papel farmacológico do estrogênio na prevenção das coalescências. A ação mais recomendável é a aplicação diária de creme que mecanicamente previne a aposição dos tecidos e permite que a cicatrização ocorra.

## OPÇÃO TERAPÊUTICA PROGRESSIVA

A opção terapêutica progressiva é a seguinte:

1. Na paciente sintomática, após a anestesia tópica apropriada, a coalescência pode ser facilmente extirpada no ambulatório. A extirpação deve ser seguida por esforços diários por parte da paciente a fim de manter os lábios separados por períodos de tempo variados para permitir a cicatrização local sem coalescência dos mesmos ou do vestíbulo ao lado oposto. O creme de estrogênio pode ser aplicado topicamente para ajudar a paciente a massagear a área e evitar a aposição, embora o papel farmacológico deste não tenha sido demonstrado.

# FÍSTULA ANOPERINEAL (Figura 12.2)

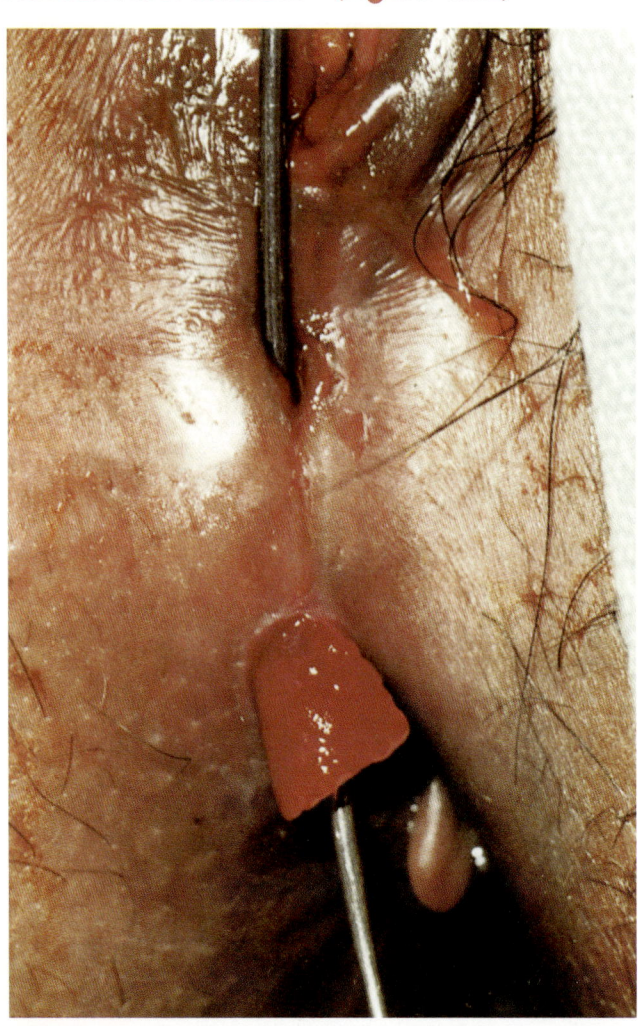

**Figura 12.2.** Fístula anoperineal pós-obstétrica. Observe o tecido de granulação exuberante. A sonda demonstra o trato fistuloso, que foi extirpado e fechado primariamente sem recorrência.

## DEFINIÇÃO

Uma fístula anoperineal é uma comunicação entre o ânus e o corpo perineal.

## CARACTERÍSTICAS GERAIS

Uma fístula envolvendo o períneo ou o vestíbulo e comunicando-se com o ânus ou com o reto é quase invariavelmente consequência de um evento pós-obstétrico. O parto vaginal pode resultar na laceração do esfíncter anal e da mucosa retal. Ainda que seja reparado, a deiscência do reparo pode resultar em um trato fistuloso.

## APRESENTAÇÃO CLÍNICA

A paciente apresentará queixa de material fecal passando pelo períneo ou pelo vestíbulo. Se o esfíncter anal tiver sido rompido, a incontinência fecal pode também ser um importante sintoma.

## DIAGNÓSTICO DIFERENCIAL

Como observado, o diagnóstico diferencial incluiria doenças inflamatórias do intestino, de que se deve suspeitar em pacientes com sintomas ou achados apropriados (mucosas anal e retal friáveis). O surgimento de uma fístula em pacientes que não passaram por parto vaginal deve levantar a suspeita de inflamações intestinais, linfogranuloma venéreo e carcinoma. Fístulas observadas com linfogranuloma venéreo são comumente múltiplas e associadas a edemas da genitália externa, resultando na síndrome anogenital. Devem ser realizados estudos sorológicos apropriados para clamídia. Em caso de suspeita de carcinoma, deve-se realizar uma biópsia.

## CARACTERÍSTICAS MICROSCÓPICAS

Fístulas que vão da mucosa anal ou intestinal à pele vulvar, vestíbulo ou vagina são comumente revestidas, em parte, por um epitélio escamoso do epitélio exterior. Uma infiltração inflamatória aguda ou crônica apresenta-se no tecido imediatamente adjacente à fístula. Em alguns casos, células gigantes tipo corpo estranho e material estranho polarizado podem ser encontrados no trato. Ocasionalmente, material de sutura ou outro material estranho pode ser encontrado ou incorporado na parede do trato.

## COMPORTAMENTO CLÍNICO E TRATAMENTO

Raramente, uma pequena fístula resultante de trauma obstétrico cura-se espontaneamente. Geralmente, a reparação cirúrgica se faz necessária. Essa intervenção deve ocorrer assim que a incisão estiver livre de sinais de infecção. Com frequência, o esfíncter anal estará envolvido no trajeto fistular e será necessário fazer-se a reaproximação do esfíncter anal bem como das paredes do reto. O trato fistuloso pode ser definido com uma sonda lacrimal ou pode ser delineado com azul de metileno injetado no trajeto antes da incisão. A excisão e o reparo devem ser realizados em uma sala de operação com o uso de anestesia adequada. Uma preparação pré-operatória do intestino deve ser realizada com GoLYTELY ou enemas de cólon. Antibióticos de amplo espectro devem ser administrados antes da cirurgia a fim de diminuir a contagem de colônias dentro da incisão cirúrgica. O trato deve ser excisado e a parede do reto deve ser aproximada com fio de poligalactina 910 3-0 ou alguma sutura absorvível similar. Uma 2ª camada de reforço de poligalactina 910 2-0 deve ser presa com segurança na parede muscular do intestino de modo interrompido. O esfíncter anal deve ser aproximado com 3 ou 4 pontos de material de sutura 0 absorvível que inclua músculos e serosa na reparação. Com a extensão cefálica da fístula, deve-se pensar em aproximação dos músculos levantadores do ânus para reforçar a reparação cirúrgica e o aumento do períneo. A pele do períneo e o vestíbulo podem ser aproximados com pontos de material de sutura absorvível 3-0. Após a operação, a paciente deve ser tratada com dieta elementar de 7 a 10 dias, laxantes e banhos de assento. Nas primeiras 24 horas, a paciente deve fazer uso de compressa de gelo. A dor é controlada, geralmente, com analgésicos orais.

## OPÇÃO TERAPÊUTICA PROGRESSIVA

A opção terapêutica progressiva é a seguinte:

1. A excisão e o fechamento de multicamadas sob antibioticoterapia de largo espectro após a preparação apropriada do intestino com GoLYTELY ou enemas do cólon superior.

## FERIDA POR BALA (Figura 12.3)

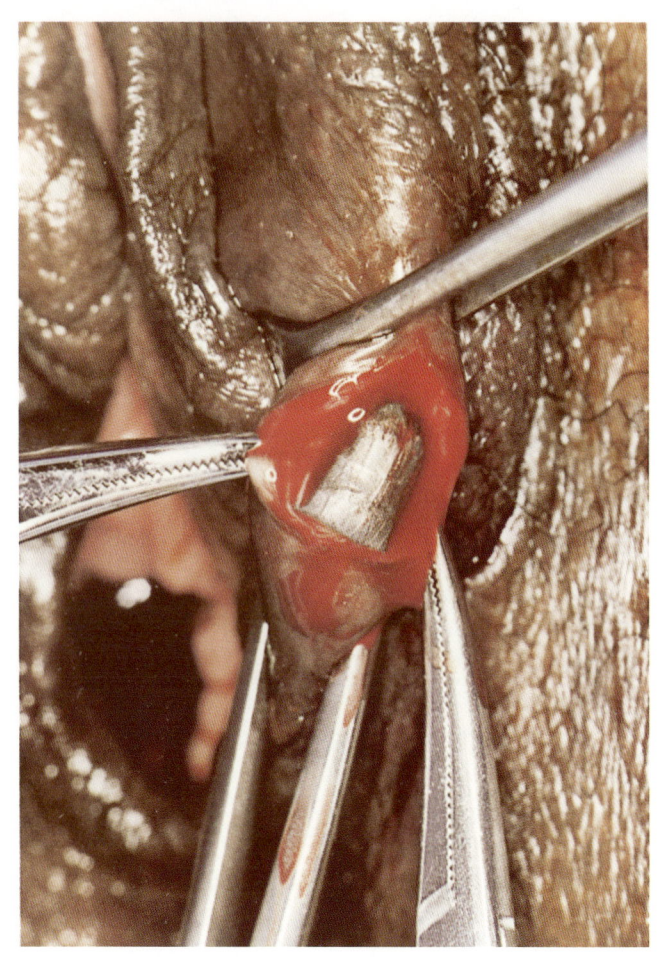

**Figura 12.3.** Um projétil de calibre 22 alojado no lábio maior esquerdo depois de entrar na região suprapúbica e ir transversalmente pelo espaço do Retzius sem ferir a bexiga ou a uretra.

### DEFINIÇÃO
A ferida por bala é uma consequência da penetração de projéteis metálicos no tecido vulvar por uma carga explosiva qualquer.

### CARACTERÍSTICAS GERAIS
Com o aumento da prevalência de armas nas mãos da população e aceleração do aumento dos níveis de violência, ferimentos à bala na genitália feminina crescem em frequência.

### APRESENTAÇÃO CLÍNICA
Dependendo do calibre da arma usada e da trajetória do projétil, as complicações causadas à vulva podem ser pequenas ou grandes. Uma arma de baixo calibre disparada tangencialmente no baixo-abdome pode resultar em uma trajetória que culmina na vulva causando poucos danos na área. Por outro lado, uma arma de grosso calibre apontada para a vulva antes do disparo irá criar um grande dano, podendo ser uma ameaça à vida.

### ESTUDOS COMPLEMENTARES
A depender da via de entrada e da gravidade do dano causado, podem ser necessários estudos endoscópicos da bexiga, uretra e intestino e a visualização direta da cavidade peritoneal a fim de se reparar qualquer dano causado.

### ACHADOS MICROSCÓPICOS
Há um número considerável na literatura de patologia forense descrevendo e definindo a entrada e a saída de balas de armas, e essa definição costuma ser de grande importância em investigações criminais. As perfurações, se ocorridas a pouca distância, geralmente deixam evidências de pólvora e de bala ou fragmentos de roupas no lugar da penetração da bala. Ocorrerão pequenas lacerações próximas à ferida. O local perfurado costuma exibir uma margem lisa com aspecto de saca-bocado.

A aparência do local de saída da bala pode variar bastante, a depender da velocidade e do tipo da bala e se a pele por onde a bala saiu estava escorada contra uma superfície fixa ou não. Em geral, quanto mais veloz a bala, maior e mais aberto é o orifício de saída. Os extremos da ferida podem parecer serrilhados ou rasgados, dando à ferida uma aparência de corte estrelado.

### COMPORTAMENTO CLÍNICO E TRATAMENTO
A terapia inicial terá como intenção estabilizar a paciente e avaliar se há risco de vida associado ao trauma vulvar. Não havendo instabilidade vascular, a ferida vulvar deve ser tratada cirurgicamente, como indicado. Ferimentos grandes podem requerer desbridamento e fechamento demorado ou cura por 2ª intenção. A reconstrução vaginal e vulvar pode ser necessária. Se o projétil estiver no tecido vulvar, indica-se a remoção. Pode-se fazer antibioticoterapia profilática e deve-se atualizar a vacina antitetânica.

### OPÇÃO TERAPÊUTICA PROGRESSIVA
A opção terapêutica progressiva é a seguinte:

1. O cuidado local deve ser feito e deve consistir em desbridamento e remoção do projétil, com reparo subsequente dos tecidos como se considerar apropriado, pelo nível de gravidade do ferimento e pela presença de debris potencialmente infecciosos.

# TECIDO DE GRANULAÇÃO (Figuras 12.4 e 12.5)

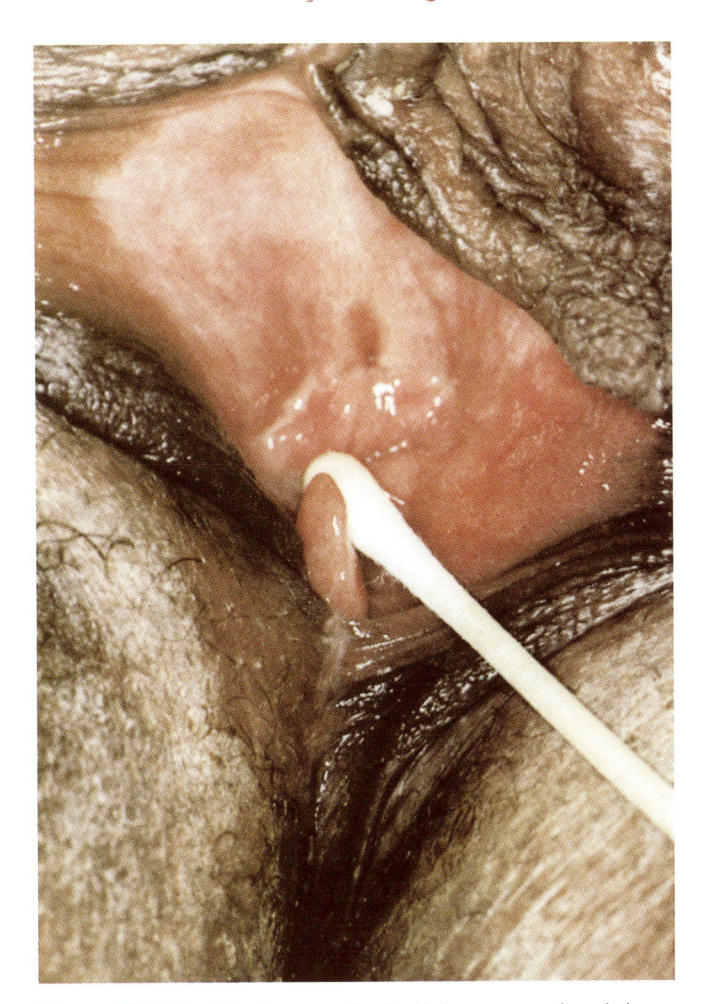

**Figura 12.4.** Tecido de granulação doloroso em local de episiotomia. Após a infiltração anestésica, o tecido foi excisado e a base foi coagulada com nitrato de prata.

**Figura 12.5.** Tecido de granulação. Múltiplos pequenos vasos de paredes finas estão cercados por um tecido fibrovascular edematoso com células inflamatórias misturadas. A superfície apresenta úlcera e inflamação.

## DEFINIÇÃO

*Tecido de granulação* é um termo usado para descrever a superfície de aparência granular da pele ferida e tecidos subcutâneos, que se caracteriza por neovascularização e migração epitelial, resultando em reepitelização.

## CARACTERÍSTICAS GERAIS

O surgimento do epitélio de aparência granular em feridas que podem curar por 2ª intenção é um processo normal que resulta em uma superfície reepitelizada e pode levar semanas ou até meses. No trato genital inferior, na vagina e no vestíbulo, esse processo pode resultar em um tecido exuberante polipoide por natureza. Especificamente, esse tecido pode ser notado em lacerações ou incisões vaginais, especialmente após uma histerectomia ou, raramente, após uma episiotomia.

## APRESENTAÇÃO CLÍNICA

Uma paciente com tecido de granulação em um local de episiotomia irá apresentar, dentro dos primeiros meses após o parto, dores, sangramento e massa palpável no introito. Ao exame será observado um tecido proliferativo na região da incisão prévia. Esse tecido sangrará facilmente ao toque e causará dores quando manipulado.

## ACHADOS MICROSCÓPICOS

O tecido de granulação ocorre tipicamente onde a superfície epitelial está ulcerada. O tecido de granulação é composto por pequenos vasos proeminentes de paredes grossas em uma derme que contém uma mistura de células inflamatórias agudas e crônicas. A derme pode apresentar diversas formas, desde edematosa até fibrótica. O epitélio adjacente à úlcera com tecido de granulação é, em geral, relativamente achatado e fino, mas pode ser hiperplásico se a úlcera for antiga ou estiver irritada.

## ESTUDOS COMPLEMENTARES

Ao tratar de tecido de granulação em locais de episiotomia, não há necessidade de estudos complementares a não ser que haja suspeita de uma fístula retovaginal. Nesse caso, a paciente se queixará da existência de material fecaloide na vagina. Tecidos hipertrofiados cercarão o pequeno óstio e a passagem de uma sonda lacrimal demonstrará comunicação com a luz intestinal.

## DIAGNÓSTICO DIFERENCIAL

A apresentação e os achados são típicos para o diagnóstico. Como se observou na seção de estudo complementar, é importante descartar uma fístula.

## COMPORTAMENTO CLÍNICO

Esse tecido de granulação persistirá até ser removido. A base deve ser infiltrada com lidocaína e o processo pode ser quimicamente coagulado com nitrato de prata. Uma pequena área de tecido de granulação pode ser quimicamente coagulada com nitrato de prata sem excisão. Crioterapia tópica e aplicação de solução de Monsel são terapias alternativas.

## OPÇÕES TERAPÊUTICAS PROGRESSIVAS

As opções terapêuticas progressivas são as seguintes:

1. Excisão e coagulação com nitrato de prata.
2. Crioterapia.
3. Solução tópica de Monsel.

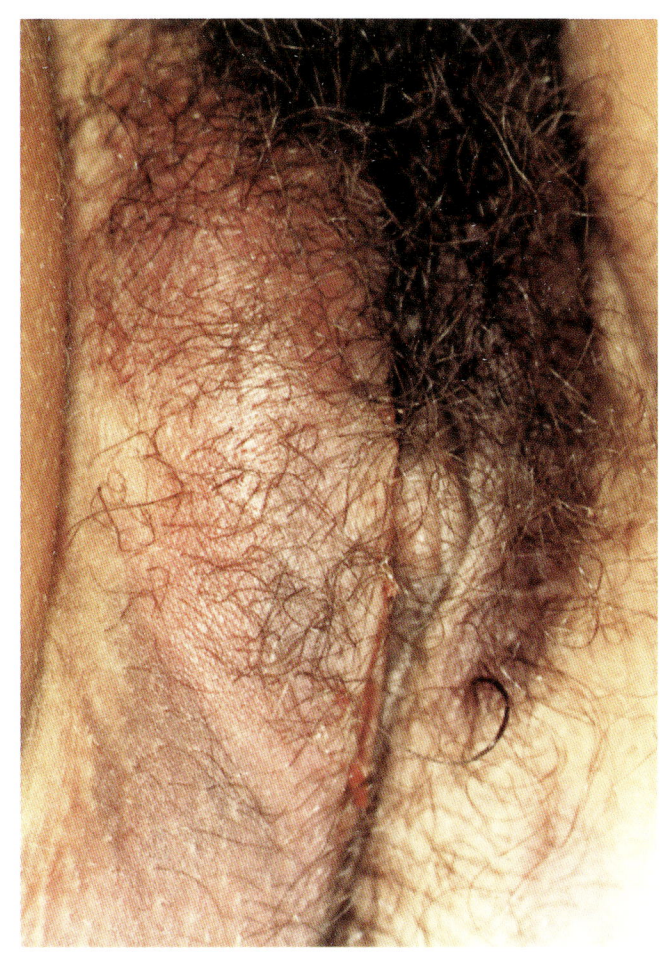

## HEMATOMA (Figura 12.6)

**Figura 12.6.** Hematoma no lábio direito ocorrido após uma queda a cavaleiro. A extensão de 10 cm e a incapacidade de urinar incitou a uretrocistoscopia com a confirmação de que não houve danos à uretra ou à bexiga. O hematoma foi drenado e a paciente foi dispensada no 1º dia de pós-operatório.

### DEFINIÇÃO

Um hematoma vulvar é uma coleção de sangue extravasado no interior do tecido subcutâneo da vulva.

### CARACTERÍSTICAS GERAIS

Hematomas de vulva são relativamente raros. Eles podem ser consequência de traumas obstétricos ou traumas contusos na vulva. Geralmente traumas contusos na vulva estão associados a lesões causadas por queda de cavalo ou bicicleta e podem ocorrer em qualquer idade. Tais ferimentos podem ocorrer em bicicletas, na ginástica, e em acidentes de trabalho associados à perda do equilíbrio.

Hematomas da vulva também podem estar relacionados com violência sexual. A vulva tem um rico suprimento vascular que deriva primariamente de ramificações das artérias pudendas internas, mas secundariamente derivadas anteriormente de ramificações da artéria pudenda externa. Esta rede de vasos, quando comprimida contra a fáscia inferior do diafragma urogenital, pode romper e extravasar. Geralmente isso permanecerá na vulva entre os planos da fáscia inferior do diafragma urogenital e a fáscia superficial do períneo (fáscia de Colles), posteriormente limitada pela aponeurose da fáscia de Colles com o músculo transverso superficial do períneo e limitado lateralmente pela aponeurose da fáscia de Colles como o ramo isquiopúbico.

### APRESENTAÇÃO CLÍNICA

Uma paciente com hematoma vulvar apresentará uma massa fixa ou expansível envolvendo a vulva após o trauma na região. O hematoma pode estar associado a equimoses das nádegas ou coxas. Não se trata de sangue extravasado dissecando o hematoma vulvar, mas de extravasamento regional secundário ao trauma direto. A área será muito frágil. Em caso de traumas significativos, deve-se preocupar com a integridade do ânus, o mecanismo uretral e a estrutura óssea pélvica (particularmente o púbis e a sínfise púbica). Raramente haverá grande perda de sangue que resulte em hipovolemia; entretanto, uma criança que sofra tal ferimento pode apresentar um grande hematoma, que, com relação ao suprimento total de sangue no seu corpo, pode resultar em hipovolemia. A maioria dos hematomas de vulva é relativamente pequeno e hematomas assim, frequentemente, são tratados em casa, sem ajuda médica. A maioria dos hematomas avaliado por clínicos é relativamente grande, o que possivelmente explica sua apresentação para tratamento clínico. Um hematoma grande pode estar associado a retenção urinária secundária à obstrução mecânica ou dever-se a um ferimento associado na uretra.

Raramente, uma paciente com um hematoma não procurará ajuda médica e apresentar-se-á dias mais tarde com um hematoma infectado. A infecção pode vir de uma laceração da pele vulvar, que permite o ingresso de bactérias no hematoma.

O diagnóstico do hematoma vulvar dá-se por avaliação clínica e os antecedentes históricos imediatos da paciente. Não há necessidade de biópsia.

### DIAGNÓSTICO DIFERENCIAL

O diagnóstico diferencial de um hematoma vulvar quando se tem um trauma antecedente limita-se ao diagnóstico do trauma vulvar. A apresentação clínica é clássica. Raramente, não haverá histórico de antecedente de trauma, mas o quadro clínico é consistente com um hematoma. Em casos assim, deve-se considerar uma coagulopatia como a doença de Willebrand, que pode estar associada a um hematoma espontâneo secundário a um trauma mínimo associado a atividades rotineiras. Uma massa expansível na vulva sem história de trauma deve-se levar em consideração um cisto de Bartholin (ou abscesso), lipoma hemangioma ou cisto do canal de Nuck.

## COMPORTAMENTO CLÍNICO E TRATAMENTO

A maioria dos pequenos hematomas de vulva não requer intervenção. Compressas frias tradicionalmente têm sido usadas nos estágios iniciais de formação. A pressão contra a vulva, como contra qualquer sangramento no corpo, irá tamponar as superfícies de sangramento e permitir que a cascata de coagulação cause hemostasia. Hematomas em expansão e grandes hematomas sintomáticos requerem evacuação. Isso é necessário para controle dos sintomas, particularmente a dor. Haverá grande alívio da paciente com a retirada de um hematoma grande ou em expansão. A evacuação e drenagem de um hematoma vulvar raramente, ou nunca, resultarão em isolamento de qualquer vaso com sangramento. Geralmente esses vasos terão sido tamponados pelo hematoma em expansão e não será identificado qualquer local de sangramento. Se for observado escape generalizado de sangue na cavidade do hematoma depois da sua retirada, o espaço pode ser preenchido com gaze iodofórmio, com remoção em 24 horas. Este escape também pode ser controlado com aerossol de trombina. Não há estudos controlados que comprovem que isso seja efetivo para os hematomas vulvares, mas a exsudação capilar em outros locais pode ser controlada com essa substância, e isso, então, deve ser pelo menos considerado no manejo com o hematoma de vulva.

Lesões anais e uretrais devem ser excluídas por exame apropriado. Um exame de urina deve ser suficiente para eliminar a hematúria. A retenção urinária requererá cateterização. A suspeita de ferimento uretral traz a necessidade de uretroscopia e cistoscopia. Trauma anal pode ser excluído com exames digitais.

Um hematoma vulvar infectado requererá drenagem e cobertura com antibiótico de amplo espectro.

## OPÇÕES TERAPÊUTICAS PROGRESSIVAS

As opções terapêuticas progressivas são as seguintes:

1. Para um hematoma relativamente pequeno e assintomático, compressa fria e observação.
2. Para um hematoma sintomático associado a retenção urinária ou hematúria, realizar uretroscopia e cistoscopia para controlar feridas na uretra e na bexiga. Drenagem urinária com cateter de Foley pode ser necessária se a dor impossibilitar a micção.
3. Para um hematoma grande sintomático ou um hematoma sintomático expansível, fazer uma incisão e drenar o hematoma. Se a exsudação generalizada for visualizada na cavidade do hematoma, considerar o uso do *spray* de trombina e colocar gaze iodofórmio a ser removida em 24 horas.

## PICADAS E MORDIDAS DE INSETOS   (Figura 12.7)

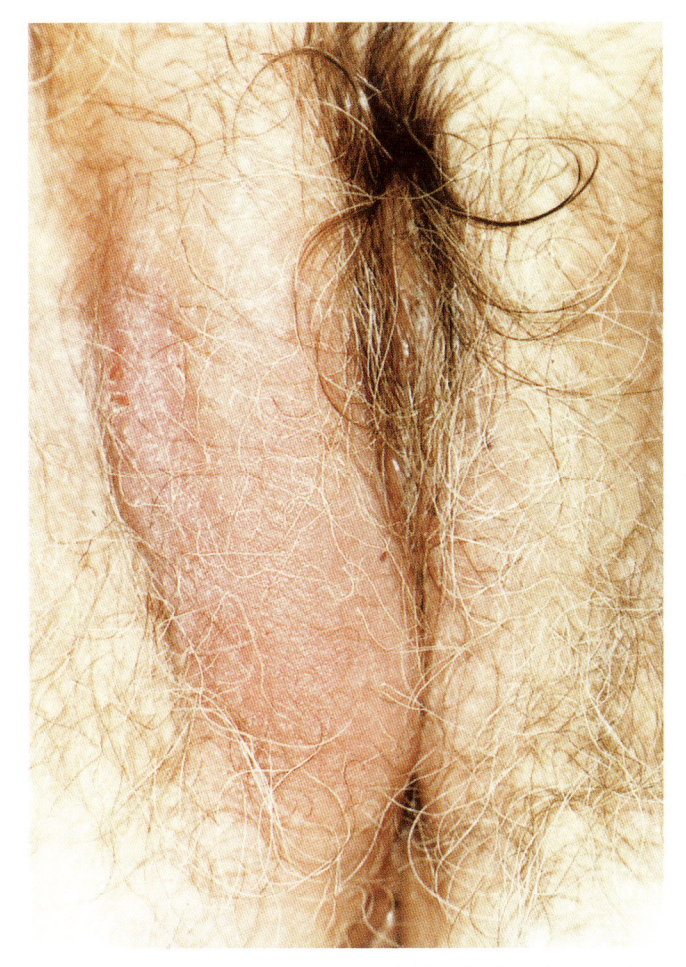

**Figura 12.7.** Eritema e edema no lábio direito observados após mordida ou picada de inseto desconhecido (não identificado).

### DEFINIÇÃO
Insetos podem injetar venenos mortais a fim de imobilizar uma presa e defender seu território.

### CARACTERÍSTICAS GERAIS
Mordidas e picadas de insetos em grandes quantidades podem causar traumas em pessoas descuidadas ou desprotegidas. Geralmente as consequências dessas picadas ou mordidas são um pequeno incômodo. Em alguns casos, ocorrem respostas gravíssimas que ameaçam a vida da vítima. Na ordem Hymenoptera há alguns insetos de maior relevância clínica. A família Vespidae inclui vespas americanas amarelas, vespões e marimbondos. A família Apidae inclui abelhas e a família Formicate inclui as formigas de fogo. Todos esses insetos podem injetar venenos que contêm proteínas que podem ser alergênicas e tóxicas. Insetos que mordem são encontrados nas seguintes ordens: Acari (carrapatos) e Araneae (aranhas). Carrapatos são especialmente relevantes no que diz respeito a doenças como a doença de Lyme e a febre maculosa das montanhas. No que diz respeito aos Araneae, os gêneros que mordem mais temidos são os Loxosceles (aranha reclusa marrom) e Latrodectus (aranha viúva negra). Essas aranhas são conhecidas por seu veneno potencialmente mortal que pode ser injetado no local de sua mordida.

### APRESENTAÇÃO CLÍNICA
A maior parte das mordidas de insetos é de etiologia desconhecida. A não ser que a paciente tenha capturado o inseto ou que ele esteja ainda preso à pele (p. ex., um carrapato), o médico terá de avaliar a pele que sofreu o trauma (algumas vezes eritematosa) sem saber qual o inseto causou o problema. A paciente frequentemente relata uma mordida ou picada seguida dos sintomas. O inseto pica e injeta um veneno que contém proteínas que induzem a uma resposta alergênica significante. O veneno pode ainda conter alcaloides como piperidiona (veneno de formigas de fogo) que podem ser hemolíticos ou citotóxicos. A paciente irá relatar desconforto e comichão no local. Raramente, há manifestação sistêmica, como uma resposta à molécula de proteína que ameaçará a vida. Choque anafilático com espasmos dos brônquios, edema da laringe e hipotensão podem resultar em morte sem a pronta intervenção.

Picadas de aranhas geralmente ocorrem nas extremidades e raramente são vistas na região genital. Quando vista na região genital, geralmente estão associadas ao uso de banheiro ao ar livre e geralmente são secundários a mordidas de Latrodectus (viúva negra). O veneno de Latrodectus é uma neurotoxina. No espaço de 1 hora após a injeção do veneno, as cãibras musculares começarão a envolver os músculos abdominais, coxas, ombros e as costas. Poderá haver um gravíssimo e rápido aumento da pressão arterial. O veneno injetado pelas aranhas Loxosceles é primariamente citotóxico, resultando em lesão de pele endurecida e dolorosa que dentro de 4 a 7 dias evolui para uma úlcera necrótica. Raramente, os sintomas sistêmicos desse tipo de mordida resultam em hemólise e coagulação intravascular disseminada (CID).

### ESTUDOS COMPLEMENTARES
Não há necessidade de estudos complementares para mordidas ou picadas de insetos de rotina.

### DIAGNÓSTICO DIFERENCIAL
O diagnóstico diferencial de uma mordida ou de uma picada de inseto, sem a presença do inseto causador do problema, inclui dermatite de contato e herpes.

## CARACTERÍSTICAS MICROSCÓPICAS

Picadas de insetos têm como características a superficialidade e o infiltrado inflamatório. O tipo de mordida ou picada de inseto geralmente não pode ser determinada pelas características histopatológicas, ainda que picadas de mosquito tipicamente evoquem uma resposta inflamatória celular aguda, com uma resposta alérgica tardia caracterizada por células linfocíticas e plasmócitos com raros eosinófilos. Insetos que picam, incluindo vespas e abelhas, inicialmente podem causar necrose, porém mais tarde uma resposta linfocitária subaguda ou crônica pode ser exuberante com folículos linfoides. Isso também procede nos casos de mordidas de carrapato. Em alguns casos, um seccionamento cuidadoso pode identificar o trajeto do ferrão e resíduos do ferrão ou partes usadas para alimentação. Isso se aplica principalmente a abelhas e carrapatos, respectivamente.

A picada da aranha reclusa marrom resulta em uma úlcera com necrose, perivasculite e necrose vascular secundárias. O infiltrado inflamatório inclui células inflamatórias crônicas e eosinófilos.

## COMPORTAMENTO CLÍNICO E TRATAMENTO

A abordagem-padrão no tratamento de picadas Hymenoptera é a aplicação de gelo na região da picada e o controle do prurido com anti-histamínico por via oral. O uso tópico de pasta de amaciante de carne também pode ser útil, se aplicado logo no início. Com os sintomas sistêmicos moderados, soluções de epinefrina 0,001 mg/kg, 1:1.000, subcutânea devem ser aplicadas e não exceder 0,5 mg com edema acentuado; pode-se administrar prednisona nas doses de 1 a 2 mg/kg por dia por 5 dias, via oral. Reações sistêmicas significantes requererão reanimação cardiopulmonar agressiva. A manutenção da vias aéreas para a passagem de ar e a correção de espasmos brônquicos serão essenciais. O suporte para a circulação requererão acesso intravenoso e fluidos para ressuscitação. Se a epinefrina subcutânea não tiver efeito, será necessária epinefrina intravenosa. Anti-histamínicos intravenosos como a difenidramina serão necessários, e os corticoides intravenosos ajudarão a bloquear uma resposta tardia.

As mordidas de Latrodectus requerem uma rotina de cuidados locais na ferida e administração de profilaxias contra o tétano, caso se julgue apropriado. O controle da dor e o relaxamento muscular geralmente requererão morfina ou meperidina intravenosas e benzodiazepínico intravenoso, como diazepam ou lorazepam. Após um teste cutâneo apropriado, deve-se aplicar o antídoto da viúva negra. As mordidas das aranhas Loxosceles devem ser tratadas com analgésicos. Se houver prurido, anti-histamínicos orais também podem ser administrados. A dapsona pode ser usada para a cura inicial da úlcera, mas ela não pode ser administrada em pacientes com deficiência da desidrogenase glicose-6-fosfato. Se a dapsona for usada, os parâmetros sanguíneos devem ser monitorados inicialmente e em intervalos semanais. Deve-se dar atenção especial aos hemogramas completos das células sanguíneas. Como em muitas condições vulvares, a mordida e a úlcera subsequente podem ser tratadas com solução de Burow. Não se deve aplicar calor à região.

Já para as picadas ou as mordidas de causa desconhecida, sem evidências de reações local e sistêmica significativas, o tratamento local da ferida com solução de Burow fria ou aplicação local de gelo costumam trazer alívio. A difenidramina oral (Benadryl) ou a hidroxizina (Atarax) podem ser usadas no controle do prurido.

## OPÇÕES TERAPÊUTICAS PROGRESSIVAS

As opções terapêuticas progressivas são as seguintes:

1. No caso de uma reação pequena a mordidas ou a picadas, bolsas de gelo e solução fria de Burow. O controle do prurido deve ser feito com difenidramina (Benadryl) 25 a 50 mg, via oral, a cada 6 horas ou hidroxizina (Atarax) 10 a 100 mg, via oral, a cada 4 a 8 horas.

2. Para as reações sistêmicas mínimas à picada de Hymenoptera, injete epinefrina solução 0,1 mg/kg, 1:1.000, não exceda 0,5 mg, via subcutânea. Se necessário, repita a dose em intervalos de 10 a 20 minutos. Administre difenidramina 10 a 50 mg, via intramuscular.

3. Para mordidas de Latrodectus (aranha viúva negra), administre diazepam intravenoso, 2 a 10 mg para o efeito desejado e controle a dor com morfina ou meperidina intravenosas. Após o teste de sensibilidade cutânea, administre o antídoto, sendo um frasco de soro fisiológico, 5 a 100 mL administrados lentamente por 30 minutos.

4. Para mordidas de Loxosceles (aranha reclusa marrom), proceder com o tratamento local da ferida e deve-se considerar o uso de dapsona 50 a 100 mg, via oral, todos os dias. Pesquise se há deficiência de desidrogenase glicose-6-fosfato antes de iniciar e observe o hemograma, as enzimas hepáticas e a função renal. A hemólise e a CID devem ser manejados apropriadamente. Para o controle do prurido utiliza-se difenidramina de 25 a 50 mg, via oral, a cada 6 a 8 horas.

## TATUAGENS – PEDIÁTRICAS E ADULTAS

### DEFINIÇÃO
Tatuagem é a impregnação da pele com agentes pigmentados.

### CARACTERÍSTICAS GERAIS
Tatuagem na vulva de recém-nascida é geralmente consequência de um trauma resultante em impregnação da pele da vulva com substâncias estranhas que atribuem um padrão permanente de pele hiperpigmentada. A vulva é um raro local de tatuagens convencionais em adultos.

### APRESENTAÇÃO CLÍNICA
A criança com tal quadro será levada à clínica pelos pais que terão notado uma marca escura na vulva. A paciente será assintomática e pode ter um histórico de queda de um brinquedo ou outro objeto antes do surgimento da marca. A possibilidade de um abuso também pode ser considerada porque objetos estranhos podem marcar a pele da vulva. As tatuagens convencionais em adultos podem inflamar secundariamente a um processo alérgico ou a uma reação de hipersensibilidade ao pigmento da tatuagem.

### CARACTERÍSTICAS MICROSCÓPICAS
As tatuagens que são o resultado da penetração na pele por um material estranho na derme superficial são caracterizadas pelo fato de haver pigmento de tatuagem no local ou grafite, se for causada pela penetração de um lápis, ou outro pigmento no macrófago dérmico, assim como no espaço extracelular. Uma reação inflamatória crônica pode estar presente na derme superficial que geralmente é composta por linfócitos. A inflamação pode ser perivascular e geralmente se apresenta como uma resposta inflamatória crônica na derme superficial. Mais raramente, a inflamação pode resultar em uma resposta granulomatosa com células gigantes tipo corpo estranho ou histiócitos multicelulares tipo sarcoide. Em alguns casos, o epitélio sobrejacente também está envolvido com uma resposta inflamatória, algumas vezes com mudanças inflamatórias liquenoides.

### ESTUDOS COMPLEMENTARES
Se há possibilidade de ter havido abuso sexual, profissionais e paraprofissionais apropriados devem estar envolvidos na avaliação e no tratamento da paciente.

### DIAGNÓSTICO DIFERENCIAL
A hiperpigmentação secundária ao aumento do número de melanócitos resultando em melanose ou nevo congênito deve ser considerada como diagnóstico diferencial.

### COMPORTAMENTO CLÍNICO E TRATAMENTO
Raramente uma hiperpigmentação na pele de uma criança é caso de preocupação; entretanto, nevos acentuadamente hiperpigmentados na infância podem aumentar as chances de degeneração maligna durante a vida do indivíduo, e deve-se considerar a sua remoção no tempo apropriado quando esta seria psicologicamente menos traumática. Ocasionalmente, um pai pode estar tão preocupado com a lesão hiperpigmentada que a remoção acontece na 1ª infância. Se possível, deve-se adiar essa medida.

Uma tatuagem convencional pode ser de difícil remoção, mas a sua retirada pode ser solicitada pela paciente ou quando há uma reação inflamatória persistente. Se a tatuagem é pequena, uma excisão superficial sob anestesia local é o suficiente. A ablação a *laser* é utilizada nos casos de tatuagens grandes, mas pode demandar várias seções dependendo do seu tamanho. Há ainda outras técnicas de remoção, incluindo abrasão dérmica.

### OPÇÕES TERAPÊUTICAS PROGRESSIVAS
As opções terapêuticas progressivas são as seguintes:

1. Tranquilização e observação.
2. Remoção, se solicitada pela paciente ou se sintomática.

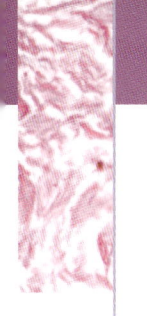

# 13 Outras Doenças e Tumores da Vulva

## CARCINOMAS NEUROENDÓCRINOS DA VULVA

*Carcinoma de célula de Merkel:* Pequeno tumor de células pequenas cutâneas, primário, altamente maligno, de origem neuroendócrina.

*Tumor neuroectodérmico periférico (PNET) e sarcoma de Ewing extraósseo:* Tumor neuroendócrino primário da vulva que pode ocorrer em crianças, mas é mais comum em mulheres em idade reprodutiva. O tumor pode apresentar-se como uma massa subcutânea ou como lesão polipoide ou ulcerada nos lábios maiores ou menores. O tumor é um pouco limitado e multilobulado. As células são relativamente pequenas e uniformes, com cromatina granular nuclear hipercromática com poucos nucléolos e citoplasma mínimo. Figuras de mitose podem ser frequentes, mas geralmente superior a 3 por 10 campo de grande aumento. Os padrões de crescimento são altamente variáveis e rosetas de Homer Wright podem estar presentes como se vê em tumores semelhantes em outros locais.

## DOENÇA LINFOPROLIFERATIVA MALIGNA

*Linfoma maligno primário e sarcoma granulocítico:* Tumor maligno de origem linfocítica ou células-tronco hematopoéticas. Quando surge na vulva, este tumor pode apresentar-se como uma lesão infiltrativa incerta ou uma massa de expansão que pode mimetizar uma neoplasia de glândula de Bartholin ou aumento do clitóris. Linfoma linfoplasmático Kappa positivo, linfoma de células mistas pequenas e grandes angiocêntricas têm sido relatados como de surgimento na vulva.

## OUTRAS DOENÇAS BOLHOSAS

*Doença bolhosa crônica benigna da infância (doença linear de IgA):* Transtorno bolhoso agudo geralmente associado a sintomas sistêmicos, incluindo febre e anorexia, que surge após uma infecção bacteriana ou viral aguda em cerca de metade dos casos. As lesões geralmente afetam as áreas genitais e inferior abdominal. As lesões se tornam plenamente visíveis no prazo de 1 dia.

*Doença de Darier:* Distúrbio congênito, acantolítico multifocal herdado como um traço autossômico-dominante.

*Eritema multiforme (síndrome de Stevens-Johnson):* Doença sistêmica que pode ocorrer após infecção, terapia de drogas, radioterapia ou radioterapia associada a degeneração hídrica dos ceratinócitos e formação de vesículas na forma grave (síndrome de Stevens-Johnson). Deposição intravascular de complemento e IgM podem ocorrer nos vasos superficiais da derme.

*Doença Hailey-Hailey (pênfigo benigno hereditário):* Doença vesicobolhosa que normalmente acomete as áreas intertriginosas e é herdada como traço autossômico-dominante em quase 2/3 dos casos.

*Herpes gestacional:* Erupção vesicobolhosa aguda que acomete a pele da área genital, do abdome e do tórax, ocorrendo exclusivamente em mulheres grávidas, geralmente no 2º trimestre, relacionada com a fixação do complemento de anticorpos IgG.

*Doença acantolítica localizada da vulva:* Distúrbio papular inflamatório que, geralmente, afeta os grandes lábios e a pele contígua das coxas mediais; sua etiologia é desconhecida.

*Disqueratoma verrucoso:* Distúrbio acantolítico localizado de etiologia desconhecida.

## OUTROS CISTOS DA VULVA

*Cistos ciliados do vestíbulo da vulva (metaplasia Mülleriana e adenose vestibular):* Cistos e alterações epiteliais de superfície caracterizados por epitélio do tipo endometrial tubário sem estroma endometrial adjacente.

*Cisto no ducto de Gartner:* Cisto benigno, mais comum na vagina, revestido com baixo epitélio cuboidal relacionado com dilatação cística do ducto Wolffiano ou do ducto mesonéfrico (ver Cisto mesonéfrico)

*Metaplasia mülleriana (adenose adquirida):* Epitélio mülleriano adquirido, como visto na vagina ou no vestíbulo vulvar, no qual o epitélio colunar de Müller estava uma vez presente. Essas alterações no epitélio vestibular, com reposição do epitélio escamoso por epitélio colunar, têm sido descritas como secundárias à inflamação aguda da síndrome de Stevens-Johnson, ao 5-fluorouracil e/ou à terapia a *laser* do vestíbulo.

*Cisto do canal de Nuck (cistos mesoteliais; hidrocele, canal de Nuck):* Estrutura similar a um cisto com fluido simples revestido pelo peritônio, usualmente se apresentando como um alargamento do aspecto superior do lábio maior ou como uma massa no canal inguinal

*Cisto mesonéfricos-símile (cisto do ducto wolffiano-símile):* Cistos simples da vulva revestidos por epitélio colunar ou cuboidal que não é ciliado e tem músculo mole abaixo do epitélio (ver Cisto no ducto de Gartner).

*Cistos periuretrais:* Cistos encontrados, imediatamente, adjacentes à uretra. Que podem ser revestidos de epitélio escamoso estratificado, epitélio transicional, ou por epitélio colunar mucossecretor pálido ou alto.

## OUTROS DISTÚRBIOS INFLAMATÓRIOS

*Úlcera vulvar idiopática aguda:* Úlcera aguda isolada e dolorosa do aspecto medial do lábio menor 24 horas após a relação sexual. A etiologia da úlcera é incerta.

*Dermatite atópica:* Inflamação associada a prurido e queimação de etologia desconhecida, mas pode ser mediada através de IgE e células de Langerhans epidérmicas.

*Dermatite de contato:* Resposta secundária a um agente sensibilizante específico de células mediadoras inflamatórias (p. ex., borracha, níquel etc.). De outro modo, um tipo irritante de reação inflamatória secundária à exposição de contato com agente físico ou químico específico.

*Vulvite factícia:* Inflamação ou ulceração da vulva autoinduzida.

*Erupção por droga injetada (dermatite medicamentosa):* Erupção urticária, purpúrica, bolhosa, maculopapular ou outra erupção da vulva mediada por imunoglobinas (tipos I e II) ou imunocomplexos (tipo III) ou que é célula mediada (tipo IV) secundária a alergia à droga.

*Doença de Fox-Fordyce:* Distúrbio das glândulas apócrinas associadas à obstrução dos ductos de suor com ceratina, causando prurido grave e erupção papular da área acometida.

*Pontos de Fordyce:* Achado normal refletindo a visualização de pequenas pintas brancas e amarelas pálidas, levemente elevadas, representando glândulas sebáceas normais sem folículos capilares, abaixo do epitélio. Na vulva, são mais comumente vistas na lateral posterior da vulva, exatamente no limite da linha de Hart.

*Intertrigo:* (Ver eczema; também denominado como eczema de intertrigo.) Dermatite sintomática que acomete superfícies cutâneas opostas, como a região da virilha e das pregas glúteas que é caracteristicamente superficial e mais comumente observada em indivíduos obesos. Pode ocorrer erosão com infecção secundária.

*Fascite necrosante (infecção bacteriana sinergística):* Ameaça superficial de vida e profundo processo inflamatório necrosante de origem polimicrobiana secundário a ferimento ou a trauma cirúrgico.

*Pioderma gangrenoso:* Processo inflamatório ulcerativo progressivo localizado, que acomete a pele vulvar. Sua etiologia é desconhecida.

*Vulvite associada à vaginite:* Inflamação da vulva em razão de uma vaginite específica ou vaginose.

*Vaginite granulomatosa:* Processo inflamatório glanulomatoso associado a edema, enduração, eritema dos lábios maiores e a áreas adjacentes que podem estar associadas a linfadenopatia regional, queilite glanulomatosa e doença de Crohn.

## OUTROS TRANSTORNOS DE PIGMENTAÇÃO

*Acantose* nigricans *e pseudoacantose* nigricans: Descoloração aveludada, marrom-cinza da pele vulvar ou da pele da axila, das pregas inguinais ou de outras regiões. A pele afetada é hiperceratótica e tem acantose proeminente. O processo pode estar relacionado com 1 das 3 situações clínicas: associada a malignidades viscerais (acantose *nigricans*), encontrada em pacientes obesos (pseudoacantose), ou em crianças, sem relação com neoplasia ou obesidade.

*Albinismo:* A ausência de melanina, localizada (malhadismo) ou sistêmica, relacionada com a incapacidade dos melanócitos de produzir melanina. Esta é uma doença hereditária.

*Nevos nevomelanocíticos gigantes e congênitos:* Acumulação herdada de células nevomelanocíticas. Os nevos congênitos têm geralmente menos de 4 cm de diâmetro, enquanto os nevos gigantes nevomelanocíticos têm 20 cm de diâmetro ou mais.

*Lentigens (efélides):* Produção de melanina localizada em excesso. Lentigens normalmente não ocorrem na vulva.

*Mácula:* Uma área descolorida, não elevada e plana sobre a pele

*Melanose:* Pigmentação macular localizada ou multifocal da vulva que mede mais de 4 mm de diâmetro.

*Nevos: juncionais, compostos e intradérmicos:* Acumulações ou ninhos de células névicas que geralmente são pigmentadas. Juncional, quando as células névicas estão presentes na junção epitélio-dérmica. Composto, quando estão ambas na junção epitélio-dérmica e no interior da derme. Intradérmico quando estão apenas no interior da derme.

*Despigmentação pós-inflamatória (leucoderma):* Ausência temporária ou doença de pigmentação e/ou melanócitos por trauma ou ulceração.

*Vitiligo:* Perda localizada de melanócitos e de pigmentos na pele. O distúrbio parece ser mediado por célula, em alguns casos, e é reconhecido como um distúrbio hereditário.

## OUTROS TUMORES EPITELIAIS BENIGNOS

*Ceratoacantoma:* Neoplasma epitelial benigno, autolimitado, mas de crescimento rápido ocorrendo em áreas com pelos. O neoplasma tem margens infiltrativas e uma cratera preenchida com ceratina. Ele regride espontaneamente quando não tratado.

*Milium (singular); milia (plural.):* Pequenos cistos de inclusão epidérmicos superficiais que surgem na pele portadora de folículos pilossebáceos. Eles contêm material ceratinoso e são, geralmente, múltiplos e com frequência agrupados. Pela sua aparência clínica, eles podem ser denominados como "cabeças brancas".

*Papilomatose (papilomatose vestibular, micropapilomatose labial):* Apesar de uma ou algumas papilas poderem ser vistas normalmente no vestíbulo da vulva próximas ao hímen, papilomatose é um agrupamento de papilas, geralmente associadas a sintomas vulvares ou irritação local.

*Triquilemona:* Tumor de apêndice cutâneo benigno que contém ceratina amorfa.

*Tricoepitelioma:* Tumor que se origina do folículo capilar composto de pequenos "cistos córnicos" contendo ceratina e rodeado por células epiteliais basaloides. Podem estar presentes pelos e elementos epiteliais formadores de pelos.

*Tricofoliculoma:* Tumor cutâneo benigno associado a folículos capilares que normalmente se apresenta como uma única e pequena massa dérmica superficial inferior a 1/2 cm em sua maior dimensão. O epitélio sobrejacente à massa pode ser covado e comunicar-se com o(s) cisto(s) subjacente(s). Microscopicamente, o tumor é lobular com células epiteliais do tipo basaloides com diferenciação sebácea variável revestindo o cisto. Dentro do cisto, geralmente, há pelos finos misturados com material ceratinoso.

## OUTROS TUMORES EPITELIAIS MALIGNOS DA VULVA

*Carcinoma adenoide cístico:* Tumor maligno que, na vulva, pode ser encontrado surgindo na glândula de Bartholin. O tumor está em geral, profundamente, infiltrado nesse local. Em análise microscópica, tem células relativamente pequenas, com cromatina nuclear hipercromática que estão dispostas em cordões e ninhos. O tumor geralmente tem um padrão cribriforme com pequenos espaços de cistos de tamanho variável, com material semelhante ao da membrana basal acelular dentro dos lumens. O tumor pode estar associado ao adenoma da glândula de Bartholin.

*Carcinoma basocelular:* Tumor focalmente infiltrativo intraepitelial que surge do epitélio da pele ou nos folículos pilosos. Na vulva, a maioria surge nos grandes lábios como uma lesão bem circunscrita, com uma elevada aparência granular. O tumor pode ser ulcerado, pigmentado ou despigmentado. Microscopicamente, o tumor é composto por células relativamente pequenas, com núcleos hipercromáticos, assemelhando-se a células basais da epiderme. Infiltração da derme está presente em, aproximadamente, metade dos casos.

*Adenocarcinoma de células claras:* Tumor maligno de origem epitelial endometrioide, decorrente de endometriose vulvar.

*Carcinoma de ducto (adenocarcinoma de ducto de mama-símile):* Adenocarcinoma primário da vulva que se assemelha morfologicamente ao adenocarcinoma de mama do tipo normal e surge nas glândulas anogenitais especializadas da vulva localizada no sulco interlabial. Estas glândulas são também do hidradenoma papilífero vulvar.

*Carcinoma linfoepitelioma-símile:* Carcinoma relativamente raro de células escamosas encontrado, predominantemente, em mulheres mais velhas. É caracterizado por conglomerados e grupos de células neoplásicas escamosas misturadas com células inflamatórias, predominantemente, constituídos de linfócitos, assemelhando-se a um linfoma.

*Adenocarcinoma mucinoso de origem cloacogenica* (adenocarcinoma cloacogênico, adenocarcinoma mucinoso surgindo no epitélio superficial da vulva): Tumor produtor de mucina, primário e raro que surge no epitélio sobrejacente e invade a derme subjacente. O epitélio mucinoso, em exame microscópico, geralmente é do tipo colônico com células caliciformes. Não há adenocarcinoma primário dérmico subjacente associado. Estes tumores são geralmente considerados como sendo de origem cloacogênica.

*Carcinoma sebáceo:* Tumor com diferenciação sebácea que tem características de células carcinoma basocelular. Neoplasia vulvar intraepitelial pode estar associada a este adenocarcinoma invasivo.

## OUTROS TUMORES MALIGNOS DE TECIDOS MOLES DA VULVA

*Angiomixoma agressivo:* Tumor de tecidos moles localmente agressivo, que clinicamente se apresenta como um tumor subcutâneo e pode assemelhar-se a um cisto de Bartholin ou hérnia. O tumor é geralmente inferior a 10 cm em sua maior dimensão. A maior incidência é na 4ª década. Em exame microscópico, o tumor é composto por estroma fibroso mixoide consistindo de fibroblastos e miofibroblastos visto como células de fusiformes a ovais. Células com núcleos relativamente pequenos, sem atipias ou significativa atividade mitótica. Artérias musculares pequenas não arborizadas de histogênese incerta estão presentes. Dentro dos tumores, áreas de hemorragia e alterações colágena, cística e mixoide podem estar presentes. Embora o tumor possa aparecer encapsulado, normalmente, tem áreas de infiltração local que podem ficar mais evidentes em exame microscópico. Na periferia do tumor, nervos aprisionados e elementos de apêndice cutâneo podem ser encontrados.

*Sarcoma alveolar de partes moles:* Este tumor forma estruturas rudimentares lembrando alvéolos pulmonares e acredita-se ter a origem no músculo estriado. Este tumor foi classificado como um tumor primário na vulva.

*Angiossarcoma:* Tumor maligno de origem endotelial que forma espaços de revestimentos endoteliais que contêm sangue em compartimento vascular neoplásico. Este tumor tem sido relatado como um tumor perianal primário após a radioterapia da pelve.

*Dermatofibrossarcoma protuberante:* Tumor localmente agressivo de origem histiocítica que geralmente se apresenta como uma massa multinodular ou nodular acastanhada, firme, solitária.

*Coriocarcinoma da vulva:* Tumor maligno de origem trofoblástica que pode surgir como um tumor primário de célula germinativa ou ser metastático de doença trofoblástica de origem placentária. Estes tumores produzem gonadotrofina coriônica humana (hCG).

*Sarcoma do estroma endometrial:* Tumor maligno de origem do estroma endometrial, surgindo na endometriose da vulvar.

*Sarcoma epitelioide:* Tumor maligno de tecido mole com diferenciação epitelial de histogênese incerta.

*Tumor de células granulares:* Tumor com origem nas células de Schwann que possui um citoplasma granular distintivo. Embora geralmente benigno, tumores localmente agressivos, de células granulares malignas podem ocorrer na vulva.

*Granulomatose de células de Langerhans (histiocitose X), incluindo granuloma eosinofílico:* Proliferação histiocítica do tipo neoplásica, sistêmica ou localmente agressiva. Pode apresentar-se como 1 dos 3 diferentes tipos clínicos: doença de Letterer-Siwe, doença de Hand-Schüller-Christian e granuloma eosinofílico. Destes, o granuloma eosinofílico é de longe o tipo mais comum que afeta a vulva.

*Leiomiossarcoma:* Tumor maligno do músculo liso que geralmente surge de músculo liso. É o sarcoma mais comum da vulva.

*Lipossarcoma:* Tumor maligno decorrente de adipócitos e composto por tecido adiposo neoplásico.

*Linfangiossarcoma:* Tumor maligno de origem endotelial que forma espaços com revestimento endotelial que contêm líquido linfático, sem sangue.

*Histiocitoma fibroso maligno:* Tumor maligno que surge de histiócitos que tenham sofrido diferenciação fibroblástica. É o 2º sarcoma mais comum da vulva.

*Tumor rabdoide maligno:* Tumor maligno de origem incerta que mimetiza músculo estriado. Este tumor foi relatado como uma massa de Bartholin em uma mulher jovem adulta.

*Schwanoma maligno:* Tumor maligno de origem na célula de Schwann. Foi relatado que pode surgir nos lábios menores e maiores, bem como em outros locais da vulva.

*Sarcoma sinovial:* Sarcoma vulvar primário raro, microscopicamente composto de células epiteliais que podem ter regiões sólidas, glandulares e papilares com células fusiformes de tumor associadas.

*Tumor de saco vitelino (tumor de seio endodérmico):* Essencialmente um tumor de células germinativas que surgem mais comumente no ovário ou nos testículos, caracterizado pela formação de corpos de Schiller-Duval e pela produção de alfafetoproteína. Sua ocorrência em locais extragonadais é rara. A vagina e a vulva têm sido relatadas como locais primários.

## OUTROS TUMORES VULVARES DE TECIDOS MOLES BENIGNOS

*Angiomixoma agressivo:* (ver tumores malignos de tecidos moles).

*Angiomiofibroblastoma:* Tumor benigno que ocorre em mulheres com idade de aproximadamente 46 anos. Normalmente se apresenta como uma massa subcutânea indolor e mole que pode assemelhar-se clinicamente a um cisto de Bartholin. O tumor é geralmente inferior a 12 cm em sua maior dimensão. O tumor é composto por células estromais ovais e fusiformes com núcleos de aparência suave, relativamente uniformes, com citoplasma eosinofílico e mitoses infrequentes ou não. Numerosos vasos com forma variável semelhantes a pelos estão presentes dentro do componente estromal. Uma variante lipomatosa com gordura de angiomiofibroblastoma é reconhecida. Tumores compostos podem ocorrer, formados por angiomiofibroblastoma e angiomixoma. Tem sido relatado que aparentemente o angiomiofibrossarcoma surge do angiomiofibroblastoma.

*Angiomixoma superficial:* Massa benigna superficial, indolor, papular ou polipoide, geralmente com menos de 10 cm em sua maior dimensão. O tumor pode estar associado ao complexo de Carney, onde as lesões são múltiplas. Histologicamente, o tumor acomete a derme e o tecido subcutâneo e tem características lobulares com estroma mixoide fibroblástico e muitos vasos pequenos. As células podem ser multinucleares fibroblásticas e figuras mitóticas são raras. O tumor tem celularidade variável e pode ter reservatórios de mucina com macrófagos contendo mucina. Ocasionalmente, o epitélio anexo incluindo cistos epiteliais revestidos pode estar presente. Algumas células inflamatórias estão normalmente presentes, compostas predominantemente de neutrófilos.

*Tumor fibroso solitário atípico:* Tumor raro da vulva, que é geralmente benigno, mas variantes malignas têm sido descritas em outros locais. O tumor é solitário e encapsulado, podendo ultrapassar 10 cm em sua maior dimensão. Em exame microscópico, o tumor geralmente tem uma aparência variável, com áreas celulares e áreas associadas a estroma colágeno e mixoide. Nas zonas mais centrais de áreas celulares, o tumor tem uma aparência similar à de hemangiopericitoma e proeminentes vasos em forma de "chifre de veado". As áreas celulares têm células de tumor fusiformes e ovais com cromatina nuclear hipercromática e nucléolos pequenos. Alguma atipia nuclear branda e necrose podem estar presentes. Áreas adjacentes revelam hialinização perivascular e estromal. Nas áreas periféricas do tumor, pequenos vasos estão proeminentes, com pequenas células estromais menores e células gigantes multinucleadas. Tecido adiposo fixo adjacente pode estar presente dentro do tumor.

*Angiofibroma celular:* Tumor benigno raro, assintomático e solitário que se apresenta como uma massa firme subcutânea, geralmente é menor que 4 cm em sua maior dimensão. Pode ser suave à palpação e clinicamente se assemelhar a um cisto. A idade média das mulheres relatadas com este tumor é de 47 anos. No exame microscópico, o tumor geralmente tem uma cápsula do tipo fibrosa e celularidade variável. O tumor tem células de fusiformes a ovais relativamente uniformes, com núcleos de fusiformes a ovais e citoplasma pálido. Alguma multinucleação e pleomorfismo nuclear podem estar presentes. Dentro do estroma, feixes de colágenos delicados adjacentes estão associados a vasos sanguíneos não musculares de tamanhos pequeno a médio, muitas dos quais são hialinizados. Figuras mitóticas, quando presentes, são geralmente menos de 5 por 10 campos de grande aumento.

*Dermatofibroma (histiocitoma fibroso benigno):* O tumor fica abaixo da derme mais superficial e é composto de fibroblastos, células do tipo fibroblastos fusiformes com um padrão de crescimento fascicular estoriforme. Os grupos de células são separados, em algumas áreas, por colágeno.

*Tumor desmoide:* Processo fibromatoso, localmente infiltrativo e benigno que se origina na fáscia adjacente e no tecido conectivo relacionado com o músculo.

*Fibroma:* Tumor benigno de origem no tecido fibroso composto por fibrócitos arranjados em feixes paralelos e entrelaçados.

*Fibroblastoma de célula gigante e dermatofibrossarcoma protuberante com fibroblastomas de células gigantes:* Fibroblastoma de célula gigante pode ocorrer como um tumor isolado ou estar associado a uma dermatofibrossarcoma protuberante (DFSP). Ambos são tumores raros subcutâneos da vulva. Este último, microscopicamente, tem DFSP e componentes de fibroblastoma de célula gigante, é considerado um tumor composto, e pode estar associado a um endometrioma vulvar.

*Tumor glômico:* Tumor benigno do músculo liso ou de origem no pericito, apresentando-se geralmente como um nódulo doloroso solitário com menos de 4 cm de diâmetro.

*Leiomioma:* Tumor benigno de origem do músculo liso composto por células interdigitadas fusiformes com os núcleos uniformes, relativamente pequenos sem mitose evidente. Leiomioma epitelioide tem sido descrito na vulva.

*Lipoma:* Tumor benigno decorrentes de adipócitos compostos de tecido adiposo benigno com um componente de apoio fibrovascular.

*Rabdomioma:* Tumor benigno que se origina no músculo estriado composto de rabdomioblastos bem diferenciados e maduros.

*Schwannoma (neurilemoma):* Tumor que surge a partir de células de Schwann composto por células fusiformes densamente agrupadas, formando uma área Antoni tipo A misturado com áreas Antoni tipo B hipocelulares. Variantes benignas e malignas deste tumor são descritas (ver Schwannoma maligno).

*Xantoma verruciforme:* Lesão superficial benigna cutânea e papilomatosa que pode ser única ou múltipla e que resulta de um acúmulo de histiócitos carregados com lipídios na derme papilar e está associado, em alguns casos, a hiperlipidemia.

## OUTROS TUMORES VULVARES GLANDULARES BENIGNOS

*Adenoma de glândulas vestibulares menores:* Neoplasma pequeno (geralmente de 1 a 2 mm) e benigno composto de glândulas revestidas por epitélio colunar de mucina secretora, ocorrendo dentro do vestíbulo vulvar. Ele surge da glândula vestibular menor.

*Adenoma de glândula de Skene:* Tumor benigno ou hiperplasia nodular, que se desenvolve no vestíbulo vulvar cuja origem se dá na glândula vestibular menor. Geralmente, inferior a 2 mm em sua maior dimensão, o tumor microscopicamente é multinodular e composto de aglomerados de glândulas epiteliais revestidas por glândulas colunares mucinas-secretoras cuboidais.

*Tecido de mama-símile (tecido de mama "ectópico"):* Tecido de mama-símile na vulva que surge nas glândulas anogenitais especializadas. Adenocarcinoma do tipo ductal comum de mama tem sido relatado como surgindo na vulva, a partir desse tecido de mama-símile, como tem outros tumores benignos do tipo de mama (ver Adenocarcinoma do ducto).

*Tecido de glândula salivar ectópico:* Achado de glândula salivar ectópica na vulva.

*Hamartoma cístico folículo sebáceo:* Tumor benigno de folículo pilossebáceo da pele, apresentando-se como um nódulo ou pápula. Microscopicamente, os cistos são revestidos com epitélio escamoso e rodeados por lóbulos sebáceos e tecidos fibrosos com características de um folículo pilossebáceo desorganizado.

*Tumor misto da vulva (adenoma pleomórfico):* Tumor benigno composto por túbulos epiteliais com um elemento estroma fibroso que pode conter componentes ósseos, mixoides e condromatosos. Acredita-se que o componente complexo do estroma seja de origem mioepitelial.

*Hidradenoma nodular (hidradenoma de célula clara, mioblastoma de célula clara, mioepitelioma de célula clara, hidradenoma cístico sólido, acrospiroma écrino, tumor das glândulas sudoríparas écrinas, adenoma do tipo célula clara):* Neoplasma benigno de origem nas glândulas écrinas composto de células epiteliais glandulares com distintivo citoplasma claro.

*Siringoma:* Tumor epitelial benigno que surge a partir do epitélio do ducto das glândulas sudoríparas écrinas caracterizado por pequenos ductos revestidos por epitélio como estruturas redondas e em forma de vírgula, formando cistos com secreção eosinofílica. O estroma circunjacente ou derme é fibroso.

## TRANSTORNOS DIVERSOS

*Amiloidose vulvar:* Acometimento da vulva com amiloidose. Nódulos palpáveis vulvares localizados formados por depósitos de amiloide são a característica de apresentação.

*Calcinose vulvar:* Nódulos subcutâneos calcificados, normalmente com 2 milímetros ou menos de diâmetro, associados a células gigantes de corpo estranho, mastócitos e inflamação crônica. O processo tem etiologia desconhecida.

*Granuloma vulvar fissurado:* Fissuramento sintomático recorrente e crônico da fúrcula vulvar, com formação de tecido de granulação e encravamento do epitélio de superfície, inibindo a cura do local da fissura.

*Sarcoidose vulvar:* Inflamação granulomatosa não caseosa crônica da submucosa vulvar e da derme secundária à sarcoidose sistêmica.

# Glossário

Acantólise: Perda de ligações das pontes intercelulares de células epiteliais resultando em bolha intraepidérmica e ceratinócitos "acantolíticos" livre-flutuante no fluido da bolha.

Acantose: Hiperplasia da camada espinhosa do epitélio da pele caracterizada por espessamento, alargamento e aprofundamento das papilas dérmicas.

Acetobranqueamento: Efeito óptico resultando em aparência branca predominantemente em epitélio anormal quando é aplicado ácido acético a 3 ou 5%. Lesões de neoplasia intraepitelial vulvar são frequentemente mais acetobrancas do que o epitélio adjacente, mas o teste não é tão confiável quanto quando realizado na cérvice na avaliação da neoplasia intraepitelial cervical No vestíbulo vulvar o acetobranqueamento é um achado normal e pode causar achados falsos-positivos.

Aderência: Fusão firme de 2 superfícies epiteliais. Esta é frequentemente secundária a líquen escleroso vulvar, líquen plano avançado ou circuncisão vulvar.

Aglutinação: Agrupamento de 2 ou mais superfícies epiteliais. Esta pode ser vista no líquen escleroso e em outras dermatoses inflamatórias.

Atrofia: Perda da espessura do epitélio ou encolhimento do tecido mole subjacente secundário a perda de células ou diminuição no tamanho das mesmas.

Bulla, também conhecida como bolha (*bullae* é plural): Grande coleção de fluido circunscrita, serosa a purulenta, que pode estar entre a epiderme e a derme subjacente, ou no interior da epiderme, resultando em elevação do epitélio sobrejacente.

Ceratinização: Termo usado para a formação da camada de ceratina na mucosa escamosa que é normalmente não ceratinizada.

Cisto: Cavidade fechada forrada de epitélio anormal preenchida com elementos secretórios ou células epiteliais descamadas.

Colarete: Estreita borda periférica e circunsférica de superfície ceratínica circundada por epitélio normal. Colarete é comumente vista relacionada com infecção por espécies de candida da pele ou como sequela de bolha rota.

Craurose vulvar: Estruturas vulvares encolhidas, incluindo tecidos subcutâneo e submucoso subjacentes, com perda da arquitetura normal usualmente resultando em estenose do introito vaginal. Mais comumente associada ao líquen escleroso vulvar.

Descamação: Quando aplicada à pele ceratinizada, perda do epitélio superficial, semelhante a esfoliação ou *peeling* de uma porção da camada de ceratina.

Despigmentação: Perda da pigmentação da pele, usualmente relacionada com perda de melanina. Em alguns casos está relacionada com a perda de melanócitos, e em alguns casos está relacionada com o clareamento da melanina da pele.

Distrofia hiperplásica: Termo previamente proposto pela *International Society for the Study of Vulvovaginal Disease* (ISSVD) para definir mudanças epiteliais agora usualmente referidas como líquen simples crônico. O termo não é mais recomendado pela ISSVD.

Distrofia hipoplásica: Termo previamente proposto pela ISSVD para definir mudanças epiteliais agora referidas como líquen escleroso. O termo não é mais recomendado pela ISSVD.

Distrofia: Termo previamente aplicado a dermatoses, incluindo líquen escleroso e líquen simples crônico. O termo é, em geral, não mais usado porque é ambíguo.

Erosão: Quando aplicado à pele ou mucosa escamosa, perda parcial da camada superior da epiderme, mas com epitélio basal intato. Erosões podem exsudar fluido e crosta, mas usualmente não deixam cicatriz.

Escama: Lascas de fragmentos de epitélio ceratinizado superficial.

Espongiose: Edema intracelular dos ceratinócitos epiteliais, usualmente mais notada nos 2/3 superiores do epitélio.

Exocitose/exocitose de célula inflamatória: Presença de células inflamatórias, frequentemente leucócitos, na epiderme. Quando as células inflamatórias são superficiais, elas podem ser uma indicação de dermatose micótica. Microabscessos intraepiteliais podem ocorrer, como na psoríase.

Hiperceratose: Hiperplasia da camada de ceratina, o estrato córneo.

Hiperpigmentado: Aumento no pigmento da pele, comumente relacionado com o aumento de melanina. Em alguns raros casos está relacionado com afecções despigmentantes metabólicas da pele ou a tatuagem.

Hiperplasia de células escamosas: Termo previamente proposto pela ISSVD para definir mudanças epiteliais agora usualmente referidas como líquen simples crônico (LSC). O termo não é mais recomendado pela ISSVD. Hiperplasia de células escamosas é um termo que tem ganhado aceitação entre patologistas ginecologistas como termo histopatológico referindo para a mudança de pele com alargamento e espessamento das papilas dérmicas com acantose, sem inflamação dérmica associada, como tipicamente presente no LSC.

Hipopigmentado/despigmentado: Relativo à diminuição no pigmento da pele, usualmente relacionado com a diminuição ou a perda de melanina, comparado com a pele adjacente (ver despigmentação). Em alguns raros casos é relacionado com o clareamento de melanina da pele.

Linha de Hart: Junção entre a mucosa escamosa não ceratinizada do vestíbulo vulvar e o epitélio ceratinizado do epitélio vulvar circunjacente (Fig. 1.2). A linha de Hart define as margens periféricas do vestíbulo vulvar.

Liquenificação: Hipertrofia epitelial, com espessamento da pele, usualmente secundária ao efeito de coçadura. O epitélio espessado frequentemente tem camada de ceratina espessada resultando em aparência de escama esbranquiçada com marcas exageradas na superfície da pele.

Liquenoide: Quando usado clinicamente, descreve mudanças na pele demonstrando liquenificação. Quando usado em descrição de achados histológicos como assemelha ao líquen plano. Especificamente, inflamação da junção dermoepidérmica que parcial ou totalmente obscurece a junção.

Mácula: Área na pele plana, não elevada, despigmentada ou pigmentada.

Membrana mucosa: Epitélio escamoso que é não ceratinizado e não associado a folículos pilosos ou glândulas apócrinas ou écrinas, mas pode ter glândulas secretoras de mucina subjacentes, como as glândulas vestibulares menores, ou epitélio tipo mülleriano adquirido como visto na metaplasia mülleriana (adenose adquirida) da vagina ou do vestíbulo vulvar, no qual o epitélio colunar pode ser encontrado onde antes estava presente a mucosa escamosa (ver metaplasia mülleriana [adenose adquirida]).

Papila (Pl. papilas): Quando referidas na vulva, pequenas estruturas polipoides com largura tipicamente menor que 1/4 da altura que se projetam na superfície epitelial e tem uma superfície epitelial sobrejacente uniforme e um núcleo fibrovascular. Papilas ocorrem mais comumente no vestíbulo vulvar do que em outros sítios vulvares. As papilas são consideradas como achado normal na maioria dos casos (ver Papilomatose vulvar).

Papilomatose: Condição associada ao desenvolvimento de múltiplas papilas (ver Papilomatose vulvar).

Pápula: Área circunscrita e elevada da pele que é sólida, sem fluido, e contíguas com o epitélio ou derme superficial. Uma pápula pode ser pigmentada ou não.

Placa: Para pele ou mucosa vulvar: área de pele ou mucosa demarcada, elevada, superficial, firme, sem fluido, redonda, oval ou com forma geográfica tipicamente maior que 5 mm na maior dimensão e distinta da epitélio adjacente.

Reação de Köbner: Manifestação de uma doença associada no local do trauma, mais comumente observada na psoríase, na qual o trauma local pode resultar em aparecimento de psoríase naquele local. A reação pode ser observada em outras afecções dermatológicas como o líquen plano.

Úlcera: Perda de epitélio e, frequentemente, associada com alguma perda de derme superficial (ver Erosão).

Verrucoso: Verrucoso na aparência, áspero na superfície.

Verrugas (sing.: verruga): Lesões epiteliais caracterizadas por uma superfície hiperceratótica complexa, lobulada, hiperplásica e, frequentemente, assemelhando-se a característico condiloma acuminado.

Vesícula: Pequena coleção de líquido circunscrita no interior da pele; uma pequena bolha.

Vulvodínia: "Desconforto vulvar, mais frequentemente descrito como dor em queimação, ocorrendo na ausência de achados visíveis relevantes ou doença neurológica específica e clinicamente identificável" (ver Haefner HK et al. The vulvodynia guideline. J Lower Genital Tract Dis. 9;2005:1:40-51).

# Referências Bibliográficas

## ANATOMIA

1. Amenta PS. *Elias-Pauly's Histology and Human Microanatomy.* 5th ed. New York: John Wiley & Sons; 1987:502-503.
2. Barman JM, Astore J, Pecoraro V. The normal trichogram of people over 50 years. In: Montagna W, Dobson RL, eds. *Advances in Biology of Skin. Vol. IX. Hair Growth.* Oxford, England: Pergamon Press; 1969.
3. Baskin LS. Anatomical studies of the female genitalia: surgical reconstructive implications. *J Pediatr Endocrinol Metab* 2004;17:581-587.
4. Bechara A, Bertolino MV, Casabe A *et al*. Duplex Doppler ultrasound assessment of clitoral hemodynamics after topical administration of alprostadil in women with arousal and orgasmic disorders. *J Sex Marital Ther* 2003;29 (suppl 1):1-10.
5. Benedet JL, Wilson PS, Matisic J. Epidermal thickness and skin appendage involvement in vulvar intraepithelial neoplasia. *J Reprod Med* 1991;366:608-612.
6. Bergeron C, Ferenczy A, Richart RM *et al*. Micro-papillomatosis labialis appears unrelated to human papillomavirus. *Obstet Gynecol* 1990;76:281-286.
7. Bloom W, Fawcett DW. *A Textbook of Histology.* 10th ed. Philadelphia: Saunders; 1975:904-905.
8. Chan JK, Sugiyama V, Tajalli TR *et al*. Conservative clitoral preservation surgery in the treatment of vulvar squamous cell carcinoma. *Gynecol Oncol* 2004;95:152-156.
9. Creighton SM, Minto CL, Steele SJ. Objective cosmetic and anatomical outcomes at adolescence of feminizing surgery for ambiguous genitalia done in childhood. *Lancet* 2001;358:124-125.
10. Crouch NS, Minto CL, Laio LM *et al*. Genital sensation after feminizing genitoplasty for congenital adrenal hyperplasia: a pilot study. *BJU Int* 2004;93:135-138.
11. Davis GM. Atlas of vulvoscopic nomenclature. *J Low Genit Tract Dis.* 2002;6:63.
12. Deliganis AV, Maravilla KR, Heiman JR *et al*. Female genitalia: dynamic MR imaging with use of MS-325 initial experiences evaluating female sexual response. *Radiology* 2002;225:791-799.
13. Dickinson RL. *Human Sex Anatomy.* 2nd ed. Baltimore: Williams & Wilkins; 1949.
14. Edwards JN, Morris HB. Langerhans' cells and lymphocyte subsets in the female genital tract. *Br J Obstet Gynaecol* 1985;92:974-982.
15. Fetissof F, Berger G, Dubois MP *et al*. Endocrine cells in the female genital tract. *Histopathology* 1985;9:133-145.
16. Friedrich EG. Vulvar disease. In: Friedman EA, ed. *Major Problems in Obstetrics and Gynecology.* Vol. 9. 2nd ed. Philadelphia: WB Saunders; 1983.
17. Gallagher PG. Varicose veins of the vulva. *Br J Sexual Med* 1986;13:12-14.
18. Geneser F. *Textbook of Histology.* Philadelphia: Munksgaard/Lea & Febiger; 1986:616-617.
19. Gould VE, Moll R, Moll I *et al*. Biology of disease: neuroendocrine (Merkel) cells of the skin—hyperplasias, dysplasias, and neoplasms. *Lab Invest* 1985;52:334-352.
20. Haefner HK, Collins ME, Davis GD *et al*. The vulvodynia guideline. *J Low Genit Tract Dis* 2005;9:40-51.
21. Handfield-Jones SE, Prendiville WJ, Norman S. Vulval lymphangiectasia. *Genitourin Med* 1989;65:335-337.
22. Hart DB. *Selected Papers in Gynaecology and Obstetrics.* Edinburgh: W & AK Johnston; 1893.
23. Hu F. Melanocyte cytology in normal skin. In: Ackerman AB, ed. *Masson Monographs in Dermatology.* New York: Masson; 1981.
24. Huffman JW. The detailed anatomy of the paraurethral ducts in the adult human female. *Am J Obstet Gynecol* 1948;55:86-101.
25. Iversen T, Aas M. Lymph drainage from the vulva. *Gynecol Oncol* 1983;16:179-189.
26. Junaid TA, Thomas SM. Cysts of the vulva and vagina: a comparative study. *Int J Gynaecol Obstet* 1981;19:239-243.
27. Krantz KE. Innervation of the human vulva and vagina: a microscopic study. *Obstet Gynecol* 1958;12:382-396.
28. Krantz KE. The anatomy and physiology of the vulva and vagina and the anatomy of the urethra and bladder. In: Phillip EE, Barnes J, Newton M, eds. *Scientific Foundations of Obstetrics and Gynaecology.* Chicago: Year Book; 1977:65-78.
29. LaPage PA, Villavicencio JL, Gomez ER *et al*. The valvular anatomy of the iliac venous system and its clinical implications. *J Vasc Surgery* 1991;14:678-683.
30. Lee PA, Witchel SE. Genital surgery among females with congenital adrenal hyperplasia: changes over the past five decades. *J Pediatr Endocrinol Metab* 2002;15:1473-1477.
31. Leeson CR, Leeson TS, Aparo AA. *Textbook of Histology.* 5th ed. Philadelphia: WB Saunders; 1985:485-486.
32. Lunde O. A study of body hair density and distribution in normal women. *Am J Physical Anthropol* 1984;64:179-184.
33. Maravilla KR, Cao Y, Heiman JR *et al*. Noncontrast dynamic magnetic resonance imaging for quantitative assessment of female sexual arousal. *J Urol* 2005;173: 162-166.
34. McLean JM. Anatomy and physiology of the vulvar area. In: Ridley CM, ed. *The vulva.* New York: Churchill Livingstone; 1988:39-65.
35. Micheletti L, Borgno G, Barbero M *et al*. Deep femoral lymphodenectomy with preservation of the fascia lata: preliminary report on 42 invasive vulvar carcinomas. *J Reprod Med* 1990;35:1130-1133.
36. Minto CL, Liao LM, Woodhouse CR *et al*. The effect of clitoral surgery on sexual outcome in individuals who have intersex conditions with ambiguous genitalia: a cross-sectional study. *Lancet* 2003;361:1252-1257.

37. Morrone A, Hercogova J, Lotti T. Stop female genital mutilation: appeal to the international dermatologic community. *Int J Dermatol* 2002;41:253-263.
38. Nardelli A, Degreef H, Goossens A. Contact allergic reactions of the vulva: a 14-year review. *Dermatitis* 2004; 15:131-136.
39. Novak ER, Woodruff JD. *Gynecologic and Obstetric Pathology*. Philadelphia: WB Saunders; 1974.
40. Parry-Jones E. Lymphatics of the vulva. *J Obstet Gynaecol Br Commonw* 1963;70:751-765.
41. Pollen JJ, Dreilinger A. Immunohistochemical identification of prostatic acid phosphatase and prostate specific antigen in female periurethral glands. *Urology* 1984;23:303-304.
42. Pyka R, Wilkinson EJ, Friedrich EG Jr *et al*. The histology of vulvar vestibulitis syndrome. *Int J Gynecol Oncol* 1988;7:249-257.
43. Ridley CM. General dermatological conditions and dermatoses of the vulva. In: Ridley CM. *The Vulva*. New York: Churchill Livingstone; 1988:138-211.
44. Robboy SJ, Bently RC, Russell P. Embryology of the female genital tract and disorders of abnormal sexual development. In: Kurman RJ, ed. *Blaustein's Pathology of the Female Genital Tract*. 5th ed. New York: Springer-Verlag; 2002:3-26.
45. Rorat E, Ferenczy A, Richart RM. Human Bartholin gland, duct, and duct cyst: histochemical and ultrastructural study. *Arch Pathol* 1975;99:367-374.
46. Shuh DD, Yang CC, Cao Y *et al*. Magnetic resonance imaging anatomy of the female genitalia in premeno-pausal and postmenopausal women. *J Urol* 2003;170:138-144.
47. Spiryda LB, Laufer MR, Soiffer RJ *et al*. Graft-versus-host disease of the vulva and/or vagina: diagnosis and treatment. *Biol Blood Marrow Transplant* 2003;9:760-765.
48. Tanner JM. *Growth at Adolescence*. 2nd ed. Oxford: Blackwell; 1962.
49. Thabet SM, Thabet AS. Defective sexuality and female circumcision: the cause and the possible management. *J Obstet Gynaecol Res* 2003;29:12-19.
50. Van der Putte SCJ. Mammary-like glands of the vulva and their disorders. *Int J Gynecol Pathol* 1994;13:150-160.
51. Van der Putte SCJ, Van Gorp HM. Cysts of mammary-like glands in the vulva. *In J Gynecol Pathol* 1995;14:184-188.
52. Wilkinson EJ, Hardt NS. Vulva. In: Mills SE, ed. *Histology for Pathologists*. 3rd ed. Philadelphia: Lippincott Williams & Wilkins; 2007:983-998.
53. Wilkinson EJ, Xie DL. Benign diseases of the vulva. In: Kurman RJ, ed. *Blaustein's Pathology of the Female Genital Tract*. 5th ed. New York: Springer-Verlag; 2002:37-98.
54. Word B. Office treatment of cyst and abscess of Bartholin's gland duct. *South Med J* 1968;61:514-518.
55. World Health Organization. Female genital mutilation: a joint WHO/UNICEF/UNFPA statement. Geneva: World Health Organization; 1997:1.
56. Verkauf BS, Von Thron J, O'Brien WF. Clitoral size in normal women. *Obstet Gynecol* 1992;80(1):41-44.
57. Yucel S, De Souza A Jr, Baskin LS. Neuroanatomy of the human female lower urogenital tract. *J Urol* 2004; 172:191-195.
58. Zelickson AS. *Electron Microscopy of Skin and Mucous Membranes*. Springfield, IL: Charles C Thomas; 1963.

## PATOLOGIAS EPITELIAIS NÃO NEOPLÁSICAS

59. Ben-Hur H, Ashkenazi M, Huszar M *et al*. Lymphoid elements and apoptosis-related proteins (FAS, Fas ligand, p53 and bcl-2) in lichen sclerosus and carcinoma of the vulva. *Eur J Gynaecol Oncol* 2001;22:104-109.
60. Berger J, Telser A, Widschwendter M *et al*. Expression of retinoic acid receptors in non-neoplastic epithelial disorders of the vulva and normal vulvar skin. *Int J Gynecol Pathol* 2000;19:95-102.
61. Bushkell LL, Friedrich EG Jr, Jordon RE. An appraisal of routine direct immunofluorescence in vulvar disorders. *Acta Derm Venereol* 1981;61:157-161.
62. Carlson JA, Ambros R, Malfetano J *et al*. Vulvar lichen sclerosus and squamous cell carcinoma: a cohort, case control, and investigational study with historical perspective—implications for chronic inflammation and sclerosis in the development of neoplasia. *Hum Pathol* 1998;29:932-948.
63. Carlson JA, Mu XC, Slominski A *et al*. Melanocytic proliferations associated with lichen sclerosus. *Arch Dermatol* 2002;138:77-87.
64. Dalziel KL, Wojnarowska F. Long-term control of vulval lichen sclerosus after treatment with a potent topical steroid cream. *J Reprod Med* 1993;38:25-27.
65. Dickie RJ, Horne CHW, Sutherland HW *et al*. Direct evidence of localized immunological damage in vulvar lichen sclerosus et atrophicus. *J Clin Pathol* 1982;35:1395-1397.
66. Farrell AM, Kirtschig G, Dalziel KL *et al*. Childhood vulval pemphigoid: a clinical and immunopathological study of five patients. *Br J Dermatol* 1999;140:308-312.
67. Frances C, Wechler J, Meimon G *et al*. Investigation of intercellular matrix macromolecules involved in lichen sclerosus. *Arch Dermatol Venereol (Stockh)* 1983;63:483-90.
68. Friedrich EG Jr, International Society for the Study of Vulvar Disease. New nomenclature for vulvar disease: report of the Committee on Terminology. *Obstet Gynecol* 1976;47:122-124.
69. Gerber S, Bongiovanni AM, Ledger WJ *et al*. Defective regulation of the proinflammatory immune response in women with vulvar vestibulitis syndrome. *Am J Obstet Gynecol* 2002;186:696-700.
70. Glazer HI, Rodke G, Swencionis C, Hertz R, Young AW. Treatment of vulvar vestibulitis syndrome with electromyographic biofeedback of pelvic floor musculature. *J Reprod Med* 1995;40:283-290.
71. Goldstein AT, Anhalt GJ, Klingman D *et al*. Mucous membrane pemphigoid of the vulva. *Obstet Gynecol* 2005;105:1188-1190.
72. Goldstein AT, Marinoff SC, Christopher K. Pimecro-limus for the treatment of vulvar lichen sclerosus: a report of 4 cases. *J Repro Med* 2004;49:778-780.
73. Gomez Rueda N, Garcia A, Vighi S *et al*. Epithelial alterations adjacent to invasive squamous carcinoma of the vulva. *J Reprod Med* 1994;39:526-530.
74. Haefner HK, Collins ME, Davis GD *et al*. The vulvodynia guideline. *J Low Genit Tract Dis* 2005;9:40-51.
75. Hart WR, Norris HJ, Helwig EB. Relation of lichen sclerosus et atrophicus of the vulva to development of carcinoma. *Obstet Gynecol* 1975;45:369-377.
76. Jones RW, Rowan DM, Kirker J, Wilkinson EJ. Vulval lichen planus: progression of pseudoepitheliomatous

76. ... hyperplasia to invasive vulval carcinoma. *Br J Obstet Gynaecol* 2001;108:665-666.
77. Lee ES, Allen D, Scurry J. Pseudoepitheliomatous hyperplasia in lichen sclerosus of the vulva. *Int J Gynecol Pathol* 2002;22:57-62.
78. Lynch PJ, Moyal-Barrocco M, Bogliotto F. 2006 ISSVD classification of vulvar dermatoses: pathologic subsets and their clinical correlates. *J Reprod Med* 2007;52:3-9.
79. Lewis FM. Vulval lichen planus. *Br J Dermatol* 1998;138:569-575.
80. Marks TA, Shroyer KR, Markham ME et al. A clinical, histologic, and DNA study of vulvodynia and its association with human papillomavirus. *J Soc Gynecol Investig* 1995;2:57-63.
81. Marren P, Walkden V, Mallon E et al. Vulval cicatricial pemphigoid may mimic lichen sclerosus. *Br J Dermatol* 1996;134:522-524.
82. Meyrick Thomas RH, Ridley CM, MacGibbon DH et al. Lichen sclerosus et atrophicus and autoimmunity: a study of 350 women. *Br J Dermatol* 1988;118:41-46.
83. Mullins DL, Wilkinson EJ: Pathology of the vulva and vagina. *Curr Opin Obstet Gynecol* 1994;6:351-358.
84. Patterson JA, Ackerman AB. Lichen sclerosus et atrophicus is not related to morphea: a clinical and histological study of 24 patients in whom both conditions were reported to be present simultaneously. *Am J Dermatopathol* 1984;6:323-335.
85. Pelisse M. The vulva-vaginal-gingival syndrome: a new form of erosive lichen planus. *Int J Dermatol* 1989;28:381-384.
86. Pelisse M. Erosive vulvar lichen planus and desquamative vaginitis. *Semin Dermatol* 1996;15:47-50.
87. Powell J, Wojnarowska F. Childhood vulvar lichen sclerosus: an increasingly common problem. *J Am Acad Dermatol* 2001;44:803-806.
88. Powell JJ, Wojnarowska F. Lichen sclerosus [Review]. *Lancet*. 1999;353:1777-1783.
89. Pyka RE, Wilkinson EJ, Friedrich EG Jr et al. The histo-pathology of vulvar vestibulitis syndrome. *Int J Gynecol Pathol* 1988;7:249-257.
90. Ridley CM, Frankman O, Jones ISC et al. New nomenclature for vulvar disease: International Society for the Study of Vulvar Disease. *Hum Pathol* 1989;20:495-496.
91. Schroeder B. Vulvar disorders in adolescent. *Obstet Gynecol Clin North Am* 2000;27:35-48.
92. Scrimin F, Rustja S, Radillo O, Volpe C, Abrami R, Guaschino S. Vulvar lichen sclerosus: an immunologic study. *Obstet Gynecol* 2000;95:147-150.
93. Scurry J, Beshay V, Cohen C et al. Ki67 expression in lichen sclerosus of vulva in patients with and without associated squamous cell carcinoma. *Histopathology* 1998;32:399-404.
94. Scurry J, Whitehead J, Healey M. Histology of lichen sclerosus varies according to site and proximity to carcinoma. *Am J Dermatopathol* 2001;23:413-418.
95. Urano S. Localized bullous pemphigoid of the vulva. *J Dermatol* 1996;23:580-582.
96. Yang B, Hart WR. Vulvar intraepithelial neoplasia of the simplex (differentiated) type: a clinicopathologic study including analysis of HPV and p53 expression. *Am J Surg Pathol* 2000;24:429-441
97. Zaino RJ, Husseinzadeh N, Nahhas W et al. Epithelial alterations in proximity to invasive squamous carcinoma of the vulva. *Int J Gynecol Pathol* 1982;1:173-184.

## PATOLOGIAS INFLAMATÓRIAS E INFECCIOSAS

98. Brown TJ, Yen-Moore A, Tyring SK. An overview of sexually transmitted diseases [Review]. Part I. *J Am Acad Dermatol* 1991;41:511-532.
99. Assman T, Becker-Wegerich P, Grewe M et al. Tacrolimus ointment for the treatment of vulvar lichen sclerosus. *J Am Acad Dermatol* 2003;48:935-357.
100. Chadha S, Gianotten WL, Drogendijk AC et al. Histopathologic features of vulvar vestibulitis. *Int J Gynecol Pathol* 1998;17:7-11.
101. Cheng SX, Chapman MS, Margesson LJ et al. Genital ulcers caused by Epstein-Barr virus. *J Am Acad Dermatol* 2004 Nov;51(5):824-826.
102. Chiesa-Vottero A, Dvoretsky PM, Hart WR. Histo-pato-logic study of thin vulvar squamous cell carcinomas and associated cutaneous lesions: a correlative study of 48 tumors in 44 patients with analysis of adjacent vulvar intraepithelial neoplasia types and lichen sclerosus. *Amer J Surg Pathol* 2006;30(3):310-318.
103. Chosidow O. Scabies and pediculosis [Review]. *Lancet* 2000;355:819-826.
104. Chen CY, Ballard RC, Beck-Sague CM et al. Human immunodeficiency virus infection and genital ulcer disease in South Africa: the herpetic connection. *Sex Transm Dis* 2000;27:30-31.
105. Cockerell CJ, LeBoit PE. Bacillary angiomatosis: a newly characterized, pseudoneoplastic, infectious, cutaneous vascular disorder. *J Am Acad Dermatol* 1990;22:501-512.
106. Conley LJ, Ellerbrock TV, Bush TJ et al. HIV-1 infection and risk of vulvovaginal and perianal condylomata acuminata and intraepithelial neoplasia: a prospective cohort study. *Lancet* 2002;359:108-113.
107. Cooper SM, Wojnarowska F. Influence of treatment of erosive lichen planus of the vulva on its prognosis. *Arch Dermatol* 2006;142(3):289-294.
108. Coyle PV, Desai A, Wyatt D et al. A comparison of virus isolation, indirect immunofluorescence and nested multiplex polymerase chain reaction for the diagnosis of primary and recurrent herpes simplex type 1 and type 2 infections. *J Virol Methods* 1999;83:75-82.
109. Dalziel KL, Wojnarowska F. Long-term control of vulval lichen sclerosus after treatment with a potent topical steroid cream. *J Reprod Med* 1993;38:25.
110. Danielsson I, Sjoberg I, Stenlund H et al. Prevalence and incidence of prolonged and severe dyspareunia in women: results from a population study. *Scand J Public Health* 2003;31:113-118.
111. Deitch HR, Huppert J, Hillard PJ. Unusual vulvar ulcerations in young adolescent females. *J Pediatr Adolesc Gynecol* 2004 Feb;17(1):13-16.
112. Di Fede O, Belfiore P, Cabibi D et al. Unexpectedly high frequency of genital involvement in women with clinical and histological features of oral lichen planus. *Acta Derm Venereol* 2006;86:433-428.
113. Farrell AM, Kirtschig G, Dalziel KL, et al: Childhood vulval pemphigoid: a clinical and immunopathological study of five patients. *Br J Ermatol* 1999; 140(2):308.
114. Fox H, Wells M.Recent advances in the pathology of the vulvar. *Histopathology* 2003;42:209-216.

115. Egawa K, Honda Y, Ono T. Multiple giant molluscum contagiosa with cyst formation. *Am J Dermatopathol* 1995;17:414-416.
116. Feller ER, Ribaudo S, Jackson NBD. Gynecologic aspects of Crohn's disease. *Am Fam Physician* 2001;64:1725-1728.
117. Friedrich EG Jr. Vulvar vestibulitis syndrome. *J Reprod Med* 1987;32:110-114.
118. Goldberg JM, Buchler DA, Dibbell DG. Advanced hidradenitis suppurativa presenting with bilateral vulvar masses. *Gynecol Oncol* 1996;60:494-497.
119. Guerreri C, Ohlsson E, Ryden G *et al*. Vulvitis granulomatosa: a cryptogenic chronic inflammatory hypertrophy of vulvar labia related to chelitis granulomatosa and Crohn's disease. *Int J Gynecol Pathol* 1995;14:352-359.
120. Guest GD, Fink RL. Metastatic Crohn's disease: case report of an unusual variant and review of the literature. *Dis Colon Rectum* 2000;43(12):1764-1766.
121. Haefner HK. Report of the International Society for the Study of Vulvovaginal Disease classification of vulvodynia. *J Lower Genit Tract Dis* 2007;11:48-49.
122. Handsfield HH (1997) Clinical presentation and natural course of anogenital warts. *Am J Med* 1997 May 5;102(5A):16-20.
123. Harlow BL, Stewart EG. A population-based assessment of chronic unexplained vulvar pain: Have we underestimated the prevalence of vulvodynia? *J Am Med Womens Assoc* 2003;58:82-88.
124. Huppert JS, Gerber MA, Dietch HR *et al*. Vulvar ulcers in young females; a manifestation of aphthosis. *J Pediatr Adolesc Gynecol* 2006 Jun;19(3):195-204.
125. Kaufman RH, Faro S, Brown D. *Benign Diseases of the Vulvar and Vagina*, 5th ed. New York: Mosby; 2005.
126. Kennedy CM, Dewdney S, Galask RP. Vulvar granuloma fissuratum: a description of fissuring of the posterior fourchette and the repair. *Obstet Gynecol* 2005;105: 1018-1023.
127. Klein PA, Apple J, Callen JP. Sarcoidosis of the vulva: a rare cutaneous manifestation. *J Am Acad Dermatol* 1998; 39(2 Pt 1):281-283.
128. Koutsky L. Epidemiology of genital human papillomavirus infection. *Am J Med* 1997;102:3-8.
129. LaGuardia KD, White MH, Saigo PE *et al*. Genital ulcer disease in women infected with human immunodeficiency virus. *Am J Obstet Gynecol* 1995;172(2 Pt 1):553-562.
130. Long SR, Whitfeld MJ, Eades C *et al*. Bacillary angio-matosis of the cervix and vulva in a patient with AIDS. *Obstet Gynecol* 1996;88(4 Pt 2):709-711.
131. Lee SH, Jang JG. Papular acantholytic dyskeratosis of the genitalia. *J Dermatol* 1989;16(4):312.
132. Lewis FM. Vulval lichen planus. *Br J Dermatol* 1989; 138(4):569.
133. Lonsdale-Eccles AA, Velangi S. Topical pimecrolimus in the treatment of gential lichen planus: a prospective case series. *Br J Dermatol* 2005;153(2):390-394.
134. Lotery HE, Glask RP. Erosive lichen planus of the vulva and vagina. *Obstet Gynecol* 2003;101:1121-1125.
135. Mabey D, Peeling RW. Lymphogranuloma venereum. *Sex Transm Infect* 2002;78:90-92.
136. Margesson LJ. Vulvar Disease Pearls. *Dermatol Clin* 2006;24:145-155.
137. Marinoff SC, Turner M. Vulvar vestibulitis syndrome [Review]. *Dermatol Clin* 1992;10:435-444.
138. Maronn ML, Esterly NB. Constipation as a feature of anogenital lichen sclerosus in children. *Pediatrics* 205;115(2):230-232.
139. Neill SM, Tatnall FM, Cox NH. British Association of Dermatologists. Guidelines for the management of lichen sclerosus. *Br J Dermatol* 2002;147:640-649.
140. Nettina SM. Herpes genitalis. *Lippincotts Prim Care Pract* 1998;2:303-306.
141. Orle KA, Gates CA, Martin DH *et al*. Simultaneous PCR detection of Haemophilus ducreyi, Treponema pallidum, and herpes simplex virus types 1 and 2 from genital ulcers. *J Clin Microbiol* 1996;34:49-54.
142. Peters WA, 3rd. Bartholinitis after vulvovaginal surgery. *Am J Obstet Gynecol* 1998;178:1143-1144.
143. Powell J, Wojnarowska F. Childhood vulvar lichen sclerosus. The course after Puberty. *J Reprod Med* 2002 Sept; 47(9):706-709.
144. Prayson RA, Stoler MH, Hart WR. Vulvar vestibulitis: a histopathologic study of 36 cases, including human papillomavirus in situ hybridization analysis. *Am J Surg Pathol* 1995;19:154-60.
145. Pyka R, Wilkinson EJ, Friedrich EG Jr *et al*. The histo-pathology of vulvar vestibulitis syndrome. *Int J Gynecol Pathol* 1988;7:249-257.
146. Ranalletta M, Rositto A, Drut R. Fox-Fordyce disease in two prepubertal girls: histopathologic demonstration of eccrine sweat gland involvement. *Pediatr Dermatol* 1006; 13:294-297.
147. Reed BD, Haefner HK, Cantor L. Vulvar dysesthesia (Vulvodynia): a follow-up study. *J Reprod Med* 2003;48: 409-416.
148. Regauer S, Liegl B, Reich O. Early vulvar lichen sclerosus: a histopathological challenge. *Histopathology* 2005; 47(4):340-34.
149. Reed JA, Brigati DJ, Flynn SD *et al*. Immunohisto-chemical identification of Rochalimaea henselae in bacillary (epithelioid) angiomatosis, parenchymal bacillary peliosis, and persistent fever with bacteremia. *Am J Surg Pathol* 1992;16:650-657.
150. Robinson JB, Im DD, Simmons-O'Brien E *et al*. Etretinate: therapy for plasma cell vulvitis. *Obstet Gynecol* 1998;92(4 Pt 2):706.
151. Sakane T, Takeno M, Suzuki N *et al*. Behçet's disease [Review]. *N Engl J Med* 1999;341:1284-1291.
152. Schrodt BJ, Callen JP. Metastatic Crohn's disease presenting as chronic perivulvar and perirectal ulcerations in an adolescent patient. *Pediatrics* 1999;103:500-502.
153. Smith YR, Haefner HK. Vulvar lichen sclerosus: pathophysiology and treatment. *Am J Clin Dermatol* 2004;5(2):105-125.
154. Short KA, Kalu G, Mortimer PS *et al*. Vulval squamous cell carcinoma arising in chronic hidradenitis suppurative. *Clin Exp Dermatol* 2005;30(5):481-483.
155. Steben M. Genital herpes simplex virus. *Clin Obstet Gynecol* 2005;48:838-844.
156. Taylor S, Drake SM, Dedicoat M *et al*. Genital ulcers associated with acute Epstein-Barr virus infection. *Sex Transm Infect* 1998;74:296-297.
157. Vettraino IM, Merritt DF. Crohn's disease of the vulva [Review]. Am J Dermatopathol 1995;17:410-413.

158. Young H. Syphilis: serology [Review]. *Dermatol Clin* 1998;16:691-698.
159. Urano S. Localized bullous pemphigoid of the vulva. *J Dermatol* 1996;23(8):580.
160. Wilkinson EJ, Guerrero E, Daniel R et al. Vulvar vesti-bulitis is rarely associated with human papillomavirus infection types 6, 11, 16 or 18. *Int J Gynecol Pathol* 1993; 12:344-349.
161. Wiseman MC. Hidradenitis suppurativa: a review. *Dermatol Ther* 2004;17(1):50-54.
162. Woods GL. Update on laboratory diagnosis of sexually transmitted diseases. *Clin Lab Med* 1995;15:665-684.
163. Wong R, Tappero J, Cockerell CJ. Bacillary angiomatosis and other Bartonella species infections [Review]. *Semin Cutan Med Surg* 1997;16:188-199.

## CISTOS

164. Dungar C, Wilkinson EJ. Vaginal mucinosis: a columnar cell metaplasia associated with topical 5-fluorouracil therapy. *J Reprod Med* 1995;40:355-358.
165. Emmons SL, Petty WM. Recurrent giant Gartner's duct cysts: a report of two cases. *J Reprod Med* 2001;46:773-775.
166. Farmer ER, Helwig EB. Cutaneous ciliated cysts. *Arch Dermatol* 1978;114:70-73.
167. Friedrich EG Jr, Wilkinson EJ. Mucous cysts of the vulvar vestibule. *Obstet Gynecol* 1973;42:407-414.
168. Junaid TA, Thomas SM. Cysts of the vulva and vagina: a comparative study. *Int J Gynaecol Obstet* 1981;19:239-243.
169. Hanly MG, Ojeda VJ. Epidermal inclusion cysts of the clitoris as a complication of female circumcision and pharaonic infibulation [Review]. *Cent Afr J Med* 1995;41: 22-24.
170. Kanekura T, Kanda A, Higo A et al. Multiple milia localized to the vulva [Review]. *J Dermatol* 1996;23:427-428.
171. Kang IK, Kim YJ, Choi KC. Ciliated cyst of the vulva. *J Am Acad Dermatol* 1995;32:514-515.
172. Linck D, Hayes MF. Clitoral cyst as a cause of ambiguous genitalia. *Obstet Gynecol* 2002;99(5 Pt 2):963-936.
173. Marzano DA, Haefner HK. The Bartholin gland cyst: past, present, and future. *J Low Genit Tract Dis* 2004;8: 195-204.
174. Robboy SJ, Ross JS, Prat J et al. Urogenital sinus origin of mucinous and ciliated cysts of the vulva. *Obstet Gynecol* 1978;51:347-351.
175. Sedlacek TV, Riva JM, Magen AB et al. Vaginal and vulvar adenosis: an unexpected side effect of $CO_2$ laser vaporization. *J Reprod Med* 1990;35:995-1001.
176. Schneider CA, Festa S, Spillert CR et al. Hydrocele of the canal of Nuck [Review]. *N J Med* 1994;91:37-38.
177. van der Putte SC, van Gorp LH. Cysts of mammary-like glands in the vulva. *Int J Gynecol Pathol* 1995;14:184-188.

## TUMORES BENIGNOS EPITELIAIS (LESÕES ESCAMOSAS)

178. Bai H, Cyiko A, Granter S et al. Immunophenotypic and viral (human papillomavirus) correlates of vulvar seborrheic keratosis. *Hum Pathol* 2003;34:559-564.
179. Bergeron C, Ferenczy A, Richart RM et al. Micro-papillomatosis labialis appears unrelated to human papillomavirus. *Obstet Gynecol* 1990;6:281-286.
180. Bologna JL, Longley BJ. Genital variant of folliculosebaceous cystic hamartoma [Review]. *Dermatology* 1998;197:258-260.
181. Buchholz F, Schubert C, Lehmann-Willenbrock E. White sponge nevus of the vulva. *Int J Gynaecol Obstet* 1985;23:505-507.
182. Chen W, Koenig C. Vulvar keratoacanthoma: a report of two cases. *Int J Gyn Pathol* 2004;23:284-286.
183. Chorzelski TP, Kudejko J, Jablonska S. Is papular acantholytic dyskeratosis of the vulva in a new entity? *Am J Dermatopathol* 1994;6:557-560.
184. De Coninck A, Willemsen M, De Dobbeleer et al. Vulvar localization of epidermic acanthoma: a light- and electron-microscopic study. *Dermatologica* 1986;75:603-609.
185. de Deus JM, Focchi J, Stavale JN et al. Histologic and biomolecular aspects of papillomatosis of the vulvar vestibule in relation to human papillomavirus. *Obstet Gynecol* 1995;86:758-763.
186. Dinh TV, Powell LC, Hanninan EV et al. Simul-taneously occurring condylomata acuminata, carcinoma in situ and verrucous carcinoma of the vulva and carcinoma in situ of the cervix in a young woman. *J Reprod Med* 1988;33:510-513.
187. Felix JC, Wright TC. Analysis of lower genital tract lesions clinically suspicious for condylomata using in situ hybridization and the polymerase chain reaction for the detection of human papillomavirus. *Arch Pathol Lab* Med 1994;118:39-43.
188. Foster DC. Vulvar disease [Review]. *Obstet Gynecol* 2002; 100:145-163.
189. Gentile G, Formelli G, Pelusi G et al. Is vestibular micropapillomatosis associated with human papillomavirus infection? *Eur J Gynaecol Oncol* 1997;18:523-525
190. Gilbey S, Moore DH, Look KY et al. Vulvar keratoacanthoma. *Obstet Gynecol* 1997;89(5 Pt 2):848-850.
191. Gonzalez-Martinez R, Marin-Bertolin S, Martinez-Escribano J et al. Nevus comedonicus: report of a case with genital involvement. *Cutis* 1996;58:418-419.
192. Klutke JJ, Bergman A. Interferon as an adjuvant treatment for genital condyloma acuminatum. *Int J Gynaecol Obstet* 1995;49:171-174.
193. Kluzak TR, Krause FT. Condylomata, papillomas and verrucous carcinomas of the vulva and vagina. In: Wilkinson EJ, ed. *Contemporary Issues in Surgical Pathology: Pathology of the Vulva and Vagina*. Vol. 9. New York: Churchill Livingstone; 1987:49-77.
194. Konig A, Wennemuth G, Soyer HP et al. Vulvar amyloidosis mimicking giant condylomata acuminata in a patient with multiple myeloma. *Eur J Dermatol* 1999;9: 29-31.
195. Kurman RJ, Potkul RK, Lancaster WD et al. Vulvar condylomas and squamous vestibular micropapilloma: differences in appearance and response to treatment. *J Reprod Med* 1990;35:1019-1022.
196. Lee SH, Jang JG. Papular acantholytic dyskeratosis of the genitalia. *J Dermatol* 1989;16:312-314.
197. McLachlin CM, Kozakewich H, Craighill M et al. Histologic correlates of vulvar human papillomavirus infection in children and young adults. *Am J Surg Pathol* 1994;18:728-735.
198. Mucitelli DR, Charles EZ, Kraus FT. Vulvovaginal polyps: histologic appearance, ultrastructure, immunocytochemical

198. characteristics, and clinicopathologic correlations. *Int J Gynecol Pathol* 1990;9:20-40.
199. Nucci MR, Genest DR, Tate JE *et al*. Pseudobowenoid vulvar change: untreated condyloma acuminatum. *Mod Pathol* 1996;9:375-379.
200. Oriel JD, Almeida JD. Demonstration of virus particles in human genital warts. *Br J Vener Dis* 1970;46:37-42.
201. Oriel JD. Natural history of genital warts. *Br J Vener Dis* 1971;47:1-13.
202. Persoons JH, Sutorius FJ, Koopman RJ *et al*. Vulvar paraneoplastic amyloidosis with the appearance of a vulvar carcinoma. *Am J Obstet Gynecol* 1999;180:1041-1044.
203. Peterdy GA, Huettner PC, Rajaram V *et al*. Trichofollicu-loma of the vulva associated with vulvar intraepithelial neoplasia: report of three cases and review of the literature. *Int J Gynecol Pathol* 2002;21:224-230.
204. Pirog EC, Chen YT, Isacson C. MIB-1 Immunostaining is a beneficial adjunct test for accurate diagnosis of vulvar condyloma acuminatum. *Am J Surg Pathol* 2000;24;1393-1399.
205. Rhatigan RM, Nuss RC. Keratoacanthoma of the vulva. *Gynecol Oncol* 1985;21:118-123.
206. Roth LM, Look KY. Inverted follicular keratosis of the vulvar skin: a lesion that can be confused with squamous cell carcinoma. *Int J Gynecol Pathol* 2000;19: 369-373.
207. Schiffman M, Kjaer SK. Natural history of anogenital human papillomavirus infection and neoplasia [Review]. *J Natl Cancer Inst Monogr* 2003;31:14-19.
208. Wade TR, Ackerman AB. The effects of resin of podophyllin on condyloma acuminatum. *Am J Derma-topathol* 1984:6:109-122.

## NEOPLASIA INTRAEPITELIAL – NEOPLASIA INTRAEPITELIAL VULVAR E LESÕES RELACIONADAS

209. Abell MR. Intraepithelial carcinomas of epidermis and squamous mucosa of vulva and perineum. *Surg Clin North Am* 1965;45:1179-1198.
210. Benedet JL, Wilson PS, Matisic J. Epidermal thickness and skin appendage involvement in vulvar intraepithelial neoplasia. *J Rep Med* 1991;36:608-612.
211. Bergeron C, Naghashfar Z, Canaan C *et al*. Human papillomavirus type 16 in intraepithelial neoplasia (bowenoid papulosis) and coexistent invasive carcinoma of the vulva. *Int J Gynecol Pathol* 1987;6:1-11.
212. Cardosi RJ, Bomalaski JJ, Hoffman MS. Diagnosis and management of vulvar and vaginal intraepithelial neoplasia. *Obstet Gynecol Clin North Am* 2001;28:685-702.
213. Chafe W, Richards A, Morgan L *et al*. Unrecognized invasive carcinoma in vulvar intraepithelial neoplasia (VIN). *Gynecol Oncol* 1988;31:154-162.
214. Chulvis do Val IC, Almeida Filho GL, Valiant PM *et al*. Vulvar intraepithelial neoplasia: p53 expression, p53 gene mutation and HPV in recurrent/progressive cases. *J Reprod Med* 2004;49:868-874.
215. Cockayne SE, Rassl DM, Thomas SE. Squamous cell carcinoma arising in Hailey-Hailey disease of the vulva. *Br J Dermatol* 2000;142:540-542.
216. Cogliano V, Baan R, Straif K *et al*. Carcinogenicity of human papillomaviruses. *Lancet Oncol* 2005;6:204.
217. Colgan TJ. Vulvar intraepithelial neoplasia: a synopsis of recent developments. *J Low Genit Tract Disease* 1998;2:31-36.
218. Crum CP, Braun LA, Shah KV *et al*. Vulvar intraepithelial neoplasia: correlation of nuclear DNA content and the presence of a human papilloma virus (HPV) structural antigen. *Cancer* 1982;49:468-471.
219. Crum CP, Liskow A, Petras P *et al*. Vulvar intraepithelial neoplasia (severe atypia and carcinoma in situ): a clinicopathologic analysis of 41 cases. *Cancer* 1984;54:1429-34.
220. Dvoretsky PM, Bonfiglio TA, Helmkamp BF *et al*. The pathology of superficially invasive, thin vulvar squamous cell carcinoma. *Int J Gynecol Pathol* 1984;3:331-342.
221. Esquius J, Brisigotti M, Matias-Guiu X *et al*. Keratin expression in normal vulva, non-neoplastic epithelial disorders, vulvar intraepithelial neoplasia, and invasive squamous cell. *Int J Gynecol Pathol* 1991;10:341-355.
222. Friedrich EG Jr. Reversible vulvar atypia: a case report. *Obstet Gynecol* 1972;39:173-181.
223. Friedrich EG Jr, Wilkinson EJ, Fu YS. Carcinoma in situ of the vulva: a continuing challenge. *Am J Obstet Gynecol* 1980;136:830-843.
224. Graham JH, Helwig EB. Erythroplasia of Queyrat: a clinicopathologic and histochemical study. *Cancer* 1973; 32:1396-1414.
225. Gross G, Hagedorn M, Ikenberg H *et al*. Bowenoid papulosis: presence of human papillomavirus (HPV) structural antigens and of HPV 16 related DNA sequences. *Arch Dermatol* 1985;121:858-863.
226. Hart WR. Vulvar intraepithelial neoplasia: historical aspects and current status. *Int J Gynecol Pathol* 2002;20:16-30.
227. Haefner HK, Tate JE, McLachlin CM *et al*. Vulvar intraepithelial neoplasia: age, morphological phenotype, papillomavirus DNA, and coexisting invasive carcinoma. *Hum Pathol* 1995;26:147-154
228. Herod JJ, Shafi MI, Rollason TP *et al*. Vulvar intraepithelial neoplasia with superficially invasive carcinoma of the vulva. *Br J Obstet Gynaecol* 1996;103:453-456
229. Jones RW, McLean MR. Carcinoma in situ of the vulva: a review of 31 treated and 5 untreated cases. *Obstet Gynecol* 1986;68:499-503.
230. Jones RW, Rowan DM. Spontaneous regression of vulvar intraepithelial neoplasia 2-3. *Obstet Gynecol* 2000;96: 470-472.
231. Jones RW. Vulvar intraepithelial neoplasia and squamous cell carcinoma of the vulva in young women. *J Reprod Med* 2001;46:408.
232. Nascimento AF, Granter SR, Cviko A *et al*. Vulvar acanthosis with altered differentiation. a precursor to verrucous carcinoma? *Am J Surg Pathol* 2004;28:638-643.
233. Park JS, Jones RW, McLean MR *et al*. Possible etiologic heterogeneity of vulvar intraepithelial neoplasia: a correlation of pathological characteristics with human papillomavirus detection by in situ hybridization and polymerase chain reaction. *Cancer* 1991;67:1599-1607.
234. Patterson JW, Kao GF, Graham JH *et al*. Bowenoid papulosis: a clinical pathologic study with ultrastructural observations. *Cancer* 1986;57:823-836.
235. Peterdy GA, Huettner PC, Rajaram V *et al*. Tricho-folliculoma of the vulva associated with vulvar intraepithelial neoplasia: report of three cases and review of the literature. *Int J Gynecol Pathol* 2002;21:224-230.

236. Powell LC Jr, Dinh TV, Rajaraman S et al. Carcinoma in situ of the vulva: a clinicopathologic study of 50 cases. *J Reprod Med* 1986;31:808-814.
237. Preti M, Mezzetti M, Robertson C et al. Inter-observer variation in histopathological diagnosis and grading of vulvar intraepithelial neoplasia: results of a European collaborative study. *Br J Obstet Gynaecol* 2000;107:594-599.
238. Raju RR, Goldblum JR, Hart WR. Pagetoid squamous cell carcinoma in situ (pagetoid Bowen's disease) of the external genitalia. *Int J Gynecol Pathol* 2003;22:127-135.
239. Ridley CM, Frankman O, Jones ISC et al. New nomenclature for vulvar disease: International Society for the Study of Vulvar Disease. *Hum Pathol* 1989;20:495-496.
240. Riethdorf S, Neffen EF, Cviko A et al. p16INK4A expression as biomarker for HPV 16-related vulvar neoplasias. *Hum Pathol* 2004;35:1477-1483.
241. Ross MJ, Ehrmann RL. Histologic prognosticators in stage I squamous cell carcinoma of the vulva. *Obstet Gynecol* 1987;70:774-784.
242. Rufforny I, Wilkinson EJ, Liu C et al. Human papillomavirus and p16INK4a protein expression in vulvar intraepithelial neoplasia and invasive squamous cell carcinoma. *J Low Genit Tract Dis* 2005;9:108-113.
243. Rusk D, Sutton GP, Look KY et al. Analysis of invasive squamous cell carcinoma of the vulva and vulvar intraepithelial neoplasia for the presence of human papillomavirus DNA. *Obstet Gynecol* 1991;77:918-922.
244. Santos M, Montagut C, Mellado B, et al: Immuno-histochemical staining for p16 and p53 in premalignant and malignant epithelial lesions of the vulva. *Int J Gynecol Pathol* 2004;23:206-214.
245. Shatz P, Bergeron C, Wilkinson EJ et al. Vulvar intraepithelial neoplasia and skin appendage involvement. *Obstet Gynecol* 1989;74:769-774.
246. Sideri M, Jones RW, Wilkinson J et al. Squamous vulvar intraepithelial neoplasia, 2004 modified terminology, ISSVD Vulva Oncology Subcommittee. *J Reprod Med* 2005;50(4):807-810.
247. Srodon M, Stoler MH, Baber GB et al. The distribution of low and high-risk HPV types in vulvar and vaginal intraepithelial neoplasia (VIN and VaIN). *Am J Surg Pathol* 2006;30:1513-1518.
248. Tate JE, Mutter GL, Boynton KA et al. Monoclonal origin of vulvar intraepithelial neoplasia and some vulval hyperplasias. *Am J Pathol* 1997;150:315-322.
249. van Hoeven KH, Kovatich AJ. Immunohistochemical staining for proliferating cell nuclear antigen, BCL2, and Ki-67 in vulvar tissues. *Int J Gynecol Pathol* 1996;15:10-16.
250. Vlastos AT, Levy LB, Malpica A et al. Loop electrosurgical excision procedure in vulvar intraepithelial neoplasia treatment. *J Low Genit Tract Dis* 2002;6:232-238.
251. Wade TR, Kopf AW, Ackerman AB. Bowenoid papulosis of the genitalia. *Arch Dermatol* 1979;115:306-308.
252. Wilkinson EJ. Vulvar pagetoid urothelial intraepithelial neoplasia (PUIN). *Mod Pathol* 2000;13:134A-134A.
253. Wilkinson EJ, Brown HM. Vulvar Paget disease of urothelial origin: a report of three cases and a proposed classification of vulvar Paget disease. *Hum Pathol* 2002;33:549-554.
254. Wilkinson EJ, Friedrich EG Jr, Fu YS. Multicentric nature of vulvar carcinoma in situ. *Obstet Gynecol* 1981;58:69-74.
255. Wilkinson EJ, Kneale B, Lynch PJ. Report of the ISSVD Terminology Committee. Proc VIII World Congress, Stockholm, Sweden. *J Reprod Med* 1986;31:973-974.
256. Wilkinson EJ, Morgan LS, Friedrich EG, Jr. Association of Fanconi's anemia and squamous-cell carcinoma of the lower female genital tract with condyloma acuminatum. *J Reprod Med* 1984;29:447-453.
257. Wilkinson EJ, Stone IK. In: Charles W. Mitchell, ed. *Atlas of Vulvar Disease*. Baltimore: Williams & Wilkins; 1995.
258. Wilkinson EJ. Normal histology and nomenclature of the vulva, and malignant neoplasms, including VIN. *Dermatol Clin* 1992;10:283-296.
259. Wilkinson EJ. Vulvar intraepithelial neoplasia and squamous cell carcinoma with emphasis on new nomenclature. *Prog Reprod Urinary Tract Pathol* 1990;2:1-20.
260. Wilkinson EJ, Teixeira MR. Vulva: Epithelial Tumors. In: World Health Organization Classification of Tumors: Tumors of the Breast and female Genital Organs. Tavassoli FA, Devilee P, eds. *IARC Press*, Lyon, France; 2003;316-325.
261. Woodruff JD, Julian CG, Puray T et al. The contemporary challenge of carcinoma in situ of the vulva. *Am J Obstet Gynecol* 1973;115:677-686.
262. Yang B, Hart WR. Vulvar intraepithelial neoplasia of the simplex (differentiated) type: a clinicopathologic study including analysis of HPV and p53 expression. *Am J Surg Pathol* 2000;24:429-441.
263. Zaino RJ, Husseinzadeh N, Nahhas W et al. Epithelial alterations in proximity to invasive carcinoma of the vulva. *Int J Gynecol Pathol* 1982;1:173-184.

# TUMORES EPITELIAIS

## CARCINOMA DE CÉLULA ESCAMOSA VULVAR E CARCIMONA DE CÉLULA BASAL

264. Ambrose RM, Malfetano JL, Mihm MC. Clinicopatho-logic features of vulvar squamous cell carcinomas exhibiting prominent fibromyxoid stromal response. *Int J Gynecol Pathol* 1996;15:137.
265. Andreasson B, Nyboe J. Predictive factors with reference to low risk of metastases in squamous cell carcinoma of the vulvar region. *Gynecol Oncol* 1985;21:196-206.
266. Andreasson B, Bock JE, Weberg E. Invasive cancer in the vulvar region. *Acta Obstet Gynecol Scand* 1982;61:113-119.
267. Andreasson B, Bock JE, Strom KV et al. Verrucous carcinoma of the vulvar region. *Acta Obstet Gynecol* 1983;62:183-186.
268. Brown JE, Sunborg MJ, Kost E et al. Vulvar cancer in human immunodeficiency virus-seropositive premenopausal women: a case series and review of the literature. *J Low Genit Tract Dis* 2005;9:7-10.
269. Kennedy DA, Hermina MS, Xanos ET et al. Infiltrating ductal carcinoma of the vulva. *Pathol Res Pract* 1997;193:723-726.
270. Leibowitch M, Neill S, Pelisse M et al. The epithelial changes associated with squamous cell carcinoma of the vulva: a review of the clinical, histological and viral findings in 78 women. *Br J Obstet Gynaecol* 1990;97:1135-1139.

271. Benedet JL, Miller DM, Ehlen TG et al. Basal cell carcinoma of the vulva: clinical features and treatment results in 28 patients. *Obstet Gynecol* 1997;90:765-768.
272. Brinton LA, Nasca PC, Mallin K et al. Case-control study of cancer of the vulva. *Obstet Gynecol* 1990;75:859-866.
273. Brisigotti M, Moreno A, Murcia C et al. Verrucous carcinoma of the vulva: a clinicopathologic and immunohistochemical study of five cases. *Int J Gynecol Pathol* 1989;8:1-7.
274. Moore DH, Koh W, McGuire RC et al. *Principles and Practice of Gynecologic Oncology*. 4th ed.; Lippincott, Williams & Wilkins, Philadelphia, PA; 2005:665-706. 2008. In preparation.
275. Buscema J, Stern JL, Woodruff JD. Early invasive carcinoma of the vulva. *Am J Obstet Gynecol* 1981;140:563-569.
276. Carlson JA, Ambros R, Malfetano J et al. Vulvar lichen sclerosus and squamous cell carcinoma: a cohort, case control, and investigational study with historical perspective—implications for chronic inflammation and sclerosis in the development of neoplasia. *Hum Pathol* 1998;29:932-948.
277. Carlson JW, McGlennen RC, Gomez R et al. Sebaceous carcinoma of the vulva: a case report and review of the literature. *Gynecol Oncol* 1996;60:489-491.
Caterson RJ, Furber J, Murray J et al. Carcinoma of the vulva in two young renal allograft recipients. *Transplant Proc* 1984;16:559-561.
278. Carr KA, Bulengo S, Weiss LM et al. Lympho-epithelioma-like carcinoma of the skin. *Am J Surg Pathol* 1992;16:909-913.
279. Caterson RJ, Furber J, Murray J et al. Carcinoma of the vulva in two young renal allograft recipients. *Transplant Proc* 1984;16:559-561.
280. Copas P, Dyer M, Comas FV et al. Spindle cell carcinoma of the vulva. *Diagn Gynecol Obstet* 1982;4:235-235.
281. Copas PR, Spann CO Jr, Majmudar B et al. Basal cell carcinoma of the vulva: a report of four cases. *J Reprod Med* 1996;41:283-286.
282. Cruz-Jimenez PR, Abell MR. Cutaneous basal cell carcinoma of the vulva. *Obstet Gynecol* 1975;36:1860-1860.
283. DeHulla JA, Doting E, Piers DA et al. Sentinel lymph node identification with technetium-99 m-labeled noncolloid in squamous cell cancer of the vulva. *J Nucl Med* 1998;39:1381-1385.
284. De Hullu JA, Hollema H, Piers DA et al. Sentinel lymph node procedure is highly accurate in squamous cell carcinoma of the vulva. *J Clin Oncol* 2000;18:2811-2816.
285. Dinh TV, Powell LC, Hanninan EV et al. Simul-tan-eously occurring condylomata acuminata, carcinoma in situ and verrucous carcinoma of the vulva and carcinoma in situ of the cervix in a young woman. *J Reprod Med* 1988;33:510-513.
286. Downey GO, Okagaki T, Ostrow RS et al. Condylomatous carcinoma of the vulva with special reference to human papillomavirus DNA. *Obstet Gynecol* 1988;72:68-72.
287. Drew PA, Al-Abbadi MA, Orlando C et al. Prognostic factors in carcinoma of the vulva: a clinicopathologic and DNA flow cytometric study. *Int J Gynecol Pathol* 1996;15:235-241.
288. Dvoretsky PM, Bonfiglio TA, Helmkamp BF et al. The pathology of superficially invasive, thin vulvar squamous cell carcinoma. *Int J Gynecol Pathol* 1984;3:331-342.
289. Ehrmann RL, Dwyer IM, Yavner BA et al. An immunoperoxidase study of laminin and type IV collagen distribution in carcinoma of the cervix and vulva. *Obstet Gynecol* 1988;72:257-262.
290. Elchalal U, Gilead L, Vardy DA et al. Treatment of vulvar lichen sclerosus in the elderly: an update [Review]. *Obstet Gynecol Surv* 1995;50:155-162.
291. Feakins RM, Lowe DG. Basal cell carcinoma of the vulva: a clinicopathologic study of 45 cases. *Int J Gynecol Pathol* 1997;16:319-324.
292. Gori JR, Fritsches HW, Castano R et al. Ipsilateral superficial inguinal lymphadenectomy for the treatment of early cancer of the vulva. *J Low Genit Tract Dis* 2002;6:150-154.
293. Hacker NF, Berek JS, Lagasse LD et al. Individualization of treatment for stage I squamous cell vulvar carcinoma. *Obstet Gynecol* 1984;63:155-162.
294. Hacker NF, Nieberg RK, Berek JS et al. Superficially invasive vulvar cancer with nodal metastases. *Gynecol Oncol* 1983;15:65-77.
295. Hart WR, Norris HJ, Helwig EB. Relation of lichen sclerosus et atrophicus of the vulva to development of carcinoma. *Obstet Gynecol* 1975;45:369-377.
296. Ishizawa T, Mitsuhashi Y, Sugiki H et al. Basal cell carcinoma within vulvar Paget's disease. *Dermatology* 1998;197:388-390.
297. Iversen T, Abeler V, Aalders J. Individualized treatment of stage I carcinoma of the vulva. *Obstet Gynecol* 1981;57:85-89.
298. Jacobs DM, Sandles LG, LeBoit PE. Sebaceous carcinoma arising from Bowen's disease of the vulvar. *Arch Dermatol* 1986;122:1191-1193.
299. Johnson WC, Helwig EG. Adenoid squamous cell carcinoma (adenoacanthoma): a clinicopathologic study of 155 patients. *Cancer* 1966;19:1639-1660.
300. Jones RW, Sadler L, Grant S et al. Clinically identifying women with vulvar lichen sclerosus at increased risk of squamous cell carcinoma: a case-control study. *J Reprod Med* 2004;49:808-811.
301. Kim YT, Thomas NF, Kessis TD et al. p53 mutations and clonality in vulvar carcinomas and squamous hyperplasias: evidence suggesting that squamous hyperplasias do not serve as direct precursors of human papillomavirus-negative vulvar carcinomas. *Hum Pathol* 1996;27:389-395.
302. Kirschner CV, Yordan EL, De-Geest K et al. Smoking, obesity, and survival in squamous cell carcinoma of the vulva. *Gynecol Oncol* 1995;56:79-84.
303. Kluzak TR, Krause FT. Condylomata, papillomas and verrucous carcinomas of the vulva and vagina. In: Wilkinson EJ, ed. In: *Contemporary Issues in Surgical Pathology: Pathology of the Vulva and Vagina*. Vol. 9. New York: Churchill Livingstone; 1987:49-77.
304. Kneale BL. Microinvasive cancer of the vulva: report of the International Society for the Study of Vulvar Disease Task Force, VIIth Congress. *J Reprod Med* 1984;29:454-456.
305. Kudo E, Hirose T, Fujii Y et al. Undifferentiated carcinoma of the vulva mimicking epithelioid sarcoma. *Am J Surg Pathol* 1991;15:990-1100.
306. Kurman RJ, Toki T, Schiffman MH. Basaloid and warty carcinomas of the vulva: distinctive types of squamous cell carcinoma frequently associated with human papillomaviruses. *Am J Surg Pathol* 1993;17:133-145.

307. Kurzl RG, Messerer D, Baltzer J et al. Vulvar carcinoma: a clinical, histologic and morphometric study of 197 patients with squamous cell carcinoma of the vulva. *J Reprod Med* 1986;31:980.
308. Lasser A, Cornog JL, Morris JM. Adenoid squamous cell carcinoma of the vulva. *Cancer* 1974;33:224-227.
309. Kondi-Paphitis A, Deligeorgi-Politi H, Liapis A et al. Human papillomavirus in verrucous carcinoma of the vulva: an immunopathological study of the cases. *Eur J Gynaecol Oncol* 1998;19:319-20.
310. Leibowitch M, Neill S, Pelisse M et al. The epithelial changes associated with squamous cell carcinoma of the vulva: a review of the clinical, histological and viral findings in 78 women. *Br J Obstet Gynaecol* 1990;97:1135-1139.
311. Lerma E, Esteller M, Herman JG et al. Alterations of the p16INK4a/Rb/cyclin-D1 Pathway in vulvar carcinoma, vulvar intraepithelial neoplasia, and lichen sclerosus. *Hum Pathol* 2002;33:1120-1125.
312. LiVolsi VA, Brooks JJ. Soft tissue tumors of the vulva. In: Wilkinson EJ, ed. *Contemporary Issues in Surgical Pathology: Pathology of the Vulva and Vagina*. Vol. 9. New York: Churchill Livingstone; 1987:209-238.
313. Maggino T, Landoni F, Sartori E et al. Patterns of recurrence in patients with squamous cell carcinoma of the vulva: a multicenter CTF Study. *Cancer* 2000;89:116-122.
314. Magrina JF, Gonzalez-Bosquet J, Weaver AL et al. Squamous cell carcinoma of the vulva stage IA: long-term results. *Gynecol Oncol* 2000;76:24-27.
315. Magrina JF, Webb MJ, Graffey TA et al. Stage I squamous cell cancer of the vulva. *Am J Obstet Gynecol* 1979;134:453-459.
316. Manolitsas T, Biankin S, Jaworski R et al. Vulval squamous cell carcinoma arising in chronic hidradenitis suppurativa. *Gynecol Oncol* 1999;75:285-288.
317. Merino MJ, LiVolsi VA, Schwartz PE et al. Adenoid basal cell carcinoma of the vulva. *Int J Gynecol Pathol* 1982;1:299-306.
318. Mizushima J, Ohara K. Basal cell carcinoma of the vulva with lymph node and skin metastasis: report of a case and review of 20 Japanese cases. *J Dermatol* 1995;22:36-42.
319. Molpus KL, Kelley MC, Johnson JE et al. Sentinel lymph node detection and microstaging in vulvar carcinoma. *J Repro Med* 2001;46:863-869.
320. Mulayim N, Foster Silver D et al. Vulvar basal cell carcinoma: two unusual presentations and review of the literature. *Gynecol Oncol* 2002;85:532-537.
321. Okagaki T, Clark BA, Zachow KR et al. Presence of human papillomavirus in verrucous carcinoma (Ackerman) of the vagina: immunocytochemical, ultrastructural, and DNA hybridization studies. *Arch Pathol Lab Med* 1984;108:567-570.
322. Persoons JH, Sutorius FJ, Koopman RJ et al. Vulvar paraneoplastic amyloidosis with the appearance of a vulvar carcinoma. *Am J Obstet Gynecol* 1999;180:1041-1014.
323. Piura B, Rabinovich A: Basel cell carcinoma of the vulva. *Harefuah* 1999;137:70-72.
324. Piura B, Rabinovich A, Dgani R. Basal cell carcinoma of the vulva. *J Surg Oncol* 1999;70:172-176.
325. Preti M, Micheletti L, Barbero M et al. Histologic parameters of vulvar invasive carcinoma and lymph node metastases. *J Reprod Med* 1993;38:28-32.
326. Rabah R, Farmer D, Squamous cell carcinoma of the vulva in a child. *J Low Genit Tract Dis* 1999;3:204-206.
327. Rando RF, Sedlacek TV, Hunt J et al. Verrucous carcinoma of the vulva associated with an unusual type 6 human papilloma virus. *Obstet Gynecol* 1986;67:70S-75S.
328. Rastkar G, Okagaki T, Twiggs LB et al. Early invasive and in situ warty carcinoma of the vulva: clinical histologic and electron microscopic study with particular reference to viral association. *Am J Obstet Gynecol* 1982;143:814-820.
329. Redman R, Massoll NA, Wilkinson EJ. Association between invasive squamous cell carcinoma of the vulva and ABO blood group. *J Low Genit Tract Dis* 2005;9:89-92.
330. Rodke G, Friedrich EG Jr, Wilkinson EJ. Malignant potential of mixed vulvar dystrophy (lichen sclerosis associated with squamous cell hyperplasia). *J Reprod Med* 1988;33:545-550.
331. Roginsky R, Thurman AR, Underwood PB et al. Vulvar cancer with Fanconi's anemia and neutropenic fever: a case report. *J Reprod Med* 2004;49:218-221.
332. Traiman P, Bacchi CE, De Luca LA et al. Vulvar carcinoma in young patients and its relationship with genital warts. *Eur J Gynaecol Oncol* 1999;20:191-194.
333. Ross MJ, Ehrmann RL. Histologic prognosticators in stage I squamous cell carcinoma of the vulva. *Obstet Gynecol* 1987;70:774-784.
334. Rouzier R, Morice P, Haie-Meder C et al. Prognostic significance of epithelial disorders adjacent to invasive vulvar carcinomas. *Gynecol Oncol* 2001;81:414-419.
335. Rouzier R, Haddad B, Plantier F et al. Local relapse in patients treated for squamous cell vulvar carcinoma: incidence and prognostic value. *Obstet and Gynecol* 2002;100:1159-1187.
336. Santeusanio G, Schiaroli S, Anemona L et al. Carcinoma of the vulva with sarcomatoid features: a case report with immunohistochemical study. *Gynecol Oncol* 1991;40:160-163.
337. Sedlis A, Homesley H, Bundy BN et al. Positive groin lymph nodes in superficial squamous cell vulvar cancer: a gynecologic oncology group study. *Am J Obstet Gynecol* 1987;156:1159-1164.
338. Sengupta BS. Carcinoma of the vulva in Jamaican women. *Acta Obstet Gynecol Scand* 1981;60:537-544.
339. Simkin RJ, Fisher BK. Basal cell epithelioma of the vulva. *Obstet Gynecol* 1977;49:617-619.
340. Slukvin II, Schink JC, Warner TF. Lymphoepithelioma-like carcinoma of the vulva: a case report. *J Low Genit Tract Dis* 2003;7:136-139.
341. Steeper TA, Piscioli F, Rosai J. Squamous cell carcinoma with sarcoma-like stroma of the female genital tract. *Cancer* 1983;52:890-898.
342. Spiegel GW. Eosinophils as a marker for invasion in vulvar squamous neoplastic lesions. *Int J Gynecol Pathol* 2002;21:108-116.
343. Tellechea O, Reis JP, Domingues JC et al. Monoclonal antibody Ber EP4 distinguishes basal-cell carcinoma from squamous-cell carcinoma of the skin. *Am J Dermatopathol* 1993;15:452-453.
344. Thomas P, Said JW, Nash G et al. Profiles of keratin proteins in basal and squamous cell carcinomas of the skin: an immunohistochemical study. *Lab Invest* 1984;50:36-41.
345. Toki T, Kurman RJ, Park JS et al. Probable nonpapillomavirus etiology of squamous cell carcinoma of the vulva in older women: a clinicopathologic study using in situ. *Int J Gynecol Pathol* 1991;10:107-125.

346. Trimble CL, Diener-West M, Wilkinson EJ et al. Reproducibility of the histopathological classification of vulvar squamous carcinoma and intraepithelial neoplasia. *J Low Genit Tract Dis* 1999;3:98-103.
347. Ubben K, Krzyzek R, Ostrow R et al. Human papillomavirus DNA detected in two verrucous carcinomas. *J Invest Dermatol* 1979;72:195.
348. Way S. *Malignant Disease of the Vulva*. Edinburgh: Churchill Livingstone; 1982.
349. Wilkinson EJ, Rico MJ, Pierson KK. Microinvasive carcinoma of the vulva. *Int J Gynecol Pathol* 1982;1:29-39.
350. Wilkinson EJ, Croker BP, Friedrich EG Jr et al. Two distinct pathologic types of giant cell tumor of the vulva: a report of two cases. *J Reprod Med* 1988;33:519-522.
351. Wilkinson EJ. Superficially invasive carcinoma of the vulva. *Clin Obstet Gynecol* 1991;34:651-661.
352. Wilkinson EJ. Protocol for the examination of specimens from patients with carcinomas and malignant melanomas of the vulva: a basis for checklists. Cancer Committee of the American College of Pathologists. *Arch Pathol Lab Med* 2000;124:51-56.
353. Wilkinson EJ. Superficially invasive carcinoma of the vulva. In: Wilkinson EJ, ed. *Contemporary Issues in Surgical Pathology: Pathology of the Vulva and Vagina*. Vol. 9. New York: Churchill Livingstone; 1987:103-117.
354. Wilkinson EJ, Croker BP, Friedrich EG Jr et al. Two distinct pathologic types of giant cell tumor of the vulva: a report of two cases. *J Reprod Med* 1988;33:519-522.
355. Wilkinson EJ, Morgan LS, Friedrich EG Jr. Association of Fanconi's anemia and squamous-cell carcinoma of the lower female genital tract with condyloma acuminatum. *J Reprod Med* 1984;29:447-453.
356. Wolber RA, Talerman A, Wilkinson EJ et al. Vulvar granular cell tumors with pseudocarcinomatous hyperplasia: a comparative analysis with well-differentiated squamous carcinoma. *Int J Gynecol Pathol* 1991;10:59-66.
357. Yoder BJ, Rufforny I, Massoll NA et al. Stage IA Vulvar Squamous Cell Carcinoma: An Analysis of Tumor Invasive Characteristics and Risk. *Am J Surg Pathol* 2007 (in press).
357. Yoder BJ, Rufforny I, Massoll NA et al. Stage IA Vulvar Squamous Cell Carcinoma: An Analysis of Tumor Invasive Characteristics and Risk. *Am J Surg Pathol* 2007 (in press).
358. Zaino RJ, Husseinzadeh N, Nahhas W et al. Epithelial alterations in proximity to invasive carcinoma of the vulva. *Int J Gynecol Pathol* 1982;1:173-184.
359. Zaino RJ. Carcinoma of the vulva, urethra and Bartholin's gland. In: Wilkinson EJ, ed. *Contemporary Issues in Surgical Pathology: Pathology of the Vulva and Vagina*. Vol. 9. New York: Churchill Livingstone; 1987:119-154.
360. Zaki I, Dalziel K, Solomonsz F et al. The under-reporting of skin disease in association with squamous cell carcinoma of the vulva. *Clin Exp Dermatol* 1996;21:334-337.
361. Zamparelli A, Masciullo V, Bovicelli A et al. Expression of cell-cycle-associated proteins pRB2/p130 and p27kip in vulvar squamous cell carcinomas. *Hum Pathol* 2001; 32:4-9.

## TUMORES EPITELIAIS

### TUMORES GLANDULARES BENIGNOS

362. Avinoach I, Zirfkin HJ, Glezerman M. Proliferating trichilemmal tumor of the vulva: case report and review of the literature. *Int J Gynecol Pathol* 1989;8:163-168.
363. Axe S, Parmley T, Woodruff JD et al. Adenomas in minor vestibular glands. *Obstet Gynecol* 1986;68:16-18.
364. Brown SM, Freeman RG. Syringoma limited to the vulva. *Arch Dermatol* 1971;104:331.
365. Buchler DA, Sun F, Chaprevich T. A pilar tumor of the vulva. *Gynecol Oncol* 1978;6:479-486.
366. Cho D, Woodruff JD. Trichoepithelioma of the vulva: a report of two cases. *J Reprod Med* 1988;33:317-319.
367. Fowler WC Jr, Lawrence H, Edelman DA. Para-vestibular tumor of the female genital tract. *Am J Obstet Gynecol* 1981;139:109-111.
368. Ghirardini G. Syringoma of the vulva in postmenopausal age. *Diagn Gynecol Obstet* 1982;4:325-326.
369. Gilks CB, Clement PB, Wood WS. Trichoblastic fibroma: a clinicopathologic study of three cases. *Am J Derma-topathol* 1989;11:397-402.
370. Koenig C, Tavassoli FA. Nodular hyperplasia, adenoma, and adenomyoma of Bartholin's gland. *Int J Gynecol Pathol* 1998;17:289-294.
371. Roth LM, Look KY. Inverted follicular keratosis of the vulvar skin: a lesion that can be confused with squamous cell carcinoma. *Int J Gynecol Pathol* 2000 Oct;19(4): 369-373.
372. Ramesh V, Iyengar B. Proliferating trichilemmal cysts over the vulva. *Cutis* 1990;45:187-189.
373. van der Putte SCJ. Anogenital "sweat" glands: histology and pathology of a gland that may mimic mammary glands. *Am J Dermatopathol* 1991;13:557-567.
374. van der Putte SCJ. Mammary-like glands of the vulva and their disorders [Review]. *Int J Gynecol* 1994;13: 150-60.
375. Wick MR, Goellner JR, Wolfe JT et al. Vulvar sweat gland carcinoma. *Arch Pathol Lab Med* 1985;109:43-47.
376. Young AW, Herman EW, Tovell HMM. Syringoma of the vulva: incidence, diagnosis and cause of pruritus. *Obstet Gynecol* 1980;55:515-518.

### OUTRAS NEOPLASIAS INTRAEPITELIAIS

### LESÕES DE DOENÇA DE PAGET E PAGET-SÍMILE

377. Beecham CT. Paget's disease of the vulva: recurrence in skin grafts. *Obstet Gynecol* 1976;47:55S-58S.
378. Belcher RW. Extramammary Paget's disease: enzyme histochemical and electron microscopic study. *Arch Pathol* 1972;94:59-64.
379. Brainard JA, Hart WR: Proliferative epidermal lesions associated with anogenital Paget's disease. *Am J Surg Pathol* 2000;24:543-552.
380. Brown HM, Wilkinson EJ. Uroplakin-III to distinguish vulvar Paget disease secondary to urothelial carcinoma. *Hum Pathol* 2002;33:545-548.
381. Brown H, Wilkinson EJ. Cytology of secondary vulvar Paget disease of urothelial origin. *Acta Cytol*, 2005;49: 71-74.
382. Chen YH, Wong TW, Lee JY. Depigmented genital extramammary Paget's disease: a possible histogenetic link

382. to Toker's clear cells and clear cell papulosis. *J Cutan Pathol* 2001;28:105-108.
383. Cotton J, Kotylo P, Michael H *et al*. Flow cytometric DNA analysis of extramammary Paget's disease of the vulva. *Int J Gynecol Pathol* 1995;14:324-330.
384. Crawford D, Nimmo M, Clement PB *et al*. Prognostic factors in Paget's disease of the vulva: a study of 21 cases. *Int J Gynecol Pathol* 1999;18:351-359.
385. Ellis PE, Fong LF, Rolfe KJ *et al*. The role of vascular endothelial growth factor-A (VEGF-A) and platelet-derived endothelial cell growth factor/thymidine phosphorylase (PD-ECGF/TP) in Paget's disease of the vulva and breast. *Anticancer Res* 2002;22:857-862.
386. Fanning J, Lambert HC, Hale TM *et al*. Paget's disease of the vulva: prevalence of associated vulvar adenocarcinoma, invasive Paget's disease, and recurrence after surgical excision. *Am J Obstet Gynecol* 1999;180:24-27.
387. Fishman DA, Chambers SK, Schwartz PE *et al*. Extra-mammary Paget's disease of the vulva. *Gynecol Oncol* 1995;56:266-270.
388. Gunn RA, Gallager HS. Vulvar Paget's disease: a topographic study. *Cancer* 1980;46:590-594.
389. Hart WR, Millman JB. Progression of intraepithelial Paget's disease of the vulva to invasive carcinoma. *Cancer* 1977;40:2333-2337.
390. Hendsch SA, Glover SD, Otis CN *et al*. Atypical glandular cells of undetermined significance from extramammary Paget's of the bladder. *Obstet Gynecol* 2002;99:912-914.
391. Koss LG. Spread of urothelial carcinoma mimicking Paget's disease. In: Tumors of the Urinary Bladder (Supplement): Unusual Tumors of the Bladder. Fascicle 11, second series. Washington DC: Armed Forces Institute of Pathology; 1985.
392. Malik SN, Wilkinson EJ. Pseudo-Paget's disease of the vulva: a case report. *J Low Genit Tract Dis* 1999;3:201-203.
393. Mazoujian G, Pinkus GS, Haagensen DE Jr. Extra-mammary Paget's disease: evidence for an apocrine origin: an immunoperoxidase study of gross cystic disease fluid protein-15, carcinoembryonic antigen, and keratin proteins. *Am J Surg Pathol* 1984;8:43-50.
394. MacLean AB, Makwana M, Ellis PE *et al*. The mangement of Paget's disease of the vulva. *J Obstet Gynaeco.* 2004 Feb;24(12)124-128.
395. Moore DH, Koh WJ, McGuire WP *et al*. The Vulva. In: *Principles and Practice of Gynecologic Oncology,* 4th ed, eds. Hoskins WJ, Prez CA, Young RC *et al*. Philadelphia: Lippincott Williams & Wilkins: 2005:665-706.
396. Nowak MA, Guerriere-Kovach P, Pathan A *et al*. Perianal Paget's disease: distinguishing primary and secondary lesions using immunohistochemical studies including gross cystic disease fluid protein-15 and cytokeratin 20 expression. *Arch Pathol Lab Med* 1998;122:1077-1081.
397. Powell FC, Bjornsson J, Doyle JA *et al*. Genital Paget's disease and urinary tract malignancy. *J Am Acad Dermatol* 1985;13:84-90.
398. Preti M, Micheletti L, Massobrio M *et al*. Vulvar Paget disease: one century after first reported. *J Low Genital Tract Dis* 2003;7:122-135.
399. Shah KD, Tabibzadch SS, Gerber MA. Immuno-histo-chemical distinction of Paget's disease from Bowen's disease and superficial spreading melanoma with the use of monoclonal cytokeratin antibodies. *Am J Clin Pathol* 1987;88:689-695.
400. Stapleton JJ. Extramammary Paget's disease of the vulva in a young black woman. *J Reprod Med* 1984;29:444-446.
401. Wilkinson EJ, Brown HM. Vulvar Paget disease of urothelial origin: a report of three cases and a proposed classification of vulvar Paget disease. *Hum Pathol* 2002;33:549-554.

## TUMORES EPITELIAIS

### GLÂNDULA DE BARTHOLIN NEOPLÁSICA E OUTROS NEOPLASMAS GLANDULARES

402. Anaf V, Buxant F, Rodesch F *et al*. Adenoid cystic carcinoma of Bartholin's gland: what is the optimal approach? *Eur J Surg Oncol* 1999;25:406-409.
403. Bolis GB, Maccio T. Clear cell adenocarcinoma of the vulva arising in endometriosis: a case report. *Eur J Gynaecol Oncol* 2000;21:416-417.
404. Cardosi RJ, Speights A, Fiorica JV *et al*. Bartholin's gland carcinoma: a 15-year experience. *Gynecol Oncol* 2001;82:247-251.
405. Chamlian DL, Taylor HB. Primary carcinoma of Bartholin's gland: a report of 24 patients. *J Obstet Gynecol* 1972;39:489-494.
406. Cho D, Buscema J, Rosenshein NB *et al*. Primary breast cancer of the vulva. *Obstet Gynecol* 1985;66:79S-81S.
407. Copeland LJ, Sneige N, Gershenson DM *et al*. Adenoid cystic carcinoma of Bartholin's gland. *Obstet Gynecol* 1986;67:115-120.
408. DePasquale SE, McGuinness TB, Mangan CE *et al*. Adenoid cystic carcinoma of Bartholin's gland: a review of the literature and report of a patient. *Gynecol Oncol* 1996;61:122-125.
409. Di Bonito L, Patriarca S, Falconieri G. Aggressive "breast-like" adenocarcinoma of vulva. *Pathol Res Pract* 1992;188:211-214.
410. Escalonilla P, Grilli R, Canamero M *et al*. Sebaceous carcinoma of the vulva. *Am J Dermatopathol* 1999;21:468-472.
411. Gemer O, Piura B, Segal S *et al*. Adenocarcinoma arising in a chondroid syringoma of vulva. *Int J Gynecol Pathol* 2003;22:398-400.
412. Ghamande SA, Kasznica J, Griffiths CT *et al*. Mucinous adenocarcinomas of the vulva. *Gynecol Oncol* 1995:117-120.
413. Graf AH, Su HC, Tubbs RR *et al*. Primary neuroendocrine differentiated mucinous adenocarcinoma of the vulva: case report and review of the literature. *Anticancer Res* 1998;18:2041-2045.
414. Guerry RL, Pratt-Thomas HR. Carcinoma of supernumerary breast of vulva with bilateral mammary cancer. *Cancer* 1976;38:2570-2574.
415. Johnson WC, Helwig EG. Adenoid squamous cell carcinoma (adenoacanthoma): a clinicopathologic study of 155 patients. *Cancer* 1966;19:1639-1660.
416. Kennedy JC, Majmudar B. Primary adenocarcinoma of the vulva, possibly cloacogenic: a report of two cases. *J Reprod Med* 1993;38:113-116.
417. Kuzuya K, Matsuyama M, Nish Y *et al*. Ultrastructure of adenocarcinoma of Bartholin's gland. *Cancer* 1981;48:1392-1398.

418. Leuchter RS, Hacker NF, Voet RL et al. Primary carcinoma of the Bartholin gland: a report of 14 cases and review of the literature. *Obstet Gynecol* 1982;60:361-368.
419. LiVolsi VA, Brooks JJ. Soft tissue tumors of the vulva. In: Wilkinson EJ, ed. *Contemporary Issues in Surgical Pathology: Pathology of the Vulva and Vagina*. Vol. 9. New York: Churchill Livingstone; 1987:209-238.
420. Mader MH, Friedrich EG Jr. Vulvar metastasis of breast carcinoma: a case report. *J Reprod Med* 1982;27:169-171.
421. Massad LS, De Geest K. Multimodality therapy for carcinoma of the Bartholin gland. *Gynecol Oncol* 1999;75:305-307.
422. Masur MT, Hsueh S, Gersell DJ. Metastases to the female genital tract: analysis of 325 cases. *Cancer (Phila)* 1984;53:1978-1984.
423. Menzin AW, De Risi D, Smilari TF et al. Lobular breast carcinoma metastatic to the vulva: a case report and literature review. *Gynecol Oncol* 1998;69:84-88.
424. Mesko JD Gates H, McDonald TW et al. Clear cell ("mesonephroid") adenocarcinoma of the vulva arising in endometriosis: a case report. *Gynecol Oncol* 1988;29:385-391.
425. Michael H, Roth L. Congenital and acquired cysts, benign and malignant skin adnexal tumors, and Paget's disease of the vulva. In: Wilkinson EJ, ed. *Contemporary Issues in Surgical Pathology: Pathology of the Vulva and Vagina*. Vol. 9. New York: Churchill Livingstone; 1987:25-48.
426. Mirhashemi R, Kratz A, Weir MM et al. Vaginal small cell carcinoma mimicking a Bartholin's gland abscess: a case report. *Gynecol Oncol* 1998;68:297-300.
427. Padmanabhan V, Cooper K. Concomitant adenoma and hybrid carcinoma of salivary gland type arising in Bartholin's gland. *Int J Gynecol Pathol* 2000;19:377-380.
428. Pelosi G, Martignoni G, Bonetti F. Intraductal carcinoma of mammary-type apocrine epithelium arising within a papillary hidradenoma of the vulva: report of a case and review of the literature. *Arch Pathol Lab Med* 1991;115:1249-1254.
429. Pongtippan A, Malpica A, Levenback C et al. Skene's gland adenocarcinoma resembling prostatic adenocarcinoma. *Int J Gynecol Pathol* 2003;23:71-74.
430. Rahilly MA, Beattie GJ, Lessells AM. Mucinous eccrine carcinoma of the vulva with neuroendocrine differentiation. *Histopathology* 1995;27:82-86.
431. Sheard JD, Vijayanand R, Herrington CS et al. High-grade squamous intraepithelial neoplasia in a Bartholin's gland cyst associated with HPV 16 infection. *Histopathology* 2000;37:87-88.
432. Simon KE, Dutcher JP, Runowicz CD et al. Adeno-carcinoma arising in vulvar breast tissue. *Cancer* 1988;62:2234-2238.
433. Sloboda J, Zaviacic M, Jakubovsky J et al. Metastasizing adenocarcinoma of the female prostate (Skene's paraurethral glands): histological and immunohistochemical prostate markers studies and first ultrastructural observation. *Pathol Res Pract* 1998;194:129-136.
434. Tiltman AJ, Knutzen VK. Primary adenocarcinoma of the vulva originating in misplaced cloacal tissue. *Obstet Gynecol* 1978;51:30S-33S.
435. van der Putte SC, van Gorp LH. Adenocarcinoma of the mammary-like glands of the vulva: a concept unifying sweat gland carcinoma of the vulva, carcinoma of supernumerary mammary glands and extramammary Paget's disease. *J Cutan Pathol* 1994;21:157-163.
436. Wheelock JB, Goplerud DR, Dunn LJ et al. Primary carcinoma of the Bartholin gland: a report of ten cases. *Obstet Gynecol* 1984;63:820-824.
437. Wick MR, Goellner JR, Wolfe JT et al. Vulvar sweat gland carcinoma. *Arch Pathol Lab Med* 1985;109:43-47.
438. Willen R, Bekassy, Carlen B et al. Cloacogenic adenocarcinoma of the vulva. *Gynecol Oncol* 1999;74:298-301.
439. Yamagiwa S, Niwa K, Yokoyama Y et al. Primary adenoid cystic carcinoma of Bartholin's gland: a case report. *Acta Cytol* 1994;38:79-82.
440. Young S, Leon M, Talerman A et al. Polymorphous low-grade adenocarcinoma of the vulva and the vagina: a tumor resembling adenoid cystic carcinoma. *Int J Surg Pathol* 2003;11:43-49.
441. Zaidi SN, Conner MG. Primary vulvar adenocarcinoma of cloacogenic origin. *South Med J* 2001;94:744-746.
442. Zaino RJ. Carcinoma of the vulva, urethra and Bartholin's gland. In: Wilkinson EJ, ed. *Contemporary Issues in Surgical Pathology: Pathology of the Vulva and Vagina*. Vol. 9. New York: Churchill Livingstone; 1987:119-154.

## MELANOMA, NEVOS E DOENÇAS PIGMENTARES

443. Ackerman AB, Mihara I. Dysplasia, dysplastic melanocytes, dysplastic nevi, the dysplastic nevus syndrome, and the relation between dysplastic nevi and malignant melanomas. *Hum Pathol* 1985;16:87-91.
444. Barnhill RL, Albert LS, Shama SK et al. Genital lentiginosis: a clinical and histopathologic study. *J Am Acad Dermatol* 1990;22:453-460.
445. Beller U, Demopoulos RI, Beckman EM. Vulvovaginal melanoma: a clinicopathologic study. *J Reprod Med* 1986;31:315-319.
446. Benda JA, Platz CE, Anderson B. Malignant melanoma of the vulva: a clinical-pathologic review of 16 cases. *Int J Gynecol Pathol* 1986;5:202-216.
447. Breslow A. Tumor thickness, level of invasion and node dissection in stage I cutaneous melanoma. *Ann Surg* 1975;182:572-575.
448. Brodell RT, Santa Cruz D. Borderline and atypical melanocytic lesions. *Semin Diagn Pathol* 1985;2:63-86.
449. Brown HM, Wilkinson EJ. Uroplakin-III to distinguish vulvar Paget disease secondary to urothelial carcinoma. *Hum Pathol* 2002;33545-548.
450. Chung AF, Woodruff JM, Lewis JL Jr. Malignant melanoma of the vulva: a report of 44 cases. *Obstet Gynecol* 1975;45:638-646.
451. Christensen WN, Friedman KJ, Woodruff JD et al. Histologic characteristics of vulvar nevocellular nevi. *J Cutan Pathol* 1987;14:87-91.
452. Clark WH Jr, Hood AF, Tucker MA et al. Atypical melanocytic nevi of the genital type with a discussion of reciprocal parenchymal-stromal interactions in the biology of neoplasia. *Hum Pathol* 1998;29(1 suppl):S1-S24.
453. Clark WH Jr, Tucker MA. Problems with lesions related to the development of malignant melanoma: common nevi, dysplastic nevi, malignant melanoma in situ, and radial growth phase malignant melanoma. *Hum Pathol* 1998;29:8-14.
454. Cohen M, Pedemonte L, Drut R. Pigmented mullerian papilloma of the vagina. *Histopathology* 2001;39:541-543.

455. Crowson AN, Magro CM, Mihm Jr MC, eds. *The Melanocytic Proliferations: A Comprehensive Textbook of Pigmented Lesions, Nevomelanocytic Proliferations Peculiar to Specific Anatomic Sites*. New York: Wiley-Liss; 2001:257.
456. Egan CA. Vulvar melanoma in childhood. *Arch Dermatol* 1997;133:345-348.
457. Friedman RJ, Ackerman AB. Difficulties in the histologic diagnosis of melanocytic nevi on the vulvae of premenopausal women. In: Ackerman AB, ed. *Pathology of Malignant Melanoma*. New York: Masson, 1981:119-127.
458. Friedman RJ Kopf AW, Jones WB. Malignant melanoma in association with lichen sclerosus on the vulva of a 14-year-old. *Am J Dermatopathol* 1984;6:253-258.
459. Glasgow BJ, Wen DR, Al-Jitawi S et al. Antibody to S-100 protein aids the separation of pagetoid melanoma from mammary and extramammary Paget's disease. *J Cutan Pathol* 1987;14:223-226.
460. Gupta D, Neto AG, Deavers MT et al. Metastatic melanoma to the vagina: clinicopathologic and immunohistochemical study of three cases and literature review. *Int J Gynecol Pathol* 2003;22:136-140.
461. Haley JC, Mirowski GW, Hood AF. Benign vulvar tumors. *Semin Cutan Med Surg* 1998;17:196-204.
462. Hassanein A, Mrstik M, Hardt N et al. Malignant melanoma associated with lichen sclerosus in the vulva of a 10-year-old. *Pediatr Dermatol*. 2004;21(4):473-476.
463. Johnson TL, Kumar NB, White CD. Prognostic features of vulvar melanoma: a clinicopathologic analysis. *Int J Gynecol Pathol* 1986;5:110-118.
464. Mark GJ, Mihm MC, Liteplo MG et al. Congenital melanocytic nevi of the small and garment type. *Hum Pathol* 1973;4:395-418.
465. Mihm MC Jr, Clark WH Jr, From L. The clinical diagnosis, classification and histogenetic concepts of the early stages of cutaneous malignant melanomas. *N Engl J Med* 1971;284:1078-1082.
466. Morgan L, Joslyn P, Chafe W et al. A report on 18 cases of primary malignant melanoma of the vulva. *Colposc Gynecol Laser Surg* 1988;4:161-170.
467. Nadji M, Ganjei P, Penneys NS et al. Immunohisto-chemistry of vulvar neoplasms: a brief review. *Int J Gynecol Pathol* 1984;3:41-50.
468. Nadji M, Ganjei P. The application of immunoperoxidase techniques in the evaluation of vulvar and vaginal disease. In: Wilkinson EJ, ed. *Contemporary Issues in Surgical Pathology: Pathology of the Vulva and Vagina*. Vol. 9. New York: Churchill Livingstone; 1987:239-248.
469. Panizzon RG. Vulvar melanoma. *Semin Dermatol* 1996;15:67-70.
470. Phillips GL, Twiggs LB, Okagaki T. Vulvar melanoma: a microstaging study. *Gynecol Oncol* 1982;14:80-88.
471. Pierson KK. Malignant melanomas and pigmented lesions of the vulva. In: Wilkinson EJ, ed. *Contemporary Issues in Surgical Pathology: Pathology of the Vulva and Vagina*. Vol. 9. New York: Churchill Livingstone; 1987:155-179.
472. Piura B, Rabinovich A, Dgani R. Malignant melanoma of the vulva: report of six cases and review of the literature. *Eur J Gynaecol Oncol* 1999;20:182-186.
473. Piura B, Rabinovich A, Yanai-Inbar I. Primary malignant melanoma of the vagina: a case report and review of literature. *Eur J Gynaecol Oncol* 2002;23:195-198.
474. Podratz KC, Gaffey TA, Symmonds RE et al. Melanoma of the vulva: an update. *Gynecol Oncol* 1983;16:153-168.
475. Ragnarsson-Olding BK, Nilsson BR, Kanter-Lewensohn LR et al. Malignant melanoma of the vulva in a nationwide, 25-year study of 219 Swedish females: predictors of survival. *Cancer* 1999;86:1285-1293.
476. Raspagliesi F, Ditto A, Paladini D et al. Prognostic indicators in melanoma of the vulva. *Ann Surg Oncol* 2000;7:738-742.
477. Rhodes AR, Mihm MC Jr, Weinstock MA. Dysplastic melanocytic nevi: a reproducible histologic definition emphasizing cellular morphology. *Mod Pathol* 1989;2:306-319.
478. Rock B, Hood AF, Rock JA. Prospective study of vulvar nevi. *J Am Acad Dermatol* 1990;22:104-106.
479. Rodriguez HA, Ackerman LV. Cellular blue nevus: clinicopathologic study of forty-five cases. *Cancer* 1968;21:393-405.
480. Rudolph RE. Vulvar melanosis. *J Am Acad Dermatol* 1990;23:982-984.
481. Shea CR, Vollmer RT, Prieto VG. Correlating architectural disorder and cytologic atypia in Clark (dysplastic) melanocytic nevi. *Hum Pathol* 1999;30:500-505.
482. Sison-Torre EQ, Ackerman AB. Melanosis of the vulva: a clinical simulator of malignant melanoma. *Am J Dermatopathol* 1985;7(suppl):51-60.
483. Sondergaard K, Schou G. Survival with primary cutaneous malignant melanoma evaluated from 2012 cases: a multivariate regression analysis. *Virchows Arch [A]* 1985;406:179-195.
484. Spatz A, Zimmermann U, Bachollet B et al. Malignant blue nevus of the vulva with late ovarian metastasis. *Am J Dermatopathol* 1998;20:408-412.
485. Trimble EL. Melanomas of the vulva and vagina. *Oncology (Huntingt)* 1996;10:1017-1023.
486. Verschraegen CF, Benjapibal M, Supakarapongkul W et al. Vulvar melanoma at the M. D. Anderson Cancer Center: 25 years later. *Int J Gynecol Cancer* 2001;11:359-364.
487. Wechter ME, Reynolds RK, Haefner HK et al. Vulvar melanoma: review of diagnosis, staging, and therapy. *J Low Genit Tract Dis* 2004;8:58-69.
488. Weinstock MA. Malignant melanoma of the vulva and vagina in the United States: patterns of incidence and population-based estimates of survival. *Am J Obstet Gynecol* 1994;171:1225-1230.
489. Wilkinson EJ, Croker BP, Friedrich EG Jr et al. Two distinct pathologic types of giant cell tumor of the vulva: a report of two cases. *J Reprod Med* 1988;33:519-522.
490. Woolcott RJ, Henry RJ, Houghton CR. Malignant melanoma of the vulva: Australian experience. *J Reprod Med* 1988;33:699-702.

## TUMORES NEUROENDÓCRINOS

491. Bottles K, Lacey CG, Goldberg J et al. Merkel cell carcinoma of the vulva. *Obstet Gynecol* 1984;63(3 suppl):61S-65S.
492. Chen KT. Merkel's cell (neuroendocrine) carcinoma of the vulva. *Cancer* 1994;73:2186-2191.
493. Copeland LJ, Cleary K, Sneige N et al. Neuroendocrine (Merkle cell) carcinoma of the vulva: a case report and review of the literature. *Gynecol Oncol* 1985;22:367-378.
494. Eichhorn JH, Young RH. Neuroendocrine tumors of the genital tract. *Am J Clin Pathol* 2001;115:S94-S112.

495. Gil-Moreno A, Garcia-Jimenez A, Gonzalez-Bosquet J et al. Merkel cell carcinoma of the vulva. Gynecol Oncol 1997;64:526-532.
496. Husseinzadeh N, Whesseler T, Newman N et al. Neuroendocrine (Merkel cell) carcinoma of the vulva. Gynecol Oncol 1988;29:105-112.
497. Scurry J, Brand A, Planner R et al. Vulvar Merkel cell tumor with glandular and squamous differentiation. Gynecol Oncol 1996;62:292-297.
498. Takeshima N, Tabata T, Nishida H et al. Periperipherial primitive neuroectodermal tumor of the vulva: report of a case with imprint cytology. Acta Cytol 2001;45:1049-1052.
499. Tang CK, Toker C, Nedwich A et al. Unusual cutaneous carcinoma with features of small cell (oat cell) and squamous cell carcinomas: a variant of Merkel cell neoplasm. Am J Dermatopathol 1982;4:537-548.
500. Vang R, Taubenberger JK, Mannion CM et al. Primary vulvar and vaginal extraosseous Ewing's sarcoma/peripheral neuroectodermal tumor: diagnostic confirmation with CD99 immunostaining and reverse transcriptase-polymerase chain reaction. Int J Gynecol Pathol 2000;19:103-109.

## TUMORES NÃO EPITELIAIS – TUMORES BENIGNOS MESENQUIMAIS

501. Althausen AM, Kowalski DP, Ludwig ME et al. Granular cell tumors: a new clinically important histologic finding. Gynecol Oncol 2000;77:310-313.
502. Basbug M, Tayyar M, Erdogan N. Fibroma of the vulva and uterine leiomyoma. Int J Gynaecol Obstet 1997;59:55-56.
503. Bava GL, Dalmonte P, Oddone M et al. Life-threatening hemorrhage from a vulvar hemangioma. J Pediatr Surg 2002;37:E6.
504. Brooks GG. Granular cell myoblastoma of the vulva in a 6-year-old girl. Am J Obstet Gynecol 1985;153:897-898.
505. Bruce T, McNeely D. Angiokeratoma of the clitoris. Arch Pathol Lab Med 1992;116:880-881.
506. Calonje E, Guerin D, McCormick D et al. Superficial angiomyxoma: clinicopathologic analysis of a series of distinctive but poorly recognized cutaneous tumors with tendency for recurrence. Am J Surg Pathol 1999;23:910-917.
507. Cao D. Lipomatous variant of angiomyofibroblastoma: report of two cases and review of the literature. Int J Gynecol Pathol 2005;24:196-200.
508. Cecchi R, Bartoli L, Brunetti L et al. Lymphangioma circumscriptum of the vulva of late onset. Acta Dermatol Venereol 1995;75:79-80.
509. Cohen PR, Young AW Jr, Tovell HM. Angiokeratoma of the vulva: diagnosis and review of the literature [Review]. Obstet Gynecol Surv 1989;44:339-346.
510. Colgan TJ, Dardick I, O'Connell G. Paraganglioma of the vulva. Int J Gynecol Pathol 1991;10:203-208.
511. Curry JS, Olejnic JL, Wojcik EM. Cellular angiofibroma of the vulva with DNA ploidy analysis. Int J Gynecol Pathol 2001;20:200-203.
512. Degefu S, Dhurandhar HN, O'Quinn AG et al. Granular cell tumor of the clitoris in pregnancy. Gynecol Oncol 1984;19:246-251.
513. Fernandez-Aguilar S, Fayt I, Noel JC. Spindle cell vulvar hemangiomatosis associated with enchondromatosis: a rare variant of Maffucci's syndrome. Int J Gynecol Pathol 2003;23:68-70.
514. Fetsch JF, Laskin WB, Tavassoli FA. Superficial angiomyxoma (cutaneous myxoma): a clinicopathologic study of 17 cases arising in the genital region. Int J Gynecol Pathol 1997;16:325-334.
515. Fletcher CD, Tsang WY, Fisher C et al. Angiomyo-fibroblastoma of the vulva: a benign neoplasm distinct from aggressive angiomyxoma. Am J Surg Pathol 1992;16:373-382.
516. Friedrich EG Jr, Wilkinson, EJ. Vulvar surgery for neurofibromatosis. Obstet Gynecol 1985;65:135-138.
517. Fukunaga M. Atypical solitary fibrous tumor of the vulva. Int J Gynecol Pathol 2000;19:164-168.
518. Ganesan R, McCluggage WG, Hirschowitz L et al. Superficial myofibroblastoma of the lower female genital tract: report of a series including tumours with a vulval location. Histopathology 2005;46:137-143.
519. Han X, Shen T, Rojas-Espaillat LA et al. Giant cell fibroblastoma of the vulva at the site of previous fibroepithelial stromal polyp: a case report. J Low Genit Tract Dis 2007;11:112-117.
520. Hanafy A, Lee RM, Peterson CM. Schwannoma presenting as a Bartholin's gland abscess. Aust N Z J Obstet Gynaecol 1997;37:483-484.
521. Hisaoka M, Kouho H, Aoki T et al. Angiomyo-fibro-blastoma of the vulva: a clinicopathologic study of seven cases. Pathol Int 1995;45:487-492.
522. Hopkins-Luna AM, Chambers DC, Goodman MD. Epithelioid leiomyoma of the vulva. J Natl Med Assoc 1999;91:171-173.
523. Horowitz IR, Copas P, Majmudar B. Granular cell tumors of the vulva. Am J Obstet Gynecol 1995;173:1710-1713.
524. Huang HJ, Yamabe T, Tagawa H. A solitary neurilemmoma of the clitoris. Gynecol Oncol 1983;15:103-110.
525. Isoda H, Kurokawa H, Kuroda M et al. Fibroma of the vulva. Comput Med Imaging Graph 2002;26:139-142.
526. Iwasa Y, Fletcher CDM. Distinctive prepubertal vulval fibroma: a hitherto unrecognized mesenchymal tumor of prepubertal girls—analysis of 11 cases. Am J Surg Pathol 2004;28:1601-1608.
527. Johnson TL, Kennedy AW, Segal GH. Lymphangioma circumscriptum of the vulva: a report of two cases. J Reprod Med 1991;36:808-812.
528. Kaddu S, McMenamin ME, Fletcher CD. Atypical fibrous histiocytoma of the skin: clinicopathologic analysis of 59 cases with evidence of infrequent metastasis. Am J Surg Pathol 2002;26:35-46.
529. Katz VL, Askin FB, Bosch BD. Glomus tumor of the vulva: a case report. Obstet Gynecol 1986;67:43S-45S.
530. Kaufman-Friedman K. Hemangioma of the clitoris confused with adrenogenital syndrome: case report. Plast Reconstruct Surg 1978;62:452-454.
531. Kernen JA, Morgan ML: Benign lymphoid hamartoma of the vulva. Obstet Gynecol 1970;35:290-292.
532. Kohorn EI, Merino MJ, Goldenhersh M. Vulvar pain and dyspareunia due to glomus tumor. Obstet Gynecol 1986;67:41S-42S.
533. Kondi-Pafiti A, Kairi-Vassilatou E, Spanidou-Carvouni H et al. Vascular tumors of the female genital tract: a clinicopathological study of nine cases. Eur J Gynaecol Oncol 2003;24:48-50.

534. Lae ME, Pereira PF, Keeney GL et al. Lipoblastoma-like tumour of the vulva: report of three cases of distinctive mesenchymal neoplasm of adipocytic differentiation. *Histopathology* 2002;40:505-509.
535. Laskin WB, Fetsch JF, Tavassoli FA. Angiomyofibro-blastoma of the female genital tract: analysis of 17 cases including a lipomatous variant. *Hum Pathol* 1997;28:1046-1055.
536. Lazarou G, Goldberg MI. Vulvar arteriovenous hemangioma: a case report. *J Reprod Med* 2000;45:439-441.
537. LiVolsi VA, Brooks JJ. Soft tissue tumors of the vulva. In: Wilkinson EJ, ed. *Contemporary Issues in Surgical Pathology: Pathology of the Vulva and Vagina*. Vol. 9. New York: Churchill Livingstone; 1987:209-238.
538. Llaneza P, Fresno F, Ferrer J. Schwannoma of the clitoris. *Acta Obstet Gynecol Scand* 2002;81:L471-L472.
539. Majmudar B, Castellano PZ, Wilson RW et al. Granular cell tumors of the vulva. *J Reprod Med* 1990;35:1008-1014.
540. McCluggage WG, Perenyei M, Irwin ST. Recurrent cellular angiofibroma of the vulva. *J Clin Pathol* 2002;55:477-479.
541. Mu XC, Tan TA, Dupree M et al. Acquired vulvar lymphangioma mimicking genital warts: a case report and review of the literature. *J Cutan Pathol* 1999;26:150-154.
542. Nemoto T, Shinoda M, Komatsuzaki K et al. Myxoid leiomyoma of the vulva mimicking aggressive angiomyxoma. *Pathol Int* 1994;44:545-549.
543. Nielsen GP, Young RH. Mesenchymal tumors and tumor-like lesions of the female genital tract: a selective review with emphasis on recently described entities. *Int J Gynecol Pathol* 2001;20:105-127.
544. Nielsen GP, O'Connell JX, Dickersin GR et al. Solitary fibrous tumor of soft tissue: a report of 15 cases, including 5 malignant examples with light microscopic, immunohistochemical, and ultrastructural data. *Mod Pathol* 1997;10:1028-1037.
545. Nielsen GP, Rosenberg AE, Koerner FC et al. Smooth-muscle tumors of the vulva: a clinicopathological study of 25 cases and review of the literature. *Am J Surg Pathol* 1996;20:779-793.
546. Neilsen GP, Rosenberg AE, Young RH et al. Angiomyo-fibroblastoma of the vulva and vagina. *Mod Pathol* 1996;9:284-291
547. Nielsen GP, Young RH, Curry JS et al. Cellular angiofibroma of the vulva with DNA ploidy analysis. *Int J Gynecol Pathol* 2001;20:200-203.
548. Nishi T. Lymphangioma of the labia minora with deep lymphatic involvement. *Br J Obstet Gynaecol* 1998;105:926-927.
549. Nucci MR, Fletcher CMD. Fibroepithelial stromal polyps of vulvovaginal tissue: from the banal to the bizarre. *Pathol Case Rev* 1998;3:151-157.
550. Nucci MR, Fletcher CDM. Vulvovaginal soft tissue tumors: update and review. *Histopathology* 2000;36:97-108.
551. Nucci MR, Granter SR, Fletcher CD. Cellular angiofibroma: a benign neoplasm distinct from angiomyofibroblastoma and spindle cell lipoma. *Am J Surg Pathol* 1997;21:636-644.
552. Nucci MR, Young RH, Fletcher CDM. Cellular pseudosarcomatous fibroepithelial stromal polyps of the lower female genital tract: an underrecognized lesion of ten misdiagnosed as sarcoma. *Am J Surg Pathol* 2000;24:231-240.
553. O'Neal MF, Ampero EG. MR demonstration of extensive pelvic involvement in vulvar hemangiomas. *J Comput Assisted Tomogr* 1988;12:219-21.
554. Ortiz-Hidalgo C, de la Vega G, Moreno-Collado C. Granular cell tumor (Abrikossoff tumor) of the clitoris. *Int J Dermatol* 1997;36:935-937.
555. Papiez JS, Hassanein A, Wilkinson E et al. Recurrent atypical myxoid fibroepithelial polyp associated with vulvar Crohn's disease. *Int J Gynecol Pathol* 2001;20:271-276.
556. Reis-Filho JS, Milanezi F, Soares MF et al. Intradermal spindle cell/pleomorphic lipoma of the vulva: case report and review of the literature. *J Cutan Pathol* 2002;29:59-62.
557. Sah SP, Yadav R, Rani S. Lymphangioma circumscriptum of the vulva mimicking genital wart: a case report and review of literature. *J Obstet Gynaecol Res* 2001;27:293-296.
558. Santos LD, Currie BG, Killingsworth MC. Case report: plexiform schwannoma of the vulva. *Pathology* 2001;33:526-531.
559. Schwab RA, McCollough ML. Acquired vulvar lymphangiomas: a sequela of radiation therapy. *Cutis* 2001;67:239-240.
560. Schwartz BM, Kuo DYS, Goldberg GL. Dermatofibro-sarcoma protuberans of the vulva: a rare tumor presenting during pregnancy in a teenager. *J Low Genit Tract Dis* 1999;3:139-142.
561. Shawky ZA, Badawy MD, Jettlier M. Fibroma of the vulva. *J Gynecol Surg* 2002;18:75-77.
562. Simone J, Schneider GT, Begneaud W et al. Granular cell tumor of the vulva: literature review and case report. *J La State Med Soc* 1996;148:539-541.
563. Slavin RE, Christie JD, Swedo J et al. Locally aggressive granular cell tumor causing priapism of the crus of the clitoris: a light and ultrastructural study, with observations concerning the pathogenesis of fibrosis of the corpus cavernosum in priapism. *Am J Surg Pathol* 1986;10:497-507.
564. Sonnendeckwer EW, Cohen RJ, Kreyer L et al. Neuroma of the vulva: a case report. *J Reprod Med* 1993;38:33-36.
565. Takeshima Y, Shinkoh Y, Inai K. Angiomyofibroblas-toma of the vulva: a mitotically active variant? *Pathol Int* 1998;48:292-296.
566. Van Glabeke E, Audry G, Hervet F et al. Lipoma of the preputium clitoridis in neonate: an exceptional abnormality different from ambiguous genitalia. *Pediatr Surg Int* 1999;15:147-148.
567. Vang R, Connelly JHG, Hammill HA et al. Vulvar hypertrophy with lymphedema: a mimicker of aggressive angiomyxoma. *Arch Pathol Lab Med* 2000;124:1697-1699.
568. Valasto AT, Malpica A, Follen M. Lymphangioma circumscriptum of the vulva: a review of the literature. *Obstet Gynecol* 2003;101:946-954.
569. Wang J, Sheng W, Tu X et al. Clinicopathologic analysis of angiomyofibroblastoma of the female genital tract. *Chin Med J (Engl)* 2000;113:1036-1039.
570. Wolber RA, Talerman A, Wilkinson EJ et al. Vulvar granular cell tumors with pseudocarcinomatous hyperplasia: a comparative analysis with well-differentiated squamous cell carcinoma. *Int J Gynecol Pathol* 1991:10:59-66.

# TUMORES NÃO EPITELIAIS

## TUMORES MALIGNOS MESENQUIMAIS

571. Agarossi A, Vago L, Lazzarin A et al. Vulvar Kaposi's sarcoma: a case report [Letter]. Ann Oncol 1991;2: 609-610.
572. Audet-LaPointe P, Paquin F, Geurard MJ et al. Leiomyosarcoma of the vulva. Gynecol Oncol 1980;10: 350-355.
573. Bëgin LR, Clement PB, Kirk ME et al. Aggressive angiomyxoma of pelvic soft parts: a clinicopathologic study of nine cases. Hum Pathol 1985;16:621-628.
574. Bond SJ, Seibel N, Kapur S, Newman KD. Rhabdo-myosarcoma of the clitoris. Cancer 1994;7: 1984-1986.
575. Brock JW 3rd, Morgan W, Anderson TL. Congenital hemangiopericytoma of the clitoris. J Urol 1995;153: 468-469.
576. Brooks JJ, LiVolsi VA. Liposarcoma presenting on the vulva. Am J Obstet Gynecol 1987;156:73-75.
577. Cerri A, Gianni C, Corbellino M et al. Lymphan-gio-sarcoma of the pubic region: a rare complication arising in congenital non-hereditary lymphedema. Eur J Dermatol 1998;8:511-514.
578. Chase DR, Enzinger FM, Weiss SW et al. Keratin in epithelioid sarcoma: an immunohistochemical study. Am J Surg Pathol 1984;8:435-441.
579. Copeland LJ, Sneige N, Stringer CA et al. Alveolar rhabdomyosarcoma of the female genitalia. Cancer 1985;56:849-855.
580. Copeland LJ, Gershenson DM, Saul PB et al. Sarcoma botryoides of the female genital tract. Obstet Gynecol 1985;66:262-266.
581. Cribier B, Noacco G, Peltre B et al. Stromelysin 3 expression: a useful marker for the differential diagnosis dermatofibroma versus dermatofibroma protuberans. J Am Acad Dermatol 2002;46:408-413.
582. Davos I, Abell MR. Soft tissue sarcoma of vulva. Gynecol Oncol 1976;4:70-86.
583. Curtin JP, Saigo P, Slucher B et al. Soft-tissue sarcoma of the vagina and vulva: a clinicopathologic study. Obstet Gynecol 1995;86:269-272
584. Dietrich JE, Edwards C, Laucirica R et al. Langerhans cell histiocytosis of the vulva: two case reports. J Low Genit Tract Dis 2004;8:147-149.
585. Fetsch JF, Laskin WB, Lefkowitz M et al. Aggressive angiomyxoma: a clinicopathologic study of 29 female patients. Cancer 1996;78:79-90.
586. Genton CY, Maroni ES. Vulval liposarcoma. Arch Gynecol 1987;240:63-66.
587. Ghorbani RP, Malpica A, Ayala AG. Dermato-fibro-sarcoma protuberans of the vulva: clinicopathologic and immunohistochemical analysis of four cases, one with fibrosarcomatous change, and review of the literature. Int J Gynecol Pathol 1999;18:366-373.
588. Gondos B, Casey MJ. Liposarcoma of the perineum. Gynecol Oncol 1982;14:133-140.
589. Gong Y Chao J, Bauer B et al. Primary cutaneous alveolar rhabdomyosarcoma of the perineum. Arch Pathol Lab Med 2002;126:982-984.
590. Hall DJ, Grimes MM, Goplerud DR. Epithelioid sarcoma of the vulva. Gynecol Oncol 1980;9:237-246.
591. Hasegawa T, Matsuno Y, Shimoda T et al. Proximal-type epithelioid sarcoma: a clinicopathologic study of 20 cases. Mod Pathol 2001;14:655-663.
592. Igarashi T, Sasano H, Konno R et al. Malignant rhabdoid tumor of the vulva: case report with cytological, immunohistochemical, ultrastructural and DNA ploidy studies and a review of the literature. Pathol Int 1998;48: 887-891.
593. Imachi M, Tsukamoto N, Kamura T et al. Alveolar rhabdomyosarcoma of the vulva: report of two cases. Acta Cytol 1991;35:345-349.
594. Irvin W, Pelkey T, Rice L et al. Endometrial stromal sarcoma of the vulva arising in extraovarian endometriosis: a case report and literature review. Gynecol Oncol 1998;71:313-316.
595. Kasamatsu T, Hasegawa T, Tsuda H et al. Primary epithelioid sarcoma of the vulva. Int J Gynecol Cancer 2001;11:316-320.
596. Kholova I, Ryska A, Dedic K. Composite tumor consisting of dermatofibrosarcoma protuberans and giant cell fibroblastoma associated with intratumoral endometriosis: report of a case. Pathol Res Pract 2001;197:263-267, discussion 269-270.
597. Konefka T, Senkus E, Emerich J et al. Epithelioid sarcoma of the Bartholin's gland primarily diagnosed as vulvar carcinoma. Gynecol Oncol 1994;54:393-395.
598. Kyriakos M, Kempson RL. Inflammatory fibrous histiocytoma, an aggressive and lethal lesion. Cancer 1976; 37:1584-1606.
599. Lawrence WD, Shingleton HM. Malignant schwannoma of the vulva: a light and electron microscopic study. Gynecol Oncol 1978;6:527-537.
600. Lieberman PH, Jones CR, Steinman RM, et al: Langerhans cell (eosinophilic) granulomatosis: a clinicopathologic study encompassing 50 years. Am J Surg Pathol 1996;20:519-552.
601. Losch A, Joura EA, Stani J et al. Leiomyosarcoma of the vulva: a case report. J Reprod Med 2001;46:609-612.
602. Maddox JC, Evans HL. Angiosarcoma of the skin and soft tissue. Cancer 1981;48:1907-1921.
603. Mariani L, Ricci B, Benevolo M et al. Vulvar hemangiopericytoma: case report. J Exp Clin Cancer Res 1998;17:87-90.
604. Martelli H, Oberlin O, Rey, A etal. Conservative treatment for girls with nonmetastatic rhabdomyosarcoma of the genital tract: a report from the study committee of the International Society of Pediatric Oncology. J Clin Oncol 1999;17:2117-2122.
605. McDowell HP, Hey TA. Update on childhood rhabdomyosarcoma. Arch Dis Child. 2003;88:354-357.
606. Moodley M, Moodley J. Dermatofibrosarcoma protuberans of the vulva: a case report and review of the literature. Gynecol Oncol 2000;78:74-75.
607. Moore RG, Steinhoff MM, Granai CO et al. Vulvar epithelioid sarcoma in pregnancy. Gynecol Oncol 2002;85: 218-222.
608. Morales AR, Fine G, Horn RC Jr. Rhabdomyosarcoma: an ultrastructural appraisal. Pathol Annu 1972;7:81-106.
609. Nielsen GP, Oliva E, Young RH et al. Alveolar soft-part sarcoma of the female genital tract: a report of nine cases and review of the literature. Int J Gynecol Pathol 1995;14:283-292.

610. Nielsen GP, Rosenberg AE, Koerner FC et al. Smooth-muscle tumors of the vulva: a clinicopathological study of 25 cases and review of the literature. *Am J Surg Pathol* 1996;20:779-793.
611. Nielsen GP, Shaw PA, Rosenberg AE et al. Synovial sarcoma of the vulva: a report of two cases. *Mod Pathol* 1996;9:970-974.
612. Nielsen GP, Young RH, Dickersin GR et al. Angiomyo-fibroblastoma of the vulva with sarcomatous transformation ("angiomyofibrosarcoma"). *Am J Surg Pathol* 1997;21:1104-1108.
613. Nielsen GP, Young RH. Mesenchymal tumors and tumor-like lesions of the female genital tract: a selective review with emphasis on recently described entities. *Int J Gynecol Pathol* 2001;20:105-127.
614. Nirenberg A, Ostor AG, Slavin J et al. Primary vulvar sarcomas. *Int J Gynecol Pathol* 1995;14:55-62.
615. Nucci MR, Fletcher CD. Liposarcoma (atypical lipomatous tumors) of the vulva: a clinicopathologic study of six cases. *Int J Gynecol Pathol* 1998;17:17-23.
616. Nucci MR, Fletcher CDM. Vulvovaginal soft tissue tumors: update and review. *Histopathology* 2000;36:97-108.
617. Padula A, Medeiros J, Silva EG et al. Isolated vulvar Langerhans cell histiocytosis: report of two cases. *Int J Gynecol Pathol* 2004;23:278-283.
618. Perrone T, Swanson PE, Twiggs L et al. Malignant rhabdoid tumor of the vulva: is distinction from epithelioid sarcoma possible? A pathologic and immunohistochemical study. *Am J Surg Pathol* 1989;13:848-858.
619. Prignano F, Domenici L, Carli P et al. Langerhans cell histiocytosis of the vulva: an ultrastructural study. *Ultrastruct Pathol* 1999;23:127-132.
620. Ramos PC, Kapp DS, Longacre TA et al. Malignant granular cell tumor of the vulva in a 17 year old: case report and literature review. *Int J Gynecol Cancer* 2000;10:429-434.
621. Raney RB, Crist W, Hayes D et al. Soft tissue sarcoma of the perineal region in childhood: a report from the Intergroup Rhabdomyosarcoma Studies I and II, 1972 through 1984. *Cancer* 1990;65:2787-2793.
622. Robertson AJ, McIntosh W, Lamont P et al. Malignant granular cell tumor (myoblastoma) of the vulva: report of a case and review of the literature. *Histopathology* 1981;5:69-69.
623. Shen JT, D'ablaing G, Morrow CP. Alveolar soft part sarcoma of the vulva: report of first case and review of literature. *Gynecol Oncol* 1982;13:120-128.
624. Soergel TM, Doering DL, O'Connor D. Metastatic dermatofibrosarcoma protuberans of the vulva. *Gynecol Oncol* 1998;71:320-324.
625. Steeper TA, Rosai J. Aggressive angiomyxoma of the female pelvis and perineum: report of nine cases of a distinctive type of gynecologic soft-tissue neoplasm. *Am J Surg Pathol* 1983;7:463-475.
626. Solano T, Espana A, Sola J et al. Langerhans' cell histiocytosis on the vulva. *Gynecol Oncol* 2000;78:251-254.
627. Stentella P, Cipriano L, Covello R et al. Langerhans cell histiocytosis of vulva and cervix in a 19-year-old woman. *Gynecol Obstet Invest* 1997;44:67-69.
628. Talerman A. Sarcoma botryoides presenting as a polyp on the labium majus. *Cancer* 1973;32:994-999.
629. Tawfik O, Huntrakoon M, Collins J et al. Leiomyo-sarcoma of the vulva: report of a case. *Gynecol Oncol* 1994;54:242-249.
630. Taylor RN, Bottles K, Miller TR et al. Malignant fibrous histiocytoma of the vulva. *Obstet Gynecol* 1985;66:145-148.
631. Terada KY, Schmidt RW, Roberts JA. Malignant schwannoma of the vulva: a case report. *J Reprod Med* 1988;33:969-972.
632. Thomas R, Barnhill D, Bibro M et al. Histiocytosis X in gynecology: a case presentation and review of the literature. *Obstet Gynecol* 1986;67:46S-49S.
633. Tjalma WA, Hauben EI, Deprez SM et al. Epithelioid Sarcoma of the vulva. *Gynecol Oncol* 1999;73:160-164.
634. Ulbright TM, Brokaw SA, Stehman FB et al. Epithelioid sarcoma of the vulva: evidence suggesting a more aggressive behavior than extra-genital epithelioid sarcoma. *Cancer* 1983;52:1462-1469.
635. Vanni R, Faa G, Dettori T et al. A case of dermatofibrosarcoma protuberans of the vulva with a COL1A1/PDGFB fusion identical to a case of giant cell fibroblastoma. *Virchows Arch* 2000;437:95-100.
636. ZaKut H, Lotan M, Lipnilsky M. Vulvar hemangiopericytoma: a case report and review of previous cases. *Acta Obstet Gynecol Scand* 1985;64:619-621.

## OUTROS TUMORES NÃO EPITELIAIS – OUTRAS ORIGENS

637. Atalay AC, Karaman MI, Basak T et al. Non-Hodgkin's lymphoma of the female urethra presenting as a caruncle. *Int Urol Nephrol* 1998;30:609-610.
638. Castaldo TW, Petrilli ES, Ballon SC et al. Endodermal sinus of the clitoris. *Gynecol Oncol* 1980;9:376-380.
639. Clement PB, Young RH, Scully RE. Extraovarian pelvic yolk sac tumors. *Cancer* 1998;62:620-626.
640. Dudley AG, Young RH, Lawrence WD et al. Endo-dermal sinus tumor of the vulva in an infant. *Obstet Gynecol* 1983;61:76S-79S.
641. Flanagan CW, Parker JR, Mannel RS et al. Primary endodermal sinus tumor of the vulva: a case report and review of the literature. *Gynecol Oncol* 1997;66:515-518.
642. Harris NL, Scully RE. Malignant lymphoma and granulocytic sarcoma of the uterus and vagina. *Cancer* 1984;53:2530-2545.
643. Krishnamurthy SC, Sampat MB. Endodermal sinus (yolk sac) tumor of the vulva in a pregnant female. *Gynecol Oncol* 1981;11:379-382.
644. Nirenberg A, Ostor AG, Slavin J et al. Primary vulvar sarcomas. *Int J Gynecol Pathol* 1995;14:55-62.
645. Tuder RM. Vulvar destruction by malignant lymphoma. *Gynecol Oncol* 1992;45:52-57.
646. Ungerleider RS, Donaldson SS, Warnke RA et al. Endodermal sinus tumor: the Stanford experience and the first reported case arising in the vulva. *Cancer* 1978;41:1627-1634.
647. Vang R, Medeiros LJ, Malpica A, Levenback C, Deavers M. Non-Hodgkin's lymphoma involving the vulva. *Int J Gynecol Pathol* 2000;19:236-242.
648. Weiss S, Amit A, Schwartz MR et al. Primary choriocarcinoma of the vulva. *Int J Gynecol Cancer* 2001;11:251-254.
649. Young RH, Harris NL, Scully RE. Lymphoma-like lesions of the lower female genital tract: a report of 16 cases. *Int J Gynecol Pathol* 1985;4:289-299.

## TUMORES SECUNDÁRIOS

650. Leiman G, Markowitz S, Veiga-Ferreira MM et al. Renal adenocarcinoma presenting with bilateral metastases to Bartholin's glands: primary diagnosis by aspiration cytology. *Diagn Cytopathol* 1986;2:252-255.
651. Lerner LB, Andrews SJ, Gonzalez JL et al. Vulvar metastases secondary to transitional cell carcinoma of the bladder: a case report. *J Reprod Med* 1999;8:729-732.
652. Mader MH, Friedrich EG Jr. Vulvar metastasis of breast carcinoma: a case report. *J Reprod Med* 1982;27:169-171.
653. Mazur MT, Hsueh S, Gersell DJ. Metastases to the female genital tract: analysis of 325 cases. *Cancer* 1984;53:1978-1997.
654. Neto AG, Deavers MT, Silva EG et al. Metastatic tumors of the vulva a clinicopathologic study of 66 cases. *Am J Surg Pathol* 2003;27:799-804.
655. Temkin SM, Hellman M, Lee Y et al. Surgical resection of vulvar metastases of endometrial cancer: a presentation of two cases. *J Low Genit Tract Dis* 2007;11:118-121.
656. Vang R, Medeiros LJ, Malpica A et al. Non-Hodgkin's lymphoma involving the vulva. *In J Gynecol Pathol* 2000;19:236-242.

## LESÕES TUMOR-SÍMILES

657. Allen MV, Novotny DB. Desmoid tumor of the vulva associated with pregnancy. *Arch Pathol Lab Med* 1997;121:512-514.
658. Aranda FI, Laforga JB. Nodular fasciitis of the vulva: report of a case with immunohistochemical study. *Pathol Res Pract* 1998;194:805-807.
659. Bernardo BD, Huettner PC, Merritt DF et al. Idiopathic calcinosis cutis presenting as labial lesions in children: report of two cases with literature review [Review]. *J Pediatr Adolesc Gynecol* 1999;12:157-160.
660. Castilla EA, Ormsby A. Adult xanthogranuloma of the vulva: case report and review. *Pathology* 2002;34:86-87.
661. Ergeneli MH, Dermirhan B, Duran EH. Desmoid tumor of the vulva: a case report. *J Reprod Med* 1999;44:748-750.
662. Gaffney EF, Majmuder B, Bryan JA. Nodular fasciitis (pseudosarcomatous fasciitis) of the vulva. *Int J Gynecol Pathol* 1982;1:307-312.
663. Katz Z, Goldchmit R, Blickstein I. Posttraumatic vulvar endometriosis. *Eur J Pediatr Surg* 1996;6:241-242.
664. Kempson RL, Sherman AI. Sclerosing lipogranuloma of the vulva. *Am J Obstet Gynecol* 1968;101:854-856.
665. Kfuri A, Rosenshein N, Dorfman H et al. Desmoid tumor of the vulva. *J Reprod Med* 1981;26:272-273.
666. Leong FJ, Meredith DJ. Verruciform xanthoma of the vulva: a case report. *Pathol Res Pract* 1998;194:661-665, discussion 666-667.
667. Manson CM, Hirsch PJ, Coyne JD. Post-operative spindle cell nodule of the vulva. *Histopathology* 1995;26:571-574.
668. Montgomery EA, Meis JM. Nodular fasciitis: its morphologic spectrum and immunohistochemical profile. *Am J Surg Pathol* 1991;15:942-948.
669. Mu XC, Tran TA, Dupree M et al. Acquired vulva lymphangioma mimicking genital wart: a case report and review of the literature. *J Cutan Pathol* 1999;26:150-154.
670. Nielsen GP, Young GR. Fibromatosis of soft tissue type involving the female genital tract: a report of two cases. *Int J Gynecol Pathol* 1996;16:383-386.
671. O'Connell JX, Young RH, Nielsen GP et al. Nodular fasciitis of the vulva: a study of six cases and literature review. *Int J Gynecol Pathol* 1997;16:117-123.
672. Proppe KH, Scully RE, Rosai J. Postoperative spindle cell nodules of genitourinary tract resembling sarcomas: a report of eight cases. *Am J Surg Pathol* 1984;8:101-108.
673. Reich O, and Regauer S. Recurrent verruciform xanthoma of the vulva. Int J Gynecol Pathol 2003;23:75-77.
674. Santa Cruz DJ, Martin SA. Verruciform xanthoma of the vulva: report of two cases. *Am J Clin Pathol* 1979;71:224-228.
675. Scanlon R, Kelehan P, Flannelly G et al. Ischemic fasciitis: an unusual vulvovaginal spindle cell lesion. *Int J Gynecol Pathol* 2003;23:65-67.
676. Vang R, Connelly JHG, Hammill HA et al. Vulvar hypertrophy with lymphedema: a mimicker of aggressive angiomyxoma. *Arch Pathol Lab Med* 2000;124:1697-1699.
677. Young RH, Oliva E, Garcia JA et al. Urethral caruncle with atypical stromal cells simulating lymphoma or sarcoma: a distinctive pseudoneoplastic lesion of females—a report of six cases. *Am J Surg Pathol* 1996;20:1190-1195.

## REFERÊNCIAS ADICIONAIS

678. Green FL, Page DL, Fleming ID et al., eds. *American Joint Committee on Cancer Staging Manual*. 6th ed. New York: Springer; 2002:243-250.
679. Battelle Centers for Public Health Research and Evaluation. *HPV Clinician Survey: Knowledge, Attitudes, and Practices about Genital HPV Infection and Related Conditions*. Executive Summary. Prepared for Health Services Research and Evaluation Branch, Divisions of STD Prevention, National Center for HIV, STD and TB Prevention. Atlanta: Centers for Disease Control and Prevention; 2005.
680. Moore DH, Koh WJ, McGuire WP et al. The Vulva. In: *Principles and Practice of Gynecologic Oncology*, 4th ed, eds. Hoskins WJ, Perez CA, Young RC et al. Philadelphia: Lippincott, Williams & Wilkins; 2005:665-706.
681. Burke TW, Eifel PJ, McGuire WP et al. Vulva. In: Hoskins WJ, Perez CA, Young RA, eds. *Principles and Practice of Gynecologic Oncology*. 3rd ed. Philadelphia: Lippincott Williams & Wilkins; 2000:775-811.
682. Elder D, Elenitsas R, Bernett L et al., eds. *Lever's Histopathology of the Skin*. 9th ed. Philadelphia: Lippincott Williams & Wilkins; 2005.
683. Gordon AN. Vulvar neoplasms. In: Copeland LJ, Jarrell J, eds. *Textbook of Gynecology*. 2nd ed. Philadelphia: WB Saunders; 2000:1185-1208.
684. Kurman RJ, Norris HJ, Wilkinson EJ. *Tumors of the Cervix, Vagina, and Vulva*. In: Atlas of Tumor Pathology. Rosai J, ed. Fascicle: Armed Forces Institute of Pathology, Washington, District of Columbia; 1992.
685. Kurman RJ, Ronnett J, Wilkinson EJ. *Tumors of the Cervix, Vagina, and Vulva. In Atlas of Tumor Pathology*. Rosai J, ed. Fascicle 3rd series: Armed Forces Institute of Pathology, Washington, American Registry of Pathology, District of Columbia, (in press, 2007).
686. Luesley DM, ed. *Cancer and Pre-cancer of the Vulva*. New York: Oxford University Press; 1999.
687. Lynch PJ, Edwards L: *Genital Dermatology*. New York: Churchill Livingstone; 1994.

688. McKee PH, Calonje E, Granter Sr. *Pathology of the Skin.* 3rd ed. Elsevier-Mosby. Philadelphia, PA. Vols. 1 and 2, 2005.
689. Moreland AA, Holmes, King K. *Atlas of Sexually Transmitted Diseases and AIDS.* 2nd ed. London: Mosby-Wolfe; 1996.
690. Patterson JW, Wick MR. Nonmelanocytic tumors of the skin. In: *AFIP Atlas of Tumor Pathology.* Series 4. Washington, DC: American Registry of Pathology; 2006. Crowson AN, Magro CM, Mihm Jr MC, eds. *The Melanocytic Proliferations: A Comprehensive Textbook of Pigmented Lesions, Nevomelanocytic Proliferations Peculiar to Specific Anatomic Sites.* New York: Wiley-Liss; 2001:257.
691. Requena L, Kiryu H, Ackerman AB. *Ackerman's Histologic Diagnosis of Neoplastic Skin Diseases: Neoplasms with Apocrine Differentiation.* Philadelphia: Lippincott Raven; 1998.
692. Ridley CM, Neill SM. Non-infective cutaneous conditions of vulva. In: Ridley CM, Neill SM, eds. *The Vulva.* 2nd ed. Oxford, MA: Blackwell Science; 1999:121-186.
693. Scully RE, Bonfiglio TA, Kurman RJ et al. In collaboration with Pathologists in 10 Countries: *Histological Typing of Female Genital Tract Tumours.* World Health Organization International Histological Classification of Tumours. Springer-Verlag, New York; 1994.
694. Toussaint S, Kamino H. Noninfectious erythematous, papular and squamous diseases. In: Elder D, ed. *Lever's Histopathology of the Skin.* 8th ed. Philadelphia: Lippincott-Raven; 1997:151-184.
695. Wilkinson EJ, ed. *Contemporary Issues in Surgical Pathology: Pathology of the Vulva and Vagina.* Vol. 9. New York: Churchill Livingstone; 1987.
696. Wilkinson EJ, Hardt NS: Vulva. In: Mills SE, ed. *Histology for Pathologists.* 3rd ed. Philadelphia: Lippincott Williams & Wilkins; 2007:983-998.
697. Wilkinson EJ, Xie DL. Benign diseases of the vulva. In: Kurman RJ, ed. *Blaustein's Pathology of the Female Genital Tract.* 5th ed. New York: Springer-Verlag; 2002:99-149.
698. Wilkinson EJ. Premalignant and malignant tumors of the vulva. In: Kurman RJ, ed. *Blaustein's Pathology of the Female Genital Tract.* 5th ed. New York: Springer-Verlag; 2002:37-98.
699. Wilkinson EJ, Teixeira MR. Tumors of the vulva. In: Tavassoli FA, Devilee, P, eds. *Tumors of the Breast and Female Genital Organs.* Lyon: IARC Press; 2003.
700. Wilkinson EJ, Hassanein A. The Vulva and Vagina. In: *Principles and Practice of Surgical Pathology and Cytopathology,* 3rd ed. Silverberg SG, Delellis RA, Frable WJ.,ed. New York: Churchill Livingstone, Inc.; 2006.
701. Wilkinson EJ. Pathology of the Vulva and Vagina. In: *Contemporary Issues in Surgical Patholgoy,* Volume 9. New York: Churchill Livingstone; 1987.
702. Williams PL, ed. *Gray's Anatomy: The Anatomical Basis of Medicine and Surgery.* 38th ed. New York: Churchill Livingstone; 1995.
703. Weedon D. Skin Pathology. 2nd ed. Churchill Livingstone, Elsevier Limited, Philadelphia, PA; 2005.

# Índice Remissivo

Os números em *itálico* são referentes a *figuras* ou *tabelas*.

## A

Ablação
 a *laser*, *174*
Abscesso
 de Bartholin, 9-12
  achados microscópicos, 11
  apresentação clínica, 10
  definição, 10
  diagnóstico, 10, 11
   diferencial, 11
  no ducto, *10*
  opções terapêuticas, 12
   progressivas, 12
  tratamento, 11
Acantólise, 213
Acantose, 213
 *nigricans*, 208
Acetobranqueamento, 213
Ácido
 tricloroacético, *173*
  em HPV, *173*
Acrocórdone, 105, 106
 gigante, *105*
Acrospiroma
 écrino, 211
Adenocarcinoma
 de células claras, 209
 de ducto de mama-símile, 209
 mucinoso, 209
  de origem cloacogênica, 209
Adenoma
 de glândulas, 211
  de Skene, 211
  vestibulares, 211
   menores, 211
 do tipo célula clara, 211
 pleomórfico, 211
Adenose
 adquirida, 207
Aderência, 213
Aglutinação, 185, 186, 213
 achados microscópicos, 186
 apresentação clínica, 185
 características gerais, 185
 comportamento clínico, 186
 definição, 185
 diagnóstico diferencial, 186
 estudos complementares, 186
 opções terapêuticas, 186
  progressivas, 186
 tratamento, 186
AIDS (Síndrome de Imunodeficiência Adquirida), 121, 122-124
 achados microscópicos, 124
 apresentação clínica, 124
 comportamento clínico, 124

definição, 124
opções terapêuticas, 124
 progressivas, 124
sarcoma de Kaposi, *123*
tratamento, 124
úlcera profunda e, *122*
vaginite erosiva e, *122*
AJCC (*American Joint Committee on Cancer*), 151
Albinismo, 208
Amiloidose
 vulvar, 211
Angioceratoma(s), 45-47
 achados microscópicos, 46
 apresentação clínica, 46
 características gerais, 46
 comportamento clínico, 47
 definição, 46
 estudos complementares, 47
 múltiplos, *45*
 opções terapêuticas, 47
  progressivas, 47
 tratamento, 47
Angiofibroma
 celular, 210
Angiomiofibroblastoma, 210
Angiomixoma
 agressivo, 209, 210
 superficial, 210
Angiossarcoma, 209
Atrofia, 213

## B

Bala
 ferida por, 198
  achados microscópicos, 198
  apresentação clínica, 198
  calibre 22, *198*
  características gerais, 198
  comportamento clínico, 198
  definição, 198
  estudos complementares, 198
  opção terapêutica, 198
   progressiva, 198
  tratamento, 198
Bartholin
 abscesso de, 9-12
  achados microscópicos, 11
  apresentação clínica, 10
  definição, 10
  diagnóstico, 10, 11
   diferencial, 11
  no ducto, *10*
  opções terapêuticas, 12
   progressivas, 12
  tratamento, 11

 cisto de, 9-12
  achados microscópicos, 11
  apresentação clínica, 10
  definição, 10
  diagnóstico, 10, 11
   diferencial, 11
  no ducto, *10*
  opções terapêuticas, 12
   progressivas, 12
  tratamento, 11
 glândulas de, 6, *9*, *10*
Behçet
 doença de, 121, 125-128
  achados microscópicos, 126
  apresentação clínica, 125
  características gerais, 125
  comportamento clínico, 127
  definição, 125
  diagnóstico diferencial, 127
  estudos complementares, 126
  opções terapêuticas, 128
   progressivas, 128
  tratamento, 127
Bolha(s), 213
 da vulva, *181*
  doenças semelhantes a, *181*
   diagnóstico diferencial, *181*
Bowen
 doença de, 94-104
Bulla, 213

## C

Calcinose
 vulvar, 211
Canal
 de Nuck, *9*, 207
  cisto do, *9*, 207
Cancro(s)
 indolores, *160*
Cancroide, 121, 129, 130
 apresentação clínica, 29
 aspectos microscópicos, 130
 características gerais, 129
 comportamento clínico, 130
 definição, 129
 diagnóstico diferencial, 130
 microbiologia, 129
 opções terapêuticas, 130
  progressivas, 130
 tratamento, 130
Candidíase, 69-71
 apresentação clínica, 70
 características clínicas, 70
 comportamento clínico, 70
 definição, 70
 diagnóstico diferencial, 70

 opções terapêuticas, 71
  progressivas, 71
 tratamento, 70
Carcinoma(s), 121
 adenoide, 209
  cístico, 209
 basocelular, 209
 de células, *103*, *104*, 149-152, *154*, *156*, *157*, 207
  de Merkel, 207
  escamosas, *103*, *104*, 149-152, *154*, *156*, *157*
   estádio IA, 158
   vulvar, *151*
 de ducto, 209
 endometrial, *182*
 escamoso, 149-157
  de vulva, 149-157
   achados microscópicos, 150
   características, 150
    clínicas, 150
    gerais, 150
   comportamento clínico, 152
   definição, 150
   diagnóstico diferencial, 152
   estadiamento
    clinicopatológico, 152
   graduação tumoral, 151
   tratamento, 154
  estádio IA, 149-159
   características, 158
    clínicas, 158
    gerais, 158
   comportamento clínico, 159
   definição, 158
   medidas microscópicas
    histopatológicas, 158
   tratamento, 159
 *in situ*, 94-104
 linfoepitelioma-símile, 209
 neuroendócrinos, 207
  da vulva, 207
 sebáceo, 209
 simples, 94-104
 verrucoso, 171, 178-180
  apresentação clínica, 178
  características, 178
   gerais, 178
   microscópicas, 178
  comportamento clínico, 180
  definição, 178
  diagnóstico diferencial, 179
  estudos complementares, 180
  opção terapêutica, 180
   progressiva, 180
  tratamento, 180

vulvar, *155*
  estadiamento de, *155*
CEA (Antígeno Carcinoembriogênico), 83, 111
Célula(s)
  claras, 209, 211
    adenocarcinoma de, 209
    hidradenoma de, 211
    mioblastoma de, 211
    mioepitelioma de, 211
  de Merkel, 207
    carcinoma de, 207
  escamosas, 69, 74-78, *149-152, 154, 156, 157*
    carcinoma de, *149-152, 154, 156, 157*
      estádio IA, 158
    vulvar, *151*
    hiperplasia de, 69, 74-78
    placa de, *74*
  granulares, 105, 109-111
    tumores de, 105, 109-111
      achados imuno-histoquímicos, 111
      apresentação clínica, 111
      características, 111
        gerais, 111
        microscópicas, 111
      comportamento clínico, 111
      definição, 111
      diagnóstico diferencial, 111
      opções terapêuticas, 111
        progressivas, 111
      tratamento, 111
  inflamatória, 213
    exocitose de, 213
  pilosas, 45
    nevo de, 45
  plasmáticas, 25, 69, 86, 87
    vulvite de, 25, 69, 86, 87
      circunscrita, 86, 87
  tipo bilro, 59
    melanoma de, *59*
Ceratinização, 213
Ceratinócito(s)
  pigmentados, *35*
Ceratoacantoma, 208
Ceratose
  seborreica, 45, 64, 65
    achados microscópicos, 65
    apresentação clínica, 64
    características gerais, 64
    comportamento clínico, 65
    definição, 64
    diagnóstico diferencial, 65
    estudos complementares, 65
    opções terapêuticas, 65
      progressivas, 65
    típica superfície de, *64*
      encerada, *64*
    tratamento, 65
Cicatrização
  por segunda intenção, *140*
  após vulvectomia, *140*
CID (Coagulação Intravascular Disseminada), 203
Cisto(s), 9-21, 213
  algoritmo, 9
  ceratinoso, 13-16
    achados microscópicos, 14
    apresentação clínica, 13
    definição, 13
    diagnóstico, 13

    opções terapêuticas, 16
      progressivas, 16
    tratamento, 14
  ciliados, 207
    do vestíbulo, 207
    da vulva, 207
  da vulva, 207
    outros, 207
  de Bartholin, 9-12
    achados microscópicos, 11
    apresentação clínica, 10
    definição, 10
    diagnóstico, 10, 11
      diferencial, 11
    no ducto, 10
    opções terapêuticas, 12
      progressivas, 12
    tratamento, 11
  de inclusão, 9, 13-16
    epidérmica, 9, 13-16
      achados microscópicos, 14
      apresentação clínica, 13
      definição, 13
      diagnóstico, 13
      em episiotomia, *14*
      excisado, *13*
      múltipla, *14*
      opções terapêuticas, 16
        progressivas, 16
      tratamento, 14
  do canal, 9, 207
    de Nuck, 9, 207
  do ducto, 207
    Wolffiano-símile, 207
  mesonéfricos, 207
    símile, 207
  mesoteliais, 207
  móvel, 20
  liso, *20*
  mucosos, 9, 19-21
    vestibulares, 19-21
      achados microscópicos, 20
      apresentação clínica, 19
      características gerais, 19
      definição, 19
      diagnóstico diferencial, 20
      opções terapêuticas, 21
        progressivas, 21
      principais achados, 20
      tratamento, 21
  no ducto, 9, 16-18, 207
    de Gartner, 207
    de Skene, 9, 16-18
      achados microscópicos, 17
      apresentação clínica, 16
      características gerais, 16
      comportamento clínico, 18
      definição, 16
      diagnóstico diferencial, 18
      opções terapêuticas, 18
        progressivas, 18
      tratamento, 18
  periuretrais, 207
    com inflamação crônica, *17*
  vestibular, *19*
    bilobulado, *19*
  vulvar, *20*
    agudo, *20*
Clitoromegalia, *29*
Clitóris, 3
Coalescência(s)
  dolorosa, *195*

  labiais, *185*
  lisadas, *185*
  na pediatria, 185, 186
    achados microscópicos, 186
    apresentação clínica, 185
    características gerais, 185
    comportamento clínico, 186
    definição, 185
    diagnóstico diferencial, 186
    estudos complementares, 186
    opções terapêuticas, 186
      progressivas, 186
    tratamento, 186
  no trauma, 195, 196
    achados microscópicos, 195
    apresentação clínica, 195
    características gerais, 195
    comportamento clínico, 195
    definição, 195
    diagnóstico diferencial, 195
    estudos complementares, 195
    opção terapêutica, 196
      progressiva, 196
    tratamento, 195
Colarete, 213
Condiloma(s)
  acuminado, 69, 171-178, 187-189
    achados, 174, 176
      imuno-histoquímicos, 176
      microscópicos, 174
      moleculares, 176
    apresentação clínica, 173
    características gerais, 72
    definição, 172
    diagnóstico, 174, 175
      diferencial, 175
    difuso, *187*
      em recém-nascida, *187*
    em crianças, 187-189
      apresentação clínica, 187
      características, 187, 188
        gerais, 187
        microscópicas, 188
      comportamento clínico, 188
      definição, 187
      diagnóstico diferencial, 188
      estudos complementares, 188
      opções terapêuticas, 189
        progressivas, 189
      tratamento, 188
      vacina contra HPV, 188
    opções terapêuticas, 177
      progressivas, 177
    prognóstico, 177
    recorrente, *171*
    tratamento, 176
    vulvares, *171*
      extensos, *171*
Coriocarcinoma
  da vulva, 209
Craurose
  vulvar, 213
Criança(s)
  condiloma acuminado em, 187-189
    apresentação clínica, 187
    características, 187, 188
      gerais, 187
      microscópicas, 188
    comportamento clínico, 188
    definição, 187
    diagnóstico diferencial, 188
    estudos complementares, 188

    opções terapêuticas, 189
      progressivas, 189
    tratamento, 188
    vacina contra HPV, 188

# D

Darier
  doença de, 207
Decúbito
  úlcera de, 131, 132
    achados microscópicos, 131
    apresentação clínica, 131
    comportamento clínico, 132
    definição, 131
    diagnóstico diferencial, 131
    opção terapêutica, 132
      progressiva, 132
    tratamento, 132
*Decubitus*, 121
Dermatite
  atópica, 72-74, 208
  de contato, 208
  medicamentosa, 208
Dermatofibroma, 210
Dermatofibrossarcoma
  protuberante, 209
Descamação, 213
Despigmentação, 213
  pós-inflamatória, 208
Despigmentado, 214
DFSP (Dermatofibrossarcoma Protuberante), 211
  com fibroblastomas, 211
  de células gigantes, 211
Displasia, 94-104
Disqueratoma
  verrucoso, 207
Distrofia
  hiperplásica, 213
  hipoplásica, 213
Distúrbio(s)
  inflamatórios, 208
  outros, 208
Doença(s)
  acantolítica, 207
    localizada, 207
      da vulva, 207
  bolhosa crônica, 207
    benigna, 207
      da infância, 207
  cutânea, *80*, 85
    primária, *80*, 85
  da vulva, *181*, 207-211
    acantolítica, 207
      localizada, 207
    bolhosas, *181*
      diagnóstico diferencial, *181*
    outras, 207-211
      bolhosas, 207
      linfoproliferativas malignas, 207
    semelhantes a bolhas, *181*
      diagnóstico diferencial, *181*
  de Behçet, 121, 125-128
    achados microscópicos, 126
    apresentação clínica, 125
    características gerais, 125
    comportamento clínico, 127
    definição, 125
    diagnóstico diferencial, 127
    estudos complementares, 126
    opções terapêuticas, 128
      progressivas, 128
    tratamento, 127

de Bowen, 94-104
de Chron, 121, 166-169
  vulvar, 166-169
    apresentação clínica, 166
    aspectos microscópicos, 166
    comportamento clínico, 167
    definição, 166
    diagnóstico diferencial, 166
    opções terapêuticas, 169
      progressivas, 169
    tratamento, 167
de Darier, 207
de Fox-Fordyce, 208
de Paget, 69, 79-85
  achados microscópicos, 83
  apresentação clínica, 80
  características gerais, 80
  comportamento clínico, 84
  definição, 80
  diagnóstico diferencial, 84
  estudos complementares, 84
  no grande lábio, *79*
  opções terapêuticas, 85
    progressivas, 85
  tratamento, 84
  vulvar, *80*
    classificação etiológica da, *80*
Hailey-Hailey, 207
infecciosas, *121*
  da vulva, *121*
linear, 207
  de IgA, 207
não cutânea, *80*, 85
Ducto
  de Bartholin, *10*
    cisto no, *10*
    dilatado, *10*
  de Gartner, 207
    cisto no, 207
  de mama-símile, 209
    adenocarcinoma de, 209
  Wolffiano-símile, 207
    cisto do ducto, 207

## E

Eczema, 69, 72-74
  achados microscópicos, 73
  apresentação clínica, 72
  características gerais, 72
  comportamento clínico, 73
  definição, 72
  diagnóstico diferencial, 73
  estudos complementares, 73
  opções terapêuticas, 73
    progressivas, 73
  tratamento, 73
Efélides, 208
Endometriose, 105, 107-109
  achados microscópicos, 107
  apresentação clínica, 107
  características gerais, 107
  comportamento clínico, 108
  definição, 107
  diagnóstico diferencial, 108
  estudos complementares, 108
  opção terapêutica, 109
    progressiva, 109
  tratamento, 108
Epitélio
  acetobranco, *37*, *174*
  escamoso, *15*
    estratificado, *15*

Eritema
  moderado, *72*
  multiforme, 207
Eritroplasia
  de Queyrat, 94-104
Erosão, 213
Erupção
  por droga, 208
  injetada, 208
Escama, 213
Espongiose, 213
Exocitose
  de célula inflamatória, 213

## F

Fascite
  necrosante, 208
Ferida
  por bala, 198
    achados microscópicos, 198
    apresentação clínica, 198
    calibre, 22, *198*
    características gerais, 198
    comportamento clínico, 198
    definição, 198
    estudos complementares, 198
    opção terapêutica, 198
      progressiva, 198
    tratamento, 198
Fibroblastoma
  de célula gigante, 211
  DFSP, 211
Fibroma, 211
FIGO (*International Federation of Gynecology and Obstetrics*), 152
Fístula
  anal, 66, 67
  anoperineal, 196, 197
    apresentação clínica, 196
    características, 196
      gerais, 196
      microscópicas, 196
    comportamento clínico, 197
    definição, 196
    diagnóstico diferencial, 196
    opção terapêutica, 197
      progressiva, 197
    pós-obstétrica, *196*
    tratamento, 197
Fordyce
  pontos de, 208
Fox-Fordyce
  doença de, 208

## G

Gartner
  ducto de, 207
  cisto no, 207
GCDFP (Doença Cística Densa de Proteína-15 Fluida), 83
Glândula(s)
  de Bartholin, 6, *9*, *10*
  de Skene, 6, 211
    adenoma de, 211
  salivar, 211
    tumor de, 211
      ectópico, 211
  sudoríparas, 6
  anogenitais, 6
    especializadas, 6

vestibulares, 6, 211
  menores, 6, 211
  adenoma, 211
Granuloma
  eosinofílico, 210
  piogênico, 45, 62, 63
    achados microscópicos, 62
    apresentação clínica, 62
    características gerais, 62
    comportamento clínico, 63
    definição, 62
    diagnóstico diferencial, 63
    opção terapêutica, 63
      progressiva, 63
    recorrente, 62
    tratamento, 63
  telangiectásico, 62, 63
  vulvar, 211
    fissurado, 211
Granulomatose
  de células de Langerhans, 210

## H

H&E (Coloração com Hematoxilina e Eosina), 83
Hailey-Hailey
  doença, 207
Hamartoma
  cístico, 211
    folículo, 211
    sebáceo, 211
Hart
  linha de, *2*, 214
Hemangioma, 105, 112, 113
  achado microscópicos, 112
  capilar, 62, 63
    lobular, 62, 63
  cavernoso, 112
    heterogêneo, *112*
  comportamento clínico, 112
  definição, 112
  opções terapêuticas, 113
    progressivas, 113
  tratamento, 112
Hematoma, 201, 202
  apresentação clínica, 201
  características gerais, 201
  comportamento clínico, 202
  definição, 201
  diagnóstico diferencial, 201
  no lábio direito, *201*
  opções terapêuticas, 202
    progressivas, 202
  tratamento, 202
Herpes, 121, *133*
  gestacional, 207
Hidradenite, 121
  supurativa, 138-141
    achados, 139
      histoquímicos, 139
      imuno-histoquímicos, 139
      microscópicos, 139
    apresentação clínica, 139
    aspectos gerais, 138
    comportamento clínico, 140
    definição, 138
    diagnóstico diferencial, 139
    opções terapêuticas, 141
      progressivas, 141
    tratamento, 140
Hidradenoma
  assintomático, *114*

cístico, 211
  sólido, 211
  de célula clara, 211
  depois da excisão, *114*
  nodular, 211
  papilar, 114-116
    apresentação clínica, 114
    características histopatológicas, 115
    definição, 114
    diagnóstico, 114
    opção terapêutica, 116
      progressiva, 116
    tratamento, 115
  papilífero, 105, 114-116
    apresentação clínica, 114
    características histopatológicas, 115
    definição, 114
    diagnóstico, 114
    opção terapêutica, 116
      progressiva, 116
    tratamento, 115
Hidrocele, 207
Hímen
  cribriforme, 189, 190
    achados microscópicos, 190
    apresentação clínica, 190
    características gerais, 190
    comportamento clínico, 190
    definição, 190
    diagnóstico diferencial, 190
    estudos complementares, 190
    opção terapêutica, 190
      progressiva, 190
    tratamento, 190
  imperfurado, 189, 190
    achados microscópicos, 190
    apresentação clínica, 190
    características gerais, 190
    comportamento clínico, 190
    definição, 190
    diagnóstico diferencial, 190
    estudos complementares, 190
    hematocolpos secundários a, *189*
    ultrassonografia de, *189*
    incisão de, *189*
      fluxo menstrual após, *189*
    opção terapêutica, 190
      progressiva, 190
    tratamento, 190
Hiperceratose, 213
Hiperpigmentado, 213
Hiperplasia, 69, 74-78
  de células escamosas, 69, 74-78, 213
  epitelial, *110*
    acentuada, *110*
  placa de,*74*
    hipertrofiada, *74*
    pruriginosa, *74*
    visão magnificada de, *74*
Hipopigmentado, 214
Histiocitoma
  fibroso, 210
  benigno, 210
  maligno, 210
Histiocitose
  X, 210
HPV (Papilomavírus Humano), 6, 94, 187
  vacina contra o, 188
  vestibular, *173*
    ácido tricloroacético em, *173*
HSV (Vírus Herpes Simples)
  infecção pelo, *135*

## I

Infecção
  bacteriana, 208
    sinergística, 208
  fúngica, 70
  pelo HSV, 135
  por herpesvírus, 132-137
    apresentação clínica, 133
    aspectos microscópicos, 136
    características gerais, 133
    comportamento clínico, 136
    definição, 133
    diagnóstico diferencial, 136
    estudos complementares, 136
    opções terapêuticas, 137
      progressivas, 137
    tratamento, 136
Intertrigo, 208
Introito
  epitélio branco no, 95
  espessado, 95
  melanoma no, 36
    alterações difusas de, 36
ISGYP (Sociedade Internacional de Ginecologistas Patologistas), 158
ISSVD (*International Society for the Study of Vulvovaginal Disease*), 74, 213

## K

Köbner
  reação de, 214

## L

Lábio(s)
  aglutinados, 185
    menina com, 185
  maiores, 4, 6, 9
    glândulas, 6
      de Bartholin, 6
      de Skene, 6
      sudoríparas anogenitais, 6
      especializadas, 6
      vestibulares menores, 6
    tecidos subjacentes, 6
    uretra, 6
  menores, 3, 9, 191, 193
    redundância no, 191
    redundantes, 193
      apresentação clínica, 193
      características, 193
        gerais, 193
        microscópicas, 193
      comportamento clínico, 193
      definição, 193
      estudos complementares, 193
      opções terapêuticas, 192
        progressivas, 192
      tratamento, 193
    tecidos subjacentes, 4
Leiomioma, 105, 116-118, 211
  achados microscópicos, 116
  apresentação clínica, 116
  características gerais, 116
  comportamento clínico, 118
  da vulva, 116, 117
  definição, 116
  opção terapêutica, 118
    progressiva, 118
  tratamento, 118

Leiomiossarcoma, 210
Lentigens, 208
Lentigo
  simples, 23, 33-35, 191, 192
    apresentação clínica, 34, 191
    características, 35, 191
      gerais, 191
      microscópicas, 35, 191
    comportamento clínico, 191
    definição, 34, 191
    diagnóstico, 35, 191
      diferencial, 191
    estudos complementares, 191
    múltiplas lesões de, 34
      hiperpigmentadas, 34
    opção terapêutica, 35, 192
      progressiva, 192
    tratamento, 35, 191
LES (Lúpus Eritematoso Sistêmico), 121, 164, 165
  achados microscópicos, 164
  apresentação clínica, 164
  características gerais, 164
  comportamento clínico, 165
  definição, 164
  estudos complementares, 165
  opções terapêuticas, 165
    progressivas, 165
  tratamento, 165
Lesão(ões)
  escamosa, 94-104
    intraepitelial, 94-104
      vulvar, 94-104
  localizada, 94
    hiperpigmentada, 94
  múltiplas, 34
    hiperpigmentadas, 34
      de lentigo simples, 34
      de melanose, 34
  papulosa, 48
    típica, 48
      de molusco contagioso, 48
  solitária, 95
    hiperpigmentada, 95
Leucoderma, 208
Linfangioma
  circunscrito, 181-183
    achados microscópicos, 183
    apresentação clínica, 182
    características gerais, 182
    comportamento clínico, 183
    definição, 182
    diagnóstico diferencial, 183
    opções terapêuticas, 183
      progressivas, 183
    tratamento, 183
Linfangiossarcoma, 210
Linfogranuloma, 121
  venéreo, 142-144
    achados histopatológicos, 143
    apresentação clínica, 143
    definição, 143
    diagnóstico, 143
    opções terapêuticas, 144
      progressivas, 144
    tratamento, 143
Linfoma
  maligno, 207
  primário, 207
Linha
  de Hart, 2, 214
Lipoma, 105, 118, 119, 211
  achados histopatológicos, 119

apresentação clínica, 119
definição, 119
diagnóstico, 119
doloroso, 118
excisado, 118
  aparência grosseira do, 118
opções terapêuticas, 119
  progressivas, 119
tratamento, 119
vulvar, 119
Lipossarcoma, 210
Líquen
  escleroso, 23, 28-33, 192, 193
    achados microscópicos, 30, 192
    apresentação clínica, 29, 192
    características, 29, 192
      gerais, 29
    comportamento clínico, 193
    definição, 29, 192
    diagnóstico diferencial, 31, 192
    estudos complementares, 31
    hipertrófico, 30
    hipopigmentado, 28
    manifestações clínicas, 31
    opções terapêuticas, 33, 193
      progressivas, 33, 193
    tratamento, 193
  plano, 23-28
    achados microscópicos, 25
    apresentação clínica, 24
    características gerais, 24
    definição, 24
    estudos complementares, 26
    manifestações clínicas, 26
    opções terapêuticas, 28
      progressivas, 28
    oral, 24
    vulvovaginal, 24
Liquenificação, 214
Liquenoide, 214
LSC (Líquen Simples Crônico), 69, 74-78, 213
  achados microscópicos, 76
  apresentação clínica, 75
  características gerais, 75
  comportamento clínico, 77
  definição, 74
  diagnóstico diferencial, 76
  opções terapêuticas, 78
    progressivas, 78
  tratamento, 77

## M

Mácula(s), 23-42, 208, 214
  lentigo simples, 23, 33-35
  líquen, 23-33
    escleroso, 23, 28-33
    plano, 23-28
  melanocítica, 191, 192
    apresentação clínica, 191
    características, 191
      gerais, 191
      microscópicas, 191
    comportamento clínico, 191
    definição, 191
    diagnóstico diferencial, 191
    estudos complementares, 191
    opção terapêutica, 192
      progressiva, 192
    tratamento, 191
  melanose vulvar, 23, 36, 37

melanótica, 36, 37
  achados microscópicos, 36
  apresentação clínica, 36
  definição, 36
  diagnóstico, 36
  opções terapêuticas, 37
    progressivas, 37
  tratamento, 36
vestibulite, 23, 37-40
vitiligo, 23, 41, 42
Melanócito(s), 35
Melanoma, 45, 69
  de células tipo bilro, 59
  maligno, 56-61
    achados histopatológicos, 59
    apresentação clínica, 57
    definição, 57
    diagnóstico, 59, 60
      diferencial, 60
    expansivo, 58, 59
      superficial, 58, 59
    nodular, 60
    opções terapêuticas, 61
      progressivas, 61
    tratamento, 61
Melanose, 208
  múltiplas lesões de, 34
    hiperpigmentadas, 34
  no introito, 36
    alterações difusas de, 36
  vulgar, 23, 36, 37, 191, 192
    achados microscópicos, 36
    apresentação clínica, 36, 191
    características, 191
      gerais, 191
      microscópicas, 191
    comportamento clínico, 191
    definição, 36, 191
    diagnóstico, 36, 191
      diferencial, 191
    estudos complementares, 191
    opção terapêutica, 37, 192
      progressiva, 37, 192
    tratamento, 36, 191
Membrana
  mucosa, 214
Merkel
  células de, 207
  carcinoma de, 207
Metaplasia
  mülleriana, 207
Micropapilomatose
  labial, 208
*Milia*, 208
*Milium*, 208
Mioblastoma
  de célula clara, 211
Mioepitelioma
  de célula clara, 211
Molusco
  contagioso, 45, 48-50
    achados microscópicos, 49
    apresentação clínica, 48
    definição, 48
    diagnóstico, 48
    estudos complementares, 49
    lesão típica de, 48
      papulosa, 48
    opções terapêuticas, 50
      progressivas, 50
    tratamento, 49

Monte
  de Vênus, *138, 139*
    excisão do, *139*
      cirúrgica, *139*
    púbico, 2
Mordida(s)
  de insetos, 203, 204

# N

Neurilemoma, 211
Nevo(s), 51-56, 69
  achados microscópicos, 53
  apresentação clínica, 51
  comportamento clínico, 55
  composto, 45, 208
  de células pilosas, 45
  definição, 51
  displásico, 45, 54
  homogêneo, *51, 52*
    elevado, *52*
    melanótico, *51*
  intradérmico, 45, *52, 53*, 208
    piloso, *53*
      congênito, *53*
  juncionais, 208
  nevomelanocíticos, 208
    congênitos, 208
    gigantes, 208
  opção terapêutica, 56
    progressiva, 56
  tratamento, 55
  variegado, 51
  vulvares, 53, *54*
    atípicos, 53, *54, 55*
    composto, *54, 55*
    com atipia, *55*
Nikolsky
  sinal de, *144*
NIV (Neoplasia Intraepitelial Vulvar), 6, 69, 84, 94-104
  achados microscópicos, 96
  apresentação clínica, 94
  basaloide, *99, 100*
  características gerais, 94
  classificação da, 97
    histopatológica, 97
  comportamento clínico, 98
  definição, 94
  diferenciada, *103, 104*
  opções terapêuticas, 103
    progressivas, 103
  persistente, *98*
  tratamento, 98
  verrucosa *100-102*
Nuck
  canal de, *9*, 207
    cisto do, *9*, 207

# P

Papila(s), 43, 44, 214
  condiloma acuminado, 43
  papilomatose escamosa, 43
    vestibular, 43
  pólipo fibroepitelial, 43
Papilomatose, 208, 214
  vestibular, 43, 44, 208
    escamosa, 43, 44
      achados microscópicos, 44
      apresentação clínica, 44
      características gerais, 44
      comportamento clínico, 44
      definição, 44
      opções terapêuticas, 44
        progressivas, 44
      tratamento, 44
Pápula(s), 45-67, 214
  angioceratoma, 45-47
  ceratose seborreica, 45, 64, 65
  granuloma piogênico, 45, 62, 63
  melanoma, 45, 56-61
    maligno, 56-61
  molusco contagioso, 45, 48-50
  nevos, 45, 51-56
    composto, 45
    de células pilosas, 45
    displásico, 45
    intradérmico, 45
  trato sinusal, 45, 66, 67
  ulceradas, *129*
  múltiplas, *129*
Papulose
  bowenoide, 94-104
Paraceratose, *102*
PAS (Ácido Periódico de Schiff), 111
Pediatria, 185-193
  aglutinação, 185, 186
  coalescência, 185, 186
  condiloma acuminado, 187-189
    em crianças, 187-189
  hímen, 189, 190
    cribriforme, 189, 190
    imperfurado, 189, 190
  lábios menores, 193
    redundantes, 193
  lentigo simples, 191, 192
  líquen escleroso, 192, 193
  mácula melanocítica, 191, 192
  melanose vulvar, 191, 192
Pele
  circunjacente ao NIV, *97*
    ablada a *laser*, *97*
  de seborreia, 92
  vulvar, *75*
    hipotrófica, *75*
Pênfigo
  vegetante, *146*
  vulgar, *146*
Penfigoide, 121, 144-148
  achados microscópicos, 147
  apresentação clínica, 146
  comportamento clínico, 147
  definição, 146
  opções terapêuticas, 148
    progressivas, 148
  tratamento, 147
Períneo
  anatomia do, *1*
  vulva e, *1*
Periuretra, 9
Picada(s)
  de insetos, 203, 204
    apresentação clínica, 203
    características, 203, 204
      gerais, 203
      microscópicas, 204
    comportamento clínico, 204
    definição, 203
    diagnóstico diferencial, 203
    estudos complementares, 203
    no lábio direito, *203*
      edema no, *203*
      eritema no, *203*
    opções terapêuticas, 204
      progressivas, 204
    tratamento, 204

Pioderma
  gangrenoso, 208
Placa(s), 69-104, 214
  candidíase, 69-71
  condiloma acuminado, 69
  difusas, *94*
    de epitélio branco, *94*
  doença de Paget, 69, 79-85
  eczema, 69, 72-74
  em lábio esquerdo, *96*
  hiperplasia, 69, 74-78
    de células escamosas, 69, 74-78
      hiperplasiada, *74*
      pruriginosa, *74*
  LSC, 69, 74-78
  melanoma, 69
  nevos, 69
  NIV, 69, 94-104
  psoríase, 88-91
  psoriáticas, *89*
    escamas observadas nas, *89*
  seborreia, 69, 92, 93
  vulvite, 69, 86, 87
    de células plasmáticas, 69, 86, 87
      circunscrita, 86, 87
      plasmocitária, 86, 87
PNET (Tumor Neuroectodérmico Periférico), 207
Pólipo
  fibroepitelial, 105, 106
    achados microscópicos, 106
    definição, 106
    diagnóstico, 106
    opções terapêuticas, 106
      progressivas, 106
    tratamento, 106
Pontos
  de Fordyce, 208
Projeção(ões)
  papilares, 43
  epiteliais, 43
Pseudoacantose
  *nigricans*, 208
Psoríase, 88-91
  achados microscópicos, 89
  apresentação clínica, 88
  características gerais, 88
  comportamento clínico, 90
  definição, 88
  diagnóstico diferencial, 89
  estudos complementares, 89
  opções terapêuticas, 91
    progressivas, 91
  tratamento, 90
PUIN (Neoplasia Intraepitelial Urotelial Pagetoide), *82, 83*

# Q

Queyrat
  eritroplasia de, 94-104

# R

Rabdomioma, 211
Reação
  de Köbner, 214
RM (Ressonância Magnética)
  da fase vascular, 112
  do hemangioma, 112
RPR (Reagina Rápida de Plasma), 7

# S

Sarcoidose
  vulvar, 211
Sarcoma
  alveolar, 209
  de partes moles, 209
  de Kaposi, *123*
  do estroma endometrial, 209
  epitelioide, 209
  granulocítico, 207
  sinovial, 210
Schwannoma, 211
  maligno, 210
Seborreia, 69, 92, 93
  achados microscópicos, 92
  apresentação clínica, 92
  características gerais, 92
  comportamento clínico, 93
  definição, 92
  diagnóstico diferencial, 92
  estudos complementares, 92
  opções terapêuticas, 93
    progressivas, 93
  pele de, *92*
  tratamento, 93
Sífilis, 121, 160-163
  achados microscópicos, 161
  apresentação clínica, 160
  características clínicas, 160
  comportamento clínico, 163
  definição, 160
  opções terapêuticas, 163
    progressivas, 163
  tratamento, 163
Sinal
  de Nikolsky, *144*
Síndrome
  de Stevens-Johnson, 207
Siringoma, 211
Skene
  glândulas de, 6, 211
    adenoma de, 211

# T

Tatuagem(ns)
  adultas, 205
    apresentação clínica, 205
    características, 205
      gerais, 205
      microscópicas, 205
    comportamento clínico, 205
    definição, 205
    diagnóstico diferencial, 205
    estudos complementares, 205
    opções terapêuticas, 205
      progressivas, 205
    tratamento, 205
  pediátricas, 205
    apresentação clínica, 205
    características, 205
      gerais, 205
      microscópicas, 205
    comportamento clínico, 205
    definição, 205
    diagnóstico diferencial, 205
    estudos complementares, 205
    opções terapêuticas, 205
      progressivas, 205
    tratamento, 205

Tecido
  de glândula, 211
    salivar, 211
      ectópico, 211
  de granulação, 139
    após vulvectomia, 139
    achados microscópicos, 199
    apresentação clínica, 199
    características gerais, 199
    comportamento clínico, 200
    definição, 199
    diagnóstico diferencial, 200
    doloroso, 199
    estudos complementares, 200
    opções terapêuticas, 200
      progressivas, 200
  de mama, 211
    ectópico, 211
  de mama-símile, 211
  erétil, 3
  subjacentes, 4, 6
    aos lábios, 4, 6
      maiores, 6
      menores, 4
Transtorno(s)
  de pigmentação, 208
    outros, 208
  diversos, 211
Trato(s)
  sinusal, 45, 66, 67, 138
    achados microscópicos, 67
    apresentação clínica, 66
    características gerais, 66
    comportamento clínico, 67
    definição, 66
    diagnóstico diferencial, 67
    opções terapêuticas, 67
      progressivas, 67
    solitário, 66
      típico, 66
    tratamento, 67
Trauma, 195-205
  coalescências, 195, 196
  ferida por bala, 198
  fístula anoperineal, 196, 197
  hematoma, 201, 202
  mordidas de insetos, 203, 204
  picadas de insetos, 203, 204
  tatuagens, 205
    adultas, 205
    pediátricas, 205
  tecido de granulação, 199, 200
Tricoepitelioma, 208
Tricofoliculoma, 209
Triquilemona, 208
Tumor(es), 105-119
  acrocórdone, 105
  células granulares, 105, 109-111, 209
    achados imuno-histoquímicos, 111
    apresentação clínica, 111
    características, 111
      gerais, 111
      microscópicas, 111
    comportamento clínico, 111
    definição, 111
    diagnóstico diferencial, 111
    na língua, 110
    no lábio maior, 109

opções terapêuticas, 111
  progressivas, 111
  tratamento, 111
da vulva, 207-211
  de tecidos moles, 209, 210
    benignos, 210
    malignos, 209
  epiteliais, 208
    benignos, 208
    malignos, 209
  granulares, 211
    benignos, 211
  das glândulas, 211
    sudoríparas, 211
    écrinas, 211
  de saco vitelino, 210
  de seio endodérmico, 210
  desmoide, 211
  endometriose, 105, 107-109
  fibroso, 210
    solitário, 210
    atípico, 210
  glômico, 211
  hemangioma, 105, 112, 113
  hidradenoma, 105, 114-116
    papilar, 114-116
    papilífero, 105, 114-116
  leiomioma, 105, 116-118
  lipoma, 105, 118, 119
  misto, 211
    da vulva, 211
  pólipo fibroepitelial, 105, 106
  rabdoide, 210
    maligno, 210

## U

Úlcera(s), 121-169, 214
  AIDS, 121, 122-124
  cancroide, 121, 129, 130
  carcinoma, 121, 149-159
    escamoso, 149-157
      de vulva, 149-157
      estádio IA, 149-159
  clássicas, 166
    tipo facada, 166
  de decúbito, 131, 132
    achados microscópicos, 131
    apresentação clínica, 131
    comportamento clínico, 132
    definição, 131
    diagnóstico diferencial, 131
    opção terapêutica, 132
      progressiva, 132
    tratamento, 132
  decubitus, 121
  doença, 121, 125-128, 166-169
    de Behçet, 121, 125-128
    de Chron, 121, 166-169
  dolorosa, 125, 132, 142, 145, 164
    múltiplas, 132
    oral, 145
    vaginais, 164
    vulvares, 164
  herpes, 121
  hidradenite, 121, 138-141
    supurativa, 138-141
  infecção por herpesvírus, 132-137

LES, 121, 164, 165
linfogranuloma, 121, 142-144
  venéreo, 142-144
penfigoide, 121, 144-148
profunda, 125
sífilis, 121, 160-163
vulvar, 208
  idiopática, 208
  aguda, 208
Ulceração
  vulvar, 167
  profunda, 167
Uretra, 6

## V

Vaginite
  erosiva, 122
  e AIDS, 122
VDRL (Pesquisa Laboratorial de Doença Venérea), 7
Verrucoso, 214
Verruga(s), 171-180, 214
  carcinoma, 171, 178-180
    verrucoso, 171, 178-180
  condilomas, 171-178
    acuminados, 171-178
Vesícula(s), 181-183, 214
  bolhas da vulva, 181
    doenças semelhantes a, 181
      diagnóstico diferencial das, 181
  catapora, 181
  doenças bolhosas, 181
    da vulva,
  infecção pelo HSV, 181
  labiais, 182
    múltiplas, 182
  linfangioma circunscrito, 181-183
  varicela, 181
Vestibulite, 23, 37-40
  definição, 37
  achados microscópicos, 39
  apresentação clínica, 37
  características gerais, 37
  comportamento clínico, 39
  tratamento, 39, 40
  opções terapêuticas de, 40
  vulvar, 38, 39
Vestíbulo, 9
  da vulva, 2
  eritematoso, 23
  vulvar, 2
Vitiligo, 23, 41, 42, 208
  achados microscópicos, 41
  apresentação clínica, 41
  características gerais, 41
  comportamento clínico, 41
  definição, 41
  diagnóstico diferencial, 41
  estudos complementares, 41
  opções terapêuticas, 42
    progressivas, 42
  padrão simétrico do, 41
    hipopigmentar, 41
  tratamento, 41
Vulva
  anatomia da, 1
    apresentação clínica, 6

características gerais, 6
comportamento clínico, 8
definição, 2
  clitóris, 3
  lábios, 3, 4
    maiores, 4
    menores, 3
  monte púbico, 2
  vestíbulo da, 2
diagnóstico diferencial, 8
estudos complementares, 7
opções terapêuticas, 8
  progressivas, 8
  tratamento, 8
cistos da, 207
  outros, 207
doenças da, 1-8, 121, 181, 207-211
  bolhosas, 181
    diagnóstico diferencial, 181
  infecciosas, 121
  outras, 207-211
    bolhosas, 207
    linfoproliferativas maligna, 207
    semelhantes a bolhas, 181
      diagnóstico diferencial, 181
  e períneo, 1
  excisão da, 139
    cirúrgica, 139
  tumores da, 207-211
    outros, 207-211
      carcinomas neuroendócrinos, 207
      de tecidos moles, 209
      epiteliais, 208, 209
      glandulares, 211
  vestíbulo da, 2
Vulvectomia
  cicatrização após, 140
    por segunda intenção, 140
  tecido de granulação após, 139
Vulvite
  associada à vaginite, 208
  de células plasmáticas, 25, 69, 86, 87
    circunscrita, 86, 87
  factícia, 208
  granulomatosa, 208
  plasmocitária, 86, 87
    achados microscópicos, 86
    apresentação clínica, 86
    características gerais, 86
    comportamento clínico, 87
    definição, 86
    diagnóstico diferencial, 87
    opções terapêuticas, 87
      progressivas, 87
    tratamento, 87
  química, 37
Vulvodínia, 214
Vulvovaginite
  por Candida, 69

## X

Xantoma
  verruciforme, 211